Nelie

Checkliste Traumatologie

Sabine Schmid
Aug. 89

Checklisten der aktuellen Medizin

Herausgegeben von Felix Largiadèr
Otto Wicki · Alexander Sturm

Georg Thieme Verlag Stuttgart · New York

Checkliste Traumatologie

Urs Heim · Jürg Baltensweiler

3., überarbeitete Auflage
393 Abbildungen in 809 meist zweifarbigen Einzeldarstellungen

1989
Georg Thieme Verlag Stuttgart · New York

CIP-Titelaufnahme der Deutschen Bibliothek

Heim, Urs:
Checkliste Traumatologie / Urs Heim ; Jürg Baltensweiler.
Zeichn. von Rudolf Brammer. – 3., überarb. Aufl. – Stuttgart ;
New York : Thieme, 1989
(Checklisten der aktuellen Medizin)

NE: Baltensweiler, Jürg:

Zeichnungen von Rudolf Brammer
und Joachim Hormann

Wichtiger Hinweis: Medizin als Wissenschaft ist ständig im Fluß. Forschung und klinische Erfahrung erweitern unsere Kenntnisse, insbesondere was Behandlung und medikamentöse Therapie anbelangt. Soweit in diesem Werk eine Dosierung oder eine Applikation erwähnt wird, darf der Leser zwar darauf vertrauen, daß Autoren, Herausgeber und Verlag größte Mühe darauf verwandt haben, daß diese Angabe genau dem **Wissensstand bei Fertigstellung des Werkes** entspricht. Dennoch ist jeder Benutzer aufgefordert, die Beipackzettel der verwendeten Präparate zu prüfen, um in eigener Verantwortung festzustellen, ob die dort gegebene Empfehlung für Dosierungen oder die Beachtung von Kontraindikationen gegenüber der Angabe in diesem Buch abweicht. Das gilt besonders bei selten verwendeten oder neu auf den Markt gebrachten Präparaten und bei denjenigen, die vom Bundesgesundheitsamt (BGA) in ihrer Anwendbarkeit eingeschränkt worden sind. Benutzer außerhalb der Bundesrepublik Deutschland müssen sich nach den Vorschriften der für sie zuständigen Behörde richten.

1. Auflage 1981
2. Auflage 1984
1. Nachdruck 1985
2. Nachdruck 1987
1. japanische Auflage 1984
1. italienische Auflage 1985

Printed in Germany
Satz und Druck: Druckhaus Dörr, Inhaber Adam Götz, D-7140 Ludwigsburg (Linotype System 5 [202])

ISBN 3-13-598103-7 1 2 3 4 5 6

Vorwort der Herausgeber zur 3. Auflage

Die Checklisten der aktuellen Medizin wollen den Studenten und Ärzten als übersichtliche, fachspezifische Gedächtnisstützen dienen. Sie können in der Manteltasche mitgetragen werden und erlauben jederzeit eine rasche, auf den jeweiligen Patienten bezogene Überprüfung der differentialdiagnostischen Überlegungen und anzuordnenden Untersuchungen sowie vor allem eine Orientierung über die einzuschlagende Therapie. In den Checklisten der operativen Fächer behandelt der erste, graue Teil die klinischen Untersuchungstechniken. Der blaue Teil beschreibt die nach Diagnosen geordneten Krankheitsbilder mit Repetition der wichtigsten Untersuchungen, mit Hinweisen auf die in Frage kommenden Differentialdiagnosen sowie mit eingehender Schilderung der Therapie. Der dritte, rote Teil enthält kurzgefaßte Vorschriften über Indikationen und Technik der typischen Operationen des behandelten Fachgebiets. Geraffte Darstellung, Verzicht auf Wiederholungen sowie viele Querhinweise sollen eine rasche und trotzdem vielseitige Orientierung ermöglichen. Wir danken dem Georg Thieme Verlag, insbesondere den Herren Dr. h. c. G. Hauff und Dr. D. Bremkamp, für die tatkräftige Förderung und Realisierung dieses gemeinsam erarbeiteten Konzepts.

Es liegt im Wesen einer solchen Checkliste, daß vor allem die typischen Zustände geschildert werden und die operativen Vorschriften auf den Standardfall beschränkt sind. Die Checkliste kann und soll das große Lehrbuch und die vollständige Operationslehre keinesfalls ersetzen. Diesen gegenüber hat sie den bewußt in Kauf genommenen Nachteil des Fehlens von Literaturhinweisen sowie von Beschreibungen seltener Krankheitsbilder und Methoden, dafür den Vorteil der Übersichtlichkeit und der Aktualität der Therapie. Die subjektive Färbung im therapeutischen Teil ist gewollt, denn die Autoren haben von den vielen möglichen Varianten jeweils diejenigen ausgewählt, die sich in ihrer täglichen Praxis bewährt haben.

Die rege Nachfrage nach dieser Checkliste bedingt in regelmäßigen Abständen eine Neuauflage. Die Überarbeitung der einzelnen Kapitel und die Aufnahme der verschiedenen Neuerungen in der Traumatologie brauchen sehr viel Zeit. Deshalb danken wir ganz besonders dem Einsatz der beiden Autoren PD Dr. U. Heim und PD Dr. J. Baltensweiler für die kompetente Überarbeitung dieses Buches. Sie zogen rund 15 Kollegen der verschiedenen Fachrichtungen für die Neubearbeitung zu. Die Traumatologie ist eine Säule der Allgemeinchirurgie und tägliches Brot für die aktiv tätigen Chirurgen. Wir zweifeln nicht daran, daß diese Checkliste weiterhin Erfolg haben wird.

Zürich, Wolhusen und Herne,
im Frühjahr 1989

Felix Largiadèr
Otto Wicki
Alexander Sturm

Vorwort der Verfasser zur 3. Auflage

Für die vorliegende 3. Auflage wurden alle Abschnitte des Buches überprüft, die meisten überarbeitet oder neu verfaßt. Das lebhafte Interesse praktischer Ärzte und Studierender war für die Textgestaltung zu berücksichtigen. Eine große Operationslehre soll und kann weiterhin nicht ersetzt werden. In diesem Sinne haben bei unverändertem Grundkonzept die grauen und blauen (nosologisch-diagnostischen) Teile eine Ausweitung, der rote (operativ-technische) Teil eine Straffung erfahren. Die Autoren hoffen, daß das Buch damit für die nächsten Jahre seine Aktualität behalten wird.

Im diagnostischen Bereich wurde der Computertomographie und der Sonographie mehr Raum gegeben, entsprechend der schon fast generellen Verbreitung der Verfahren. Für die Kernspintomographie (MRI) gilt dies noch nicht in gleichem Maße. In der viszeralen Traumatologie wurde die steigende Tendenz zu organerhaltender Operation berücksichtigt, so besonders bei Milz- und Nierenverletzungen. Für die Operation hüftnaher Femurfrakturen hat die dynamische Hüftschraube (DHS) eine ausgiebigere Darstellung erfahren, während die Trochanternagelung nach Küntscher als nicht mehr aktuell gestrichen wurde. Ein neuer Abschnitt im roten Teil gilt der operativen Aufrichtung und Stabilisierung von Wirbelfrakturen. Die Beschreibung und Anwendung des Fixateur externe wurde den neuen Modellen angepaßt.

Das umfassende Konzept des Buches konnte nicht allein das Werk zweier Autoren sein. Von Anbeginn haben mit Ratschlägen und Hinweisen die Herren (alphabetisch) Prof. U. Brunner, Prof. D. Hauri, Prof. F. Largiadèr, Prof. V. E. Meyer, Prof. K. M. Pfeiffer, Prof. Th. Rüedi, Prof. H. Schwarz und Dr. O. Wicki mitgewirkt. Für die 3. Auflage konnten neu hinzugewonnen werden: die Herren PD Dr. M. Aebi, Dr. E. Dolder, Prof. W. Glinz, Dr. B. Isler und Prof. A. Rossier. Allen diesen Herren gilt unser Dank, auch für die Bereitschaft, ihre Vorschläge in die redaktionellen Wünsche der Verfasser integrieren zu lassen.

Unser Dank gilt auch dem wissenschaftlichen Zeichner, Herrn Joachim Hormann, für die hervorragende Arbeit. Sie galt der Modifikation bestehender Abbildungen, aber auch vielen Neuanfertigungen. Dank gebührt ebenfalls unseren geduldigen Sekretärinnen Frau Jacqueline Tschanz und Frau Arielle Cavalloni für die präzise Abfassung der Texte.

Gümlingen/Bern und Zürich, im Frühjahr 1989 — U. Heim und J. Baltensweiler

Liste der als Unterlage für Abbildungen verwendeten Bücher und Monographien

Baumgartl, F., K. Kremer, H. W. Schreiber: Spezielle Chirurgie für die Praxis. Thieme, Stuttgart 1969–1972

Böhler, L.: Die Technik der Knochenbruchbehandlung, 12.–13. Aufl. Maudrich, Wien 1963

Campbell's Operative Orthopaedics, 5. Aufl. Mosby, Saint Louis 1971

Heim, U., K. M. Pfeiffer: Periphere Osteosynthesen, 3. Aufl. Springer, Berlin 1988

Hierholzer, G., M. Allgöwer, Th. Rüedi: Fixateur-externe-Osteosynthese, Springer, Berlin 1985

Iselin, M., F. Iselin: Atlas de chirurgie de la main. Flammarion, Paris 1971

Kessel, F. K., L. Guttmann, G. Maurer: Neuro-Traumatologie. Urban & Schwarzenberg, München 1969

Kirschner, M., R. Zenker: Operationslehre: Die Operationen an der Hand, Bd. X/3. Springer, Berlin 1972

Müller, M. E., M. Allgöwer, H. Willenegger: Manual der Osteosynthese, 2. Aufl. Springer, Berlin 1977

Müller, We.: Das Kniegelenk. Springer, Berlin 1982

Regazzoni, P., Th. Rüedi, R. Winquist, M. Allgöwer: The Dynamic Hip Screw Implant System. Springer, Berlin 1985

Saegesser, M.: Spezielle chirurgische Therapie, 8. Aufl. Huber, Bern 1972

Schwarz, H.: Verletzungen des Herzens und der großen Gefäße. Huber, Bern 1977

Katalog der Synthes-Original-Instrumente 1983

Anschriften

Privatdozent Dr. med. Jürg Baltensweiler
Chefarzt der chirurgischen Abteilung
Krankenhaus Bethanien
Restelbergstraße 19
CH-8044 Zürich

Privatdozent Dr. med. Urs F. A. Heim
Chirurgie FMH
Mattenstraße 17
CH-3073 Gümlingen

Professor Dr. med. Felix Largiadèr
Vorsteher des Departments Chirurgie und
Direktor der Klinik für Viszeralchirurgie
Universitätsspital
Rämistraße 100
CH-8091 Zürich

Professor Dr. med. Alexander Sturm
Direktor der medizinischen Klinik des Marienhospitals
Ruhruniversität Bochum
Hölkeskampring 40
D-4690 Herne 1

Dr. med. Otto Wicki
Chefarzt der chirurgischen Abteilung
Kantonales Spital
Spitalstraße
CH-6110 Wolhusen

Inhaltsverzeichnis

Hand

Thorax

Allgemeines

Allgemeines

- Untersuchung und Beurteilung erfassen den ganzen Menschen und seine Verletzung (= Lokalbefund). Beim Leichtverletzten beschränkt sie sich auf das für Diagnosestellung und Therapie notwendige Maß.
- Bei einfacher lokaler Verletzung können Diagnose und Indikation oft mit Anamnese und klinischem Befund allein gestellt werden.
- Bei komplexen Verletzungen oder vorher schon bestehender Erkrankung sind weitere klinisch-technische Untersuchungen notwendig. Umfang und Reihenfolge ergeben sich aus der Erstbeurteilung.

Anamnese

- Sie geht jeder Untersuchung und Beurteilung voraus. Sie beinhaltet Unfallanamnese und persönliche Anamnese. Unterscheide:
- Objektive Anamnese = Aussage von Drittpersonen (Unfallzeugen, Begleitung, Sanitätswesen, Polizei). Sie dient der Einschätzung der Kausalität (Relation Energie/Verletzung) und der möglichen Lokalisationen.
- Subjektive Anamnese = Aussagen des Patienten (mit der objektiven Anamnese vergleichen!). Sie dient der Registrierung des Geschehens und der Beurteilung des allgemeinen und psychischen Zustandes. Frischgedächtnis (Amnesie? Orientierung?: Ort, Zeit, Person). Lebhafte und präzise Angaben lassen ein Hirntrauma (nicht aber ein Schädeltrauma) und einen Schockzustand mit großer Wahrscheinlichkeit ausschließen. Obligate Fragen:
- Frage 1: Ort und Zeit des Unfalles, genaue Umstände z. B. Sturzhöhe, Haltung, verletzender Gegenstand, Fahrweise und Position von Fahrzeugen, beteiligte Personen usw.
- Frage 2: Schmerzempfindung und Lokalisation: Spontan wird meist nur ein dominierender Schmerz angegeben. Die Untersuchung muß weitere Verletzungen auffinden bzw. ausschließen.
- Frage 3: Allgemeinbefinden: Durst, Brechreiz, Atemnot.
- Frage 4: frühere Unfälle, Krankheiten, Hospitalisationen, Operationen (Jahre, Spitäler). Ermöglicht Rückfragen.
- Frage 5: Gesundheitszustand: behandelnder Arzt? (Rückfragen), Medikamente? (Auflisten von Handelsnamen, Applikationsart und Dosierungen). Auch unvollständige Angaben notieren, z. B. „Tabletten für Herz, für Blutverdünnung". Allergien? Alkohol? Nikotin?
- Bei lückenhafter Anamnese: systematische Durchuntersuchung, speziell auf weitere Verletzungen, s. S. 4ff.

Ganzkörperbeurteilung

Erstbeurteilung

Einschätzung des Schweregrades und Entscheid über weitere diagnostische Maßnahmen aufgrund folgender Kriterien:

- Erscheinung des Patienten: gehend (aufrecht/hinkend), liegend (wegen Allgemeinzustand oder lokaler Verletzung).
- Verhalten und Reaktion: lebhaft/verlangsamt, aufmerksam/apathisch, wach/somnolent, ruhig/erregt, klar/verwirrt.
- Gesichtsfarbe, Haut, Atmung, Kreislaufgrößen (s. unten).
- Geschlossene Verletzung: Aussehen des schmerzhaften Gebietes (Deformation/Schwellung/Hautverfärbung). Palpation.
- Wunden s. S. 3. Notverbände erst nach Erstbeurteilung öffnen.
- Offene Fraktur: Transportverband *nicht öffnen* (S. 24).

Allgemeinuntersuchung

- Radialispuls: Frequenz und Qualität, Pulse der A. poplitea, Fußpulse. Im Zweifel s. Blutgefäße (S. 13).
- Blutdruck: systolischer Wert unter 100 mmHg (13,3 kPa) ist schockverdächtig. Hoher Druck kann Traumareaktion sein.
- Haut: Farbe (rosig/blaß/zyanotisch), Feuchtigkeit, Schweiß. Temperatur: Stirn, Nase, Hände, Füße.
- Inspektion der Körperoberfläche (Deformation, Schwellungen, Verfärbungen, Schürfwunden, Blasen, Effloreszenzen, Pyodermien, Injektionsspuren an Armen und Oberschenkel).
- Inspektion der Körperöffnungen: Blutung (Ohren, Nase, Mund, Genitale, Anus). Zeichen von Erbrechen. Fötor (Alkohol, Blut).
- Fiebermessung.
- Allgemeine viszerale Untersuchung: entsprechend Anamnese. Immer bei stationären Patienten oder vor Anästhesie (toxisch-allergische Reaktion). Sie umfaßt mindestens: Augen (Skleren und Konjunktivae, Motilität, Pupillen), Mund und Rachen, Lungen (Auskultation und Perkussion), Herzauskultation, Abdomenpalpation.

Hypovolämischer Schock

- Definition: kalte hypotone Tachykardie (Puls $>$ 100 $>$ BD).
- Symptome: schwerkrank, Unruhe, Verwirrung, Angst, Somnolenz, Tachypnoe, Dyspnoe, blaßgraue Zyanose, kalt-schweißige Haut.
- Zentralvenendruck (ZVD) erniedrigt (unter 5 mmHg) – außer bei kardiogenem Schock und Lungenembolie. Oligurie, Temperaturdifferenz Zentrum-Peripherie.

Anamnese

- Unfallhergang, verletzendes Agens, Verletzungsrichtung (besonders bei Stich- und Schußwunden).
- Blutverlust einschätzen (Unfallort und Transport, Zeit).
- Stand der Tetanusimmunisierung abklären.

Inspektion

- Protokollierung: links/rechts.
- Aktuelle Blutung beurteilen (meistens geringer als geschätzt).
- Lokalisation, Form und Länge der Wunde.
- Wundränder: glatt, zerfetzt, gequollen, verschmiert.
- Verschmutzung: Art (z. B. Erde, Kleiderfetzen, usw.).
  Ausmaß: oberflächlich, tief, gering, hochgradig.
- Umgebung: Schwellung, Schürfung, Kontusion, Blasen, Rötung.
- Tiefe Wunde mit sterilen Handschuhen bei guter Beleuchtung (Taschenlampe) spreizen: Faszie, Muskel, Sehnen-, Nervenstümpfe. Glänzende Schleimhaut (Gelenk oder Bursa), Knorpel, Knochen, Fremdkörper?

Periphere Kontrollen

- Motorik (Innervation, Sehnenverletzung, Frakturen):
  Aktive Bewegungen der peripheren Gelenke prüfen.
- Zirkulation: Haut, Farbe, Temperatur, Arterienpulse.
- Sensibilität: Prüfung von Berührung und Schmerz (Nadelstiche) im Vergleich mit Umgebung und gesunder Seite.

Ergänzendes

- Umschnürungen entfernen. Pneumatische Manschette anlegen.
  Aufpumpen nur bei manifester arterieller Blutung.
- Verdacht auf Begleitverletzung: Erweiterungsinzision: Abb. 129, 203.
- Röntgen: bei Verdacht auf Fraktur, Luxation, Metall- oder Glasfremdkörper.

Diagnose

- Schnitt-, Hieb-, Rißquetsch-, Schürf-, Biß-, Schußwunde mit … (Begleitverletzungen angeben).
- Nervenverletzung (S. 20).
- Sehnenverletzung (S. 22).
- Arterienverletzung (S. 24).
- Offene Fraktur (S. 29).

Bewegungsapparat

Allgemeines

- Bei lückenhafter Anamnese oder Verdacht auf multiple Verletzungen ist eine systematische Untersuchung der Körperoberfläche sowie eine passive und aktive Prüfung des Bewegungsapparates angezeigt.

Passive Prüfung

- Palpieren und komprimieren, passives Durchbewegen von Gelenken und Gliedern im Liegen:
- Vorfuß, Fußgelenke (Stabilität S. 167), Unterschenkel.
- Knie (Stabilität S. 152), Patella, Oberschenkel, Hüftgelenk.
- Symphyse und Beckenschaufel vorn und seitlich.
- Sakrum, LWS und BWS in Seitenlage.
- Sternum vorn, Thoraxwand seitlich drücken.
- Klavikula, Akromioklavikulargelenk und Schulter.
- Oberarm und Ellenbogen (Flexion, Extension, Pronation und Supination).
- Vorderarm, Handgelenk, Daumen und Fingergelenke. Druck auf Tabatiere. Axiale Stauchung.
- Kopfneigung und Drehung.
- Zahnreihen fassen und bewegen (Handschuhe).
- Wirbelsäule sitzend (nur wenn keine neurologischen Ausfälle und kein Verdacht auf instabile BWS/LWS-Fraktur besteht).
  Stauchung: Druck auf Schulter bzw. Scheitel.
  Abklopfen: Sakrum, Iliosakralgelenke, Dornfortsätze.
  Palpation und Abklopfen: paravertebrale Muskulatur.

Aktive Prüfung

- Patient bewegt der Reihe nach alle Gelenke. Beobachtung von Schmerzäußerungen und Asymmetrie:
- Großzehe: Extension/Flexion, Zehenextension.
- Fuß: Inversion/Eversion, Dorsalflexion/Plantarflexion.
- Knie: Extension/Flexion.
- Hüftgelenk: Flexion/Rotation.
- Schulter: Elevation/Abduktion/Außen- und Innenrotation.
- Ellenbogen: Flexion/Extension, Pronation und Supination.
- Handgelenk: Dorsal-, Palmarflexion, Radial-, Ulnarduktion.
- Daumen: Extension/Flexion, Abduktion, Opposition.
- Metakarpophalangeal- und Fingergelenke: Extension/Flexion.
- HWS: Flexion/Extension des Kopfes, Rotationen.
- Kiefer: Zähne zusammenbeißen, Okklusionskontrolle.

Position

- Allgemeinuntersuchung und klinischer Neurostatus in Rückenlage.
- Bei tiefer Bewußtlosigkeit/Aspirationsgefahr zunächst Notintubation und Trachealtoilette als Elementarmaßnahmen.

Inspektion

- Wunden im Bereich von Gesicht und Kopfschwarte.
- Orifizienblutung: aus Nase, aus Ohr, in den Rachen? Liquorbeimengung: Kompresse an Ohr oder Nase halten, wässeriger Hof um das Blut bedeutet Liquorrhö.
- Deformität des Gesichtsschädels: Abflachung (Oberkieferfraktur, besonders Le Fort III), Deformität der Nase (Nasenbeinfraktur), der Orbita (Jochbein- oder Oberkieferfraktur).
- Brillenhämatom, Monokelhämatom, Galeahämatom?

Palpation

- Gesichtsschädel: falsche Beweglichkeit von Oberkiefer oder Unterkiefer (subjektiv Okklusionsstörung), Nasenbein. Orbitaumrandung: Stufe am Infraorbitalrand?
- Kalotte: Impression? Bei äußerer Verletzung Untersuchung mit sterilem Handschuh, Rißquetschwunde mit Wundhäkchen auseinanderziehen.
- Aktives und passives Bewegen des Kopfes: Schmerz im Bereich der HWS, Meningismus?

Neurostatus

- Hauptkriterien sind Bewußtseinslage (1.), Pupillen (2.) und Halbseitensyndrome (3.).

  1. Bewußtseinslage:
- Wachzustand: adäquate Reaktionen? Erregungszustand, Amnesie?
- Bewußtseinstrübung: Somnolenz = Verlust der Spontaneität, Schläfrigkeit. Patient auf Anruf weckbar, psychisch verlangsamt, Aufforderungen werden bei leichter Somnolenz noch befolgt.
- Bewußtseinsverlust: Sopor. Auf Anruf keine Reaktion mehr, auf Schmerzreiz Fluchtbewegungen oder gezielte Abwehrbewegungen.
- Bewußtseinsverlust: Koma = Reaktion weder auf Anruf noch Schmerzreiz. Spontanatmung vorhanden, Eigenreflexe meist vorhanden, Fremdreflexe erloschen. Streckkrämpfe (Hirnstammschädigung)?

- Interpretation: einmalige Untersuchung ermöglicht keine Beurteilung bezüglich Compressio cerebri! Das Verlaufsprofil entscheidet (Verbesserung, freies Intervall, Verschlechterung nach freiem Intervall oder ohne freies Intervall). Fremdanamnese (Angaben des einweisenden Personals) ermöglicht Extrapolation des Verlaufs vor Einweisung ins Krankenhaus.

2. Pupillensymptomatik:

- Normalfall: Pupillen rund, isokor, prompte direkte und konsensuelle Reaktion auf Lichteinfall.
- Anisokorie: einseitige Pupillenerweiterung mit verlangsamter Lichtreaktion auf direkte oder indirekte Belichtung = Verdacht auf intrakranielle Massenverlagerung.
- Beiderseits maximal erweiterte, lichtstarre Pupillen: Hirnstammschädigung (Dezerebration).
- Differentialdiagnose Anisokorie/Pupillenstarre: Optikusläsion, Okulomotoriusläsion, Augenkontusion, vegetatives Syndrom nach Commotio, Synechien nach Iritis, Status nach Augenoperationen, Augenprothese.

3. Halbseitensymptomatik:

- Untersuchungsgang abhängig von Bewußtseinslage!
- Patient wach und adäquat reagierend: Willkürmotorik, rohe Kraft.
- Fazialis: Stirnerunzeln, Lidschluß, Zähne zeigen, lachen.
- Okulomotorius: Bulbusmotorik koordiniert?
- Basale Hirnnerven: Bewegungen der Zunge, des Gaumensegels.
- Arme: in allen Gelenken gegen Widerstand frei beweglich? Positionsversuch? Prädilektionsparesen (Fingerspreizen), Diadochokinese, Finger-Nase-Versuch.
- Beine: Anheben, Knieflexion gegen Widerstand, Dorsal- und Plantarflexion des Fußes. Positionsversuch, Knie-Hacken-Versuch.
- Eigenreflexe:
  Arm: Brachioradialis-, Bizeps- Trizepssehnenreflex.
  Beine: Achillessehnenreflex, Patellarsehnenreflex.
- Fremdreflexe: Ziliarreflex, Bauchdecken- und Kremasterreflex: bei frischen Paresen abgeschwächt oder fehlend.
  Pathologische Reflexe: Babinski, Gordon, Oppenheim, Rossolimo als Ausdruck einer Schädigung der Pyramidenbahn.
- Patient befolgt keine Aufforderungen:
  Spontanbewegungen beobachten. Wird eine Seite weniger bewegt? Symmetrische Schmerzreize an den Innenseiten der Oberarme und Oberschenkel: Reaktion seitengleich? Reaktionstypen: Fluchtbewegungen, gezielte Abwehrbewegungen, Streckkrämpfe (Pronations-, Extensionsspasmen). Eigen- und Fremdreflexe wie oben.

Ergänzendes

- Computertomographie (CT), bei allen Patienten, die bei der Untersuchung im Krankenhaus noch nicht wach sind.

Glasgow Coma Scale

- Die Glasgow Coma Scale (GCS) erlaubt eine numerische Definition von Bewußtseinstrübungen.
- Sie ist verwendbar zur klinischen Verlaufskontrolle von Schädel-Hirn-Verletzten, zusammen mit anderen klinischen Parametern (Pupillenreaktion, Augenbewegungen).
- Schließlich erlaubt sie eine Abschätzung der Prognose unter Mitberücksichtigung des Alters des Patienten und des Hirndrucks.
- Resultat: durch Addition der einzelnen Werte, liegt zwischen 3 und 15.

Berechnung der GCS

		Punkte
Augenöffnen:	spontan	4
	auf Anruf	3
	auf Schmerz	2
	nicht	1
Motorische Antwort:	befolgt Befehle	6
	lokalisiert Schmerz (Abwehr)	5
	normale Flexion (Rückzug)	4
	abnorme Flexion	3
	Extension	2
	keine	1
Verbale Antwort:	orientiert	5
	spricht verwirrt	4
	unzusammenhängende Worte	3
	unverständliche Laute	2
	keine	1

Grundsätzliches zur Erstuntersuchung

- Die klinische Untersuchung der frischverletzten Wirbelsäule basiert zunächst auf Vermutungsdiagnosen; diese werden mitbestimmt durch Unfallanamnese und subjektive Angaben.
- Um bei unklarer Situation (Stabilitätsverlust?) nicht iatrogene Sekundärläsionen zu verursachen, erfolgt der Untersuchungsgang in liegender Position.
- Aktive Funktionsprüfungen der Wirbelsäule analog wie beim orthopädischen Untersuchungsgang treten in den Hintergrund.

Anamnese

- Schmerzangabe in einem Wirbelsäulenabschnitt: spontan oder auf Befragen. Läßt sich der Schmerz durch schonende Palpation der Wirbeldornen näher lokalisieren?
- Parästhesien: Angaben des Patienten gezielt ergänzen: Seit wann aufgetreten? Bei bestimmten Bewegungen? (Besonders Bewegungen der Halswirbelsäule nach den Seiten).
- Lähmungen: Bei Rückenmarksläsion verspürt der Patient augenblicklich an der Unfallstelle neben dem lokalen Schmerz die motorischen und sensorischen Ausfälle. Diesen Zeitpunkt des Erstauftretens protokollieren. Neurologischer Untersuchungsgang, s. Abschnitt Querschnittsläsion.
- Falls vom Patienten keine Angaben erhältlich (Bewußtseinsverlust): Röntgenaufnahmen der HWS in zwei Ebenen sind obligat. Symmetrische Schmerzreize an den Innenseiten der Oberarme und Oberschenkel zum Ausschluß einer Querschnittsläsion.

Palpation

- Palpation der Dornfortsatzreihe ergibt Lokalisierungshinweis. In Seitenlage ist die Untersuchung genauer durchführbar: Perkussion der Dornfortsatzreihe mit dem Reflexhammer.
- Mit dieser summarischen Untersuchung verbunden wird die Beurteilung, ob Bewegungen in den betroffenen Wirbelsäulenabschnitten Schmerz verstärken oder Parästhesien verursachen.
- Überprüfung der langen Rückenmarksbahnen: Arme, Beine, Eigenreflexe.

Röntgen, konventionell

- Übersichtsaufnahmen mit konventioneller Röntgentechnik (a.-p., seitlich, evtl. halbschräg) zur Lokalisation von Frakturen und Feststellung von Serienfrakturen.
- Bei stabilen Frakturen ohne neurologische Ausfälle ist die konventionelle Röntgentechnik genügend.
- Einsatz der Computertomographie bei instabilen Frakturen und neurologischer Mitbeteiligung.

Position

- Patient liegend, Oberkörper flach oder leicht angehoben. Sofern möglich anschließend Untersuchung im Sitzen.

Inspektion

- Atemexkursionen: symmetrisch? Einseitig nachhinkend? Paradoxe Atmung = inspiratorisch Einziehung, exspiratorisch Vorwölbung der Thoraxwand?
- Äußere Verletzungsmarken, penetrierende Wunden?
- Venöse Stauung: Hals, Gesicht (akute obere Einflußstauung)?
- Petechiale Blutungen an oberer Thoraxapertur, am Hals, im Gesicht, in den Konjunktiven (nach Kompressionstrauma)?

Palpation

- Thoraxwand: Druckschmerz, Kompressionsschmerz? Krepitation?
- Subkutanes Emphysem?
- Clavikulae, passive Beweglichkeit der Schultergelenke, der HWS.

Perkussion

- Hypersonorer Schachtelton: Pneumothorax?
- Dämpfung: Hämatothorax?

Auskultation

- Atemgeräusche abgeschwächt (Hämatothorax, Pneumothorax)?
- Pleuritische Reibegeräusche?
- Darmgeräusche (besonders in linker Axilla)?
- Herztöne und Herzgeräusche an Herzbasis und Spitze: Abschwächung, Reibegeräusche? Frequenz, Rhythmusstörungen?

Röntgen, konventionell

- Wenn möglich im Stehen, dorsoventral und seitlich (Kassette der verletzten Seite anliegend).
- Wenn stehende Aufnahme nicht durchführbar: Thorax anteroposterior im Liegen.
  Beurteilung: Thoraxskelett (Frakturen), Lungen (Ausdehnung, Verschattungen, Pneumothorax, Pleuraerguß/Hämatothorax). Emphysem (mediastinal, subkutan). Herzschatten (Größe, Verlagerung), Breite des Aortenbogens. Zwerchfellkuppen (Zwerchfellruptur).

Röntgen, Aortographie

- Indikation ist der Verdacht auf traumatische Aortenruptur aufgrund des Unfallmechanismus und der Thoraxübersichtsaufnahme (s. S. 113).

Computertomographie (CT)

- Die CT wird im Liegen durchgeführt.
  Sie bringt Informationen, die mit der konventionellen Röntgentechnik nicht in gleicher Plastizität zu gewinnen sind.
- Skelettbefunde: Wirbelfrakturen einschließlich Darstellung des Spinalkanals.
- Ergüsse (Hämatothorax), die mit konventionellem Röntgen im Liegen nicht erfaßt werden.
- Aufschluß über Mediastinalverbreiterung (Sickerblutung durch Aortenruptur).
- Zwerchfellruptur.

Sonographie

- Nicht-invasives, rasch durchführbares und beliebig oft wiederholbares Verfahren. Geeignet zum Nachweis von Hämoperikard, Zwerchfellruptur.

Position

- Patient liegend, Kopf mit Kissen unterlegt.
- Zugang von allen Seiten, Untersucher rechts stehend.

Inspektion

- Prellmarken, Schürfungen an Bauchdecken und Rippenbogen? Penetrierende Verletzung im Bereich der Bauchdecken?
- Hämatome an den Bauchdecken, im Bereich der Genitalien und des Perineums?
- Narben früherer Laparotomien? Gezielte Anamnese.
- Respiration: thorakal, seitengleich? Bauchdeckenatmung?

Palpation

- Bauchdecken: systematische Palpation aller vier Quadranten: Abwehrspannung, Loslaßschmerz, Klopfschmerz. Schmerz bei Rüttelbewegungen. Schmerzmaximum lokalisierbar? Ausstrahlung in die Schultern?
- Rektaluntersuchung: wird leicht unterlassen – aus „Vergessen", Eile oder psychischer Hemmung. Untersuchung in Rückenlage, Oberschenkel angehoben und gespreizt. Kriterien: Schmerzangabe (Douglas-Raum, Blasen-, Steißbeingegend). Hochstand der Prostata? Blut am Handschuh? Blutung aus Anus?
- Spezifische Organdiagnose ist am traumatisierten Abdomen – anders als in der elektiven viszeralen Chirurgie – nur selten, ein kompletter Schadenstatus kaum jemals möglich. Es fehlt die organspezifische Anamnese; bei eingeschränktem Sensorium werden klinischer Befund und subjektive Schmerzäußerungen maskiert.

Perkussion

- Nachweis von Luft in der freien Bauchhöhle: tympanitischer Klopfschall des Darmes geht im rechten Oberbauch in den Lungenschall über, Leberdämpfung verschwindet.
- Blasendämpfung: gefüllte Blase, präperitoneales Hämatom bei vorderer Beckenringfraktur.

Auskultation

- Hyperperistaltik: frische Blutung in die freie Bauchhöhle.
- Verminderung oder Verschwinden der Darmgeräusche: reflektorische Darmparalyse bei Perforation, bei retroperitonealem Hämatom.

Abdomen

Allgemeine Maßnahmen

- Kreislauf: Überwachung der Kreislaufparameter (hämorrhagischer Schock?). Evtl. Subklaviakatheter, Volumensubstitution.
- Urinieren lassen, bei Unmöglichkeit der spontanen Miktion katheterisieren. Urinstatus.
- Blutentnahme für Labor und Testung von Transfusionsblut.

Röntgen, konventionell

- Thorax stehend: Freie Luft unter den Zwerchfellkuppen? Zwerchfellhochstand? Darmhaustrierung im linken Unterfeld (Zwerchfellruptur)?
- Abdomen liegend ventrodorsal: Psoasschatten beachten (retroperitoneales Hämatom?).
- Abdomen liegend seitlich: Freie Luft unter den Bauchdecken.

Sonographie, Computertomographie

- Während mit der konventionellen Röntgentechnik (s. oben) nur indirekte Hinweise auf das Vorliegen intraabdominaler Organverletzungen zu gewinnen sind, lassen sich durch Sonographie und Computertomographie sowohl parenchymatöse Organe wie Abschnitte des Magen-Darm-Trakts, deren Verletzungen, Deformierung und Verlagerung oder Flüssigkeitsansammlungen (Blut) spezifisch darstellen.
- Die Sonographie findet ihre hauptsächliche Anwendung zum Nachweis von Blut in der freien Bauchhöhle und von retroperitonealen Hämatomen. Sie ersetzt damit in einem weiten Bereich auf nichtinvasive Art die diagnostische Peritoneal-Lavage (s. S. 267).
  Weniger aussagekräftig ist sie für den Nachweis parenchymatöser Organverletzungen und Prozesse in der Tiefe des Abdomens.
- Die Computertomographie hat ihre größten Pluspunkte in der Aufdeckung von Verletzungen parenchymatöser Organe (Leber, Milz, Nieren, Pankreas), daneben auch von kleineren intra- und retroperitonealen Hämatomen. Bei gleichzeitiger Verabreichung eines nierengängigen Kontrastmittels ermöglicht sie eine funktionelle Beurteilung der renalen Ausscheidungsfunktion.
  Cave Zeitverlust: Die CT ist in der Notfallsituation, bei instabilem Kreislauf meist nicht durchführbar → sofortige Laparatomie!

Position

- Liegend.
- Bei äußerer Massivblutung sofortige Kompression mit sterilem Verbandmaterial, Einleitung der Schockbehandlung während des Untersuchungsgangs.

Inspektion

- Kolorit des verletzten Gliedabschnittes: Blaß, livide, marmoriert? Venenfüllung (venöse Stauung)? Schwellung lokal (Hämatom) oder allgemein (Ödem)?
- Äußere Verletzungen, Achsenfehlstellung?
- Hämatome: Hals, Flanken, Symphysengegend, Perineum?

Palpation

- Unterkühlung einer verletzten Extremität im Vergleich zur gesunden Seite.
- Pulsqualität: immer mit Gegenseite vergleichen: Hals: Karotispuls.
  Arm: A. axillaris, A. brachialis, A. radialis. Kapillarzirkulation (Fingernägel rosig?).
  Aorta: Palpation bei schlanken Individuen auf Nabelhöhe, links paravertebral.
  Bein: A. femoralis, A. poplitea, A. dorsalis pedis, A. tibialis posterior.
- Bei Seitendifferenzen Gefäßanamnese erheben (vorher schon bestehendes chronisches Ischämiesyndrom?).

Auskultation

- Strömungsgeräusche (vorher schon bestehende Gefäßerkrankung?).

Röntgen

- Arteriographie (A. axillaris, A. femoralis).
- Aortographie: retrograd perkutan von A. axillaris oder A. femoralis aus.
- Phlebographie: Abklärung posttraumatischer Ödeme.
- Skelettaufnahmen: Fraktur oder Luxation im Bereich einer verletzten Arterie.

Allgemeines

- Polytrauma = Verletzung von wenigstens zwei Körperregionen (Extremitäten und Körperhöhle), verbunden mit akuter Lebensbedrohung.
- Untersuchungstisch (Bahre, Pritsche) in der Mitte des Raumes, Möglichkeit der Schocklagerung. Patient von allen Seiten frei zugänglich.
- Kopfende des Untersuchungstisches = Bereich des Anästhesisten. Anästhesieschwester: Blutdruckmanschette anlegen, laufend Puls und Blutdruck registrieren, Überwachungsprotokoll führen.
- Beurteilung beginnt mit Elementardiagnostik und Elementartherapie als Voraussetzung für das unmittelbare Überleben.
- Die Elementarmaßnahmen sind räumlich und zeitlich untrennbar verbunden, ergänzen sich laufend und erfordern wegen der Gleichzeitigkeit verschiedener Maßnahmen einen hohen personellen Aufwand: mindestens ein Chirurg mit zwei Chirurgieschwestern/Pflegern, ein Anästhesiearzt mit Anästhesieschwester, zusätzlich Hilfspersonal für interne Botengänge.
- An die Elementarmaßnahmen schließt sich die erweiterte Diagnostik an (Organdiagnosen): daraus ergeben sich Therapieplan, Festlegung operativer Prioritäten und deren Reihenfolge (Triage).

Elementardiagnostik, Elementartherapie

- Kontaktnahme mit dem Patienten: summarisch und rücksichtsvoll, kein quälendes Insistieren auf Einzelheiten! Wachzustand, Bewußtseinsstörung?
- Klinische Hauptkriterien im Rahmen der Elementardiagnostik: Atmung und Kreislauf.
- Zuständigkeit delegieren:
  Obere Luftwege = Anästhesist.
  Äußere Massivblutung, Spannungspneumothorax, offener Pneumothorax = Chirurg.
  Zentralvenöser Zugang (Subklaviakatheter) durch den geübtesten, frei verfügbaren Arzt (Chirurg oder Anästhesist).
- Atemwege: Freie Atmung? Stridor, Preßatmung? Verlegung der oberen Atemwege durch Aspiration/Ödem?
- Thorax: Atembewegungen, Thoraxwandinstabilität? Offener Pneumothorax, Spannungspneumothorax?
- Hämorrhagischer Schock, Präschock?
- Massivblutung nach außen, andauernd? Auswärts angelegter Kompressionsverband? Oder Schockursache nicht von außen erkennbar?

- Elementartherapie:
  1. Aspiration: Voller Nasen-Rachen-Raum bei Bewußtseinstrübung, Preßatmung, Zyanose, abgeschwächte Atemgeräusche. Nasen-Rachen-Raum absaugen. Intubation und Trachealtoilette.
  2. Spannungspneumothorax: Thoraxröntgen nur, wenn am Ort der Untersuchung ohne zeitlichen Verzug möglich. Pleurasaugdrainage im 2. ICR vorn (S. 262), Dauersog mit 25 cmH_2O. Wenn kein Dauersog verfügbar: Kanüle im 2. ICR einstechen zur Entlastung des Überdrucks, Kanüle mit eingeschnittenem Gummifingerling versehen. (Bei beatmetem Patienten ungenügend!)
  3. Offener Pneumothorax: penetrierende Thoraxwunde, blasendes und zischendes Strömungsgeräusch, Mediastinalflattern. Sofortige Intubation und Beatmung. Lockerer Deckverband bis zur definitiven Versorgung und Bülau-Drainage.
  4. Thoraxwandinstabilität: Rippenserienfrakturen, evtl. Sternumfraktur. Analgetika (Dolantin). Blutgasanalyse. Bei respiratorischer Insuffizienz und/oder Bewußtseinsverlust: Intubation und Beatmung unter prophylaktischem Einlegen einer Bülau-Drainage (Spannungspneumothorax).
  5. Massivblutung nach außen: manuelle Kompression mit sterilem Verbandmaterial, evtl. Kompressionsverband. Kein Anlegen von Gefäßklemmen: Versorgung von Arterienverletzung wird erschwert, ungezieltes Fassen in die Tiefe erzeugt evtl. Begleitverletzungen.
  6. Schock: Subklaviakatheter, Volumenersatz mit Plasmaproteinlösung oder Expanderlösung, bis getestetes Blut zur Verfügung steht. Ungetestetes Blut: Gruppe 0 rh negativ ist Universalspender.

Erweiterte Diagnostik, Therapie

- Voraussetzung: Durch Sicherstellung der Atmung und Volumenersatz ist unmittelbares Überleben kurzfristig gewährleistet.
- Kriterien:
  1. Innere Blutung: stumpfes Bauch- oder Thoraxtrauma. Untersuchungsgang s. S. 9, 11, 100ff, 116ff.
     Thoraxröntgen; bei Hämatothorax Bülau-Drainage.
     Abdomen: Sonographie oder Peritoneal-Lavage. Evtl. Laparotomie.
  2. Akuter Hirndruck: intrakranielles Hämatom, kontusionelles Hirnödem. Klinischer Neurostatus, Spezialuntersuchungen s. S. 5, 38.
     Kraniotomie S. 193.

3. Herztamponade: akute Einflußstauung mit hämodynamischem Schock, S. 112.
   Perikardpunktion (S. 264).
4. Paraplegie (S. 51). Genügende Spontanatmung?
5. Weichteilwunden, offene Frakturen: Débridement und Wundversorgung.
6. Ischämiesyndrom.
   Rekonstruktion der arteriellen Strombahn.
7. Luxationen: dringliche Reposition.
8. Geschlossene Frakturen: letzte Dringlichkeit (provisorische Ruhigstellung durch Extension oder Gips).

Laborstatus

- Bei kollabierten peripheren Venen Punktion der V. femoralis: diese liegt unmittelbar medial vom Puls der A. femoralis. Nadel senkrecht einstechen, wenig zurückziehen. Blut wird gewonnen in 2 cm Tiefe.
  Bestimmung von Blutgruppe und Rhesusfaktor, Hb, Hk, Quickwert, Harnstoff/Kreatinin, Elektrolyten, Blutzucker.
- Arterielle Blutgasanalyse: Punktion der A. femoralis.
  O_2-Sättigung, pO_2, pCO_2, Basenüberschuß.

Röntgen

- Bei jedem Polytraumatisierten: Thoraxaufnahme im Liegen = Ausgangsbasis für die Verlaufskontrollen analog der Blutgasanalyse.
- Bei jedem Bewußtlosen: Schädel *und* HWS a.-p. und seitlich.
- Gezielter Röntgenstatus verletzter Organsysteme.

Ergänzende Maßnahmen

- Blasenkatheter. Blase entleeren, Urinstatus. Makrohämaturie?
  Nach Entleerung der Blase Anhängen eines Urimeters und Protokollieren der stündlichen Urinportionen.
- Analgetika: grundsätzlich intravenös. Verordnung durch den Anästhesisten unter Berücksichtigung der Narkoseprämedikation. Pethidin i. v. (Dolantin).
- Rasur des Operationsfeldes.
- Benachrichtigung der Angehörigen.

Allgemeines

- Bei einfachen Verletzungen der Extremitäten sind keine Laboruntersuchungen erforderlich.
- Bei größeren Extremitätenverletzungen des jüngeren Menschen genügen wenige rasch bestimmbare Werte (einfacher Laborstatus).
- Bei größeren Extremitätenverletzungen des älteren Menschen wird ein erweiterter Laborstatus, ein Elektrokardiogramm und ein Thoraxröntgenbild verordnet.
- Transfusionsblut testen bei einem möglichen Blutverlust von 1 Liter und mehr.
- Beim Polytrauma: s. S. 15.

Einfacher Laborstatus

- Normalwerte in Klammern.
- Hämatologie:
  Hämatokrit (♂ 41–53%, ♀ 37–47%),
  Hämoglobin (♂ 14,5–17 g% [9–10,55 mmol/l], ♀ 12,5–16 g% [7,76–9,93 mmol/l]),
  Leukozyten (3700–9600/mm^3 [3,7–9,6 G/l]),
  Prothrombinzeit („Quick") (70–120%; 100% = 12 Sek.).
  Blutgruppe: AB0-System und Rh.
- Urinstatus:
  Eiweiß (negativ),
  Zucker (negativ),
  Sediment (0–4 Lc, 0–2 Ec, wenig Epithelien pro Gesichtsfeld).

Erweiterter Laborstatus

- Hämatologie:
  Gerinnungsstatus,
  Thrombozyten (150000–350000/mm^3 [150–350 G/l]).
- Blutchemie:
  Harnstoff (15–45 mg/dl [2,5–7,5 mmol/l]).
  Kreatinin (0,6–1,3 mg/dl [53,0–115 mmol/l]).
  Kalium (3,5–4,8 mval/l [3,5–4,8 mmol/l]).
  Blutzucker
- Blutgasanalyse:
  pO_2, pCO_2, pH, Basenüberschuß, O_2-Sättigung.

Röntgen

Grundsätzliches

- Die Indikation zur Röntgenuntersuchung wird aufgrund eines präzisen klinischen Befundes bzw. anamnestischen Verdachtes gestellt. Ausnahme: Beim älteren hospitalisierten Verletzten wird routinemäßig eine Thoraxaufnahme hergestellt.
- An den Extremitäten werden immer Aufnahmen in zwei Ebenen ausgeführt. Ausnahmen: extreme Schmerzhaftigkeit der Verletzung oder Kontraindikation zur Umlagerung (z. B. instabile Wirbelfraktur mit neurologischen Ausfällen).
- Die Röntgenfilme sind lichtgeschützt in rechteckigen Kassetten verpackt. Folgende Formate (in cm) sind standardisiert: 9/12, 13/18, 18/24, 24/30, 15/40, 20/40, 30/40, 35/35, 35/43.
- Beim Verordnen von Röntgenbildern müssen die Filmformate und der abzubildende Körperabschnitt übereinstimmen. Die Zentrierung ist anzugeben.
- Bei zweifelhaftem Befund, insbesondere bei Gelenkverletzungen und beim Kind: Vergleichsaufnahmen der gesunden Seite. Evtl. zusätzlich Schrägaufnahmen, Tomogramme oder CT (s. S. 19).

Kontrastdarstellungen

Röntgenuntersuchungen mit wasserlöslichen, resorbierbaren Kontrastmitteln sind u. U. erforderlich für die Beurteilung folgender Organsysteme:

- Arterielle Strombahn: Aortographie, Arteriographie (S. 13).
- Harnsystem: i. v. Urographie (evtl. kombiniert mit Arteriographie), Zystographie (S. 127, 130).
- Gelenke: Arthrographie bei Kapsel-Band-Rissen, Menisken (S. 155).

Funktionelle Röntgenuntersuchung

Band-Kapsel-Risse und gewisse Gelenkfrakturen können eine Gelenkinstabilität hervorrufen. Diese läßt sich mit Röntgenaufnahmen in forcierter Stellung, im Vergleich zur gesunden Seite, nachweisen („Aufklappbarkeit“). Die Untersuchung ist nur unter Anästhesie (Ausschaltung der Muskelkräfte) zuverlässig. Die Techniken sind beschrieben für das Sprunggelenk (S. 167), Kniegelenk (S. 151), Daumengrundgelenk (S. 90). Bei Durchleuchtung mit Bildwandler ist die funktionelle Beurteilung durch Drehen in alle Richtungen besser. Die Strahlenbelastung ist größer.

Allgemeines

- Seit Erscheinen der 1. Auflage haben zwei neue Verfahren (Computertomographie, Sonographie) einen etablierten Platz in der Diagnostik eingenommen, während die jüngste Entwicklung der Nuklearmedizin, die Kernspintomographie, derzeit noch eine Auslotungsphase durchläuft.

Computertomographie (CT)

- Die CT liefert Querschnittbilder auf jedem Niveau. Einzelne Organe können morphologisch dargestellt und im Zusammenhang gesehen werden, ebenso Ergüsse und Hämatome.
- Die CT wird im Liegen durchgeführt; die laufende Überwachung des Patienten ist gewährleistet.
- Wiederholte Untersuchung ergibt Verlaufskontrollen, die anders nicht zu gewinnen sind (z. B. Hirnödem, Leberhämatome).

Sonographie

- Indikationsbereich sind Abdomen und Thorax; Hämatome und Verlagerung von Organen lassen sich erfassen.
- Überlagerung durch Skelettanteile oder Gas beeinträchtigt die Bildqualität. Die Darstellung von Organverletzungen (z. B. Milzruptur) ist nicht ganz zuverlässig.
- Pluspunkte sind die rasche Durchführbarkeit und Schadlosigkeit der Untersuchung, die daher beliebig wiederholt werden darf. Voraussetzung ist jedoch ein erfahrener „Ultraschaller", der auch die Verlaufskontrollen selbst durchführen sollte.

Kernspintomographie (MRI)

- Die Kernspintomographie (MRI = Magnetic Resonance Imaging) stellt die inneren Organe morphologisch und im Zusammenhang dar, und zwar in jeder gewünschten Schnittebene (längs-sagittal, längs-frontal, quer).
- Die Wiedergabe (auch von Gelenken und am ZNS) erfolgt plastischer als im CT.
- Durch den Wegfall ionisierender Strahlung ist das MRI nicht invasiv.
- Diesen Vorzügen stehen einige markante Nachteile gegenüber:
  1. Die Verfügbarkeit des MRI ist nicht generell gegeben.
  2. Die Untersuchung ist zeitaufwendig (30–45 Min.) und der Patient unterdessen keiner direkten Überwachung und Pflege zugänglich.
  3. Bei unruhigen Patienten und Mehrfachverletzten ist das MRI daher nur begrenzt einsatzfähig.

Nervenverletzung

Allgemeines

- Bei frischer Verletzung ist die Beurteilung der peripheren Innervation oft unsicher. Die periphere Sensibilität kann nach Durchtrennung eines Nervs anfänglich scheinbar erhalten sein. Die Nervenrevision ist deshalb bei jeder benachbarten Wunde obligat.
- Unter Verwendung optischer Vergrößerung und mikrochirurgischer Technik ist die Prognose der Nervennaht (primär und in den ersten Wochen) besser als diejenige der sekundären Versorgung.
- Die Neurotisation erfolgt nur bei spannungsfreier Anastomose und vitaler Umgebung (Bett- und Hautmantel). Daher wird heute die Naht durchtrennter Kollateralarterien empfohlen.
- Die Beurteilung einer Nervenverletzung und deren Regeneration erfolgt zuerst klinisch. Die Elektromyographie ist frühestens nach 3 Wochen aussagekräftig.

Einteilung

- Neurapraxie: Leitungsunterbrechung ohne anatomische Veränderungen (Kontusion). Erholt sich innerhalb 6–12 Wochen vollständig.
- Axonotmesis: Unterbrechung der Axone (Quetschung, Überdehnung) bei intaktem Stützgewebe. Periphere Degeneration. Regeneration von der Verletzung aus nach distal: höchstmögliche Geschwindigkeit 1 mm pro Tag.
- Neurotmesis: Nervendurchtrennung scharf, stumpf oder durch Distraktion (Plexus bracchialis). Nach der Nervennaht ist die periphere Regeneration immer unvollständig. Höchstmögliche Geschwindigkeit 1 mm pro Tag.

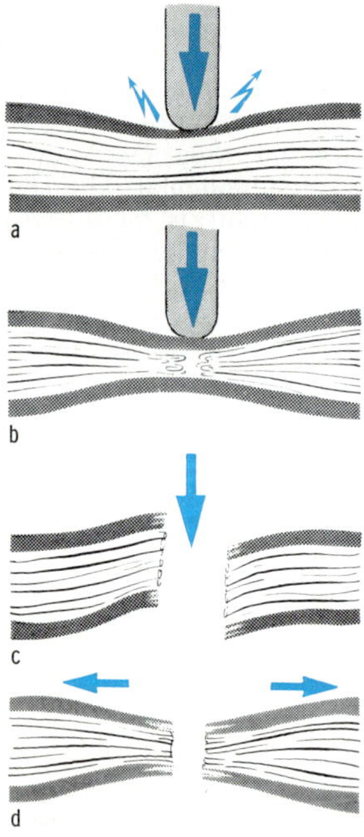

Abb. 1 Schema von Neurapraxie (a), Axonotmesis (b), Neurotmesis durch scharfe Durchtrennung (c) und durch Zerreißung (d)

Operationsindikationen

- Durchtrennte Finger- und Kollateralnerven (primär).
- Partiell durchtrennte Nervenstämme (primär).
- Durchtrennte Nervenstämme (N. medianus, N. ulnaris, N. radialis, N. tibialis, N. peronaeus): Primärnaht unter günstigen Umständen (geeignete Verletzung, mikrochirurgisch geschulter Operateur). Unter ungünstigen Umständen Adaptierung der Stümpfe mit schwarzem Nahtmaterial zum besseren Auffinden und zur Verhinderung von Retraktion. Wundnaht. Frühsekundärnaht der Nerven in den ersten 3 Wochen.
- Defekte von Nerven werden in der Regel durch sekundäre Nerventransplantation überbrückt.
- Chronisch oder akute Kompression (Karpaltunnelsyndrom, S. 251, Tarsaltunnel, N. peronaeus usw.).

Operative Verfahren

- Epineurale Naht (Nervenäste), S. 182.
- Epi-perineurale oder faszikuläre Naht (Nervenstämme), S. 180.
- Autologe Nerventransplantation (Defekt), S. 182.
- Dekompression, S. 252.

Prognose

- Die Resultate der Nervennaht sind sehr verschieden und abhängig von: Lage und Art der Verletzung, Präzision und Übung des Operateurs (Mikrochirurgie), Vaskularität der Anastomosen und des Nervenbettes, Alter des Patienten.
- Allgemeine Regeln: Die Sensibilität erholt sich besser als die Motorik. Periphere Verletzungen heilen besser als zentrale. Medianus heilt besser als Ulnaris. Ulnaris heilt besser als Radialis. Tibialis heilt besser als Peronäus.

Sehnenverletzung

Allgemeines

- Die primäre Sehnennaht ist der sekundären Plastik fast immer überlegen, unabhängig von der Lokalisation.
- Voraussetzungen: sorgfältigste, atraumatische Operationstechnik. Narbenfreie, verschiebliche Hautbedeckung. Vaskularisiertes Bett. Stabiles Skelett.
- Alle durchtrennten Sehnen werden genäht (Ausnahme: Palmaris longus). Keine Sehnenresektionen (z. B. Superfizialis).
- Partiell durchtrennte Sehnen zeigen intakte Funktion, sie reißen sekundär durch. Bei entsprechender Topographie müssen die Wunden daher revidiert und partiell durchtrennte Sehnen genäht und zusätzlich entlastet werden.
- Bei Kombinationsverletzungen mit Nerven, Arterien und Frakturen Reihenfolge der Versorgung einhalten (S. 79).
- Ist die primäre Naht nicht möglich (Verschmutzung, Haut- oder Sehnendefekte): Reinigung und Débridement und frühsekundäre Versorgung oder sekundäre Plastik.

Konservative Therapie

- Strecksehnenabriß an Endphalanx (S. 98).
- Abriß der langen Bizepssehne (relative Operationsindikation (S. 62).

Operationsindikationen

- Primärnaht bei sauberer Wunde, glatter Durchtrennung, geringer Stumpfquetschung, partieller Durchtrennung, Abriß am Ansatz.
- Primär plastische Versorgung unter günstigen Bedingungen möglich.

Operative Verfahren

- Allgemeine Nahttechnik (Vorderarm, Hand, Fuß), S. 184.
- Beugesehnennaht im Fingerkanal (S. 246).
- Sehnentransplantatentnahme (S. 250).
- Spezielle Lokalisationen: Quadrizepssehnennaht (S. 326), Naht des Lig. patellae (S. 329), Achillessehnennaht (S. 349).

Allgemeines

- Eine nachweisbare Gelenkinstabilität bedeutet immer Riß eines oder mehrerer Bänder und der Gelenkkapsel.
- Unbehandelt entsteht nach vollständigem Bänderriß an belasteten Gelenken ein Schlottergelenk, später eine Arthrose.
- Die Gelenkstabilität wird innerhalb 6–10 Wochen (Regeneration des kollagenen Bindegewebes) wiedergewonnen durch Readaptierung des Bandes am Ansatz, sofern die muskuläre Kraft erhalten bleibt.
- Die Diagnostik ist bei Bänderrissen oft schwierig. Im frischen Stadium mit Schwellung und Schmerzen können Bandrisse übersehen werden.

Untersuchungen

- Lokalisierte Schwellung und Schmerz am Ansatz, Instabilität.
- Röntgenübersichtsaufnahmen (Ausschluß von Frakturen).
- Funktionelle sog. „gehaltene“ Röntgenaufnahmen (Imitation der Belastung). Sie sind nur zuverlässig unter Anästhesie.

Differentialdiagnose

- Distorsion: Zerrung, unvollständiger Bandriß.
- Wiederholte Traumatisierung bei vorbestehender Instabilität.
- Distorsion bei konstitutioneller Hyperlaxität der Gelenke.
- Instabilität infolge Fraktur allein oder kombiniert mit Bandriß.

Operationsindikation

- Frische, klaffende Bänderrisse (ungünstige Prognose ohne Reinsertion) sowie die meisten dislozierten Abriß- bzw. Gelenkfrakturen.

Operatives Verfahren

- Reinserierung am Ansatz mit anschließender Immobilisierung unter Aktivierung der Muskelkräfte (isotonische Übungen).

Prognose

- Bei korrekter Operationstechnik und aktiver Nachbehandlung mehrheitlich volle Ausheilung.
- Die aktive, konservative Behandlung mit geeignetem Muskeltraining, in schützender Position (Spezialschuhe), kann nachweislich gute Resultate erbringen.

Offene Fraktur

Allgemeines

- Für die Operationstaktik und die Prognose sind entscheidend:
  1. der Weichteilschaden (tiefe Gewebe und Hautmantel),
  2. Morphologie und Vaskularität der Skelettverletzung,
  3. die Verschmutzung (Kontamination).

  Die klassische Einteilung in 3 Grade ist dadurch relativiert.
- Die offene Fraktur ist ein dringlicher Notfall. Der Operateur leitet die Vorbereitungen persönlich. Ziel: Infektprophylaxe durch Débridement und gewebeschonende Stabilisierung.

Einteilung

- Grad 1: Haut von innen angespießt oder aufgerissen.
- Grad 2: Weichteildurchtrennung von außen.
- Grad 3: Zerstörungen, Defekte (Haut, Muskeln, Gefäße, Sehnen, Nerven).

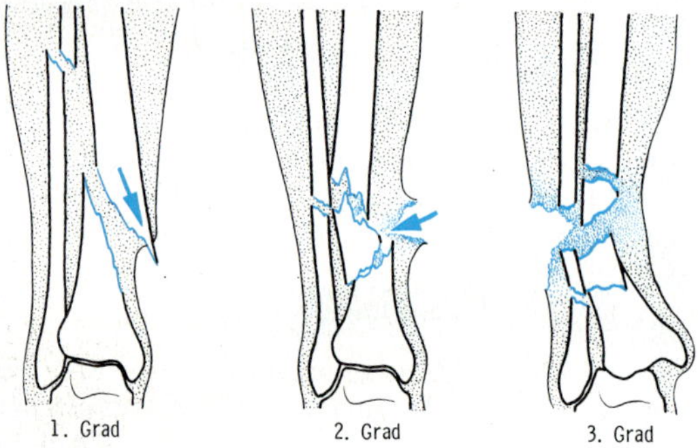

Abb. 2 Schema der Einteilung in Grade

Untersuchungen

- Allgemeinuntersuchung: Schock (S. 2), Polytrauma (S. 14), arterielle Verletzung (S. 13).
- Eine arterielle Verletzung mit Ischämie muß innerhalb 6 Stunden versorgt werden. Der Entscheid über die Verlegung ins Zentralspital ist dringlich.
- Transportverband *nicht öffnen.*
- Röntgen *im* Transportverband (evtl. nur eine Aufnahme).
- Einfacher Laborstatus mit Nofall-Bluttestung (S. 17).
- Andere Verletzungen nicht übersehen (S. 4).

Vorbereitungen

- Infusion stecken. Schockbehandlung *vor* Operation.
- Thromboembolieprophylaxe präoperativ beginnen.
- Tetanusprophylaxe.
- Antibiotika kurzdauernd („One shot"-Prophylaxe) bei Grad 2 und 3: Breitband oder Kombination (Cave Allergie).

- Operationsbereitschaft erstellen. Narkose wenn schockfrei.
- Blutsperre vorbereiten (wenn möglich nicht verwenden).
- Operateur (gewaschen, sterile Instrumente) öffnet den Verband und entscheidet über Operationstechnik und Implantate.
- Bei größeren Defekten telefonischer Kontakt mit der Abteilung plastische Chirurgie zur Planung der frühsekundären Versorgung.
- Lagerung, Desinfektion der Haut.

Operative Taktik

1. Débridement im Operationssaal:

- Wundabstrich für Bakteriologie entnehmen.
- Mechanische Reinigung der Wunde: Ausspülen mit Ringer-Lösung, evtl. Antibiotikazusatz.
- Sparsames Anfrischen von Hauträndern.
- Exzision von gequetschtem Subkutangewebe und sicher nekrotischer Muskulatur.
  Vitale Muskulatur: KKKK = Konsistenz, Kolorit, Kontraktilität, Kapillarblutung.
- Entfernung von Fremdkörpern und devitalisierter Fragmente. Schonung von Nerven und Gefäßen.
- Ausgedehnte, entlastende Faszienspaltungen.

2. Wechsel von Instrumenten und Bekleidung. Erneutes steriles Abdecken des Operationsfeldes.

3. Osteosynthese: individuell, gemäß lokaler Situation:

- Einfache Fraktur, gute Weichteile:
  – Platte durch die Wunde nach sparsamer Wunderweiterung.
  – Platte durch separate, wundferne Inzision.
  – Dünner Marknagel (Verriegelung).
- Schwerer Weichteilschaden oder komplexe Fraktur oder Kombination: Fixateur externe (S. 367).

4. Wundbehandlung:

- Offene Wundbehandlung:
  - Nur spannungsfreie Randbezirke werden locker adaptiert.
  - Wundbedeckung mit dünner Fettgaze oder Kunsthaut (Polyurethanschaumfolie „Epigard").
  - Von vitalem Gewebe müssen bedeckt sein: Implantate, Sehnen, Gefäße, Nerven.
  - Frei liegen dürfen: Faszien, Muskulatur, Periost.
- Ein primärer Wundverschluß ist gefährlich, weil das Ausmaß der postoperativen Schwellung nicht geschätzt werden kann.
- Primäre Plastiken (Haut-, Muskel-, myokutane Lappen) sind riskant und aufwendig. Bei großen Defekten: frühsekundäre plastische Deckung (2.–4. Tag) einplanen. Zusammenarbeit mit Abteilung plastische Chirurgie.

5. Äußere Ruhigstellung:

- Druckfreie Hochlagerung auf Schienen.
- Aufhängen der Extremität (Fixateur externe, S. 367).

Nachbehandlung

- Überwachung bezüglich Zirkulation und Logensyndrom.
- Antibiotika kurzdauernd, falls präoperativ eingeleitet, weiterführen.
- Medikamentöse Thromboembolieprophylaxe weiterführen.
- Täglicher Verbandwechsel. Die Kunsthautbedeckung muß regelmäßig gewechselt werden. Evtl. ist ein zweites Débridement erforderlich. Kombination mit plastischem Eingriff.
- Verschluß offener Wunden in Etappen nach Abschwellung, evtl. Spalthauttransplantat.
- Beginn mit aktiv-passiver Mobilisation, sobald die Wundheilung gesichert ist.
- Die weitere Nachbehandlung richtet sich nach der Fraktur.

Prognose

- Bei sorgfältiger Primärversorgung Infektrate um 5%.
- Verzögerte Frakturheilung und trophische Störungen möglich.

Compartment-Syndrom (Logensyndrom)

Allgemeines

- Definition: Gewebedrucksteigerung in geschlossenem Muskelkompartiment (Faszienloge) führt als Circulus vitiosus zuerst zum Funktionsausfall, dann zur Nekrose der Muskulatur.
- Gewebedruckerhöhung entsteht durch:
  - Kompartimentverkleinerung von außen: Verschüttung, Lagerungsdruck beim Bewußtlosen. Bandagedruck, Gipsdruck, Fasziennähte.
  - Zunahme des Kompartimentinhaltes: Ödem (kontusionell, postischämisch, postoperativ), Hämatom.
  - Hochlagerung bei arterieller Hypotonie (Schock, arterielle Durchblutungsstörung).
- Logensyndrome sind in der Traumatologie häufiger geworden:
  - Polytrauma mit Muskelkompression am Unfallort, Blutdruckabfall bei Schockphasen, arterielle Verletzungen.
  - Frakturbehandlung ohne Faszieneröffnung: geschlossene Marknagelung, transmuskuläre Fixateur-externe-Systeme.
- Das Syndrom kann bei allen von Faszien umgebenen Muskeln oder Muskelgruppen entstehen.

Symptomatologie

- Auftreten: wenige Stunden bis Tage nach dem Trauma.
- Leitsymptome:
  - unverhältnismäßiger, zunehmender Schmerz,
  - harte, druckdolente Schwellung der Muskelloge,
  - Ausfall und Dehnungsschmerz der betreffenden Muskulatur,
  - Kontrakturstellung der betroffenen Gelenke,
  - intakte periphere Zirkulation (Haut rosig, Pulse normal),
  - erst später ischämisch bedingte sensible Ausfälle der die Loge durchziehenden Nerven.
- Erweiterte Diagnostik: Gewebedruckmessung (Spezialinstrumentarien): fortlaufende Überwachung von polytraumatisierten, bewußtlosen oder speziell gefährdeten Patienten. Die Differenz zwischen subfaszialem und diastolischem Blutdruck sollte mehr als 30 mmHg betragen. Intrafaszialer Druck über 30 mmHg ist pathologisch.

Differentialdiagnose

- Thrombose und Thrombophlebitis (schmerzarme Schwellung).
- Traumatische, operative oder postoperative Nervenschädigung (keine Schwellung, keine Schmerzen).
- Akuter Infekt nach Osteosynthese (Wundrötung, Fieber, Leukozytose).

Compartment-Syndrom (Logensyndrom)

Typische Lokalisationen

- Obere Extremität: dorsale und ventrale Oberarmlogen. Unterarmbeuger und Streckerlogen (Spätzustand = Volkmannsche Kontraktur). Interossei, Thenar.
- Untere Extremität: Glutaei. Dorsale und laterale Oberschenkellogen. Tibialis-anterior-Syndrom am Unterschenkel (häufigste Lokalisation, S. 161). Tiefe und oberflächliche hintere Unterschenkellogen, Peronealmuskelloge.
- Kombinationen verschiedener Logen oder von Logensyndrom mit Nervenläsion ist möglich.

Indikation

- Notfallmäßige Operation bei jedem Verdacht. Diagnose klinisch stellen. Rasch handeln. Keine wertvolle Zeit mit Spezialuntersuchungen verlieren.
- Bei Überwachungsfällen mit laufender intrafaszialer Druckmessung (Polytrauma, Bewußtlose): operative Entlastung, wenn intrafaszialer Druck gegen 40 mmHg ansteigt.

Therapie

Operative Entlastung der Loge durch ausgedehnte Spaltung der Faszien aller befallenen Kompartimente. Hautinzision in der ganzen Ausdehnung der entlasteten Loge mit offener Wundbehandlung (nach Abschwellung Sekundärnaht oder freies Hauttransplantat). Alternative: kleine Hautinzision und gedeckte Fasziotomie mit der Schere. Kosmetisch günstiger. Gefahr der Verletzung von Hautnerven und der ungenügenden Entlastung (persistierender Druck des Hautmantels).

Prognose

Abhängig von der Vitalität der Muskelfasern im Zeitpunkt der Entlastung (Biopsie). Bei früher Operation Restitutio ad integrum. Bei verspäteter Operation partielle oder vollständige Nekrosen (Infektbegünstigung), später Fibrose (Tenodese-Effekt, evtl. mit Kontraktur). Oft schwerwiegende Invalidität.

Allgemeines

- Verletzungen durch stumpfe oder scharfe Einwirkung.
- Anatomisch verschiedene Schweregrade, von partiellem Wandschaden bis zu Lumeneröffnung und Kontinuitätsverlust.
- Leitsymptome sind Blutung und/oder Ischämiesyndrom.

Untersuchungen

- Verletzungsmodus, Lokalisation des Traumas.
- Blutung nach außen? Pulsierendes Weichteilhämatom? Begleitverletzungen (Frakturen, Luxationen)?
- Ischämiesyndrom: periphere Pulse? Strömungsgeräusche über dem lädierten Gefäßabschnitt? Extremität rasch abkühlend, blaß. Ratschow-Lagerungsprobe. Ischämisch bedingte motorische und sensorische Paresen mit zeitlicher Latenz.
- Ischämieschmerz: von anderweitigem Wundschmerz gelegentlich nicht abzugrenzen.

Arteriographie

- Schlüsseluntersuchung zur Lokalisation und Dokumentation.
- Periphere Gefäße: Arteriographie durch Punktion der A. axillaris oder A. femoralis.
- Stammnahe Gefäße (A. subclavia, A. carotis, A. iliaca): retrograde Aortographie mit selektiver Darstellung der großen Abgänge.

Differentialdiagnose

- Ischämisierender Arterienspasmus.
- Kompressionssyndrom in einer Muskelloge (S. 27).

Klinische Topographie

- A. subclavia: ganzer Arm ist gefährdet, Rekonstruktion unerläßlich (Osteotomie der Klavikula). Begleitverletzung des Plexus brachialis darf sekundär versorgt werden.
- A. axillaris und A. brachialis: Läsion oberhalb des Abganges der A. profunda brachii führt zu totaler Ischämie ab distalem Oberarmdrittel. Rekonstruktion unerläßlich.
- A. brachialis zwischen Abgang der A. profunda brachii und Kubitalisgabel: subtotales Ischämiesyndrom am Vorderarm ohne unmittelbar drohende Nekrose (Kollateralnetz zu A. radialis und A. ulnaris). In Ausnahmesituationen Ligatur gestattet. Wegen Ischämieschmerz und funktioneller Beeinträchtigung Rekonstruktion unbedingt empfehlenswert, gegebenenfalls sekundär.

Verletzungen allgemein

- A. radialis, A. ulnaris: einzeln verletzt resultieren Unterkühlung, Schwäche und Atrophie der Handbinnenmuskeln, jedoch keine Nekrosegefahr. Ligatur von A. radialis oder A. ulnaris einzeln in Ausnahmesituationen statthaft. Restitutio ad integrum erfordert jedoch Rekonstruktion mindestens der (hämodynamisch wichtigeren) A. radialis unter Lupen- oder Mikroskopvergrößerung.
- A. femoralis communis: Rekonstruktion zur Erhaltung des Beines unerläßlich. Evtl. temporäre Hämostase durch retroperitoneale Freilegung und Abklemmung der A. iliaca externa.
- A. femoralis superficialis: totales Ischämiesyndrom des ganzen Unterschenkels. Rekonstruktion unerläßlich.
- A. poplitea: Nekrosegefahr ab Unterschenkelmitte. Rekonstruktion von medialem Zugang aus unter präliminarer Stabilisation des Knochens. Nach Rekonstruktion meist schweres postischämisches Ödem: frühzeitige Spaltung der Faszien (3 Muskellogen!).

Operative Verfahren

1. Arteriotomie, Intimaversorgung, Thrombektomie.
2. Arteriennaht: Verschluß direkt oder unter Erweiterung durch autologen Venenstreifen.
3. Anastomose: direkt End-zu-End oder mit Erweiterung durch Venenstreifen.
4. Defektüberbrückung: autologes Veneninterponat. Nur in besonderen Fällen heterologes Interponat.

Prognose

- Abhängig einerseits von technisch einwandfreier Rekonstruktion und Nachbehandlung, andererseits von Ischämiedauer und lokalen Begleitverletzungen.
- Frühverschluß: unzureichende operative Technik. Mangelnde Ruhigstellung. Ungenügender Abstrom nach distal bei peripheren Verletzungen, Ödem, Embolien.
- Nachblutung früh postoperativ: mangelhafte Gefäßnaht. Zu massive Heparinisierung.
- Nachblutung spät/Aneurysma spurium: schleichender Infekt.

Besonderheiten

- Unter Friedensverhältnissen überwiegender Verletzungsmodus.
- Aufgrund des Unfallmechanismus (Schlag, Aufprall, Zerrung, Überfahrenwerden) sind Begleitverletzungen häufig: Frakturen, Luxationen, Venen- und Nervenverletzungen, Läsionen des bedekkenden Weichteilmantels.
- Schädigung durch stumpfe Gewalt beginnt in den inneren Wandschichten (Intimariß) und reicht mit zunehmender Schwere über die Ruptur der Media bis zu Lumeneröffnung und Kontinuitätsdurchtrennung.
- Symptomatik entspricht einem totalen oder subtotalen Ischämiesyndrom, das u. U. mit zeitlicher Latenz manifest wird (arterielle Thrombose nach Intimaschädigung).
- Begleithämatom in den umgebenden Weichteilen kann vorhanden sein oder fehlen.
- Prädilektionsstellen sind Verletzungen im Bereich des Schultergürtels, Ellenbogens, des distalen Femurs sowie komplexe Knieverletzungen.

Untersuchungen

- Ischämiesyndrom?
- Röntgen: betroffener Skelettabschnitt. Beachte topographische Beziehung einer Dislokation zum Gefäßverlauf.
- Begleitverletzungen lokal und allgemein?
- Festlegung der Prioritäten in Abklärung und Therapie.

Arteriographie

- Grundsätzlich indiziert auf den klinischen Verdacht hin, es könnte eine Gefäßläsion vorliegen.
- Lokalisation des Verschlusses und etwaiger von der Verletzungsstelle nach distal gestreuter Embolien.
- Differenzierung gegenüber einem arteriellen Spasmus.

Operationsindikationen

- Jedes periphere Ischämiesyndrom durch stumpfes Arterientrauma.
- Von einer Arterienrekonstruktion ausgenommen sind Spasmen (angiographisch dokumentiert) sowie Kompressionssyndrome in einer Muskelloge.

Verletzungen scharf

Besonderheiten

- Schnitt und Stich: durch gezielte Gewalteinwirkung sind Nebenverletzungen seltener als beim stumpfen Trauma.
- Scharfe Schädigung der Arterie mit zunehmender Schwere von außen nach innen. Reine Adventitiaverletzung (Zufallsbefund), partielle oder völlige Durchtrennung des Gefäßes.
- Schuß: ein Sonderfall: möglich sind direkter Treffer der Arterie mit Zerfetzung und Defekt, sodann stumpfe Schädigung durch Schockwelle und Kavitationseffekt. Nebenverletzungen aufgrund der Topographie des Schußkanals.
- Blutung nach außen und/oder in den Weichteilmantel.
- Temporäre Spontanhämostase ist bei Kontinuitätsdurchtrennung möglich zufolge Retraktion der inneren Wandschichten.
- Keine Spontanhämostase bei schlitzförmiger Lumeneröffnung, da Intimaretraktion unvollständig bleibt.
- Ischämiesyndrome weniger konstant als nach stumpfem Trauma.

Sofortmaßnahmen

- Unfallanamnese: Angaben über arteriellen Blutverlust und Erste Hilfe. Einlieferung des Patienten meist mit auswärts angelegten Kompressionsverbänden oder Abbindungen.
- Pulsierendes Hämatom? Ischämiesyndrom?
- Zentralvenöser Zugang, Volumenersatz.
- Klinische Allgemeinuntersuchung (Nebenverletzungen?).
- Arteriographie diagnostisch von untergeordneter Bedeutung, da Ort und Art der Läsion bekannt.
- Einleitung der Narkose.
- In Operationsbereitschaft Abnahme von Umschnürung oder Kompressionsverband. Bei sofortiger Massivblutung erneute Kompression mit sterilem Material, improvisiertes Desinfizieren und Abdecken des Operationsfeldes. Bei nur leichter Blutung routinemäßige Operationsvorbereitung.

Operationsindikationen

- Jede Arterienverletzung durch scharfe Gewalt.
- Rekonstruktion oder allenfalls Ligatur der verletzten Arterie aufgrund der klinisch-topographischen Beurteilung (s. S. 29), der technischen Gegebenheiten (Mikrotechnik) und dominanter anderweitiger Operationen.

Allgemeines

- Undislozierte Fissuren oder Berstungsfrakturen beim stumpfen Aufprall des Hirnschädels.
- Bei zirkumskripter Gewalteinwirkung Impressionsfrakturen mit oder ohne Eröffnung der Weichteilbedeckung und Dura.
- Zentralnervöse Primärläsionen sind häufig: Commotio cerebri; bei lokalisierter Schädigung Paresen und fokale Frühanfälle.
- Typische Begleitverletzung der Schädelfraktur: Distorsionen und Frakturen der HWS. Durch die zirkumskriptere Gewalteinwirkung bei Impressionsfraktur sind extrakranielle Läsionen seltener nachzuweisen.

Untersuchungen

- Siehe Seiten 5 und 34.
- Röntgen: Schädel a.-p. und seitlich: Beurteilung der Fraktur bezüglich Überkreuzung von Gefäßfurchen und Impression.
- CT: bei allen Impressionsfrakturen zum Nachweis/Ausschluß von Hirnparenchymläsionen.

Konservative Therapie

- Keine Impression, oder Impressionsstufe geringer als halbe Kalottendicke bei fehlenden fokalen Symptomen.

Operationsindikationen

- Impressionstiefe mehr als halbe Kalottendicke.
- Fokale neurologische Zeichen bei Impressionsfraktur.
- Offene Impressionsfraktur mit oder ohne Duraläsion.

Operative Verfahren

- Anhebung eines kompakten Imprimates.
- Débridement des Schädeldachs bei ausgedehnter Zertrümmerung, sekundäre Schädeldachplastik.
- Débridement von Weichteilbedeckung, Dura und nekrotischem Kortex bei penetrierendem Hirntrauma.

Prognose

- Abhängig vom Ausmaß der zentralnervösen Läsion.

Commotio, Contusio cerebri

Allgemeines

- Prototyp der primären zentralnervösen Läsion beim stumpfen Schädel-Hirn-Trauma.
- Commotio cerebri ist ein klinischer Begriff und definiert die Bewußtlosigkeit, die mit dem Unfallereignis einsetzt und während weniger Minuten oder Viertelstunden andauert.
- Contusio cerebri ist ein morphologischer Begriff und beinhaltet die organische Läsion oberflächlicher und/oder tieferer Hirnstrukturen.
- Eine zwingende Verknüpfung zwischen den Begriffen der Commotio und Contusio cerebri besteht demzufolge nicht: sowohl Commotio als auch Contusio können für sich allein oder in Kombination vorliegen. Je schwerer die Gewalteinwirkung, desto wahrscheinlicher ist allerdings dem Kommotionssyndrom das organische Substrat einer Contusio cerebri überlagert.
- Kontusion ohne Kommotionssyndrom ist vorwiegend bei engumschriebener Gewalteinwirkung (Beispiel offene Impressionsfraktur) zu beobachten.
- Sekundäre Läsionen betreffen intrakranielle Hämatome (s. S. 37) und raumforderndes Hirnödem.
- Ein intrakranielles Hämatom liegt potentiell immer im Bereich des Möglichen, auch bei nur leichter Commotio cerebri ohne primäre Läsion des Gehirns. Das Hirnödem als Sekundärläsion ist dagegen stets Folge einer organischen Beschädigung (Contusio).

Untersuchungen

- Äußere Verletzungen: Prellmarken, Platzwunden, Galeahämatom, Monokel- oder Brillenhämatom.
- Bewußtseinslage? Amnesie beweist stattgehabte Bewußtlosigkeit und damit ein Kommotionssyndrom.
- Pupillen: seitengleich? Lichtreaktion?
- Bewegungen des Kopfes: Schmerz im Bereich der HWS?
- Periphere Motorik: Paresen? Reflexdifferenzen?
- Begleitverletzungen. Besondere Beachtung ist zu schenken dem Thoraxtrauma (respiratorische Insuffizienz fördert Entstehung eines Hirnödems). Bei bewußtseinsgestörten Patienten deutet instabile Kreislauflage insbesondere auf die Möglichkeit einer intraabdominalen Blutung hin.
- Röntgen: Schädel a.-p. und seitlich: Kalottenfraktur? Schädel halbaxial: Beurteilung der Gesichtsschädelstrukturen. Bei Bewußtseinsverlust grundsätzlich Aufnahmen der HWS a.-p. und seitlich.

Konservative Therapie

- Im Zentrum der konservativen Therapie stehen die Sicherstellung der äußeren Atmung und die Früherkennung eines intrakraniellen raumfordernden Prozesses durch engmaschige neurologische Überwachung.
- Kontrolle von Sensorium, Pupillen und Motorik beim Bewußtlosen viertelstündlich, im Wachzustand anfänglich alle 30 Min. Bei klinischer Verbesserung allmähliche Verlängerung der Überwachungsintervalle.
- Aspirationsgefahr: Intubation, regelmäßige Tracheobronchialtoilette.
- Bei nicht rasch aufhellender, initialer Bewußtlosigkeit: Computertomographie (CT) als nichtinvasive Abklärung mit dem höchsten Informationsgehalt.
- Therapie des Hirnödems bei persistierender Bewußtseinstrübung:
  1. Einschränkung der Flüssigkeitszufuhr je nach Hydrationszustand und Nierenfunktion (1000–2000 ml Glukose-Elektrolytlösung/24 Std.).
  2. Förderung der Diurese: z. B. 20 mg Lasix alle 6 Std.
  3. Kortikosteroide: Decadron initial 32 mg, dann 4stündlich 4 mg i. v.
- Respiratorische Insuffizienz oder Aspirationsgefahr (bei Bewußtseinstrübung!):
  1. Frühzeitige Intubation und maschinelle Hyperventilation zur Senkung des intrakraniellen Druckes (ICP). Relaxierung und Sedierung notwendig.
  2. Weitere Überwachung durch kontinuierliche intrakranielle Druckmessung.
  3. Bei erhöhtem ICP 100 ml Mannitol 20%. Falls kein Erfolg, Barbiturate in hohen Dosen, z. B. Phenobarbital (Dosierung nach ICP und arteriellem Blutdruck).

Commotio, Contusio cerebri

Operationsindikation

- Intrakranielles Hämatom, nachgewiesen klinisch und durch apparative Spezialuntersuchungen (CT).

Prognose

- Commotio cerebri ohne organische Läsion: Restitutio ad integrum. Evtl. „postkommotionelles Syndrom“: Kreislauflabilität, Kopfschmerzen, Schwindel und Lichtscheu während weniger Tage oder Wochen.
- Contusio cerebri: je nach Lokalisation und Ausmaß der primären Rindenläsion verbleibende Restparesen, Spastizität und psychoorganische Veränderung.

Allgemeines

- Ursache meist ein stumpfes Schädel-Hirn-Trauma.
- Primärläsionen wie Schädelfraktur, Commotio und/oder Contusio cerebri sind fast immer nachweisbar.
- Das häufigere Subduralhämatom ist vorwiegend Folge einer Contusio cerebri: Sickerblutung aus Kortexgefäßen und Konvexitätsvenen.
  Lokalisation des Subduralhämatoms überall möglich, besonders auch über der Schädelbasis.
  Aufgrund der meist erheblichen Primärläsion Kombination von Subduralhämatom und intrazerebralen Blutungen häufig.
- Das seltenere Epiduralhämatom meist (aber nicht obligat!) aufgrund einer Kalottenfraktur mit Abscherungsverletzung einer meningealen Arterie.
- Klinische Symptomatik des Subdural- und Epiduralhämatoms ist nicht grundsätzlich verschieden. „Freies Intervall" mit Wachzustand vor sekundärer Bewußtseinstrübung häufiger bei Epidural- als bei Subduralhämatom.
- Eine Sonderform bezüglich Lokalisation und klinischem Verlauf stellen die extrem seltenen infratentoriellen Hämatome dar (epi- oder subdural).
- Subakute und chronische Verläufe kommen sowohl beim Epidural- als auch beim Subduralhämatom zur Beobachtung.

Untersuchungen

- Klinische Hauptparameter: Bewußtseinslage, Pupillen, periphere Motorik (Hemisyndrom).
- Bewußtseinslage: Verschlechterung ist Indiz für steigenden intrakraniellen Druck. Verlaufsprofile:
  1. Zunehmende Eintrübung nach freiem Intervall spricht eher für epidurales Hämatom.
  2. „Nichterwachen" aus initialem Bewußtseinsverlust deutet eher auf Hirnödem, zusätzliche Verschlechterung auf subdurales Hämatom hin.
- Pupillen: einseitige Erweiterung (Anisokorie), verlangsamte Kontraktion bei direkter oder konsensueller Belichtung, im Endstadium absolute Pupillenstarre, weisen auf intrakranielle Massenverschiebung (Hirnstammdislokation). Pupillenerweiterung anfänglich homolateral zum Hämatom. Im Stadium der Dezerebration beidseitige lichtstarre Mydriase.

- Periphere Motorik: sekundär auftretendes Hemisyndrom = Verdacht auf intrakranielles Hämatom oder Hirnödem. Klinische Dignität wird herabgesetzt durch Paresen aufgrund der Primärläsion und durch Extremitätenverletzungen.
- Reflexe: Eigen- und Fremdreflexe bei frischen zentralen Paresen abgeschwächt oder fehlend. Auftreten pathologischer Reflexgruppen (Babinski).
- Überraschend einsetzende Hirnstammsymptomatik (zentrale Atemstörungen, Kreislaufstillstand, Streckkrämpfe, beidseitige lichtstarre Mydriase) ohne vorausgehende progrediente Verschlechterung ist ein Indiz für infratentorielle Lokalisation eines Hämatoms.
- Schädelröntgen: a.-p. und seitlich. Fraktur beweist erhebliche Gewalteinwirkung, ist lokalisatorisch nur für Epiduralhämatom relevant.
- Lumbalpunktion: für den Nachweis eines operationswürdigen Hämatoms ohne Bedeutung, jedoch gefährlich wegen axialer Hirnstammdislokation bei Ablassen von lumbalem Liquor. In der akuten Traumaphase kontraindiziert.
- Augenfundus: keine Stauungspapille! Fundusspiegelung ist daher zwecklos, Einträufeln von Mydriatikum geradezu ein Kunstfehler, da die Beurteilung der Pupillenreaktion dadurch nicht möglich ist.
- Zusammenfassend besteht Verdacht auf ein Hämatom bei anhaltender tiefer Bewußtlosigkeit, bei sekundärer Verschlechterung des Sensoriums, bei Auftreten von Pupillendifferenzen und Paresen: spätestens zu diesem Zeitpunkt Verlegung des Patienten in ein neurotraumatologisches Zentrum zur abschließenden Diagnostik mittels der nachfolgenden Spezialverfahren bzw. Operation.

Spezialverfahren

- Computertomographie (CT): optimale Darstellung von Hämatomen jeder Lokalisation, auch infratentorieller und intrazerebraler Blutungen. Differenzierungen gegen Hirnödem. Methode rasch und nicht invasiv, aus ökonomischen Gründen derzeit auf größere Kliniken beschränkt. Durchführung bei tiefer Bewußtlosigkeit als Ausgangsbasis bei Krankenhausaufnahme, bei jeder klinischen Verschlechterung oder protrahiertem Verlauf mit fehlender Aufhellung des Sensoriums (subakute Hämatome).

Differentialdiagnose

- Raumforderndes Hirnödem. Differenzierung gegenüber Hämatom aufgrund der Computertomographie.

Operationsindikationen

- Jedes intrakranielle Hämatom.
- Relativierung: hohes Alter, Status der Dezerebration.

Operative Verfahren

- Osteoplastische Kraniotomie bei akuten supratentoriellen Hämatomen, s. S. 193.
- Trepanation der Hinterhauptsschuppe mit osteoklastischer Erweiterung bei infratentoriellen Hämatomen, s. S. 201.

Prognose

- Prognostisch wesentliche Faktoren:
  1. Biologisches Alter des Patienten.
  2. Schwere der Primärläsion (Contusio) und allenfalls Begleitverletzungen (besonders Thoraxtrauma).
  3. Zeitdauer und Ausmaß der intrakraniellen Drucksteigerung und Massenverlagerung.
- Am günstigsten das kurzdauernde Epiduralhämatom beim jugendlichen Patienten: Restitutio ad integrum möglich.
- Prognostisch schlechter sind Subduralhämatome wegen meist erheblicher Primärläsion; postoperatives Hirnödem mit eigenständiger Letalität. Im Überlebensfall Verlauf langwieriger als bei Epiduralhämatom, Defektzustände (Paresen, POS, Krampfleiden) häufiger.

Chronisches Subduralhämatom

Besonderheiten

- Das im folgenden für chronische Subduralhämatome Gesagte gilt analog für das seltenere chronische Epiduralhämatom und Hygrom.
- Schädel-Hirn-Trauma anamnestisch einige Wochen bis Monate zurückliegend.
- Klinisch im Vordergrund progredientes Psychosyndrom, schließlich Somnolenz. Hemiparesen oft nur diskret nachweisbar: Gangunsicherheit, Ataxie.
- Als Symptom chronisch erhöhten intrakraniellen Drucks häufig Kopfschmerzen; im Gegensatz zur Tumorsymptomatik sind Erbrechen und Stauungspapille dagegen selten.
- Pupillensymptomatik (Anisokorie, Lichtstarre) als Spätsymptom.

Untersuchungen

- Klinische Abklärungen s. intrakranielles Hämatom, S. 37.
- Schädelröntgen: alte Fraktur (verwischte Konturen).
- Computertomographie: läßt auf Anhieb sowohl ein- wie doppelseitige subdurale Hämatome erkennen.

Differentialdiagnose

- Gegenüber Demenz: arteriosklerotisch bedingtes organisches Psychosyndrom.
- Gegenüber Somnolenz: Urämie, Schlafmittelintoxikation.
- Gegenüber Hemiparese: zerebrovaskulärer Insult.
- Gegenüber Kopfschmerz: Hirntumor, oberes Zervikalsyndrom.

Operationsindikation

- Chronisches intrakranielles Hämatom oder Hygrom.

Operatives Verfahren

- Evakuation des verflüssigten Hämatoms (oder Hygroms) durch 2–3 Bohrlöcher, s. S. 199.

Prognose

- Siehe intrakranielles Hämatom, S. 39.

Besonderheiten

- Frakturen der Knochenlamellen von Orbita- und Nebenhöhlenbedachung, Lamina cribrosa und Hinterwand des Sinus frontalis. Dislokation führt innen zu Zerreißung der Dura, außen zu Lazeration der Schleimhäute.
- Damit entsteht die für Frontobasaltrauma charakteristische pathologische Kommunikation zwischen Endokranium und Nasen-Rachen-Raum oder Nebenhöhlen.
- Auf dem Weg der pathologischen Kommunikation treten nach außen Liquor und/oder nekrotische Hirnsubstanz. In umgekehrter Richtung können Luft und Bakterien aszendierend den Schädelinnenraum erreichen: rhinogene Meningitis oder Hirnabszeß.
- Gewalteinwirkung: im Bereich von Gesichtsschädel und Nasenwurzel, fortgeleitet in die Schädelbasis. Als Begleitverletzung häufig Gesichtsschädelfrakturen: Nasenbein, Jochbein, Blow-out-fracture, Oberkieferfraktur.
- Bewußtlosigkeit: unmittelbares Aspirationsrisiko durch Blutung in den Rachenraum. Frontalhirnkontusion, Möglichkeit eines frontalen Subduralhämatoms.

Untersuchungen

- Äußerer Aspekt: Monokelhämatom, Brillenhämatom, Abflachung des Mittelgesichts bei Frakturen (falsche Beweglichkeit des Oberkiefers, Dislokation des Jochbeins mit Stufe am Infraorbitalrand).
- Augen: Augenstellung, Bulbusmotorik (äußere Ophthalmoplegie?). Pupillenweite und Pupillenreaktion? Visus: beachte besonders eine primäre Amaurose (Frakturen im Canalis opticus), amaurotische Pupillenstarre. Diesen Befund bei Klinikeintritt unbedingt protokollieren.
- Anosmie: durch Olfaktoriusläsion oder Frontalhirnkontusion, im akuten Stadium nicht endgültig zu beurteilen.
- Blutung aus Nase oder in den Rachen: nur bei Liquorbeimengung beweisend für Frontobasaltrauma.
- Liquorrhö: bei frischer Verletzung vermischt mit Blut. Nachweis von Liquor: Blut auf Gazekompresse hat wässerigen Hof.
- Röntgen: Schädel a.-p., seitlich, Gesichtsschädel halbaxial. Frakturlinien, Verwerfungen? Pneumokranium, Pneumatocephalus internus (= traumatisches Ventrikulogramm)? Evtl. Spezialaufnahme des Canalis opticus nach Rhese (bei primärer Amaurose).
- Computertomographie (CT).

Frontobasaltrauma

Sofortmaßnahmen

- Schutz vor Aspiration: bei Bewußtlosigkeit Intubation.
- Intensivüberwachung bei intrakranieller Drucksteigerung (Hirnödem, Subduralhämatom), vgl. S. 37.
- Antibiotika: Urfamycin 1 g/24 Std. oder Sulfomethoxazol/Trimethoprim (Bactrim).

Differentialdiagnose

- Gesichtsschädelfrakturen ohne Verbindung zum Endokranium.
- Frontale Kalottenfraktur ohne Einstrahlung in die Basis.

Konservative Therapie

- Klinische Voraussetzung: Liquorrhö kurzdauernd (24 Std.), Bewußtseinslage aufklarend.
- Radiologische Voraussetzung: keine Verwerfung im Bereich der vorderen Schädelgrube (Tomographie). Pneumokranium nach 3 Tagen völlig resorbiert.
- Prozedere: Antibiotikaschutz, allgemeine Maßnahmen abhängig vom Bewußtseinszustand. Möglichkeit eines intrakraniellen Hämatoms immer im Auge behalten.
- Das konservative Prozedere muß widerrufen werden bei sekundärer Manifestation einer Liquorfistel wegen der Gefahr von Spätmeningitis/Hirnabszeß, im weiteren beim Auftreten eines intrakraniellen Hämatoms.

Operationsindikationen

- Klinische Indikation: Liquorrhö, die über mehrere Tage persistiert; chronische Liquorfistel.
- Radiologische Indikation: Schlüsseluntersuchung ist die CT in Frontalebene. Verwerfungen der vorderen Schädelbasis sind Operationsindikation, auch wenn eine initiale Liquorrhö sistiert: scheinbare Ausheilung durch Frontalhirnprolaps in die Frakturspalte bzw. Ethmoidzellen mit stetiger Gefahr eines aszendierenden Infekts.
- Karotis-Sinus-cavernosus-Fistel (Exophthalmus pulsans).
- Dislozierte Begleitfrakturen des Gesichtsschädels.

Operative Verfahren

- Zuerst etwaige Gesichtsschädelfrakturen stabilisieren.
- Frontobasale Revision: bifrontale Kraniotomie, Débridement von Frontalhirn und Knochenfragmenten, Duraplastik unter Verwendung eines Perikraniumlappens oder Fascia lata.
- Chronische Liquorfistel: transnasaler/transethmoidaler Zugang als Wahleingriff.
- Karotis-Sinus-Cavernosus-Fistel: Embolisierung mit Muskeltampon unter Durchleuchtungskontrolle.

Prognose

- Wird dominiert von den primär traumatischen Läsionen.
- Organisches Psychosyndrom bei schwerer Frontalhirnkontusion („Orbitalhirnsyndrom"): im Vordergrund Wesensveränderungen.
- Anosmie: durch Olfaktoriusverletzung oder frontobasale Hirnkontusion, vollständig und bleibend in 20% der Fälle.
- Amaurose: Verlauf wahrscheinlich schicksalhaft. Wert einer operativen Dekompression des Canalis opticus ist nach wie vor umstritten. Spontane Remissionen kommen zur Beobachtung.
- Spätinfekt: Meningitis und Hirnabszeß, bei persistierender Verbindung zum Nasen-Rachen-Raum evtl. noch nach Jahren.

Wirbelfraktur

Allgemeines

- Entstehung durch Schlag gegen den Kopf (oft verbunden mit Schädel-Hirn-Verletzung), im weiteren durch Schleudertraumen.
- Achsenstoßmechanismus erzeugt Kompressionsfrakturen; durch die Schleuderkomponente kommt es zu Läsionen im mittleren Wirbelsegment mit Subluxation oder Luxation.
- Häufigste Lokalisation ist das Segment C6/C7.
- Bei jedem bewußtlosen Schädel-Hirn-Traumatiker ist die Halswirbelsäule radiologisch abzuklären!

Untersuchungen

- Lokalisation des Schmerzes: bei Kopfbewegung, bei Palpation der Wirbeldornen.
- Lange Rückenmarkbahnen: Das neurologische Kontrolldreieck (Zäch) gestattet Unterscheidung zwischen Tetra- und Paraplegie: Sensibilität am Daumen (C6), am Kleinfinger (C8), am Ellenbogen (Th1). Atemfunktion. Bewegung der Arme und Beine, Sensibilität.
- Schmerzausstrahlung, Sensibilitätsstörung und Teilparesen im Bereich von Schultergürtel und Arm können auch verursacht sein durch Läsion von Nervenwurzeln und Plexus infolge Überdehnung, Quetschung und Hämatom.
- Konventionelle Röntgenaufnahme a.-p. und seitlich: Lokalisation und Morphologie der Fraktur, Subluxation, Angulation. Aufnahme halbschräg: Foramina intervertebralia, Wirbelbögen, kleine Wirbelgelenke.
- Konventionelle Tomographie: vertikal verlaufende Frakturlinien.
- Bei neurologischen Ausfällen, die durch konventionelle Radiologie nicht erklärbar sind, sind CT, Myelographie oder Kernspintomographie (MRI) als Ergänzung indiziert.
- CT: Struktur der Wirbelkörper (auch vertikale Frakturen) und Wirbelbögen.
  Spinalkanal: Deformierung, Kompression des Rückenmarks durch Sequester oder Blutungen. Spinales Ödem.
- Myelographie: Nachweis einer Rückenmarkskompression durch Kontrastabbruch oder Füllungsdefekt.
- MRI: Ätiologische Zuordnung des neurologischen Ausfalls zum ursächlichen anatomischen Substrat.

Beurteilungskriterien

- Aufgrund der Röntgenaufnahmen, allenfalls ergänzt durch CT, ergibt sich Unterteilung in stabile oder instabile Frakturen.
- *Stabil:* Keilwirbel/Deckplatteneinbrüche mit segmentärer Streckhaltung und einer Angulation von weniger als 11° im lädierten Segment.

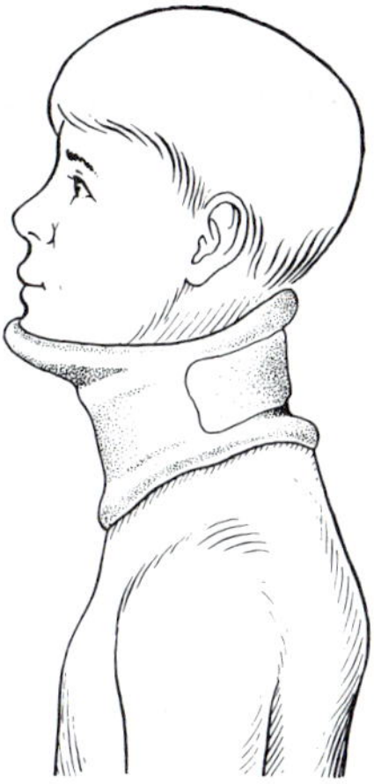

Abb. 3

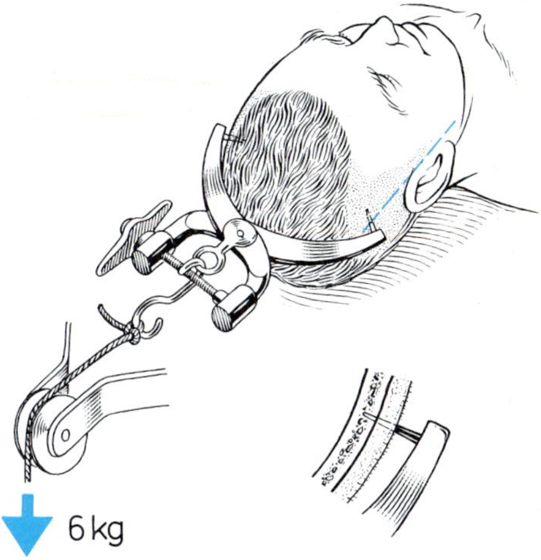

Abb. 4

Abb. 3 (links) Ruhigstellung einer stabilen Fraktur durch gepolsterte Zervikalstütze aus Thermoplastik

Abb. 4 (rechts) Reposition und Ruhigstellung einer dislozierten Fraktur mit Crutchfield-Extension: Die Krallen der Crutchfield-Zange fassen die Tabula externa. Durch den Längszug erfolgt gleichzeitig Reklination der HWS

- *Instabil:* Berstungsfrakturen der Wirbelkörper, Keilwirbel mit Angulation über 11°, Subluxation zufolge Frakturen im mittleren Wirbelsegment und Ruptur der dorsalen Ligamente.

Konservative Therapie

- *Stabile Fraktur:* Ruhigstellung mit individuell angepaßter Zervikalstütze aus Thermoplastik (Abb. 3) für 4–6 Wochen.
- *Instabile Fraktur:* konservative Therapie ist langwierig und bringt oft enttäuschende Resultate! Ist eine Operation nicht möglich oder kontraindiziert, so erfolgen Ruhigstellung und Reposition im Dauerzug. Crutchfield-Extension Abb. 4: Stichinzisionen biparietal vor der Ohrlinie in Lokalanästhesie, Anbohren der Tabula externa, Einsetzen der Extensionszange. Dauerzug erfordert Sedation! Röntgen nach 24 Stunden Zug: bei guter Reposition und harmonischer Lordosierung wird der Zug auf 4 kg reduziert und 6 Wochen belassen. Bei unbefriedigender Reposition (z. B. Verhakung von Gelenkfortsätzen) Zug probeweise auf 8–10 kg erhöhen, HWS stärker lordosieren

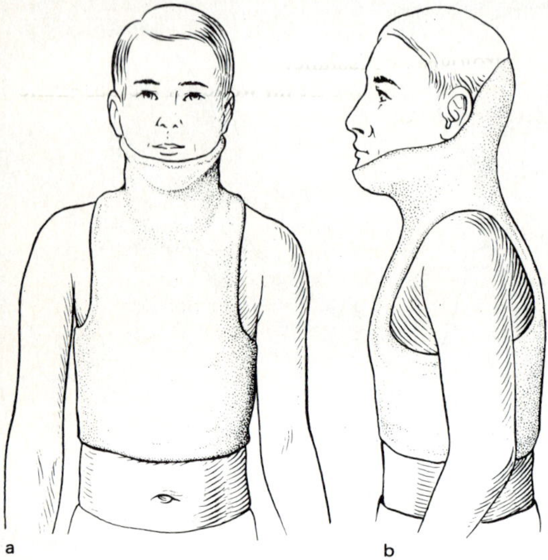

Abb. 5 Sekundäre Ruhigstellung einer instabilen Fraktur mittels Thoraxhalsgips (auch geeignet für Frakturen der oberen BWS)

- oder Extension belassen und Operationsindikation nochmals überdenken!
- Alternative zum Dauerzug: Halo-Jacket.
- Ungeeignet zum Dauerzug: um das Kinn angelegte Ledermanschetten (Glisson-Schlinge).

- Nach Entfernen der Extension: radiologische Stellungskontrolle, Anlegen eines Thoraxhalsgipses (Minerva-Gips) für weitere 6 Wochen.
- Nach Entfernung des Thoraxhalsgipses Funktionsaufnahmen der HWS seitlich in Inklination und Reklination.

Operationsindikationen

- Absolute Indikationen sind Notfallsituationen und innerhalb der 6-Std.-Grenze operativ zu versorgen: dazu gehören ein inkomplettes Querschnittsyndrom (mit oder ohne Progredienz), sofern eine mechanische Kompression nachgewiesen ist, außerdem die „scheinbar komplette Querschnittsläsion“ mit erhaltener sakraler Aussparung und nachgewiesener Kompression.

- Relative Indikationen: hochgradige Deformität (Angulation über 11° bedeutet Instabilität), instabile Luxationen und Luxationsfrakturen ohne neurologische Ausfälle.
  Zu den relativen Indikationen ist im weiteren die basisnahe Densfraktur zu rechnen.

Prognose

- Ziel der Therapie sind genügende Stabilität, Dekompression des Rückenmarks durch Reposition, Behebung der traumatischen Angulation. Unabhängig vom gewählten Verfahren (konservativ oder operativ) sind eine lokale Versteifung der verletzten Segmente durch reparative Abstützungsvorgänge und degenerative Veränderungen zu erwarten.

Wirbelfraktur

Allgemeines

- Entstehung durch Sturz auf Gesäß, Rücken oder ausgestreckte Beine sowie durch gewaltsame Kyphosierung.
- Serien- oder Mehretagenfrakturen weisen oftmals auf vorgeschädigten Knochen hin und können dann als pathologische Frakturen bezeichnet werden (bei Osteoporose, Morbus Paget, Myelom).
- Stabile Fraktur (Abb. 6): Spongiosa ist solide impaktiert, der Wirbelkörper als ganzes keilförmig deformiert. Deckplatten, Bandscheiben und das mittlere Wirbelsegment sind intakt, die dorsalen Ligamente intakt oder leicht gelockert.
- Instabile Fraktur (Abb. 8): Berstungsfraktur der Wirbelkörper (einschließlich Deckplatten). Frakturen im mittleren Wirbelsegment (Wirbelkörperhinterwand, Bogenwurzeln, Gelenkfortsätze). Subluxation zufolge Zerreißung des dorsalen Bandapparates und Angulation über 20°.

Untersuchungen

- Außer bei Paraplegie präsentiert sich die Wirbelfraktur oft in wenig eindrucksvoller Art. An die Möglichkeit der Verletzung muß daher bei adäquatem Trauma stets gedacht werden!
- Erste Frage: Lange Rückenmarksbahnen? Werden die Beine bewegt? Sensibilität? Willkürliche Miktion?
- Palpation des Wirbeldornen: Schmerz läßt den Ort der Verletzung nur annähernd, deren Ausmaß überhaupt nicht erkennen und ist daher Anlaß zur radiologischen Abklärung.
- Röntgen konventionell: Groborientierung über den lädierten Wirbelsäulenabschnitt a.-p. und seitlich. Schrägaufnahmen zur Darstellung der Bogenwurzeln, evtl. konventionelle Tomographie.
  Beurteilungskriterien: Lokalisation und Morphologie der Fraktur (Wirbelkörper, mittleres Wirbelsegment), Dislokation, Mehrfachfrakturen. Aus der Radiologie folgt die Beurteilung, ob eine stabile oder instabile Fraktur vorliegt.
- CT: Einsatz analog wie bei der Halswirbelsäule. Neben der Wirbelsäule sind besonders zu beachten: Nieren, retroperitoneales Hämatom.
- Kernspintomographie (MRI): Längsschnitte in der Sagittalebene zur ätiologischen Abklärung und Lokalisierung neurologischer Ausfälle (analog wie die invasivere Myelographie).
- Nebenverletzung: Häufig Nierenkontusion.
- Auskultation des Abdomens: Retroperitoneales Hämatom infiltriert die Mesenterialwurzel, führt zu reflektorischer Darmparalyse und Meteorismus, evtl. auch Retentionsblase.

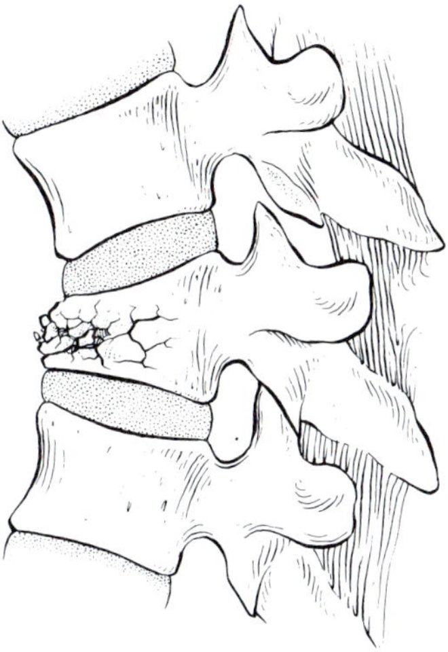

Abb. 6 Stabile Fraktur mit Keilwirbelbildung

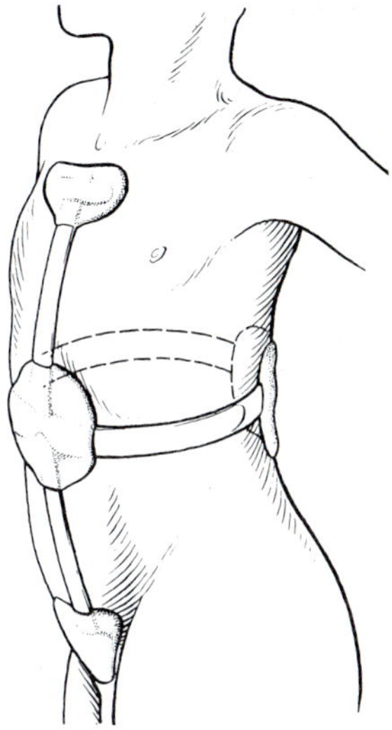

Abb. 7 Abnehmbares Stützkorsett für stabile Fraktur

Konservative Therapie

- Stabile Fraktur der LWS und des unteren Drittels der BWS: Ruhigstellung durch Dreipunktekorsett (Abb. 7). Mobilisation nach Maßgabe der Beschwerden. Fixationsdauer 6–8 Wochen. Symptomatische Behandlung mit Analgetika.
- Stabile Fraktur der oberen und mittleren BWS: läßt sich mit Dreipunktekorsett nicht ausreichend ruhigstellen. Symptomatische Behandlung mit Analgetika unter frühzeitiger Mobilisation.
- Instabile Fraktur (Abb. 8): Die Gefahr einer Rückenmarksschädigung verbietet frühzeitige Mobilisation des verletzten Wirbelsegmentes. Sofern eine operative Stabilisierung kontraindiziert ist, erfordert die Ausheilung eine Liegekur von 8–12 Wochen zur spontanen Verblockung.

Provisorische Lagerung auf harter Matratze mit Lordosierung der LWS durch Kissenunterlage. Blasenkatheter, Analgetika, Einleitung der Antikoagulation mit einem Cumarinpräparat. Regulierung der Stuhltätigkeit bei reflektorischer Darmparalyse. Endgültige Lagerung: gepolsterte Gipsschale mit Lordosierung der LWS. Zum Anmodellieren den Patienten auf harter Unterlage vorsichtig in Bauchlage drehen, LWS durch Anheben der Knie lordosieren. Nach dem Erstarren des Gipses wird dieser gepolstert und der Patient definitiv gelagert.

Wirbelfraktur

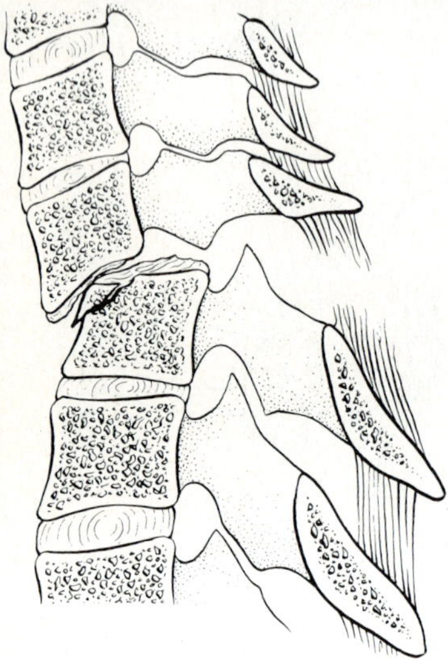

Abb. 8 Instabile Abscherungsfraktur mit Subluxation, Zerreißung der dorsalen Ligamente und der Bandscheibe. Deformierung des Spinalkanals. Ausheilung unter Verblockung des betroffenen Segmentes

Operationsindikationen

- Absolut: (Luxations-)Frakturen mit inkompletter Neurologie (sakrale Aussparung!) und nachweisbarer Kompression des Rückenmarks (CT, Myelographie, MRI).
- Relativ: Instabile Frakturen ohne neurologische Ausfälle, ferner hochgradige Dislokation bei komplettem Querschnittsyndrom.

Operative Verfahren

- Drei Komponenten: Reposition, Dekompression, Stabilisierung. *Genaue Reposition ist die beste Dekompression!*
- Laminektomie ist zur Dekompression äußerst selten nötig und bringt das Risiko einer zusätzlichen Destabilisierung des verletzten Wirbelsegmentes!
- Spongiosadefekte erfordern Auffüllung mit Spongiosaplastik.
- Stabilisierung von hinten: mit transpedikulären Fixationssystemen (Platten, Fixateur interne).
- Stabilisierung von vorn: Platten, interkorporelle Spondylodese.

Prognose

- Abhängig von der verbleibenden Deformität, segmentären Versteifung und Arthrose der Wirbelgelenke.

Allgemeines

- Rehabilitation erfolgt zunehmend in spezialisierten Kliniken. Durch das Rettungsflugwesen sind Paraplegikerzentren in Europa für jeden Rückenmarksgeschädigten innerhalb Stunden erreichbar.
- Die Erstbehandlung bleibt dennoch in vielen Fällen Aufgabe chirurgischer Kliniken: Notfallversorgung von Schädel-Hirn-Traumen und Verletzungen aus dem viszeralen Bereich oder der Extremitätenchirurgie. Dazu gehört auch die evtl. indizierte operative Stabilisierung der Wirbelsäule.
- Die folgenden Merkpunkte betreffen Erstmaßnahmen, bis die Verlegung in ein Rehabilitationszentrum möglich ist.

Untersuchungen

- Alle Untersuchungen einschließlich Röntgen und CT in Rückenlage.
- Motorik: Bewegungen von Armen und Beinen. Eigenreflexe im frischen Stadium unterhalb der Rückenmarksläsion fehlend.
- Atmung: Interkostalmuskulatur. Beachte: Bei Bewußtlosen ist paradoxe Zwerchfellatmung (inspiratorisches Einziehen des Thorax und Aufblähen des Abdomens) Indiz für Tetraplegie oder hohe Paraplegie.
- Niveau der Läsion aufgrund der Sensibilitätsgrenzen (radikuläre Dermatome), an den Extremitäten zusätzlich aufgrund der peripheren Motorik. Anfänglich engmaschige Verlaufskontrollen zur frühzeitigen Erfassung einer Progredienz (Komplettierung, Aszension).
- Röntgen: Betroffener Wirbelsäulenabschnitt a.-p. und seitlich (bei der HWS auch schräg). Die weitere Abklärung beim Querschnittsgelähmten umfaßt einen zusätzlichen Röntgenstatus der ganzen Wirbelsäule (Mehretagenfrakturen), bei gleichzeitigem Schädel-Hirn-Trauma außerdem Densaufnahmen.
- Wenn möglich Bestätigung und Verlaufskontrolle der klinischen Befunde von fachneurologischer Seite.

Allgemeine Therapie

- Schockbehandlung: Bei traumatischem Volumenverlust (Begleitverletzungen) entsprechende Substitution (Kavakatheter, ZVD). *Beachte:* Bei Paraplegie und insbesondere Tetraplegie ist der Blutdruck üblicherweise auch ohne das Vorliegen von Begleitverletzungen erniedrigt (jedoch besteht keine Tachykardie): Gefahr des Lungenödems bei Übertransfusion/Überinfusion.

- Dekubitusprophylaxe: Schaumgummimatratze. 2stündliche Umlagerung unter möglichster Ruhighaltung der Wirbelsäule erfordert 3–4 Pflegepersonen: Rückenlage, Seitenlage rechts, Rücken, Seitenlage links. Hautpflege durch Einreiben mit Kampferalkohol. Trockenhalten von Gesäß und Inguinalfalten.

- Blase: Unmittelbar posttraumatisch besteht Blasenlähmung mit Harnretention. Initiales Behandlungsziel ist die Verhütung einer Blasendistension. Für die ersten 3–4 Tage Ballonkatheter einlegen und offen ableiten. Anschließend: Übergang auf 6–8stündliches aseptisches Katheterisieren (nicht mehr als 500 ml ablassen).
- Urinbakteriologie: 2mal wöchentlich. Bei Urininfekt gezielte Antibiotikatherapie.
- Darm: Initial besteht ein paralytischer Ileus. Tägliche Entleerung des Darms mit Dulcolax Supp. und/oder digitalem Ausräumen. Wenn erfolglos: Practo-Clyss-Einläufe.
  Bei Magenatonie (Überblähung, Übelkeit): Magensonde einlegen, Absaugen.
- Keine perorale Ernährung bis erste Stuhlentleerung erfolgte.
- Physikalische Therapie: Täglich 2–3mal alle großen und kleinen Gelenke durchbewegen zur Verhinderung von Kontrakturen und als Thromboseprophylaxe.
  Atemgymnastik.
  Lagerung mit leicht abgespreizten, gestreckten Armen und Beinen. Polster in der Hohlhand (Funktionsstellung), Fuß in Rechtwinkelstellung (gepolsterte Brettchen), Ferse dabei frei lagern zur Verhinderung des langwierigen Fersendekubitus.
- Medikamente:
  Schutz vor Streßulkus durch Tagamet oder Zantic i. v.
  Thromboseprophylaxe: Liquemin 5000 I.E. s.c. 3mal tägl., außer bei Kontraindikation (frisches Schädel-Hirn-Trauma).

Operationsindikationen

- Sekundär zunehmende neurologische Ausfallserscheinungen, sofern eine Rückenmarkskompression radiologisch nachgewiesen ist:
  1. Neuauftreten von Ausfällen,
  2. Zunahme initial vorhandener Ausfälle.
- Offene Verletzungen (Schuß, Splitter): Débridement.
- Extremitätenfrakturen: Operative Stabilisierung erleichtert die Pflege (Umlagern) und physikalische Therapie (Gelenkmobilisation) und ist daher grundsätzlich anzustreben.

Niveaubeurteilung: Kennreflexe

• Bizepssehnenreflex	Segment C5/C6
• Brachioradialisreflex	Segment C5/C6
• Trizepssehnenreflex	Segment C7/C8
• Bauchdeckenreflex, oberer	Segment Th6–Th7
• Bauchdeckenreflex, mittlerer	Segment Th8–Th9
• Bauchdeckenreflex, unterer	Segment Th10–Th12
• Patellarsehnenreflex (PSR)	Segment L2–L4
• Achillessehnenreflex (ASR)	Segment L5–S2

Niveaubeurteilung: Sensible Dermatome

- Radikuläre sensible Innervation nach Rossier, Abb. 9.
- Hinweis: Im sensiblen Neurostatus sind zwei Schlüsselzonen speziell zu beachten:
  1. *„Neurologisches Kontrolldreieck“:*
     Die Unterscheidung Tetraplegie – Paraplegie erfolgt durch Prüfung der Sensibilität am Daumen (C 6), Kleinfinger (C 8) und der Haut am Ellenbogen (Th 1), nicht am oberen Thorax.
  2. *„Sakrale Aussparung“:*
     Jede zu Beginn vollständig scheinende Querschnittsläsion bedarf der sorgfältigen Kontrolle des Anogenitalbereichs (S3–S5). Besteht hier noch irgendeine Sensibilität, so ist die Läsion inkomplett und damit die Möglichkeit einer neurologischen Verbesserung vorhanden.

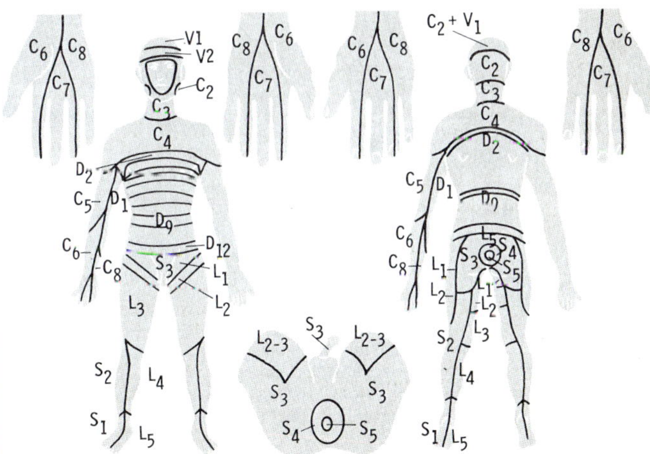

Abb. 9 Sensible Dermatome nach Rossier

Klavikulafraktur

Allgemeines

- Häufige Fraktur: durch indirektes Trauma (Sturz auf Schulter) oder direkten Anprall (Verkehrsunfall).
- Mehrheitlich ambulante und konservative Behandlung.
- Nebenverletzungen selten (Plexus brachialis, A. subclavia).

Einteilung

- Fraktur des mittleren Drittels (große Mehrzahl). Meist schräg und mobil. Typische Fehlstellung: Hochstand des medialen Fragmentes, Verkürzung.
- Fraktur im lateralen Drittel: anatomische oder funktionelle Einbeziehung des Akromioklavikulargelenkes beachten (Riß des Lig. coracoclaviculare), S. 56.
- Beteiligung des Sternoklavikulargelenkes selten.

Untersuchungen

- Röntgen a.-p. und tangential (erlaubt oft bessere Beurteilung der Frakturstellung (Abb. 11).

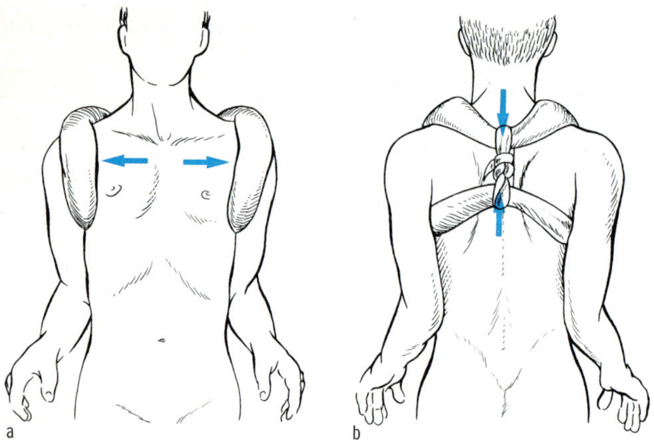

Abb. 10 Rucksackverband von vorne und hinten: gepolsterte Ringe um die Schulter mit dorsalem Zwischenstück. Bei Neigung zum Hochrutschen: Ergänzung des Verbandes durch Zügel nach distal an eine zirkuläre Bauchbandage. Polsterung unter der Rückenschlaufe (nicht gezeichnet)

Konservative Therapie

- Rucksackverband (= Extensionsverband). Zieht Schulter nach hinten und außen (darf nicht in den Nacken hochrutschen). Behandlung der Wahl bei wenig dislozierten Frakturen des mittleren Drittels. Muß anfänglich alle 2 Tage nachgespannt werden. Bleibt während 4–5 Wochen. Frühe aktive Schulterbewegungen nach Maßgabe der Beschwerdefreiheit (Abb. 10).

Operationsindikationen

- Offene Fraktur und drohende Perforation.
- Laterale Fraktur mit Beteiligung des Akromioklavikulargelenks.
- Verletzungen der A. subclavia oder des Plexus brachialis.
- Schmerzhafte Pseudarthrose.

Operative Verfahren

- Plattenosteosynthese (S. 209).
- Zuggurtung mit Drahtschlinge (lateral), S. 210.
- *Keine Markdrähte.* Diese stabilisieren ungenügend, lockern sich und neigen zur Wanderung. Sie verursachen daher häufig Infekte und Pseudarthrosen.

Prognose

- Fraktur sollte in 6–8 Wochen ausheilen.
Schmerzen und Schultersteife nach 8 Wochen sprechen für persistierende Instabilität (→ Pseudarthrose).

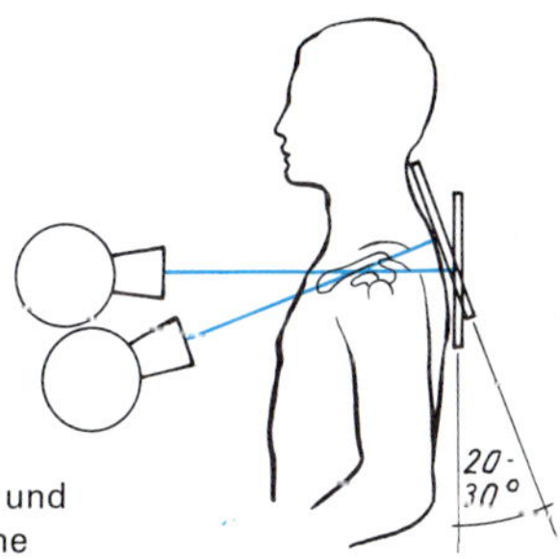

Abb. 11 Röntgentechnik bei Klavikulafraktur und Pseudarthrose: a.-p. und tangentiale Aufnahme

Akromioklavikularluxation

Allgemeines

- Die Luxation des Akromioklavikulargelenkes entsteht durch Bänderriß am lateralen Klavikulaende (Sturz auf die Schulter).
- Man unterscheidet die Subluxation (isolierter Riß des Lig. acromio-claviculare) und die Luxation (Lig. acromioclaviculare und Lig. coracoclaviculare) (Abb. 12).

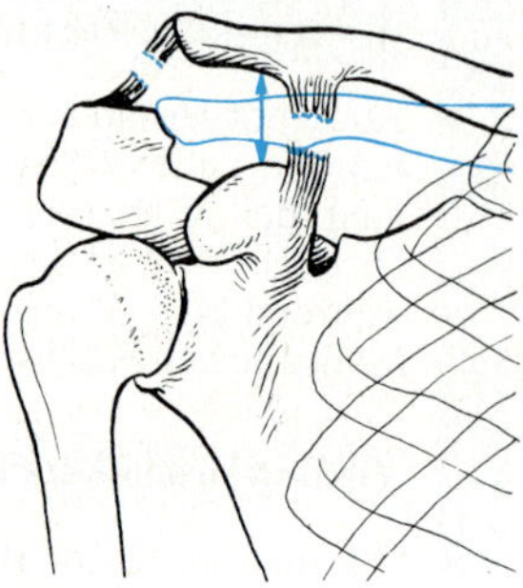

Abb. 12 Luxation bei Riß des Lig. acromioclaviculare und Lig. coracoclaviculare mit Klavikulahochstand

Untersuchungen

- Klinisch: Hochstand der lateralen Klavikula („Klaviertastenphänomen"). Oft durch Schwellung maskiert.
- Röntgen gezielt (Abrißfrakturen).
- Röntgen funktionell: Simultanes, beidseitiges p.-a. Röntgen mit am Handgelenk angehängtem Gewicht (Abb. 13) oder mit verschränkten Armen: Vergrößerter Abstand Korakoid – Klavikula spricht für vollständigen Bandabriß.

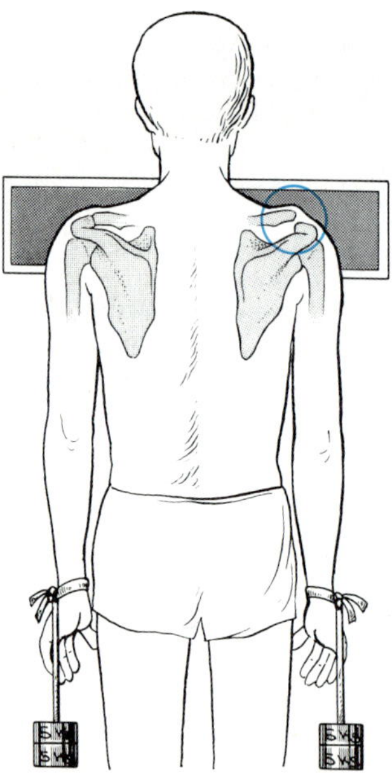

Abb. 13 Funktionell vergleichende Röntgenaufnahme mit breitem Film und Anhängen von Gewichten

Differentialdiagnose

- Laterale Klavikulafraktur.
- Distorsion, Kontusion, Subluxation.

Konservative Therapie

- Bei Kontusion und Subluxation: temporäre Ruhigstellung in Mitella. Mobilisation wenn beschwerdefrei.
Alternative: Pelottenverband nach Hartung (Abb. 14): breiter Elastoplastverband über Filzpelotte auf lateraler Klavikula. Verläuft schlingenförmig um den Ellenbogen herum. Beim

Senken des Arms und Strecken des Ellenbogens entsteht ein Druck auf die laterale Klavikula, welche gesenkt wird. Verband 4–6 Wochen belassen.

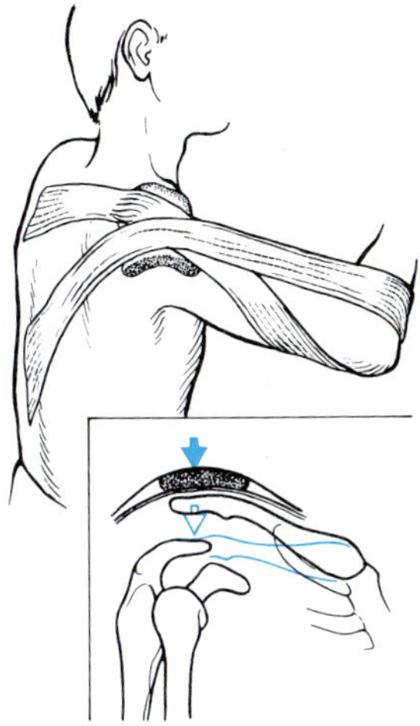

Abb. 14 Hartung-Verband zur Senkung des lateralen Klavikulaendes

Operationsindikation

- Wird bei eindeutigem Bandriß zunehmend primär gestellt.

Operative Verfahren

- Prinzip: Bändernaht, kombiniert mit temporärem Fixationssystem der lateralen Klavikula zur Entlastung der Bandnaht.
- Bändernaht mit temporärer Verschraubung zwischen Klavikula und Korakoid (Bosworth) (S. 208).
- Bändernaht und Zuggurtungssystem mit transakromialen Kirschner-Drähten und Drahtschlinge. Ruhigstellung mit Abduktionsschiene für 4–6 Wochen.
- Spezialplatten (artikulierende Systeme) zur Verbindung Klavikula-Akromion oder Klavikulaplatte mit S-förmigem, das Akromion unterfahrendem Stift.
- Transakromiale Kirschner-Drähte allein stabilisieren ungenügend und lockern sich rasch.

Prognose

- Günstige funktionelle Resultate nach primärer Operation und funktioneller Nachbehandlung.
- Schmerzhafte Verkalkungen möglich, vor allem nach verzögerter Operation.
- Die unbehandelte, persistierende Luxation kann beschwerdearm sein und ein rein kosmetisches Problem darstellen.

Schulterluxation

Allgemeines

- Man unterscheidet zwischen Erstluxation, Reluxation (2. echtes Unfallereignis) und habitueller Luxation = wiederholt auftretend (ohne adäquates Unfallereignis). Disposition bei Pfannendysplasie.
- Habituelle Schulterluxation entsteht nur bei jüngeren Patienten und ist beim über 50 Jahre alten Menschen eher selten.
- Die Details des Unfallherganges müssen aus versicherungsrechtlichen Gründen protokolliert werden.
- Je früher die Reposition, desto leichter gelingt sie.

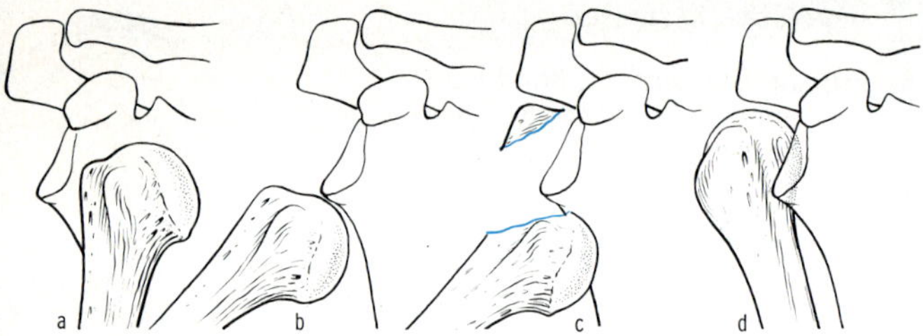

Abb. 15 Einteilung der Luxation s. Text

Einteilung

- Nach vorn (Subkorakoidea – a).
- Nach unten (Axillaris, mit oder ohne Tuberkulumabriß) (b, c) Erecta.
- Nach hinten (selten) (d).

Nebenverletzungen

- Lähmung des N. axillaris durch Zerrung (kleine Anästhesiezone über dem M. deltoides).
- Andere Plexuslähmungen selten.
- Abriß des Tuberculum majus.
- Luxationsfrakturen des Humerus.
- Arterielle Zirkulationsstörungen (Spasmus, Intimazerreißung).

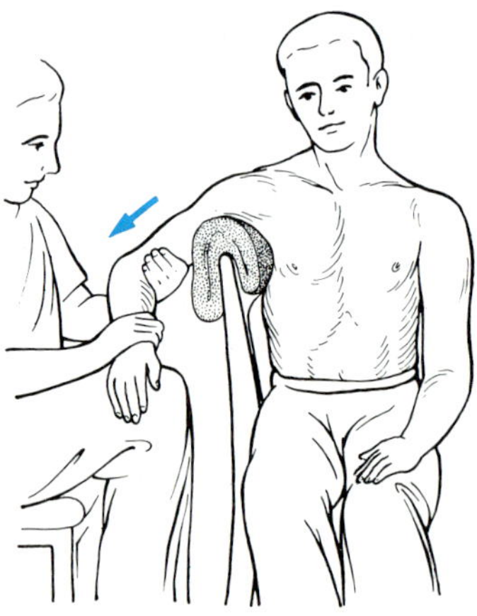

Abb. 16 Reposition über der Stuhllehne nach Arlt

Untersuchungen

- Diagnose klinisch stellen. Röntgen als Dokument und zum Ausschluß einer Fraktur.
- Sensibilität im Bereich des N. axillaris prüfen. Periphere Zirkulation kontrollieren.

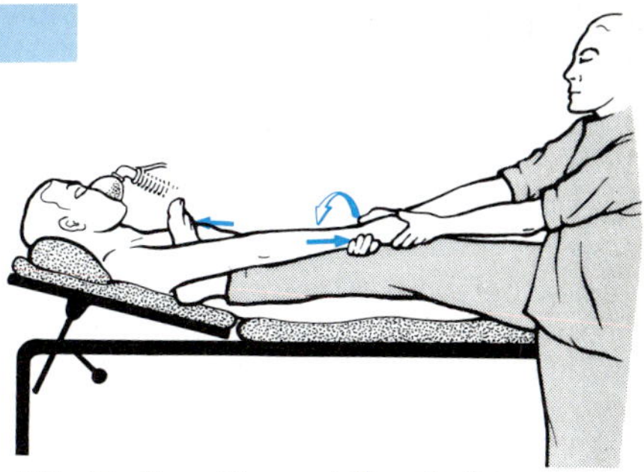

Abb. 17 Reposition nach Hippokrates

Repositionen

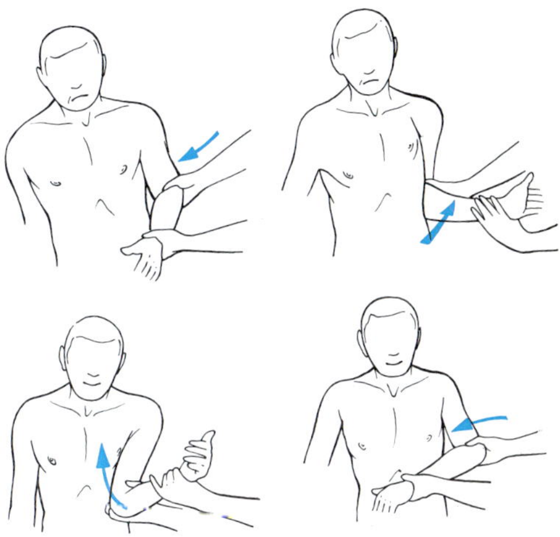

Abb. 18 Reposition nach Kocher, s. Text

1. Über die Stuhllehne (nach *Arlt*) (Abb. 16): Gelingt häufig und ist schonend: Bequeme Lagerung und anhaltender schräger Dauerzug bei flektiertem Ellbogen führt zu Schmerzfreiheit. Nach völliger Entspannung einschnappen. Wird erleichtert durch intraartikuläre Lokalanästhesie oder 5–10 mg Valium (Diazepam) i. v.
2. Nach *Hippokrates* (Abb. 17): Zug am Arm und Einhebeln des Humeruskopfes mit der in die Axilla eingestemmten Ferse. Nachteil: Streckung des Ellenbogens verhindert völlige Muskelentspannung.
3. Nach *Kocher* (Abb. 18): 4 Phasen: Abduktion, Außenrotation, Elevation, Innenrotation.
   Nachteil: geht nur bei vorderer Luxation. Durch große Bewegungen können zusätzliche Muskelzerreißungen entstehen.

Schulterluxation

Gefahren

- Iatrogene subkapitale Humerusfraktur.
- Nervenläsion, insbesondere N. axillaris.

Nachbehandlung

- Röntgen a.-p. und transthorakal (Abb. 19 und 20), tangential.
- Ruhigstellung der Schulter (Mitella + Bandage S. 63) für 8–10 Tage, anschließend Pendeln. Aktive Schultermobilisation ab 3. Woche bei Jugendlichen, bei älteren Patienten früh.

Operationsindikationen

- Interposition des abgerissenen Tuberkulums unter das Akromion nach der Reposition.
- Luxationsfraktur, wenn irreponibel.
- Irreponible veraltete Schulterluxation.

Operative Verfahren

- Zuggurtungsosteosynthese des dislozierten Tuberkulums (S. 211).
- Osteosynthese bei Luxationsfraktur (S. 211).
- Blutige Reposition bei veralteter Schulterluxation.

Prognose

- Bei jüngeren Patienten kann eine habituelle Luxation entstehen.
- Zur Wiederherstellung der Schulterfunktion ist oft länger dauernde physikalische Therapie erforderlich.

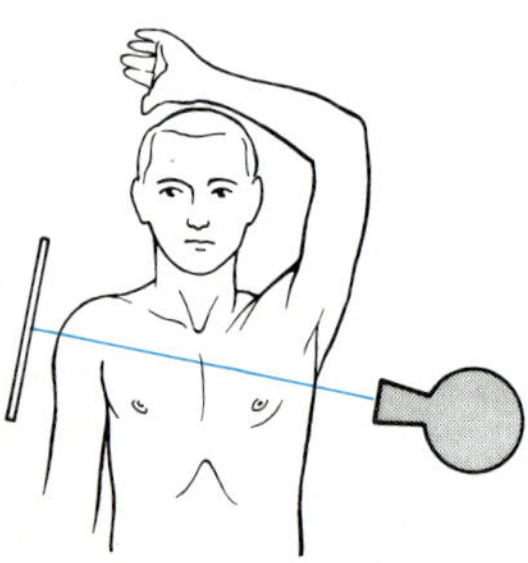

Abb. 19 Technik der transthorakalen axialen Röntgenaufnahme

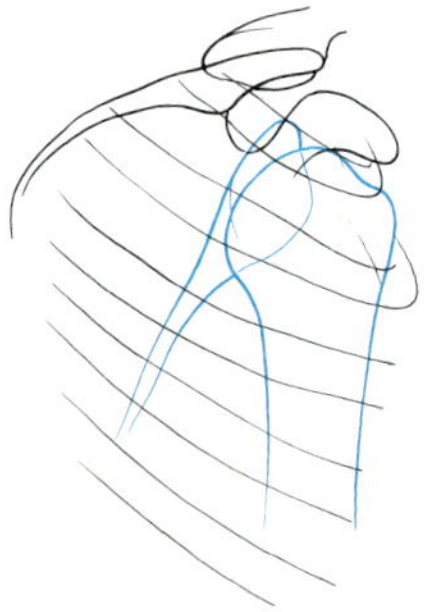

Abb. 20 Axiales transthorakales Röntgenbild: Die Kopf-Hals-Morphologie und Beziehung zur Pfanne ist trotz Überlagerung mit Rippenthorax deutlich erkennbar

Einteilung

- Körperfraktur.
- Halsfraktur.
- Pfannenfraktur.
- Abbrüche: Processus coracoideus, Akromion.

Nebenverletzungen

- Klavikulafrakturen (S. 54).
- Schulterluxation (S. 58).
- Thoraxverletzungen.
- Lähmungen: N. axillaris, N. suprascapularis.

Untersuchungen

- Röntgen: Schulter a.-p. und axial, Skapula tangential.

Konservative Therapie

- Korpusfraktur: Desault-Verband oder Mitella, bis schmerzfrei. Behandlung wie stabile subkapitale Humerusfraktur (S. 63).
- Stabile Halsfraktur: wie Korpusfraktur.

Operationsindikationen

- Pfannenfraktur mit Gelenkstufe.
- Dislozierte und mobile Halsfraktur.
- Dislozierte Abbrüche von Akromion und Processus coracoideus.

Operative Verfahren

- Zur Stabilisierung des Schultergürtels genügt oft die Osteosynthese der begleitenden Kavikulafraktur (S. 209).
- Pfannenfraktur: blutige Reposition und Verschraubung aus ventralem Zugang (S. 212).
- Halsfraktur: Plattenosteosynthese aus hinterem Zugang zwischen M. infraspinatus und M. teres minor.
- Akromion und Processus coracoideus: Zuggurtung oder Verschraubung.

Prognose

- Günstig bei Korpus- und stabilen Halsfrakturen, langwierig bei komplexen Frakturen.

Bizepssehnenabriß

Allgemeines

- Proximal: Riß der langen Bizepssehne im Sulcus intertubercularis oft bei geringfügigem Trauma oder spontan infolge Scheuerwirkung und degenerativen Veränderungen. Kurzdauernder Schmerz, Schwäche von Abduktion der Schulter und Flexion des Ellenbogens. Am Oberarm vorstehender Muskelwulst.
- Distal: Abriß der Sehne am Tuberculum radii. Selten. Funktionell resultiert völliger Ausfall der Bizepsfunktion.

Konservative Therapie

- Nur beim proximalen Abriß: ältere Patienten mit degenerativen Veränderungen. Analgetika der antirheumatischen Reihe, Schonung nach Maßgabe der Beschwerden.

Operationsindikationen

- Proximaler Abriß: relative Indikation bei gesunden, jüngeren Individuen (ästhetische und funktionelle Indikation).
- Distaler Abriß: Wegen schwerwiegenden Funktionsausfalls operative Reinsertion grundsätzlich angezeigt.

Operative Verfahren

- Proximal: Einflechten der langen Bizepssehne in den Ansatz der kurzen Bizepssehne am Processus coracoideus.
- Distaler Abriß: Reimplantation der Sehne ins Tuberculum radii. Zugang aus doppelter Inzision (volar und dorsal).

Prognose

- Proximaler Ausriß: bei konservativer Behandlung, abgesehen von konfigurativer Beeinträchtigung, kein wesentlicher funktioneller Ausfall.
- Distaler Ausriß: Restitutio ad integrum verlangt nach technisch adäquater Reinsertion am Radius.

Subkapitale Humerusfraktur

Allgemeines

- Häufige Fraktur, vor allem im Alter.
- Wird vorwiegend konservativ und ambulant behandelt.

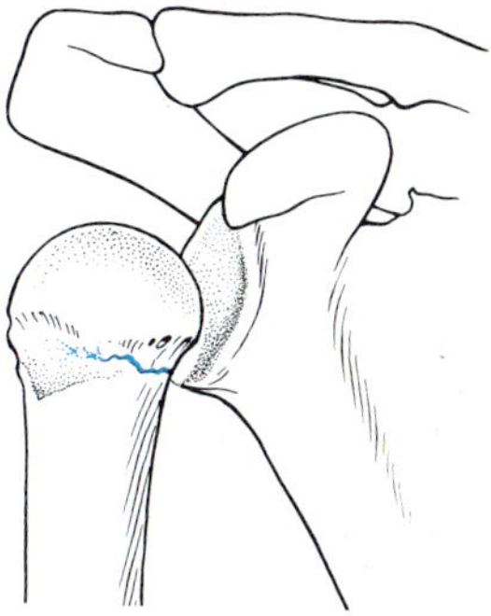

Abb. 21 Eingekeilte Fraktur

Einteilung

- Stabile, eingekeilte Fraktur (Abduktion) (Abb. 21), mobile Frakturen (seltener), Trümmerfrakturen.
- Luxationsfraktur.
- Abriß des Tuberkulums (isoliert oder Begleitverletzung).

Untersuchungen

- Röntgen a.-p. und transthorakal oder tangential (Abb. 19). Axiale Röntgenaufnahmen unter Elevation des Armes sind schmerzhaft und begünstigen Dislokationen.

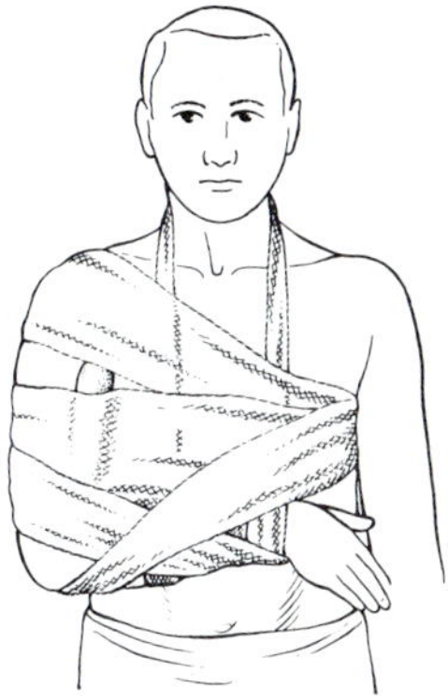

Abb. 22 Mitella und Zirkulärbandage zur Schulterimmobilisierung (vereinfachter Desault-Verband). Gepuderte Polster in der Axilla

Differentialdiagnose

- Schulterkontusion.
- Schulterluxation.

Konservative Therapie

- Ruhigstellung der eingekeilten Fraktur bis schmerzfrei (Mitella und Zirkulärbandage = vereinfachter Desault-Verband, Abb. 22). Beginn mit Pendeln (Abb. 23) nach Tagen, dann aktive Schulterbewegungen. Physiotherapie bis volle Schulterfunktion.
- Reposition bei erheblich dislozierter und instabiler Fraktur. In Narkose und BV-Kontrolle. Anschließend Ruhigstellung wie bei eingekeilter Fraktur, aktive Schulterbewegungen erst nach 3–4 Wochen.

Subkapitale Humerusfraktur

- Repositionsversuch bei Luxationsfraktur: Nach unblutiger Reposition ist das Risiko einer Kopfnekrose geringer als nach offener Osteosynthese. Perkutanes Anspießen und Schieben des luxierten Kopfes in die Pfanne mit spitzem Instrument, unter Zug und Drehung am flektierten Ellenbogen. Bleibt nach der Reposition die Fraktur instabil, muß die operative Stabilisierung unmittelbar angeschlossen werden (s. operative Verfahren).

Operationsindikationen

- Irreponible Luxationsfraktur (Abb. 24b).
- Stark dislozierter Tuberkulumabriß (Abb. 24a).
- Irreponible schwere Dislokation bei jüngerem Patienten.

Operative Verfahren

- Blutige Reposition und Plattenosteosynthese bei irreponibler Luxation und erheblich dislozierten Frakturen (S. 212).
- Zuggurtung des Tuberkulums (S. 211).
- Reposition und perkutane Fixation mit Kirschner-Drähten bei komplexen, konservativ reponierbaren Frakturen (S. 212).

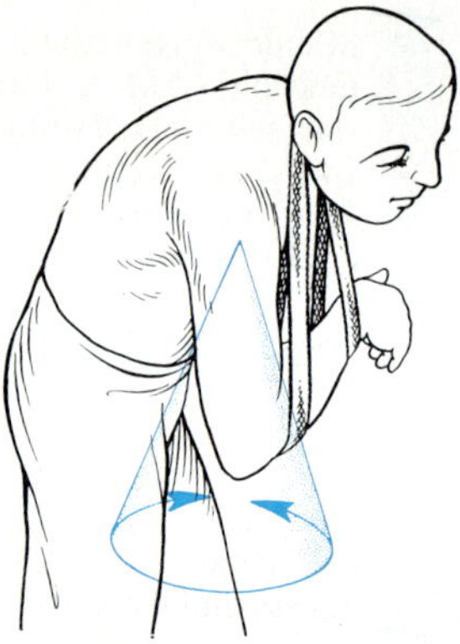

Abb. 23 Das „Pendeln" in der Mitella (passive Mobilisierung der Schulter). Glockenähnliches Schwingen und Rotieren bei vorgeneigtem Oberkörper zur Lockerung der Schulter. Beim Liegen über Stuhl oder Bettrand Schulterabduktion bis 90° möglich

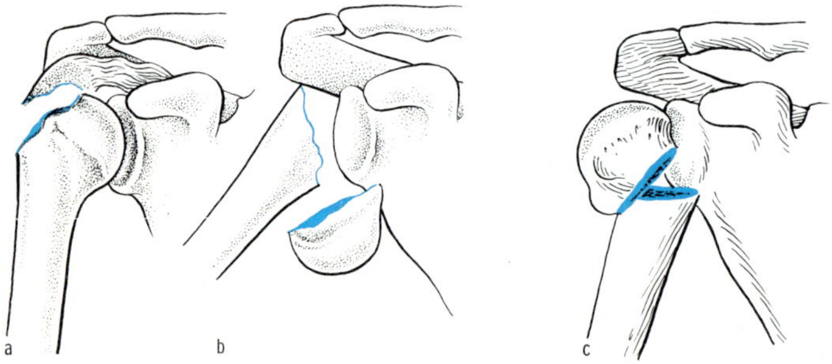

Abb. 24 Operationsindikationen bei subkapitaler Humerusfraktur: Dislozierter Tuberkulumabriß (a), Luxationsfraktur (b), irreponible oder hypermobile Fraktur (c)

Prognose

- Wiedererlangung der Schulterfunktion nach 6–10 Wochen.
- Pseudarthrose nach instabilen Frakturen möglich.
- Kopfnekrose infolge Devitalisation, besonders nach Luxationsfrakturen möglich. Erst nach Monaten erkennbar.

Humerusschaftfraktur

Allgemeines

- Diaphysäre Humerusfrakturen werden nach Möglichkeit konservativ behandelt. Geringe Fehlstellungen sind ohne Nachteil. Distraktion ist schädlich.
- Einteilung: Stabil sind: Torsionsfrakturen im mittleren Drittel. Instabil sind: Querfrakturen, distale Keilfrakturen.
- N.-radialis-Lähmungen können auftreten: beim Unfall (Zerrung, Interposition, Anspießung, selten Zerreißung), bei der Reposition, in der Frühphase der Behandlung, oder sekundär (Einmauerung in Kallusgewebe).

Untersuchungen

- Genaue Prüfung des N. radialis.
- Röntgen a.-p. und seitlich.

Konservative Therapie

- Ruhigstellung bis schmerzfrei, in Mitella mit Zirkulärbandage (S. 63). Dann Sarmiento-Manschette, Hanging cast oder Oberarmgipsschiene.
- Sarmiento-Manschette: Prinzip: Zirkuläre, breite, individuell angepaßte Kunststoffmanschette, welche durch gleichmäßige, feindosierte Weichteilkompression die Fragmente schient. Die benachbarten Gelenke bleiben funktionell frei.

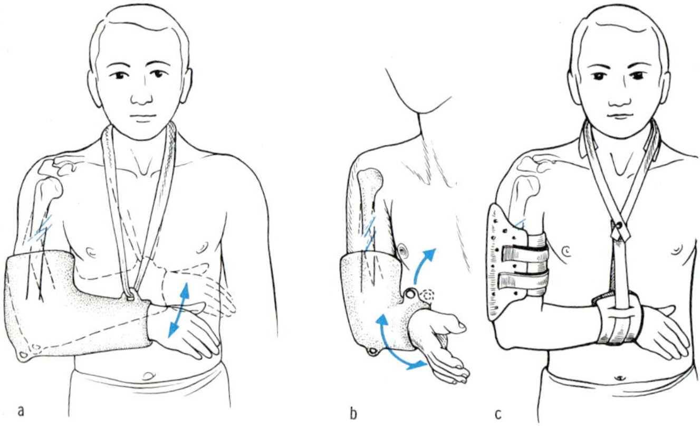

Abb. 25 Hanging cast (a, b). Korrektur der Frakturstellung durch Höher- oder Tieferlegen der Mitella, bzw. Stellungsänderung des distalen Ringes. Der Ring am Ellenbogen dient der Montage einer Extensionseinrichtung im Bett. Sarmiento-Brace (c)

- Hanging cast: Prinzip: Zirkulärgips vom distalen Oberarm bis Handgelenk, wirkt durch Eigengewicht als Extension. Wird am sitzenden Patienten unter BV-Kontrolle (Abb. 26) angelegt. Der obere Gipsrand soll distal der Fraktur liegen. Stellungskorrektur durch Ellenbogenflexion und Versetzen des distalen Ringes. Im Bett wird am Ellenbogenring eine lange Schnur mit einem Gewicht montiert und über einen Stuhl geleitet. Pendeln, sobald schmerzfrei (Abb. 23, 25).
- Sarmiento-Manschette und Hanging cast werden anfänglich alle 2–3 Tage kontrolliert (distale Schwellung, Fragmentstellung). Entfernung, wenn Kallus sichtbar (6–7 Wochen). Dann *aktive* Schulter- und Ellbogenmobilisation, weiterführen bzw. beginnen.
- Abduktionsschienen werden nur noch nach speziellen Schulteroperationen verwendet.

Operationsindikationen

- Absolut: offene Frakturen, arterielle Verletzung, frühe Radialislähmung.
- Relativ: bilaterale Frakturen, Kettenfrakturen der oberen Extremität, Rippenserienfrakturen, Polytrauma (Pflegefähigkeit), irreponible grobe Dislokation.

Operative Verfahren

- Plattenosteosynthese: aus lateralem Zugang bei Fraktur im mittleren Drittel, speziell bei Radialislähmung. Aus dorsalem Zugang (Bauchlage) bei Fraktur im distalen Drittel (S. 217).
- Geschlossene oder offene Marknagelung (S. 213).
- Bündelnagelung von distal.

Radialislähmung

- Die Ansichten bei unfallbedingter Lähmung sind geteilt. Diese beruhen zu 90% auf Neurapraxie (S. 20) und erholen sich innerhalb von Wochen bis Monaten spontan. Das Auftreten einer Lähmung während der Behandlung ist eine zwingende Operationsindikation.

Prognose

- Bei Osteosynthese Gefährdung des N. radialis, insbesondere aber bei späterer Plattenentfernung.

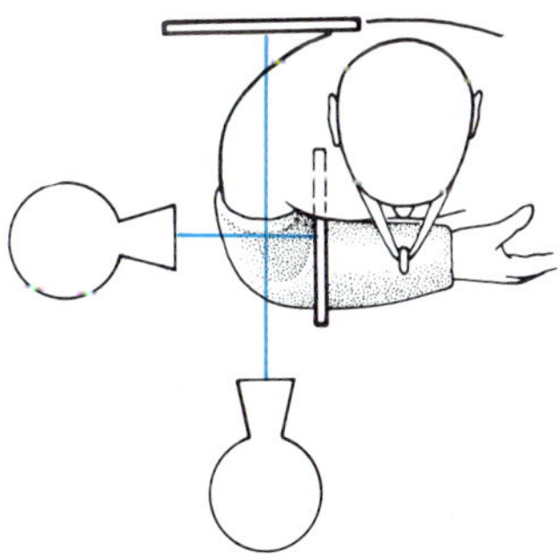

Abb. 26 Röntgendispositiv zur Stellungskontrolle der Humerusschaftfraktur im Gips

Distale Humerusfraktur

Allgemeines

- Vorwiegend mobile, gelenknahe oder artikuläre Frakturen.
- Läsion des N. ulnaris und der A. brachialis möglich.

Einteilung

- Suprakondyläre Fraktur. Beim Kind häufig (Überstreckung) (Abb. 27a).
- Kondyläre (Abscherung) und epikondyläre (Abriß) Frakturen (b), evtl. mit Interposition (c).
- Abscherung des Capitulum humeri radiale (d).
- Trochleafraktur: Y-Fraktur (e) oder Trümmerfraktur (f).

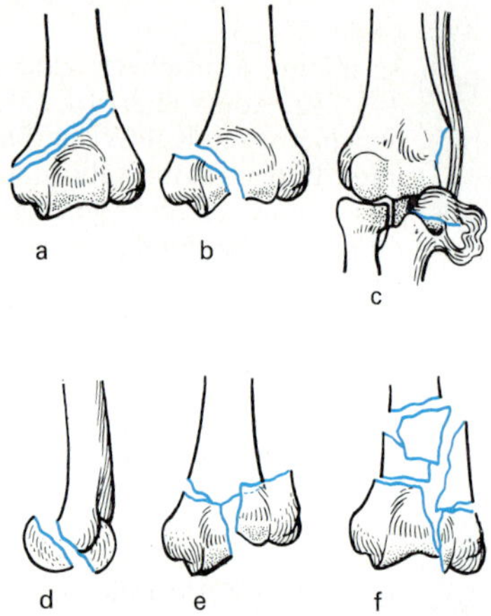

Abb. 27 Typische distale Humerusfrakturen, s. Text

Untersuchungen

- Periphere Zirkulation und Innervation (N. ulnaris).
- Röntgen: Ellenbogen a.-p. und seitlich. Im Zweifel Vergleichsaufnahmen der gesunden Seite.

Konservative Behandlung

- Beim Kind: Reposition in Narkose und dorsale Gipsschiene oder Extension am Olekranon mit Aufhängen in Ellenbogenflexion. Laufende Überwachung bezüglich Zirkulation und Logensyndrom (Volkmannsche Kontraktur).

Operationsindikation

- Jede dislozierte Fraktur des Erwachsenen.
- Irreponible kindliche Fraktur.

Operative Verfahren

- Verschraubung von Abriß- und Abscherfrakturen (S. 219).
- Plattenosteosynthese bei Schaft- und Trochleafraktur (S. 218).
- Blutige Reposition und Fixation mit Kirschner-Draht bei der irreponiblen kindlichen Fraktur.

Einteilung

- Nach dorsal: meist kombiniert dorsal-radial.
- Teilluxationen (z. B. Monteggia-Fraktur, S. 72).

Begleitverletzungen

- Abscherungen des Processus coronoideus, des Radiusköpfchens.
- Kapselinterpositionen.
- Läsion des N. ulnaris.
- Verletzungen am Handgelenk und Karpus.

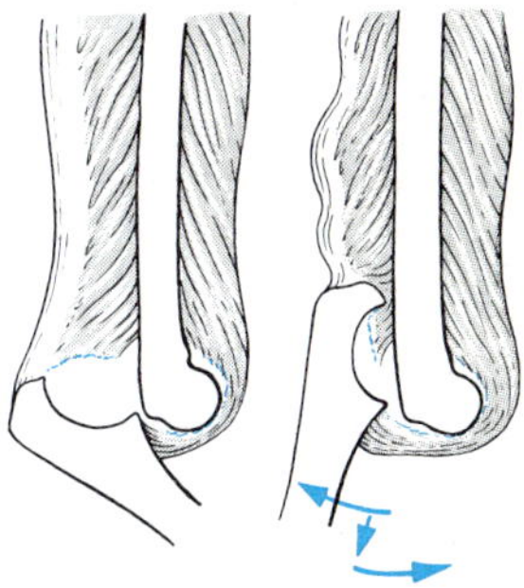

Abb. 28 Reposition durch Überstreckung und Zug

Untersuchungen

- Innervation und Zirkulation.
- Röntgen (Vergleichsaufnahmen).

Repositionen

1. Durch Schub am Olekranon von dorsal (Ombrédanne): wie Radiusreposition I (S. 75).
2. Durch Überstreckung und Zug (Böhler) (Abb. 28). Cave: Muskelzerreißungen.
3. Im vertikalen Dauerzug (S. 76): Aufhängen der Hand mit Mädchenfängern. Gewicht am Oberarm, Warten. Einschnappen nach Lösung des Spasmus.

- Nach Reposition: Prüfung der Stabilität in Streckstellung, der Innervation und Zirkulation. Röntgenkontrolle. Gipsschiene für 3 Wochen, dann aktive Physiotherapie.

Operationsindikationen

- Abriß- und Abscherfrakturen.
- Instabilität nach Reposition. Kollateralbandrisse. Vorwiegend ulnar. Bändernaht.

Prognose

- Habituelle bzw. rezidivierende Luxation bei Instabilität möglich.
- Verkalkung nach Muskelzerreißungen.
- Ulnarisspätlähmung möglich.

Olekranonfraktur

Allgemeines

- Häufige isolierte Verletzung des Erwachsenen.
- Meist Folge direkter Gewalt, daher oft Kontusionen und Schürfungen der Haut.
- Biomechanisch bedeutsam wegen Unterbrechung des Streckapparates. Dislokationstendenz durch Zug des M. triceps.

Einteilung

- Querfraktur (Abb. 29).
- Trümmerfraktur (Abb. 29).
- Komplexe Luxationsfraktur beider Unterarmknochen (selten).

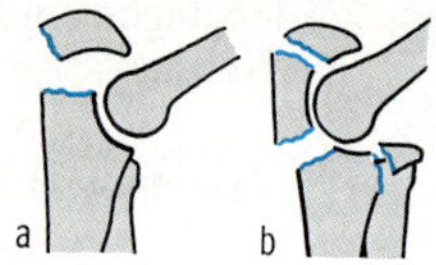

Abb. 29 Olekranonquerfraktur (a). Trümmerfraktur mit Abbruch des Processus coronoides (b)

Nebenverletzungen

- Abbruch des Processus coronoideus ulnae.
- Radiusköpfchenfraktur.

Operationsindikation

- Jede Olekranonfraktur. Frische Hautschürfungen sind keine Kontraindikation.

Operative Verfahren

- Zuggurtungsosteosynthese mit Kirschner-Drähten und gekreuzter Drahtschlinge (S. 220).
- Kombination von Verschraubung und Zuggurtung bei Schrägfraktur.
- Platte als Zuggurtung (Trümmerfraktur) (S. 221).
- Bei offener Fraktur ist die Bursa olecrani eröffnet. Vor der Osteosynthese muß die Bursektomie (S. 179) ausgeführt werden.

Allgemeines

- Das Radiusköpfchen stabilisiert den Ellenbogen, überträgt Kräfte von der Hand auf den Humerus und ermöglicht die Prosupination. Die Resektion führt oft zu Cubitus valgus und Instabilität, manchmal zu schmerzhaften Arthrosen im distalen Radioulnargelenk (relative Ulnaverlängerung).
- Beurteilung der Dislokation mittels gezielter Röntgenaufnahmen oder Tomogrammen.

Einteilung

- Abscherung („Meißelfraktur") (Abb. 30a).
- Partielle Impressionen (zentral, lateral) (b).
- Trümmerfraktur mit Devitalisation (selten).
- Halsfraktur (häufig beim Kind) (c).

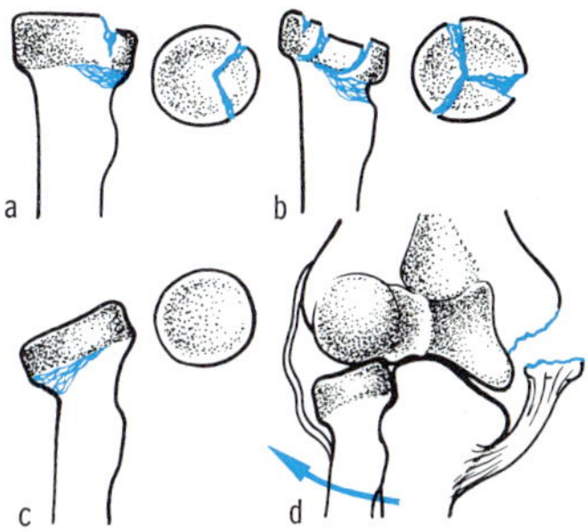

Abb. 30 Frakturen Radiusköpfchen und Radiushals, s. Text

Begleitverletzungen

- Knorpelabscherungen vom Humerus.
- Risse des ulnaren Kollateralbandes (Abb. 30d).
- Subluxationen mit Kapselrissen.

Konservative Therapie

- Nicht dislozierte Fraktur: Abnehmbare Gipsschiene und unbelastete frühfunktionelle Behandlung.
- Unblutige Reposition und Gipsfixation beim Kind.

Operationsindikation

- Dislozierte Frakturen des Erwachsenen.
- Nicht reponierbare kindliche Fraktur.

Operative Verfahren

- Osteosynthese mit Minischrauben (S. 222).
- Resektion bei Zertrümmerung oder Devitalisation (selten). Prothesen umstritten.
- Offene Reposition und Fixation mit Kirschner-Draht beim Kind.

Unterarmschaftfraktur

Allgemeines

- Die Schaftfraktur beider Knochen ist charakterisiert durch völlige Instabilität. Dies gilt auch für die Kombination von Einzelfraktur mit Luxation am anderen Knochen (*Monteggia* = Ulnafraktur und Luxation des Radiusköpfchens [Abb. 32], *Galeazzi* = Radiusschaftfraktur mit Luxation der distalen Ulna [Abb. 33]).
- Therapeutisch stehen Plattenosteosynthese und funktionelle Nachbehandlung im Vordergrund. Bei Immobilisation im Gips drohen schwere trophische und funktionelle Schäden, vor allem in bezug auf Pronation und Supination (u. a. Brückenkallus).
- Ein schwerer Weichteilschaden kann zu abweichenden Techniken am Skelett, dekomprimierenden Faszienspaltungen und offener Wundbehandlung zwingen (S. 27).

Einteilung

- Fraktur eines Knochens: einfach, Keil, komplex mit Luxation (Abb. 32, 33).
- Fraktur beider Knochen (Abb. 31): einfach, Keil, Etagen- oder Trümmerbruch des einen oder beider Knochen.

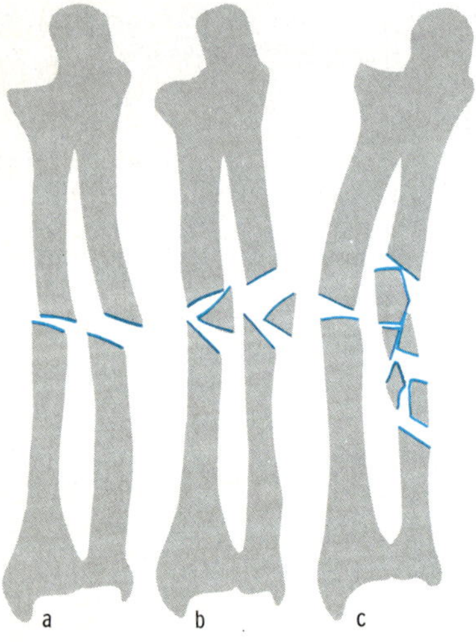

Abb. 31 Einteilung der Schaftfrakturen beider Knochen: a) einfach, schräg; b) Keilfraktur; c) Komplexe Fraktur des einen oder beider Knochen

Untersuchungen

- Sensibilität, Motorik und Zirkulation an der Hand prüfen und protokollieren.
- Kettenfrakturen der Extremität nicht übersehen (Schultergürtel, Karpus, Mittelhand).
- Bei Schaftfraktur eines Einzelknochens immer zusätzlich Röntgenbilder von Ellenbogen und Handgelenk zum Ausschluß einer Luxationsfraktur (Monteggia, Galeazzi).

Operationsindikationen

- Jede Einzel- und Kombinationsfraktur beim Erwachsenen, ungeachtet der Dislokation.

Operative Verfahren

- Gerade Platten bei Schaftfraktur (mindestens 6 kortikale Gewinde pro Hauptfragment) (S. 226).
- Fixateur externe, evtl. Markdrahtung, bei schwerem Weichteilschaden.

Prognose

- Die systematische Osteosynthese der Unterarmfraktur hat die Prognose der Verletzung wesentlich verbessert (Ellenbogen, Prosupination, Handgelenk). Infekte sind selten, betreffen meist nur einen Knochen und heilen daher leichter aus.
- Refrakturen sind bei zu früher Metallentfernung möglich. Bei unkompliziertem Verlauf Platten mindestens 2 Jahre belassen.

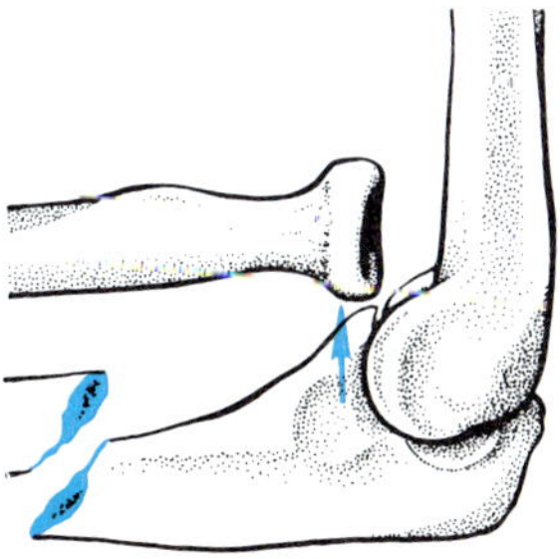

Abb. 32 Monteggia-Fraktur im seitlichen Röntgenbild

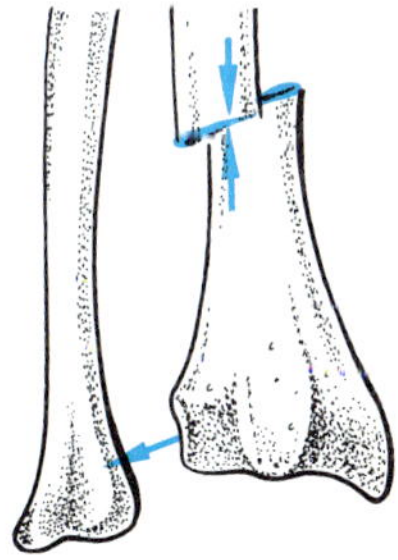

Abb. 33 Galeazzi-Fraktur im a.-p. Bild: Luxation im distalen Radioulnargelenk mit Radiusverkürzung

Radiusfraktur loco classico

Allgemeines

- Häufigste Fraktur des Menschen. Die Behandlung ist fast immer konservativ, mit gutem Ergebnis. Trotz häufigem metaphysärem Spongiosadefekt Osteosyntheseindikation selten.
- Ziel der Behandlung ist die Wiederherstellung der Gelenkwinkel nach Böhler (Abb. 35), der Radiuslänge und Gelenkfläche.
- Primär zirkuläre Gipsverbände gefährden die periphere Zirkulation und schützen nicht vor sekundärer Dislokation. Stattdessen sollen nicht schließende Schienen verwendet werden.
- Eine zeitlich limitierte, mittlere Volarflexion des Handgelenks im Fixationsverband ist unschädlich.
- Die Mitella („Leichentuch der Schulter“) ist statthaft, sofern die Nachbargelenke systematisch mobilisiert werden.

Einteilung

- Bezeichnung nach der Neigung der Gelenkfläche:
  - Im seitlichen Strahlengang: *Extensionstyp* = Gelenkfläche nach dorsal („Gabelrückenstellung“) (Abb. 34a). *Flexionstyp* = Gelenkfläche nach palmar (meist instabil) (Abb. 34b).
  - Im a.-p. Strahlengang: Gelenkfläche nach radial („Bajonettstellung“) (Abb. 34d).
- Topographische Einteilung: (F = franz., E = engl. Benennung).
  - A: *Extraartikuläre* Fraktur (a, d): Extensionstyp = „Colles“ [E], „Pouteau-Colles“ [F], Flexionstyp = „Smith“ [E], „Goyrand„ [F].
  - B: *Artikulär partiell* (Teil der Gelenkfläche betroffen): Abbruch des Processus styloideus radii (instabil, oft kombiniert mit karpaler Fraktur oder Luxation) (Abb. 34e). Flexionstyp (häufig)

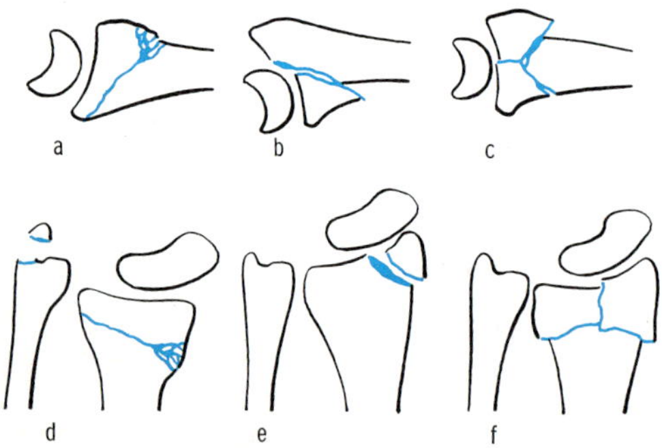

Abb. 34 Einteilung der distalen Radiusfraktur nach Morphologie im seitlichen bzw. a.-p. Strahlengang, s. Text

(„Reversed Barton“ [E], „Letenneur“ [F]) (Abb. 34b). Extensionstyp („Barton“ [E]) (selten).
- C: *Artikulär total* (Gelenkfläche von der Diaphyse getrennt): T- und Y-Frakturen (a.-p. oder seitlicher Strahlengang) (Abb. 34c, d). Trümmerfrakturen. Einbeziehung der Diaphyse (Motorradunfall).

Nebenverletzungen

- Abrißfraktur des Processus styloideus ulnae (sehr häufig). Seine Stellung dient als Indikator für die Qualität der Radiusreposition (Abb. 34d).
- Metaphysäre Einstauchungen können bei allen Frakturtypen bestehen.
- Beteiligung des distalen Radioulnargelenkes ist bei allen Frakturen möglich. Sie muß im Behandlungsplan berücksichtigt werden.
- Skaphoidfraktur, perilunäre Luxationsfrakturen (S. 88).
- Medianuskompression im Karpalkanal.

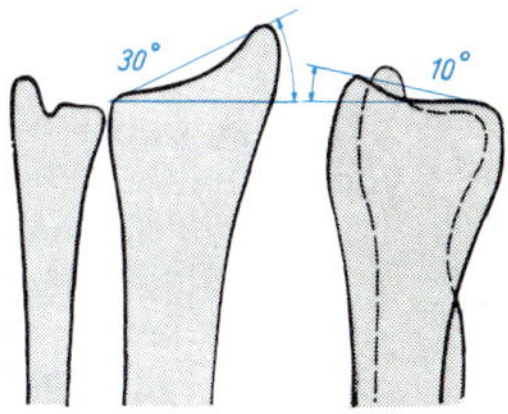

Abb. 35 Radiusgelenkwinkel nach Böhler

Konservative Therapie

- Reposition der dislozierten Fraktur und Gipsfixation.
- Anästhesie: Bei komplexen Frakturen Narkose oder Plexusanästhesie (muskuläre Erschlaffung) vorteilhaft. Bei einfachen Frakturen und älteren Patienten Bruchspaltanästhesie (20 ml Anästhetikum von dorsoradial in Bruchspalt injiziert) oft genügend.

Reposition
Dorsaler Druck (Abb. 36)

- Umfassen des distalen Unterarms mit beiden Händen, Daumen dorsoradial.
- Reposition durch intensiven Druck beider Daumen.
- Dorsale Gipsschiene (Abb. 39).

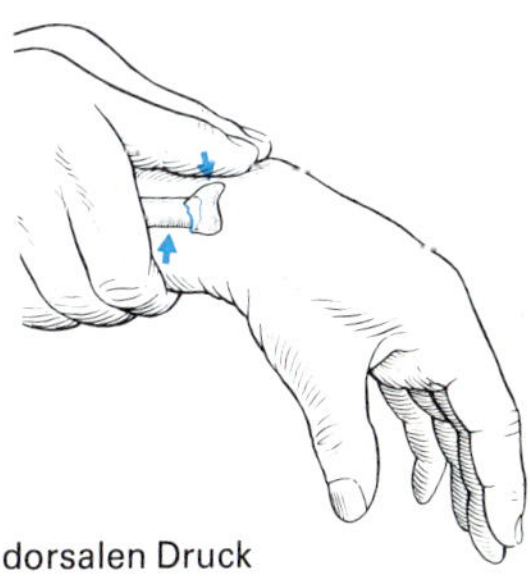

Abb. 36 Reposition durch dorsalen Druck

Reposition II
Horizontaler Zug (Abb. 37)

- Ellenbogen mit Gurte gegen Wand fixiert. Handgelenk über Hypomochlion (Tischkante, Bänkchen usw.) gelagert. Kombination von dorsalem Druck mit Zug am Daumen nach palmar-radial. Langfinger nach ulnar weghalten (Daumenkommissur bleibt offen).
- Stellungskontrolle (Bildwandler oder Röntgenbild).

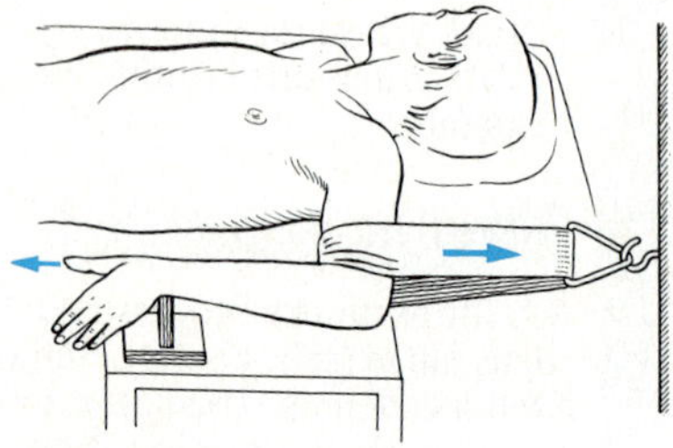

Abb. 37 Reposition durch horizontalen Zug

- Dorsale, wenig gepolsterte Gipsschiene unter anhaltendem leichtem Zug am Daumen anlegen. Die Schiene reicht vom proximalen Unterarm bis zu den Metakarpophalangealgelenken. Anwickeln mit Krepp-Papier und elastischer Binde. Die Bandage muß die Daumenkommissur mehrfach umwickeln. Daumen und Metakarpophalangealgelenke der Langfinger bleiben frei (Abb. 39).
- Nach Erhärten der Schiene nochmalige Stellungskontrolle.

Reposition III
Vertikaler Dauerzug (Abb. 38)

- Aufhängung (Decke oder Gestell) mit „Mädchenfängern" (aus Bastgeflecht oder Metallgitter). Zug am Daumen. Langfinger nach ulnar abduziert.
- Gewicht von 5–10 kg am Oberarm mit breiter Manschette und Querbrett (vermeidet Kompression des Gefäßnervenbündels) 15–30 Min. einwirken lassen. Die Fraktur stellt sich spontan ein oder wird mit „modellierendem" Druck reponiert.
- Stellungskontrolle (Bildwandler oder Röntgenbild).
- Gewicht reduzieren.
- Anlegen einer dorsalen Gipsschiene (wie Technik II) ohne Palmarflexion des Handgelenks.

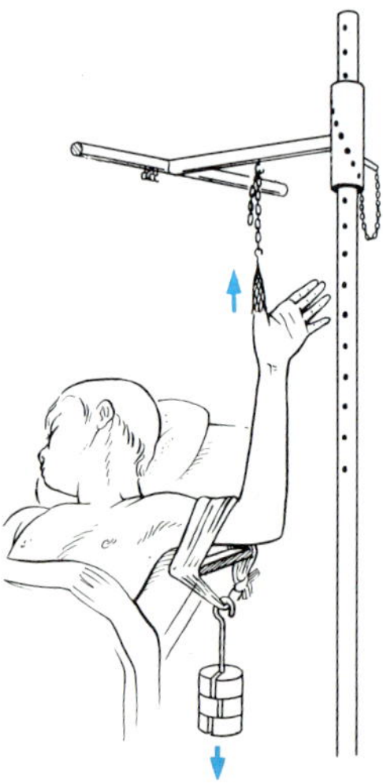

Abb. 38 Reposition durch vertikalen Zug

Technische Variante I
Kombination von II und III

- Nach Reposition im vertikalen Dauerzug Umstellung auf Horizontalzug und Anlegen der Gipsschiene in leichter Palmarflexion nach der Technik II. Erleichert die Stellungskontrolle im Bildwandler und schützt besser vor sekundärer Dislokation.

Technische Variante
Verstärkungen

- Bei zweifelhafter Stabilität (Gefahr sekundärer Dislokation) wird die Fixation nach dem Baukastensystem erweitert.
- Zweite Gipsschiene volar: nach Erhärten der dorsalen Gipsschiene entfernen der elastischen Bandage unter Belassen der Papierbinde. Zweite volare Gipsschiene von distaler Beugefalte der Hohlhand bis proximalen Vorderarm anlegen, mit Krepp-Papier und elastischer Bandage fixieren. Daumen und Langfinger bleiben frei (Abb. 40b).
- Verlängerung der dorsalen Gipsschiene nach Erhärten bis Mitte Oberarm (Blockierung Pronation und Supination) (Abb. 40c).

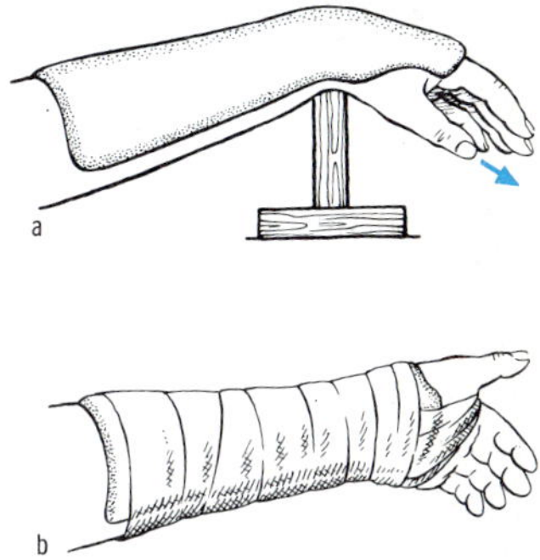

Abb. 39 Anlegen der dorsalen Gipsschiene unter Zug über Bänkchen (a). Lage der Bandagen, insbesondere in der Daumenkommissur, in der Ansicht von volar (b)

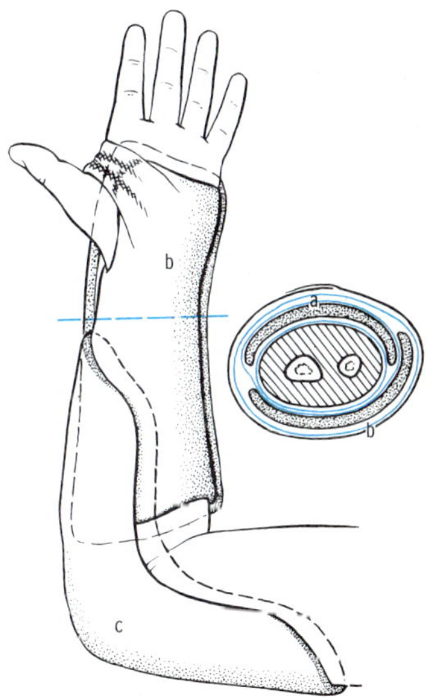

Abb. 40 Verstärkungen von volar: zweite Schiene (b), die die dorsale erste Schiene (a) stellenweise überlappt. Dritte dorsale Gipsschiene bis zur Mitte des Oberarms (c) blockiert die Pronation und Supination

Nachbehandlung

- Klinische Kontrollen (Zirkulation, Motilität und Röntgen sofort nach Reposition sowie in bestimmten Abständen nach festem Schema: z. B. Regel „0-1-4-10-(28-35-42)" = Kontrolle an den entsprechenden Tagen, Gipsentfernung am letzten.
- Dauer der Gipsfixation: je nach Frakturtyp zwischen 4 (28 Tagen) und 7 Wochen (42 Tage).
- Aktive Bewegungsübungen der Finger, des Ellenbogens und der Schulter während der ganzen Dauer der Fixation wichtig.
- Nach Gipsabnahme aktive Bewegungstherapie (evtl. physikalische Therapie). *Keine passive* Physiotherapie.

Komplikationen

- Sekundäre Dislokation (je nach Statistiken in 20–50% der Fälle, tritt auf bis 14. Tag): Nachreposition in *Narkose* (bei relativ stabiler Fraktur) oder Operation (bei instabiler Fraktur).
- Druckschäden: Verbanddruck mit peripherer Zirkulationsstörung, lokaler Dekubitus oder Binnendruck (akutes Karpaltunnelsyndrom).
- Sudecksche Dystrophie: vor allem nach wiederholten Repositionen und bei persistierenden Schmerzen. Evtl. medikamentöse Prophylaxe mit Valium (2-2-5 mg) und Hydergin (dreimal 20 Tropfen).

Operationsindikationen

- Offene Fraktur.
- Innervations- und Zirkulationsstörung.
- Instabile und irreponible Fraktur:
  - Flexionsfraktur,
  - irreponible Gelenkstufen,
  - sekundäre Dislokation.

Operative Verfahren

- Perkutane Spickdrahtfixation und Gipsschiene bei mobiler Extensionsfraktur (S. 227).
- Fixateur externe zwischen Metakarpale II und Radiusschaft bei komplexen Frakturen (S. 228).
- Verschraubung (Processus styloideus radii) (S. 230).
- Plattenosteosynthese (vor allem bei Flexionsfrakturen (S. 229).

Erstbeurteilung

- Wundinspektion durch den dienstleitenden Arzt.
- Funktions- und Sensibilitätsprüfung.
- Röntgenbild.
- Beurteilung, ob Ischämie oder nicht.
- Entscheid, ob Primärversorgung am Ort möglich.

Vorgehen bei Ischämie

- Entscheid, ob Amputation oder Gefäßrekonstruktion.
- Ist die Gefäßnaht indiziert, aber am Ort nicht möglich, notfallmäßige Verlegung in ein spezialisiertes Zentrum (S. 80).

Reihenfolge der Versorgung

- Stabilisierung des Skeletts.
- Sehnennähte.
- Arterienrekonstruktion.
- Nervennaht.
- Venenanastomose.
- Wiederherstellung des Hautmantels (Plastik).

Verlegung in Spezialklinik

- Die Indikation hängt von der Art der Verletzung sowie der Organisation und Ausrüstung am Ort ab.
- Vor einem Entscheid telefonische Rücksprache des dienstleitenden Arztes im peripheren Spital mit dem zuständigen Arzt des Zentralspitals. Begleitbericht obligat. Organisation des raschmöglichsten, zweckmäßigen Transportes.
- Die verletzte Hand und etwaige Amputate werden entsprechend den Anweisungen des Zentrums versorgt.

Allgemeines

- Anwendungsbereich: Amputation oder Ischämie der ganzen oberen Extremität oder funktionell wichtiger Anteile (Daumen allein, Kombinationen) (Abb. 41b), auch untere Extremität.
- Voraussetzung: Guter Allgemeinzustand, keine ernsten Nebenverletzungen.
- Amputat immer mitgeben.

Vorbereitungen

- Telefon mit dem zuständigen Arzt des Replantationsdienstes im Zentralspital. Genaue Beschreibung der Verletzungen.
- Transport: rasche, aber zuverlässige und praktische Lösung bevorzugen.
- Stumpf: Blutstillung mit Druckverband. Keine Ligaturen oder Klemmen.
- Amputat: einwickeln in feuchte Kompressen (physiologische Lösung). Keine Desinfektions- oder Reinigungsmaßnahmen. Einpacken in wasserdichten Plastikbeutel, diesen in Eiswasser = ca. 4 °C = kalte Ischämie. Überlebenszeit bis 20 Stunden (Abb. 42).
- Ischämiezone analog kühlen. Kein Kontakt von Eis mit Haut.

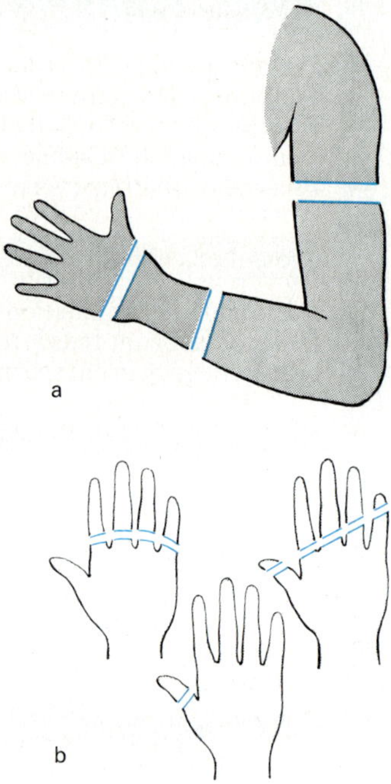

Abb. 41 Schema der Amputationen, die zu den Replantationsindikationen gehören

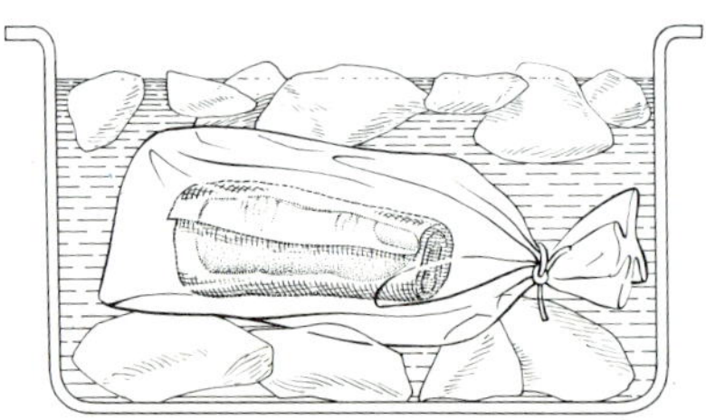

Abb. 42 Versorgung des Amputates für Transport (kalte Ischämie)

Allgemeines

- Der Fingernagel ist ein Element des Tastorgans (Trias: Pulpa, Phalanx, Nagel), besonders für die Stereognosis.
- Er ist die ideale Schienung bei Fraktur des Processus unguicularis.
- Er ist kosmetisch wichtig.
- Nagelextraktionen sind obsolet: Nach Extraktion degeneriert die Keratinschicht des Nagelbettes zu Haut. Der nachwachsende Nagel findet keine Haftung, wird dystrophisch und deformiert.
- Ein replantierter Nagel haftet nach einigen Tagen und schützt das Bett vor Degeneration. Der nachwachsende Nagel löst den replantierten langsam ab und wird normal. Das Nagelbett kann auch geschützt werden durch Autotransplantat (Zehennagel) oder eine Kunststoffprothese.
- Der replantierte Nagel muß auf dem Bett flach aufliegen und den Sekretabfluß aus den Hauttaschen freilassen. Er wird deshalb zugeschnitten.

Operative Verfahren

- Nagelablösung (partielle oder totale).
- Nagelreplantation (totale oder partielle).
- Nagelnaht.

Therapie typischer Verletzungen

- Subunguales Hämatom: partielle Nagelablösung, Ausräumung des Hämatoms, Zuschneiden und Replantation (S. 234). Nach alleiniger Trepanation kann sich eine Infektion unter dem Nagel entwikkeln.
- Nagelluxation mit Ablederung der Fingerkuppe (mit Phalanxfraktur): Naht der seitlich klaffenden Hautwunde. Zuschneiden des Nagels. Reposition und Naht (S. 235).
- Nagelfraktur: distale Ablösung und Zuschneiden. Proximale Teilresektion. Replantation des distalen Abschnittes unter Bedeckung der Nagelbettwunde (S. 234).
- Traumatischer Nagelverlust: bei erhaltenem Nagel Replantation nach Zuschneiden. Fehlt der Nagel, wird auf das Bett ein Transplantat oder eine Kunststoffprothese aufgenäht

Fingerkuppendefekt und traumatische Amputation

Allgemeines

- Behandlungsziel: Erhaltung der taktilen Gnosis, gute Polsterung, keine Narben.
- Die Indikation berücksichtigt: die Verletzung, die Hand und die Person des Patienten (Beruf, Alter, Kooperation). Bei manuellem Arbeiter funktionelle Gesichtspunkte vorherrschend. Bei Frauen und Intellektuellen kosmetische Rücksichten.
- Grundregeln: Daumenlänge erhalten. Beim Langfinger geht Funktion vor Länge. Der Nagel bzw. Nagelrest wird immer konserviert bzw. replantiert.

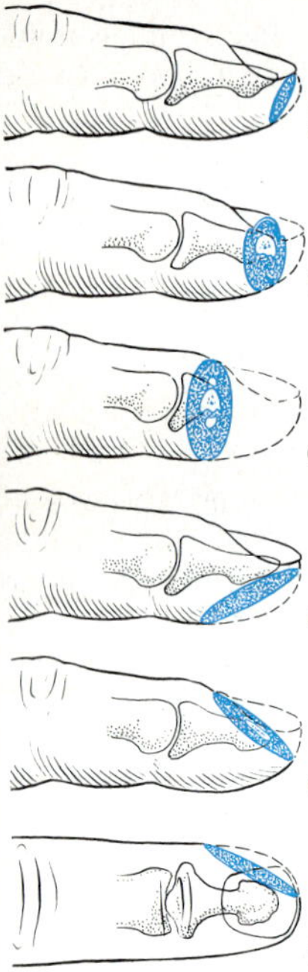

Abb. 43 Schema der Kuppendefekte und der geeigneten Versorgung:

a) Defekt ohne Nagel- und Skelettbeteiligung: p. s.-Heilung, Tranquilli-Leali-Plastik (Vollhaut)
b) Querer Defekt mit Nagel und Phalanxbeteiligung: Tranquilli-Leali-Plastik
c) ⅔-Verlust des Endgliedes: Nachamputation, Crossfinger oder Thenarlappen (am Daumen neurovaskulärer Lappen)
d) Palmar schräger Defekt: Crossfinger oder Vollhauttransplantat (am Daumen neurovaskulärer Lappen)
e) Dorsal schräger Defekt mit Nagel- und Phalanxbeteiligung: Spalthaut oder Vollhauttransplantat
f) Schräger seitlicher Defekt mit Nagel und Phalanxbeteiligung: Crossfinger oder Vollhauttransplantat

Operative Verfahren

- Die geführte p.s.-Heilung: bei transversalen oder schrägen Kuppendefekten. Prinzip: Durch konzentrische Schrumpfung der zirkulären Wunde entsteht ein narbenfreier, voll sensibler und meist gut gepolsterter Stumpf. Steuerung der Wundheilung durch häufigen Verbandwechsel (epithelisierungsfördernde oder hemmende Salben). Vorteil: gute Sensibilität und Polsterung, kosmetisch optimal. Nachteil: längere Behandlungsdauer mit anfänglichen Dysästhesien.
- Das Vollhauttransplantat: bei tiefen transversal oder schrägen Weichteildefekten. Vorteil: Technik einfach. Nachteil: Sensibilität und Polsterung weniger gut (S. 241).
- Lokale Lappen: V-Y-Lappen nach Tranquilli-Leali oder bilateraler Lappen nach Kutler bei transversalen und leicht asymmetrischen Kuppendefekten bis und mit Processus unguicularis. Vorteil: Technik einfach, optimale Sensibilität, gute Polsterung. Nachteil: Inzision nur bis distale Beugefalte möglich (S. 237).
- Lokale Verschiebelappen: bei dorsalem Hautüberschuß und vaskularisiertem Stiel. Vorteil: gute Sensibilität. Nachteil: Narbenstörungen möglich, S. 242.
- Fernlappen (Crossfinger, Thenarlappen): wenn lokale Verschiebelappen nicht möglich. Vorteil: gute Polsterung. Nachteil: nur Schutzsensibilität. Defektdeckung mit Spalthaut. Gefährdung der Gelenke des Spenderfingers durch längere Immobilisation, S. 244.
- Neurovaskuläre Lappen: primär nur beim palmaren Daumendefekt. Vorteil: sensible, gepolsterte Kuppe. Nachteil: schwierige Technik, Gefahr der arteriellen Zirkulationsstörung, mühsame Nachbehandlung, Gefährdung der Gelenkbeweglichkeit, Dysästhesien in den Randzonen. Ist daher dem spezialisierten Handchirurgen vorzubehalten.
- Nachamputation: bei Verlust Endphalanx oder mehr. Stumpfdekkung durch Kürzung der Phalanx und Bildung eines palmaren Lappens. Bei seitlichem oder dorsalem Hautüberschuß wird dieser zur Stumpfdeckung verwendet. Kleine basale Phalanxreste sind wertlos und werden exartikuliert, S. 236.

Allgemeines

- Traumatische Genese: Verletzung oder Fremdkörper. Oft Mikropenetration der Haut.
- Palmare Infekte dehnen sich in den Druckkammern der Subkutis aus (Spannungsschmerz). Später Ausbreitung entlang anatomischer Kanäle (Sehnenscheiden, Faszienräume). Leitsymptome: umschriebene Schwellung, Druckdolenz und pulssynchrones Klopfen. Indolentes Kollateralödem am Handrücken.
- Dorsale Infekte: viel Ödem, wenig Schmerz (keine Kammern).
- Infektionen an der Hand sind meist gravierend.
- Die chirurgische Behandlung muß aggressiv sein.

Einteilung

- Panaritium cutaneum.
- Panaritium subcutaneum.
- Schwielenabszeß, Fremdkörperabszeß.
- Kragenknopfpanaritium (Cave: Verwechslung mit Panaritium cutaneum) (Abb. 46).
- Sehnenscheidenphlegmone (Abb. 48).
- Hohlhandphlegmone.
- Panaritium articulare.
- Panaritium ossale (Osteitis).
- Paronychie (Abb. 45).

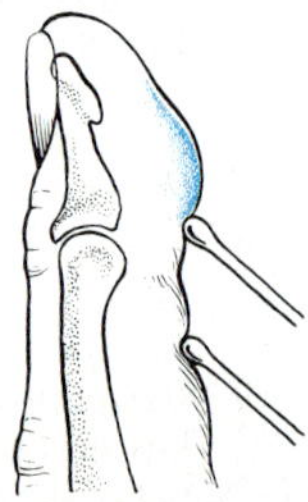

Abb. 44 Sondentest zur Abgrenzung des Herdes (Schmerzzone)

Untersuchungen

- Abgrenzung des Herdes durch Sondenbetastung (Abb. 44).
- Lymphadenitis und Lymphangitis suchen (Fieber, Schüttelfrost).
- Röntgenbild wertlos.
- Bakteriologie und Resistenzprüfung.

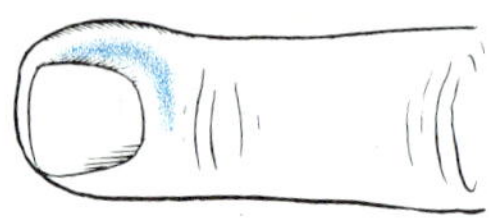

Abb. 45 Die Paronychie. Ausbreitung des Eiterherdes im Nagelwall und unter dem Nagel

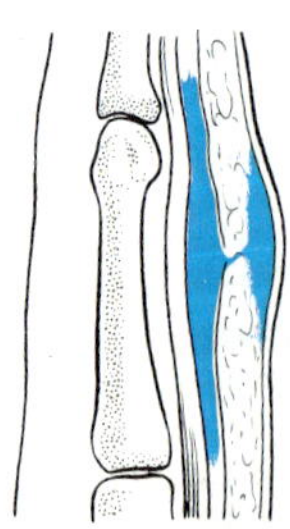

Abb. 46 Das Kragenknopfpanaritium. Bei oberflächlichem Eiterherd übersieht man gerne die Verbindung zum tiefen und wesentlichen Abszeß

Konservative Therapie

- Bei oberflächlichem Befund und Paronychie kurzfristige Behandlung mit Immobilisation und Handband gestattet.
- Bei tiefer Infektion streng kontraindiziert: *„Es fluktuiert nie"*.
- Antibiotika wirken nicht. Sie sind nur als Prophylaxe oder Therapie der septischen Streuung sinnvoll.

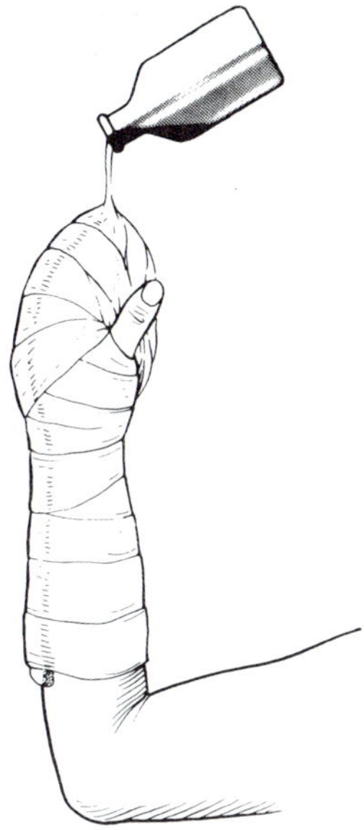

Abb. 47 Hochlagerung im großen feuchten Verband mit gepolsterter Metallschiene

Operationsindikationen

- „Klopfen" = pulssynchroner Schmerz.
- Funktionsausfall durch Schmerz und Schwellung.
- Schlafstörung.
- Lymphangitis und Lymphadenitis.

Operative Verfahren

- Eröffnung und Ausräumung des Eiterherdes in pneumatischer Blutsperre. Wegen Verschleppungsgefahr ist im allgemeinen Narkose erforderlich. Offenhalten der Wunde für p.-s.-Heilung. Immobilisation. Hochlagerung im feuchten Verband (Abb. 47). Tägliche Handbäder ab 2. Tag.
- Bei Sehnenscheidenphlegmone Dauerspülung (Ringer-Lösung mit Antibiotikazusatz). Prognose abhängig von der Vitalität der Sehnen.

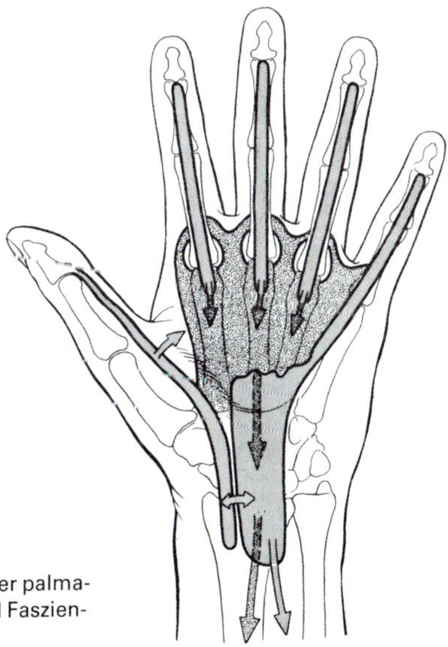

Abb. 48 Die Ausbreitungswege der palmaren Infektion (Sehnenscheiden und Faszienräume)

Lunatumluxation und perilunäre Luxationsfraktur

Allgemeines

- Relativ seltene Verletzung. Folgenschwer, wenn übersehen.
- Reposition in frischem Zustand leicht.
- Oft kombiniert mit anderen Verletzungen an oberer Extremität.

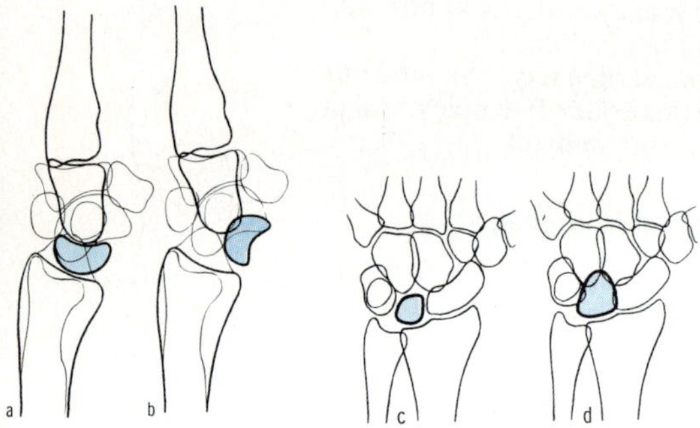

Abb. 49 Luxiertes Lunatum im Röntgenbild seitlich und a.-p. (dreieckförmig die Konturen der Nachbarknochen überlagernd) im Vergleich zur gesunden Seite

Einteilung

- Reine Lunatumluxation (palmar) (Abb. 49a–d).
- Reine perilunäre Luxation (dorsal) (Abb. 50a).
- Perinavikulolunäre und transnavikulolunäre Luxation (b).
- Transnavikulär-translunäre Luxation (c).
- Peritriquetrolunäre Luxation (d).
- Zusätzlich oft Frakturen des Processus styloideus radii und Processus styloideus ulnae (a).

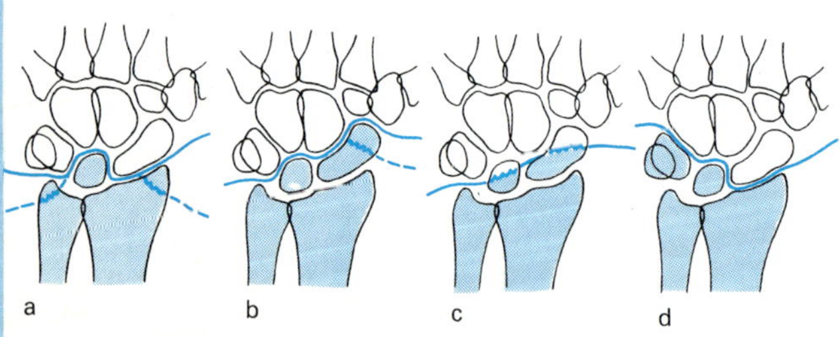

Abb. 50 Einteilung der Luxationen und Luxationsfrakturen

Untersuchungen

- Klinisch: diffuse Schwellung und Schmerzen ohne charakteristische Deformierung. Periphere Sensibilität prüfen (N. medianus).
- Röntgen: Vergleichsaufnahmen obligat. Luxiertes Lunatum ist im a.-p. Bild als vergrößertes Dreieck erkennbar, welches über die Konturen der benachbarten Karpalia hinausreicht (Abb. 49).

Konservative Therapie

- Reposition im vertikalen Dauerzug: (S. 76). Narkose oder Plexusanästhesie. Aufhängen der Finger II–IV an Mädchenfängern. Gewicht (10–15 kg) am distalen Oberarm 15 Min. einwirken lassen.
  Reposition durch Bewegung und Druck von palmar. Doppelte Gipsschiene (S. 77). Röntgenkontrolle. Zirkulärgips nach Abschwellung für 6 Wochen (8–12 Wochen bei Luxationsfraktur).

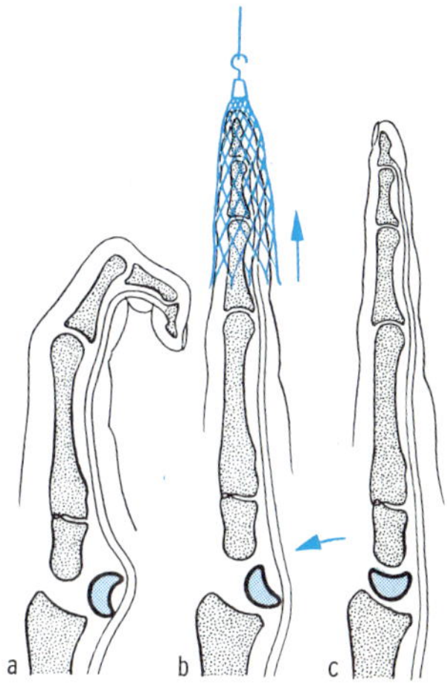

Abb. 51 Dauerzug mit Mädchenfänger und Zurückkippen des Lunatums

Operationsindikationen

- Irreponible Luxation.
- Transnavikuläre Luxationsfraktur.
- Rezidivluxation.

Operative Verfahren

- Verschraubung des Skaphoids nach Reposition einer transnavikulären Luxationsfraktur (S. 255).
- Blutige Reposition der veralteten Luxation aus palmarem Zugang (S. 229). Nachbehandlung wie bei konservativer Therapie.
- Bei Rezidivluxation Transfixation mit Kirschner-Draht.

Prognose

- Abhängig von Durchblutung und Begleitverletzungen.
- Lunatummalazie bei veralteter Luxation und Luxationsfraktur möglich.

Skaphoidfraktur

Allgemeines

- Wird leicht übersehen, weil primär oft nur Fissur.
- Bei anhaltenden Beschwerden nach „Distorsion" Röntgen nach 3 Wochen wiederholen.

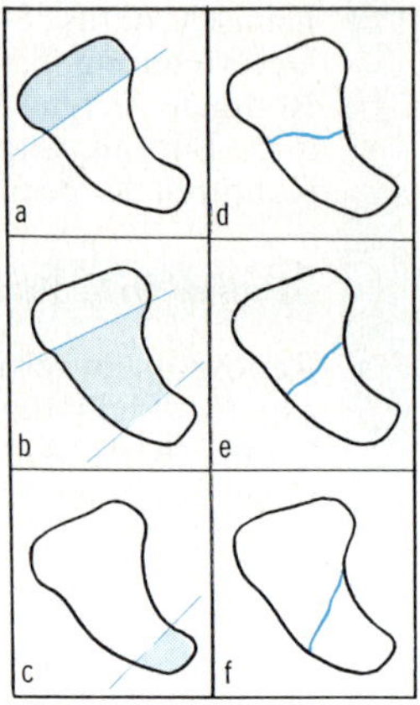

Abb. 52 Einteilung

Einteilung

- Nach der Lokalisation: distale Fraktur (Tuber) (Abb. 52, a). Mittleres Drittel (b). Proximales Drittel (schlechte Heilungstendenz) (c).
- Nach dem Verlauf der Bruchlinie zur Skaphoidachse: horizontal-schräg (d). Transversal (e). Vertikal-schräg (f): mobile Fraktur.

Untersuchungen

- Röntgen: Handgelenk a.-p. und seitlich mit eingeschlagenen Langfingern = flachliegendes Skaphoid. Zusätzlich Spezialaufnahmen in Zitherstellung und Überpronation (Abb. 53, 54).

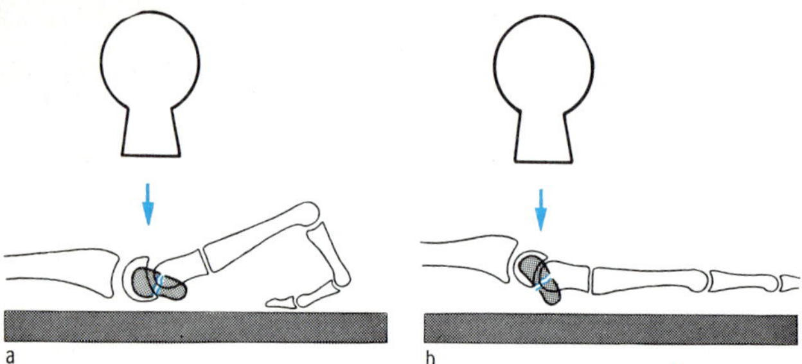

Abb. 53 Stellung der Skaphoidlängsachse bei eingeschlagenem Langfinger (a) im Vergleich zur flach aufliegenden Hand (b)

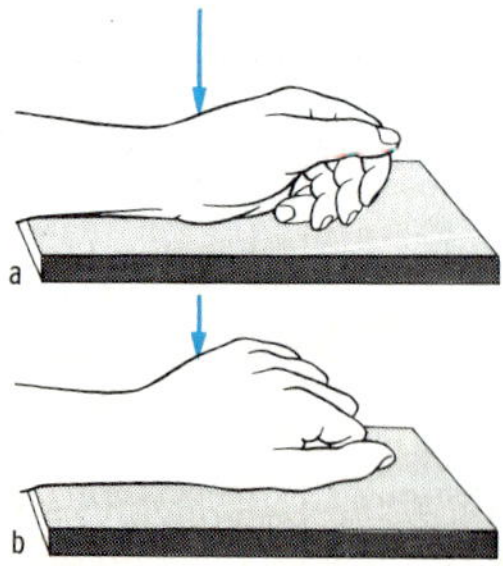

Abb. 54 Zitherstellung (a) und Überpronation (b)

Differentialdiagnose

- Distorsion.
- Karpale Bänderrisse, insbesondere skapholunäre Dissoziation.
- Sprengung des distalen Radioulnargelenkes. Zerreißung des Lig. triangulare.
- Andere Handwurzelfrakturen.

Konservative Therapie

- Immobilisation für 8–16 Wochen. „Navikularegips" (Abb. 55): schließt Daumengrundgelenk ein. Langfinger und Daumengelenk bleiben frei. Handgelenk in mittlerer Rotation, leichter Radial- und Dorsalflexion. In den ersten 6 Wochen Gips bis zum Oberarm (Blockierung der Pronation und Supination), besonders bei veralteter Fraktur.
- Monatlicher Gipswechsel und Röntgenkontrolle.
- Mobilisierung nach radiologischem Durchbau wenn lokal beschwerdefrei.

Operationsindikationen

- Primär dislozierte Fraktur.
- Klaffender Frakturspalt.
- Vertikal-schräge Fraktur.
- Verzögerte Frakturheilung (nach 10–12 Wochen Immobilisation).
- Schmerzhafte Pseudarthrose.

Operative Verfahren

- Verschraubung bei dislozierter Fraktur und bei verzögerter Konsolidation (S. 255).
- Spongiosaplastik nach Matti-Russe bei Pseudarthrose.

Prognose

- Über 90% der Skaphoidfrakturen heilen unter korrekter Immobilisation ohne Folgen.
- Bei spät entdeckter Fraktur mit beginnender Zystenbildung konservative Behandlung versuchen.

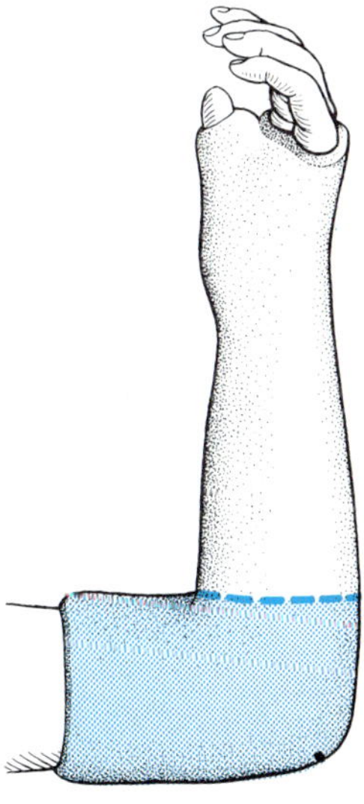

Abb. 55 Navikularegips, Details s. Text

Bänderrisse und Luxationen

Allgemeines

- Risse des ulnaren Kollateralbandes am Metakarpophalangealgelenk des Daumens sowie der Bänder am proximalen Interphalangealgelenk der Langfinger sind häufig (Skidaumen).
- Luxationen der Metakarpophalangealgelenke können irreponibel sein (Interposition des Köpfchens in der palmaren Platte).
- Luxationen der Fingermittelgelenke verursachen meistens keine Instabilität.

Untersuchungen

- Lokaler Schmerz und Druckempfindlichkeit.
- Instabilität (klinisch oft unsicher).
- Gehaltene Röntgenaufnahmen im a.-p. Strahlengang im Vergleich zur gesunden Seite (Abb. 56).
- Federnde Fehlstellung bei Luxation.

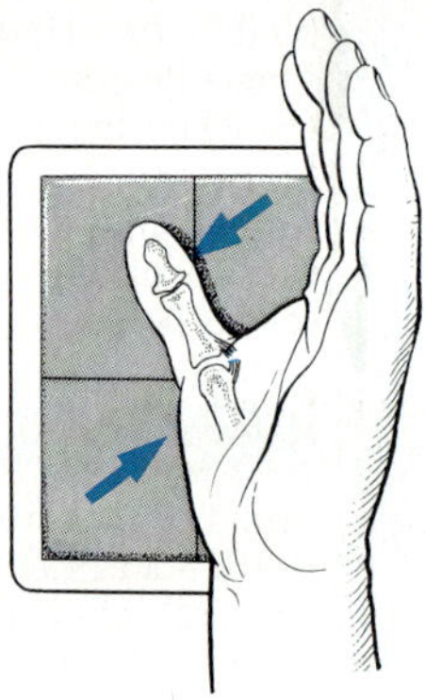

Abb. 56 Position der Hand und Druckausübung für gehaltene Aufnahmen bei ulnarem Bandriß am Metakarpophalangealgelenk des Daumens

Differentialdiagnose

- Abrißfraktur.
- Abriß der palmaren Platte bei Hyperextensionstrauma.

Konservative Therapie

- Immobilisation, bis schmerzfrei (Fingerschiene oder Gips).
- Aktive Mobilisierung ab 3. Woche.
- Reposition der Luxation, Nachbehandlung wie Bandriß.

Operationsindikationen

- Instabilität des Daumengrundgelenkes nach ulnarem Kollateralbandabriß sowie Abrißfrakturen: Bändernaht (S. 254).
- Irreponible Luxation eines Grundgelenks: blutige Reposition nach Spaltung der palmaren Platte.

Prognose

- Fingermittelgelenke: nach Monaten schmerzfrei und stabil mit leichter Einschränkung der Extension.
- Daumengrundgelenk: bei früher Operation Ausheilung.

Allgemeines

- Relativ häufig (Exposition des Daumens).
- Typische Fehlstellung: Varusknickung und Verkürzung. Einengung der Daumenkommissur.

Einteilung

- Extraartikuläre Basisfraktur (Abb. 57, a).
- Bennett-Fraktur: Luxationsfraktur mit artikulärer Stufe (b). Die Größe des proximalen Fragmentes ist sehr variabel.
- Rolando-Fraktur: intraartikuläre Y-Fraktur (c).

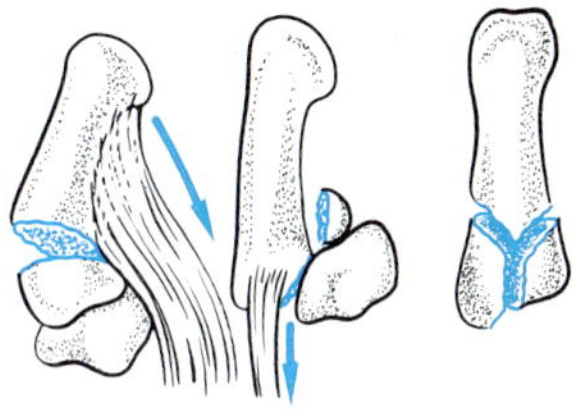

Abb. 57 Die 3 Typen der Basisfraktur

Differentialdiagnose

- Distorsion.
- Bänderriß und Subluxation im Karpometakarpalgelenk.
- Fraktur des Trapeziums.

Konservative Therapie

- Reposition und Gips in Abduktion und Opposition des Daumens für 6–8 Wochen. Cave: Druckschäden der Haut, sekundäre Dislokation.

Operationsindikationen

- Varusfehlstellung.
- Artikuläre Stufe und Subluxation.
- Sekundäre Dislokation.

Operative Verfahren

- Perkutaner Kirschner-Draht (schräg, axial), S. 256.
- Blutige Reposition und Osteosynthese mit Kirschner-Drähten, Schrauben oder Platte (S. 257).

Prognose

- Günstig bei gutem Repositionsergebnis.
- Schmerzhafte Arthrose bei Subluxation.
- Einschränkung der Daumenfunktion bei Varusknickung.

Metakarpalfraktur

Allgemeines

- Rotations- und Achsenfehlstellung sind häufig und müssen reponiert werden. Verkürzungen sind weniger wichtig.
- Zur Erhaltung der Gelenkbeweglichkeit ist eine Retention in ganz bestimmten Stellungen erforderlich.

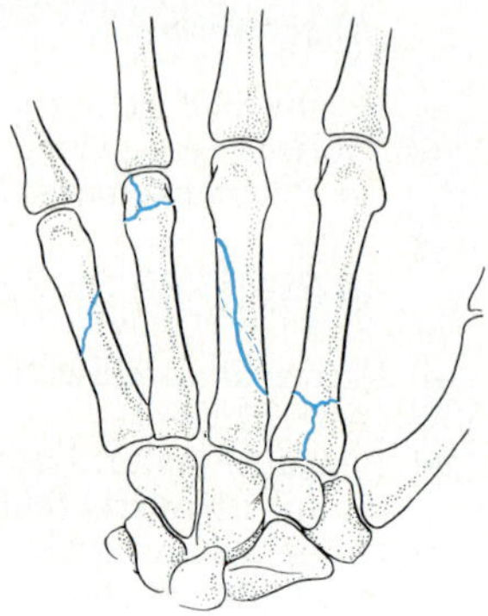

Abb. 58 Typische Metakarpalfrakturen im a.-p. Strahlengang

Einteilung

- Subkapitale Fraktur (am häufigsten bei Metakarpale V).
- Schaftfraktur (quer, schräg, Torsion).
- Distale Gelenkfraktur (meist offen mit Strecksehnenverletzung).
- Basisfrakturen.
- Basale Luxationsfraktur.
- Abrißfraktur (selten).

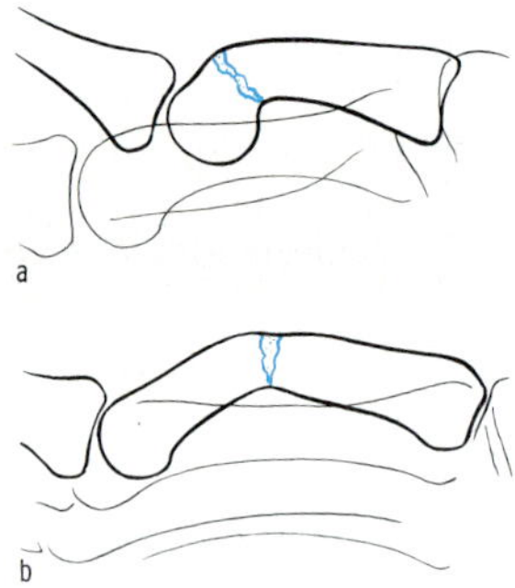

Abb. 59 Typische Knickung bei subkapitaler (a) und Schaftfraktur (b)

Untersuchungen

- Klinisch auf eingesunkene und verkürzte Köpfchen in Flexion achten.
- Rotationsfehlstellung ist nur in Flexion aller Fingergelenke erkennbar (S. 95).
- Röntgenbild a.-p. und schräg. Die sichere Beurteilung der Palmarknickung ist nur im rein seitlichen Röntgenbild zuverlässig (Abb. 59).

Konservative Therapie

- Redressierende palmare Gipsschiene unter Mitfixierung eines Nachbarfingers (Abb. 60). Vor Erhärten wird durch Fingerdruck von palmar her das eingesunkene Köpfchen unter Flexion im Metakarpophalangealgelenk (mindestens 70°) redressiert. Wiederholte klinische und Röntgenkontrollen. Fixation 4–6 Wochen.
- Appareil standard nach Iselin (S. 95).

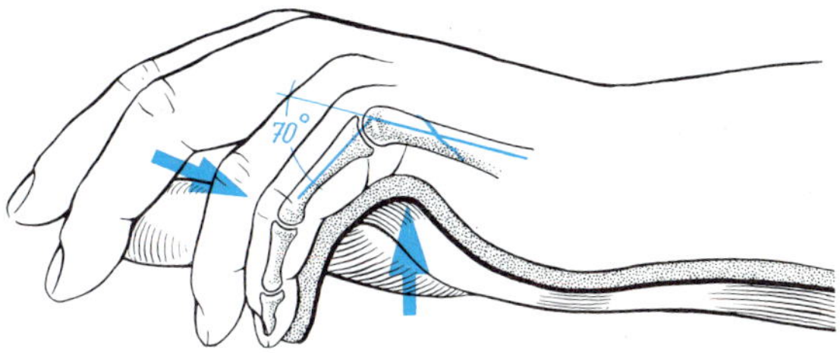

Abb. 60 Redressierende Gipsschiene bei Metakarpalschaftfraktur. Die Pfeile markieren den Fingerdruck des Operateurs vor Erhärten der Schiene. Mitfassen und Festbinden eines Nachbarfingers verhindert Rotationsfehler

- Rein funktionelle Behandlung ohne Fixation: bei eingekeilter, wenig geknickter, subkapitaler Fraktur des Metakarpale V. Heilt innerhalb 3–4 Wochen bei voller Funktion aus.

Operationsindikationen

- Konservativ nicht reponierbare oder retinierbare Schaftfraktur.
- Stark geknickte subkapitale Fraktur (vor allem Metakarpalia II, III–IV).
- Offene Frakturen mit und ohne Begleitverletzung.
- Dislozierte multiple Frakturen (kombinierte Fehlstellungen).
- Basale Luxationsfrakturen.

Operative Verfahren

- Reposition und perkutaner Kirschner-Draht (S. 257, 258, 259).
- Stabile Osteosynthese mit Schrauben und Platten (S. 259).

Prognose

- Günstig bei primär definitiver Versorgung.
- Dystrophie und Gelenksteife drohen bei ungeeigneter Primärversorgung nach wiederholter Reposition.

Fingerfraktur

Allgemeines

- Durch Fixation in geeigneter Stellung ist die spätere Beweglichkeit der Fingergelenke zu sichern.
- Leichte Fehlstellungen im proximalen Interphalangealgelenk und distal wirken sich funktionell wenig aus.
- An der Mittelphalanx sind die Hebelarmkräfte für Reposition und Retention ungünstig.
- Konservativ behandelte Phalanxfrakturen sind nach 3–4 Wochen konsolidiert. Die Mobilisation muß dann unabhängig vom Röntgenbefund begonnen werden.

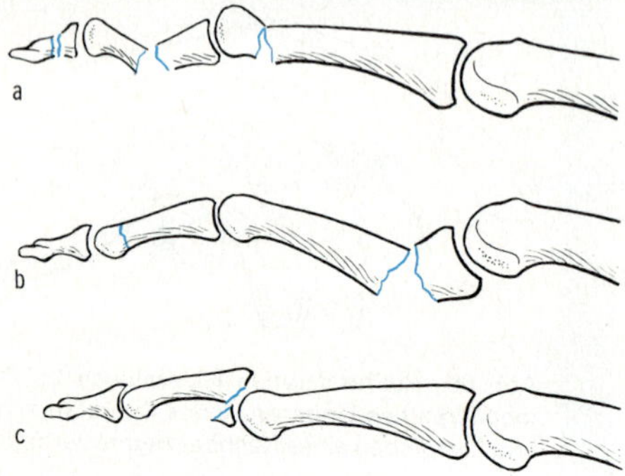

Abb. 61 Phalangenfrakturen in seitlicher Ansicht mit typischen Dislokationen

Einteilung

- Schaftfrakturen (quer, schräg, Torsion).
- Gelenknahe Fraktur (instabil).
- Gelenkfraktur (inkl. Abriß).

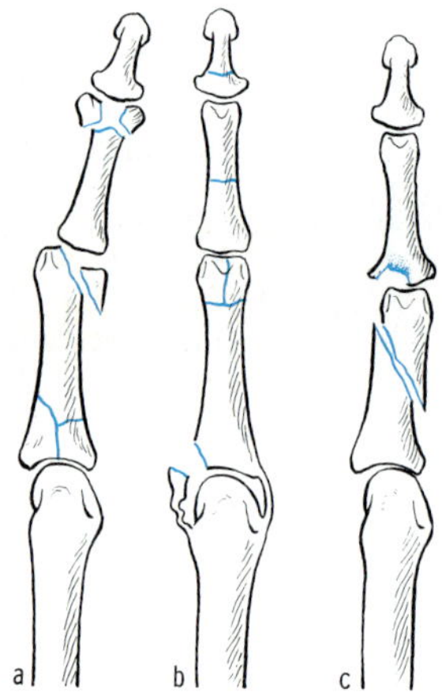

Abb. 62 Phalangenfrakturen von dorsal mit typischen Dislokationen

Konservative Therapie

- Reposition und Fixation auf gepolsterter palmarer Metallschiene mittels Heftpflasterstreifen. Die Schiene ist proximal in zirkulärem Gips oder Kunststoffverband verankert („Appareil standard“ nach Iselin) (Abb. 63, 64).
- Funktionsstellung einhalten: Flexion des Metakarpophalangealgelenkes mindestens 70°, der Interphalangealgelenke 10°.
- Fingerkonvergenz zum Tuber des Os scaphoideum beachten (Abb. 65).

- Regelmäßige Kontrollen (Zirkulation, Stellung klinisch u. Röntgen).
- Aktive Bewegungen im Endgelenk verhindern Sehnenadhäsionen.

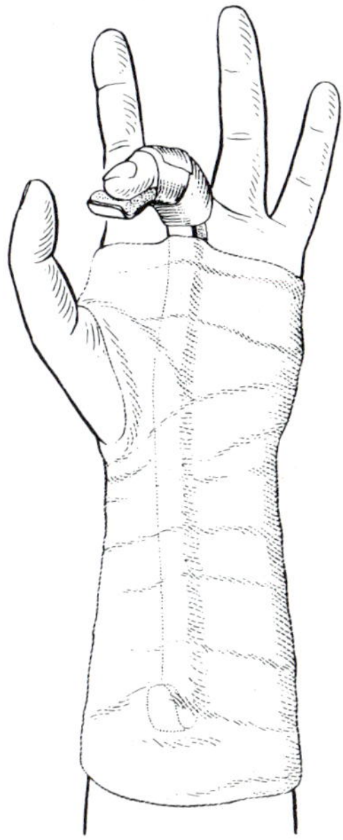

Abb. 63

Operationsindikationen

- Offene Frakturen.
- Gelenkfraktur mit Stufe oder Subluxation (besonders Metakarpophalangealgelenk).
- Irreponible und instabile Fraktur (spez. Rotationsfehlstellung).
- Dislozierte Abrißfraktur (Bandansatz).

Operative Verfahren

- Perkutane oder offene Spickung mit Kirschner-Draht (axial oder schräg), S. 257, 258, 259.
- Osteosynthese mit Schrauben, S. 260.
- Primäre oder sekundäre Arthrodese (Interphalangealgelenke) in geeigneter Stellung.

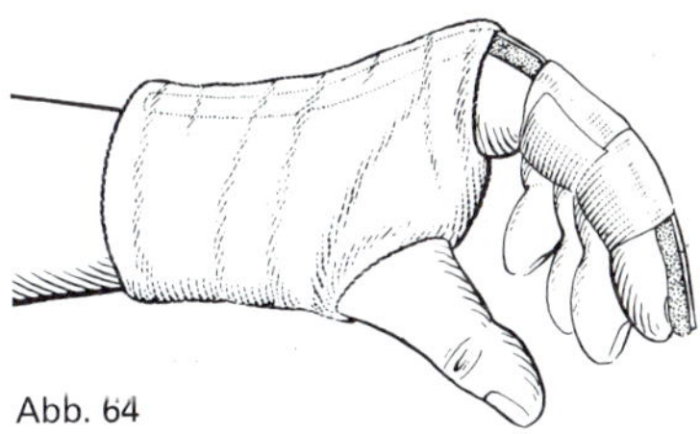

Abb. 64

Abb. 63 und 64 Appareil standard mit palmarer Schiene (oben) bzw. vereinfachte Version mit dorsaler Schiene (unten)

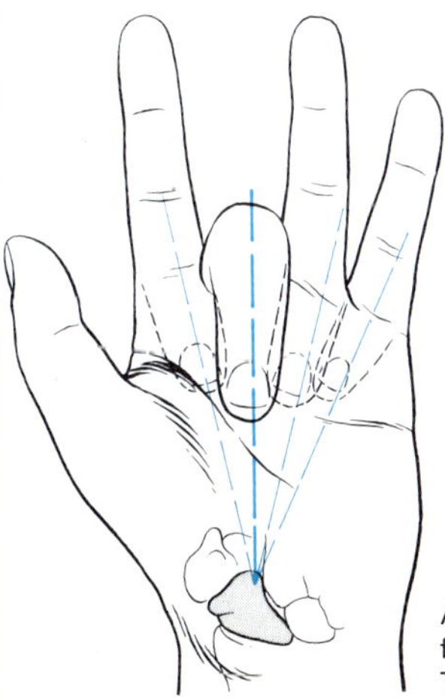

Abb. 65 Die Konvergenz der flektierten Fingerstrahlen zum Tuber des Os scaphoideum

Sehnenverletzung

Allgemeines

- Siehe Ausführungen über allgemeine Fragen der Sehnenverletzung im Abschnitt Haut, Weichteile (S. 22).
- Sehnenverletzungen in der distalen Handvola, am Vorderarm und Handgelenk sowie am Handrücken werden nach allgemeiner Technik versorgt (S. 184).
- Wegen erhöhter Gefahr der Sehnenadhäsionen sowie häufigen Begleitverletzungen gelten spezielle Nahttechniken bei Verletzungen der Beuger im Digitalkanal („Niemandsland nach Bunnell"), im Thenarkanal des langen Daumenbeugers sowie in den engen Kanälen des Retinaculum flexorum und extensorum. Die Operation ist dort dem erfahrenen Operateur vorzubehalten (S. 246).
- Weitere spezielle Techniken können für die erfolgreiche Primärversorgung notwendig sein.

Funktionsprüfungen

- Flexor digitorum profundus durchtrennt: Bei passivem Druck auf Mittelglied kann das Endgelenk aktiv nicht gebeugt werden. Normale Funktion = Abb. 68.

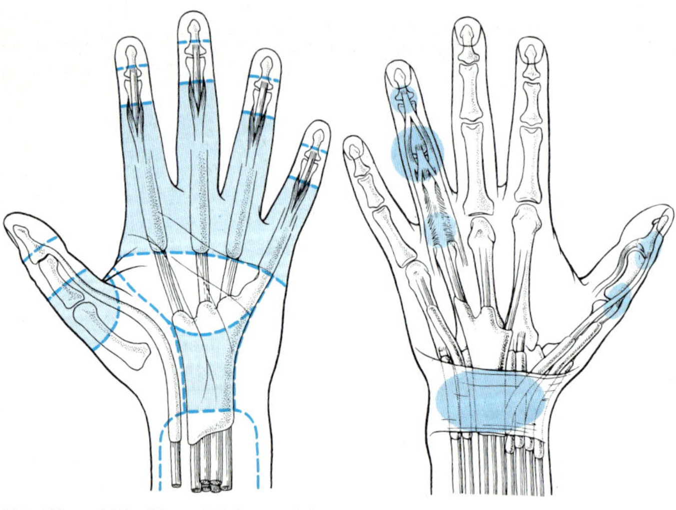

Abb. 66 und 67 Die adhäsionsgefährdeten und daher operativ schwierigen Zonen für die primäre Sehnenversorgung an der Palmar- und Dorsalseite der Hand: Digitalkanal („Niemandsland nach Bunnell"), Thenarkanal des langen Daumenbeugers, Retinaculum flexorum, Streckaponeurose über den Fingergelenken, Retinaculum extensorum

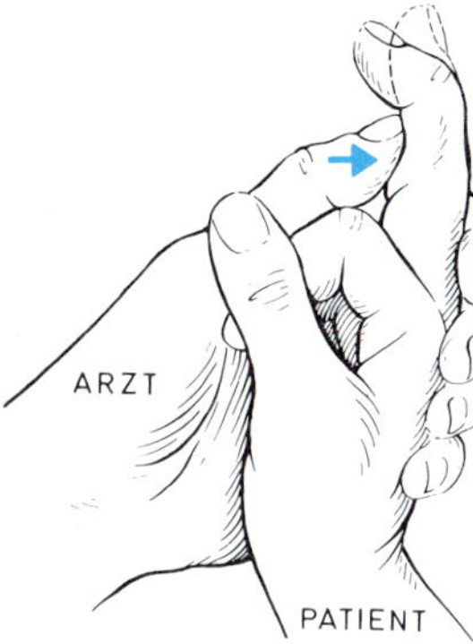

Abb. 68 Nachweis des intakten Flexor digitorum profundus: bei palmarem Druck auf das Mittelglied wird das Endgelenk aktiv gebeugt

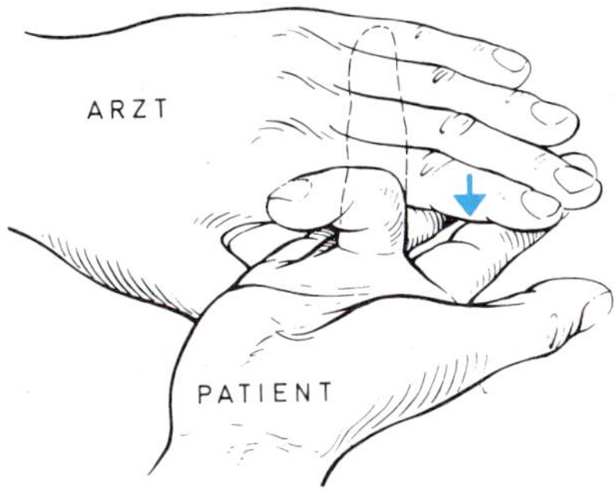

Abb. 69 Nachweis des intakten Flexor digitorum superficialis: bei passivem Strecken der Langfinger ist die aktive Beugung im Mittelgelenk des verletzten Fingers erhalten

- Flexor digitorum superficialis isoliert durchtrennt. Bei Zurückhalten der übrigen Finger in Streckstellung wird das proximale Interphalangealgelenk nicht aktiv flektiert. Normale Funktion = Abb. 69.
- Durchtrennte Streckaponeurose über dem Metakarpophalangealgelenk und Handrücken: nur partieller Extensionsausfall des Fingers (Abb. 70).
- Durchtrennte Strecksehne über dem Mittelgelenk: sofortiges oder allmählich entstehendes seitliches Auseinanderweichen der Aponeurose: Flexion im proximalen Interphalangeal- und Hyperextension im distalen Interphalangealgelenk („Knopflochdeformität") (Abb. 71).

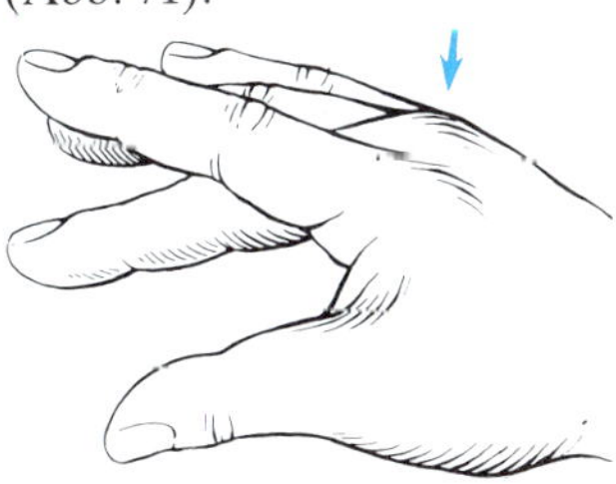

Abb. 70 Unvollständiger Streckausfall des Langfingers bei durchtrennter Sehne bzw. Aponeurose über dem Metakarpophalangealgelenk (Pfeil)

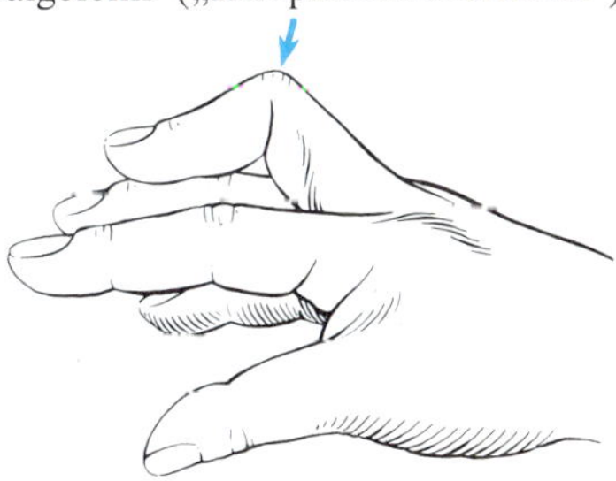

Abb. 71 Knopflochdeformität (= Beugeausfall im proximalen Interphalangealgelenk, Hyperextension im distalen Interphalangealgelenk. Frische oder veraltete Durchtrennung der Streckaponeurose über dem Mittelgelenk (Pfeil)

Strecksehnenabriß

Allgemeines

- Trauma und Beschwerden sind oft geringfügig.
- Der Patient kommt häufig verspätet zum Arzt.
- Bei Früherfassung wird die konservative Therapie bevorzugt.
- Bei älterem Abriß (mehr als 1 Woche alt) konservative Behandlung einleiten. Bei Mißerfolg Operation nach 6–8 Wochen.

Einteilung

- Reiner Sehnenabriß.
- Abrißfraktur ohne Dislokation.
- Dislozierte Abrißfraktur mit oder ohne Subluxation im Endgelenk.

Konservative Therapie

- Schiene nach Stack (Kunststoffschiene verschiedener Größen): hält das Endgelenk in leichter Hyperextension. Wird mit Heftpflaster am Mittelglied fixiert (Abb. 72). Wird 6–7 Wochen belassen. In dieser Zeit bildet sich ein tragfähiger Sehnenkallus. Ähnliche Schienen und Hilfsmittel sind im Handel erhältlich.

Operationsindikationen

- Hautläsion, die das Tragen einer Schiene unmöglich macht.
- Abrißfraktur: sofern großes Fragment mit Gelenkstufe oder Subluxation besteht.
- Primär veraltete Abrisse.
- Mißerfolg der konservativen Therapie.

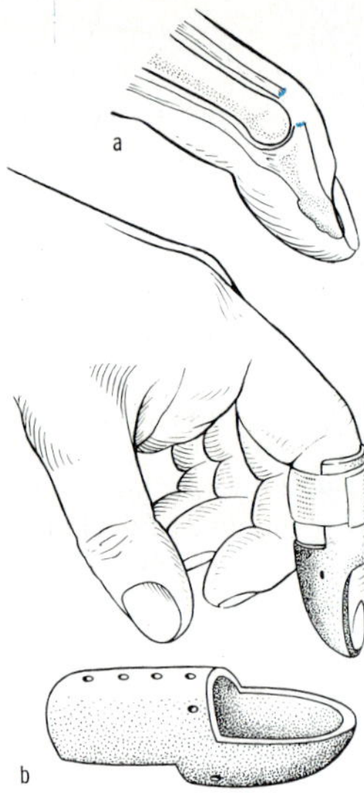

Abb. 72 Subkutaner Strecksehnenabriß mit Flexionshaltung des Endgelenks (a). Kunststoffschiene nach Stack. Wird am Mittelglied mit Heftpflaster fixiert. Mittelgelenk bleibt frei beweglich (b)

Operative Verfahren

- Temporäre Arthrodese mit perkutanem Kirschner-Draht in leichter Hyperextension (Abb. 73).
- Reimplantation der Abrißfraktur mit transossärem Sehnendraht, evtl. Osteosynthese (Abb. 74).
- Arthrodese des Endgelenks. Bei veralteten Fällen. Funktionseinbuße unbedeutend.

Prognose

- Unabhängig von der gewählten Behandlung sind Defektheilungen nicht selten.
- Die operative Behandlung dislozierter Abrißfrakturen ist technisch heikel und führt nicht immer zur funktionellen Wiederherstellung.

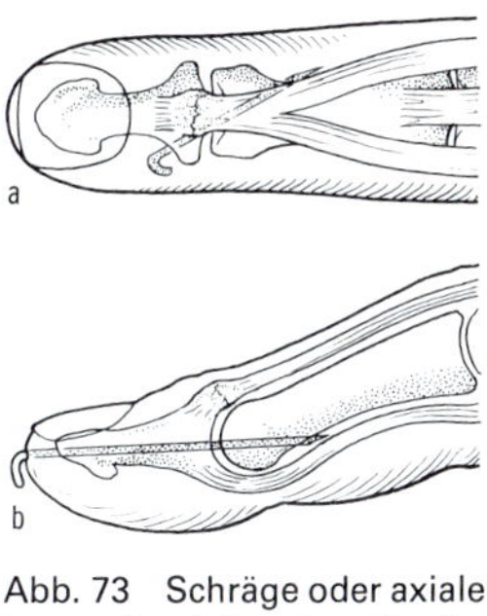

Abb. 73 Schräge oder axiale temporäre Arthrodese des Endgelenks in leichter Hyperextension beim Strecksehnenabriß für 6–7 Wochen. In der Zwischenzeit bildet sich ein tragfähiger Sehnenkallus

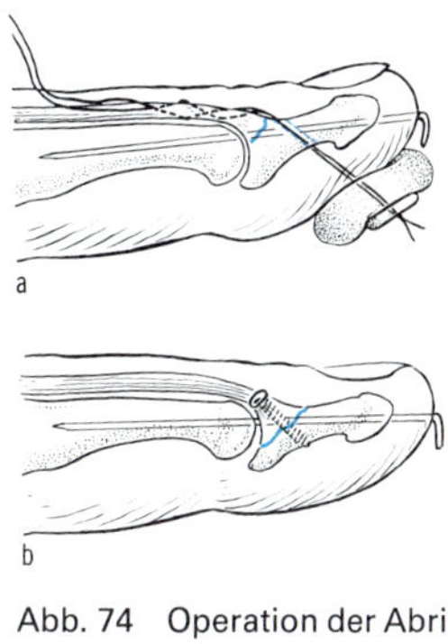

Abb. 74 Operation der Abrißfraktur am Endgelenk: Transfixation mit Bunnell-Sehnennaht mit Ausziehvorrichtung (S. 245). Zusätzlich temporäre Arthrodese mit Kirschner-Draht (a). Osteosynthese bei größerem Fragment mit kleiner Schraube. Zusätzlich Entlastung durch temporäre Arthrodese (b)

Rippenfraktur, solitäre

Allgemeines

- Entstehung durch zirkumskripten Stoß oder Schlag.
- Pathologische Fraktur bei Osteoporose und forciertem Husten.
- Solitäre Rippenfraktur meist ohne Begleitverletzung.
- Beeinflussung der Atemmechanik nur durch Schmerzhemmung.
- Komplikationen wie Pneumothorax oder Hämatothorax sind selten, müssen aber im Auge behalten werden.

Untersuchungen

- Unfallmechanismus.
- Thoraxschmerz im Frakturbereich, atemsynchron, durch Husten verstärkt.
- Atemexkursionen oft nachhinkend, auskultatorisch abgeschwächte Atemgeräusche, sekundär evtl. pleuritisches Reiben.
- Palpation: lokaler Druckschmerz, selten Krepitation. Bei fehlender Darstellbarkeit der Fraktur im Röntgenbild ist Diagnose allein aufgrund des Palpationsbefundes statthaft.
- Begleitverletzungen.

Thoraxröntgen

- Solitäre Frakturen in der Axillarlinie kommen oftmals radiologisch nicht zur Darstellung.
- Pneumothorax: schmaler Mantelpneumothorax, Totalkollaps der Lunge.
- Hämatothorax.

Konservative Therapie

- Solitäre Fraktur: symptomatische Behandlung mit Analgetika. Schmerzbedingte Hypoventilation kann Atelektasen und Pneumonie mit sich bringen.
- Dämpfung des Hustenreizes.
- Elastischer Rippengürtel: bei schlanken Individuen, sofern subjektiv als wohltuend empfunden.
- Schmaler Mantelpneumothorax: keine Pleuradrainage, jedoch radiologische Verlaufskontrolle in täglichen Abständen. Spontane Resorption erfolgt innerhalb weniger Tage.
- Zunahme des Pneumothorax oder Totalkollaps der Lunge: Hospitalisation, Pleuradrainage von vorn im 2. ICR, s. S. 261, 262.

Operationsindikation

- Keine.

Allgemeines

- Rippenserienfrakturen bedeuten ein schweres und laufend überwachungsbedürftiges Trauma.
- Intrathorakale Begleitverletzungen sind Lungen- und Myokardläsionen, Bronchusruptur, Aortaruptur.
- Klinische Auswirkung der Rippenserienfrakturen: schmerzbedingte Atemhemmung und Störung der Atemmechanik durch Instabilität.
- Je weiter vorn die Frakturen, desto schwerer die Beeinträchtigung der Atemmechanik. Paravertebral gelegene Frakturen wirken wegen Schienung durch die Rückenmuskulatur weniger destabilisierend.
- Bei Serienstückfrakturen „paradoxe Atmung“: inspiratorische Einziehung und exspiratorische Vorwölbung der Thoraxwand (Volet mobile).
- Extrathorakale Begleitverletzungen sind häufig: Schädel-Hirn-Trauma, stumpfes Bauchtrauma, Extremitätenverletzungen.

Untersuchungen

- Beobachtung der Atemexkursionen: Nachhinken einer Thoraxhälfte, paradoxe Atmung?
- Kompressionsschmerz des Thorax, Krepitation?
- Auskultatorisch Atemgeräusche herabgesetzt, Krepitation im Frakturbereich.
- Thoraxröntgen: Läsion des knöchernen Thorax. Hämatothorax oder Pneumothorax, intrapulmonale Verschattung (Aspiration, Lungenkontusion). Sternum seitlich: Fraktur?
- EKG: Herztrauma (Repolarisationsstörungen).
- Extrathorakale Begleitverletzungen.

Sofortmaßnahmen

- Subklaviakatheter, Schockbehandlung.
- Pleurasaugdrainage bei Hämatothorax/Pneumothorax.
- Intubation und Respiratorbeatmung bei akuter respiratorischer Insuffizienz.

Therapie bei Spontanatmung

- Spontanatmung ist auch bei gestörter Atemmechanik anzustreben, da sie gegenüber der Respirationsbeatmung mit einem geringeren Risiko broncho-pulmonaler Infekte belastet ist.

Rippenserienfrakturen

- Spontanatmung setzt klinisch voraus, daß kein Bewußtseinsverlust und keine schweren intrapulmonalen Verletzungen vorliegen; funktionell darf keine respiratorische Insuffizienz bestehen. Grenzwert für die funktionelle Beurteilung der Lungenfunktion ist die arterielle O_2-Sättigung: O_2-Partialdruck darf nicht unter 60 mmHg absinken.
- Analgesie: stark wirksame Analgetika, z. B.: Dolantin oder Vilan. In Frage kommt auch die peridurale Analgesie mit Verweilkatheter (Intensivüberwachung ist Voraussetzung).
- Osteosynthese am knöchernen Thorax (Rippenplatten) dürften die Atmung vorwiegend durch analgetischen Effekt verbessern.
- Der Therapieentscheid zur Spontanatmung muß aufgrund der klinischen, radiologischen und blutgasanalytischen Kriterien laufend überprüft werden. Bei Anzeichen einer respiratorischen Insuffizienz ist die Indikation zur Respiratorbeatmung gegeben. Ansteigende Tachykardie, Tachypnoe und Fieber, evtl. Zyanose, weisen klinisch in diese Richtung.

Respiratorbeatmung

- Indiziert bei respiratorischer Insuffizienz ($pO_2 < 60$ mmHg) und/oder gleichzeitigem Bewußtseinsverlust.
- Respiratorbeatmung impliziert die stete Gefahr eines Spannungspneumothorax. Vor Einleitung der Überdruckbeatmung empfiehlt sich grundsätzlich das prophylaktische Anlegen einer Pleurasaugdrainage; diese ist beim primären Vorhandensein eines Pneumothorax ohne Ausnahme obligatorisch.
- Durch maschinelle Beatmung entfällt die schmerzbedingte Komponente der Hypoventilation. Durch inspiratorischen Überdruck kommt es zur Schienung der instabilen Thoraxwand. Atelektasen und intrapulmonaler Shunt werden reduziert. Demgegenüber steht das fast obligatorische Auftreten bronchopulmonaler Infektionen.
- Dauer der Beatmung: Übergang auf Spontanatmung so rasch wie möglich (Wachzustand, Gasanalyse).

Operationsindikation

- Persistierender Hämatothorax/Pneumothorax trotz funktionierender Saugdrainage.

Operatives Verfahren

- Massivblutung durch Rippenserienfrakturen entsteht bei Verletzung einer Interkostalarterie: laterale Thorakotomie im 6. ICR, Aufsuchen der Blutungsquelle und Hämostase.

Allgemeines

- Geschlossener oder (nach außen) offener Hämatopneumothorax.
- Geschlossen: beim stumpfen Thoraxtrauma: Verletzung der viszeralen Pleura bei Lungenlazeration, Anspießung durch Rippenfragmente, Tracheobronchialverletzung.
- Offen: bei klaffendem Leck der Thoraxwand, fast immer Mitverletzung der Lunge (Schuß, Splitter).
- Hämatothorax ohne Pneu bei alleiniger Läsion der parietalen Pleura (Rippenfrakturen).
- Totalkollaps der Lunge nur bei Fehlen pleuraler Adhäsionen.
- Bei älteren Individuen häufiger Teilpneumothorax (Mantelpneu), da pleurapulmonale Adhäsionen die völlige Retraktion des Lungenparenchyms verhindern.
- Akut bedrohlich ist der Spannungspneumothorax durch Verlagerung des Mediastinums und Kompression der intrathorakalen Venenstämme (Einflußstauung).
- Akute Gefahr bei nach außen offenem Pneumothorax: Mediastinalflattern mit Einflußstauung, Verminderung der Ventilation und Herzrhythmusstörungen.

Untersuchungen

- Atemmechanik: Nachhinken einer Thoraxhälfte, paradoxe Atmung? Lufthunger, Tachypnoe, Tachykardie?
- Einflußstauung: Zyanose, gestaute Halsvenen, Petechien.
- Emphysem: am oberen Thorax und Hals, sekundär auf Gesicht, Schultern und Bauchdecken übergreifend.
- Penetrierende Thoraxwunde? Extrathorakale Verletzungen?
- Thoraxröntgen: Skelettverletzungen, Ausmaß von Hämatothorax oder Pneumothorax. Bei Mischform im Stehen typischer Flüssigkeitsspiegel: unten Blut, darüber Luft. Verlagerung des Mediastinums (Überdruck)?
- Röntgenaufnahme im Liegen: Hämatothorax wegen flächiger Ausbreitung als diffuse Verschattung erkennbar.

Sofortmaßnahmen

- Spannungspneumothorax: Punktion des Pleuraraumes im 2. ICR, vorn in Medioklavikularlinie zum Ablassen des Überdrucks. Endgültige Therapie: Pleurasaugdrainage, s. S. 262f.
- Offener Pneumothorax: als Notfallmaßnahme Intubation, Beatmung, lockerer Deckverband. Falls aus den örtlichen Gegebenheiten keine Beatmung möglich ist, Anlegen eines luftdichten Klebeverbandes (= verwandelt den offenen in einen geschlossenen Pneumothorax, verhindert Mediastinalflattern, birgt aber das Risiko der Entstehung von Überdruck).

Hämatopneumothorax

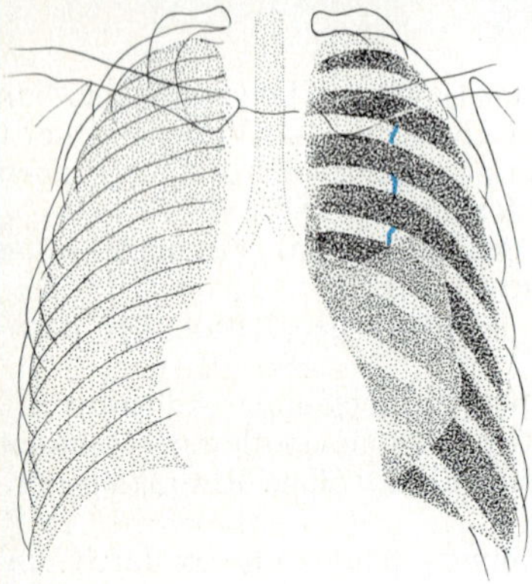

Abb. 75 Totalkollaps der linken Lunge bei dorsalen Rippenserienfrakturen. Verschiebung des Mediastinums nach rechts (Überdruck). Therapie: Pleurasaugdrainage von vorn im 2. ICR medioklavikulär

Konservative Therapie

- Pleurasaugdrainage (Bülau-Drainage). Bei reinem Pneumothorax von vorn im 2. ICR, bei Hämatopneumothorax auf Mammillenhöhe in der lateralen Thoraxflanke (5. oder 6. ICR). Technik s. S. 262f.
- Kontrollröntgen: Thoraxaufnahme a.-p. und seitlich. Lage des Thoraxdrains, Entfaltung der Lunge. Luft und/oder Blut müssen aus dem Thorax verschwunden sein.
- Wiederholte arterielle Blutgasanalyse.
- Bei respiratorischer Insuffizienz (Lungenparenchymverletzung, Thoraxwandinstabilität und/oder Bewußtseinsverlust) evtl. Respiratorbeatmung.

Operationsindikationen

- Massiver Luft- und/oder Blutverlust trotz einwandfreier funktionierender Saugdrainage.
- Bei penetrierender Thoraxverletzung: Wundverschluß in Schichten.
- Koagulierter Hämatothorax (Empyemrisiko).

Operatives Verfahren

- Thorakotomie im Bereich der Blutungsquelle oder des Thoraxlecks. Hämostase, Débridement, evtl. Klemmenresektion im Bereich lazerierter Lungenabschnitte. Saugdrainage, Verschluß des Thorax.

Allgemeines

- Entstehung durch Thoraxkontusion/-kompression. Rippenserienfrakturen weisen dann auf den Ort der unterliegenden Lungenverletzung.
- Penetrierendes Thoraxtrauma durch Schuß oder Stich.
- Begriffsbestimmungen:
  Lungenkontusion entspricht einer Parenchymverletzung ohne Läsion der viszeralen Pleura. Der Kontusionsherd führt zu intrapulmonalen Blutungen, Infiltraten, Atelektasen und perifokalem Ödem; es entsteht jedoch kein Luft- oder Blutaustritt in den Pleuraraum.
  Lungenlazeration entspricht einer Parenchymverletzung mit Ruptur der viszeralen Pleura, so daß es neben intrapulmonalen Blutungen zu Hämatothorax und/oder Pneumothorax kommt. Neben stumpfen Traumen lassen sich auch die penetrierenden Verletzungen (Schußkanal) hier einreihen.
- Lungenkontusion und Lazeration sind primärtraumatische Schäden, die im Augenblick des Unfalls auftreten. Sie sind anfangs streng lokalisierbar und bereits auf den ersten Thoraxbildern zu erkennen.
- Der initial vorhandene Röntgenbefund am Parenchym vergrößert sich durch Ödem, Blutung und Infiltrate in den ersten Tagen, der Gasaustausch erfährt sekundär eine Verschlechterung.
- Biologische Besonderheit des verletzten Parenchyms ist die Tendenz zu spontaner Hämostase, so daß bei entfalteter Lunge eine operative Entfernung lazerierten Gewebes oder die Revision des Schußkanals fast nie notwendig ist.
- Zu unterscheiden von den Lungenverletzungen sind diffuse posttraumatische Folgezustände bei Schwerverletzten (Aspiration, „adult respiratory distress syndrome“).

Untersuchungen

- Klinische Untersuchung des Thoraxtraumas.
- Begleitverletzungen: intrathorakal (z. B. Contusio cordis, Aortenruptur), extrathorakal.
- Thoraxröntgen: Rippenserienfrakturen? Lokalisierte Parenchymverschattung im Bereich der Thoraxwandverletzung? Hämatothorax oder Pneumothorax (bei Einriß der viszeralen Pleura)?
- Computertomographie: Darstellung von Gewebslazeration, Blutungsherden und Ödem sowie von kleinen dorsalen Ergüssen (die im Liegen mit konventionellem Röntgen nicht darstellbar sind).

Konservative Therapie

- Hämatothorax und/oder Pneumothorax: Schlüsselmaßnahme ist das Anlegen einer Pleurasaugdrainage (S. 261). Diese ist gleichzeitig die wirksamste Infektionsprophylaxe!
- Erst nach Evakuation des Pleuraraums durch korrekte Drainage läßt sich das volle Ausmaß der Lungenverletzung erkennen.
- Kardinalfrage im weiteren Prozedere: Spontanatmung oder Intubation und Respiratorbeatmung? Ein anfänglich genügender Gasaustausch kann sich innerhalb der ersten Tage unter Progredienz des Lungenbefundes verschlechtern (Diffusionsstörung, intrapulmonaler Shunt, Hypoventilation infolge Ermüdung des Patienten).
- Analog wie in der Behandlung von Rippenserienfrakturen ist die Therapie unter Berücksichtigung aller konkomitierender Faktoren „maßzuschneidern“: schmerzbedingte Atemhemmung, eventuelle Störung der Atemmechanik (Läsion des knöchernen Thorax), Bewußtseinslage, Blutgasanalyse (pO_2 nicht unter 60 mmHg).

Therapie bei Spontanatmung

- Analgetika intramuskulär (Dolantin, Vilan) falls nötig.
- Atemtherapie (Totraumventilation, Vibration des Thorax).
- Wiederholte Blutgasanalysen und Röntgenkontrollen.

Respiratorbeatmung

- Bei initialer Bewußtseinsstörung, bei klinischer, blutgasanalytischer und/oder radiologischer Verschlechterung nach anfänglicher Spontanatmung.
- Klinische Verschlechterung manifestiert sich in zunehmender Unruhe, Tachykardie, Temperaturanstieg, evtl. zunehmender Somnolenz.
- Verschlechterung der Blutgasanalyse geht den radiologischen Veränderungen um Stunden oder Tage voraus.
- Respiratorbeatmung verbessert den Gasaustausch, eröffnet Atelektasen und reduziert den intrapulmonalen Shunt, nimmt die pathologisch gesteigerte Atemarbeit ab und reduziert den Hypermetabolismus des Verletzten (Fieber, Tachykardie).

- Ungünstig: Respiratorbeatmung erschwert wegen der notwendigen Relaxation und Sedation die Beurteilung des klinischen Neurostatus und eines traumatischen Abdominalbefundes,
vervielfacht den Luftaustritt bei Lungenleck (Pleurasaugdrainage!),
fördert die Propagation eines bronchopulmonalen Infekts (Hospitalismus) und bei längerer Anwendung irreversible proliferative Veränderungen des Lungenparenchyms.
- Bei Verfügbarkeit der Ganzkörper-Computertomographie und der Sonographie entfallen die obgenannten Minuspunkte bezüglich Schädel und Abdomen: Die apparativen Verlaufskontrollen erlauben weitgehend, auf klinische Untersuchungsbefunde an diesen Körperhöhlen zu verzichten.
- Aus den letztgenannten zwei Punkten folgt: Polytrauma von Thorax mit indizierter Beatmung und Schädel- oder Abdominalverletzung verlangen zur optimalen Überwachung einen hohen personellen und apparativen Aufwand. Wird ein kleineres Krankenhaus mit einer entsprechenden Notfallsituation konfrontiert, so wird die Frage der Verlegung in eine Zentrumsklinik weitgehend aufgrund der lokal vorhandenen technischen Gegebenheiten zu stellen sein.
- Querverweis: Rippenserienfrakturen, S. 101.

Operationsindikationen

- Persistierende massive Blutung aus dem Thoraxdrain oder anhaltender Luftverlust.
- Koagulierter, durch Drainage nicht entleerbarer Hämatothorax.

Operative Verfahren

- Blutende Interkostalarterie: gezielte Umstechungsligatur.
- Blutende/leckende Lungenlazeration: Keilresektion (Klemmenresektion) ad hoc am Ort des Schadens.
- Fibrinschwarte: offene Ausräumung und Dekortikation.
- Im Anschluß an jedes Verfahren: Bülau-Drainage.

Tracheobronchialverletzung

Allgemeines

1. Tracheobronchialruptur: Entstehung durch massive Thoraxkompression bei geschlossener Glottis.
   Nicht bei gleichzeitiger Lungenlazeration! Klinische Signifikanz reicht von spontan ausheilender Schleimhautläsion bis zur Lebensbedrohung.
2. Perforation: dieser Begriff bezieht sich auf penetrierende Verletzungen, z. B.: durch Schuß.

Untersuchungen

- Untersuchungsgang des Thoraxtraumas.
- Hautemphysem, beginnend in den oberen Thoraxpartien und am Hals. Ausbreitung auf Schultern, Gesicht, Bauchdecken und Skrotum. Emphysem bedeutet *Hinweis* auf Tracheobronchialverletzung, ist aber dafür nicht pathognomonisch: es kommt auch zur Beobachtung bei subpleuraler Lungenlazeration, ferner bei Pneumothorax mit gleichzeitiger Innenschichtverletzung der Thoraxwand (Zerreißung der parietalen Pleura).
- Mit dem Hautemphysem besteht gleichzeitig auch ein mediastinales Emphysem. Auskultatorisch kann sich dieses als herzsynchrones Reiben (Hamman-Geräusch) manifestieren.
- Röntgen: mediastinales und subkutanes Emphysem, evtl. in Kombination mit Atelektasen. Hämopneumothorax, Rippenfrakturen können vorhanden sein oder fehlen.
- Schlüsseluntersuchung zur definitiven Diagnose und Lokalisation des Lecks ist die Bronchoskopie.

Sofortmaßnahmen

- Hämatothorax und/oder Pneumothorax: Anlegen einer Pleurasaugdrainage, s. S. 262f.
- Mediastinalemphysem: sofern keine durch Überdruck bedingte Einflußstauung entsteht, ist keine spezifische Maßnahme erforderlich. Das kompressive Mediastinalemphysem (intrathorakaler Überdruck analog dem Spannungspneumothorax) erfordert dagegen sofortige Entlastung: notfallmäßige Versorgung der Bronchusruptur oder (falls definitive Versorgung nicht möglich) als Überbrückungsmaßnahme kollare Mediastinotomie (s. S. 204).

Konservative Therapie

- Exspektativ darf verfahren werden bei bronchoskopisch kleiner Schleimhautverletzung, Entfaltung der Lunge, Verschwinden des Pneumothorax, Rückbildung des Emphysems.
- Besonderes Augenmerk ist auf die Gefahr einer akuten Einflußstauung zu richten.
- Respiratorbeatmung wenn möglich vermeiden (vervielfacht den Luftaustritt durch inspiratorischen Überdruck).

Operationsindikationen

- Ruptur der Trachea im Halsbereich.
- Intrathorakale Ruptur oder Perforation von Trachea und Hauptbronchien.
- Läsion von Segmentbronchien bei persistierender Atelektase.

Operative Verfahren

- Tracheaverletzung im Halsbereich: Zugang von Kragenschnitt aus, Trachealnaht.
- Intrathorakale Tracheaverletzung: Zugang durch hohe rechtsseitige Thorakotomie (subkostal III).
- Hauptbronchien: antero-laterale Thorakotomie subkostal IV, Direktnaht.
- Segmentbronchien: Läsion ist normalerweise verbunden mit schwerer Parenchymverletzung: Segmentresektion oder Lobektomie.

Prognose

- Kleinere Lecks verkleben spontan, das Emphysem resorbiert sich innerhalb weniger Tage.
- Unmittelbare Lebensgefahr im Fall des intrathorakalen Überdrucks durch kompressives Mediastinalemphysem.
- Infektiöse Komplikationen bei persistierendem Leck sind Mediastinitis und/oder Pleuraempyem.

Myokardverletzung

Allgemeines

- Entstehung durch stumpfes Thoraxtrauma, besonders Lenkradaufprall.
- Penetrierende Verletzungen durch Schuß oder Stich.
- Begriffsbestimmung:
  1. Myokardkontusion (Contusio cordis): häufige und oft nicht diagnostizierte Begleitverletzung des Thoraxtraumas.
  2. Lazeration: komplette oder inkomplette Ruptur des Myokards.
- Klinische Bedeutung der Myokardkontusion: Rhythmusstörungen (gefährlich: Kammertachykardie, Kammerflimmern) und mögliche Herzinsuffizienz.
- Klinisch Bedeutung der Herzwandlazeration und Ruptur: Herztamponade durch Hämoperikard (s. S. 112).

Untersuchungen

- Unfallmechanismus, klinischer Allgemeinstatus. An die Möglichkeit denken: kommt aufgrund des Thoraxtraumas eine Herzverletzung in Frage?
- Thorax: Ventilation, Läsionen des knöchernen Thorax? Sternumfraktur? Hämatothorax und/oder Pneumothorax?
- Herzschmerzen werden meist durch das klinische Gesamtbild des traumatisierten Thorax überlagert.
- Schock: kann bei Polytrauma hämorrhagisch oder kardiogen bedingt sein. Tiefer peripherer Blutdruck bei hohem ZVD spricht für akute Herzinsuffizienz oder Hämoperikard.
- Thoraxröntgen: evtl. Herzdilatation, dann mit zeitlicher Latenz von einigen Stunden.
- EKG: anfänglich oft unauffällig, später im zeitlichen Ablauf Repolarisationsstörungen.
- Labor: spezifisch ist ein Anstieg der LDH-Isoenzyme. Als beweisend gilt der Quotient:

$$\frac{\text{MB–CK}}{\text{total CK}} > 8\%$$

Konservative Therapie

- Intensivüberwachung: EKG-Monitoring.
- Akute Herzinsuffizienz: zentraler Venenkatheter, Katecholamine (Adrenalin, Dopamin) im Dauertropf, Digoxin i.v.
- Rhythmusstörungen: Therapie aufgrund des EKG-Befundes.
  1. Supraventrikuläre Tachykardie: Isoptin oder Trasicor langsam i. v.
  2. Ventrikuläre und polytope Extrasystolen: Lidocain 1% oder Pronestyl, 5 ml langsam i. v., kann nach 5 Min. wiederholt werden.
  3. Kammerflimmern, Asystolie: Differenzierung mit EKG. Kardiale Reanimation (äußere Herzmassage, Defibrillator), sofern aufgrund der Gesamtbeurteilung eine sinnvolle Überlebensprognose gegeben erscheint (Begleitverletzungen, insbesondere Dezerebration).
     Bei Asystolie Adrenalin (1 mg) i. v., evtl. intrakardial (unter laufender Herzmassage).
     Bei Kammerflimmern Defibrillation, Lidocain 1% i. v.
     Nach längerdauernder Reanimation (über 10 Min.) Infusion von Natriumbikarbonatlösung 100 mval (= 100 ml/8,4%).
- Sicherstellung der Ventilation (Analgetika, Sauerstoffzufuhr, Pleurasaugdrainage, Respirator nach Gesamtsituation).

Operationsindikationen

- Verdacht auf Herzluxation bei Perikardriß: Nachweis mit Sonogramm oder CT.
- Herzlazeration.

Prognose

- Myokardkontusion: im Regelfall Restitutio ad integrum. Bei initial schwerer kardialer Symptomatik können Rhythmusstörungen und Herzinsuffizienz persistieren.
- Bei Wandrupturen im Ventrikelbereich (vor allem links) Überleben kaum möglich; im Vorhofbereich reelle Chance bei sofortiger Operation.

Herztamponade

Besonderheiten

- Entstehung durch Blutung in den Herzbeutel nach Myokardverletzung.
- Das Hämoperikard führt zu intraperikardialer Kompression der großen Hohlvenen und des rechten Vorhofs mit akuter Einflußstauung bei leeren Herzkammern.
- Volumen des kompressiven Hämoperikards 100–400 ml.

Untersuchungen

- Adäquates Herztrauma, s. Abschnitt Myokardverletzung.
- Klinisch: Blutdruckabfall bei gleichzeitiger extremer Einflußstauung.
- Tachykardie, Rhythmusstörungen, Anstieg des zentralen Venendrucks.
- EKG: Low voltage möglich.
- Radiologisch: Vergrößerung des Herzschattens ist möglich (jedoch nicht obligatorisch, wenn bei rasch einsetzender Tamponade das Perikard nicht hinlänglich ausdehnungsfähig ist).
- Bestes Nachweisverfahren: Sonographie. Gegenüber dem CT weist sie den Vorteil der beliebig oft durchführbaren Wiederholung (Verlaufskontrolle) auf.

Differentialdiagnose

- Einflußstauung durch Spannungspneumothorax oder kompressives Mediastinalemphysem.

Sofortmaßnahmen

- Perikardpunktion, S. 264.

Operationsindikationen

- Akutes Hämoperikard bei penetrierender Herzverletzung.
- Hämoperikard bei Herzlazeration.
- Hämoperikard, das sich durch Punktion (evtl. kombiniert mit Spülung) nicht evakuieren läßt, oder das sich nach Punktion wieder auffüllt.

Operatives Verfahren

- Eröffnung des Perikards, Ausräumen und Ausspülen der Koagula, Naht der Herzwunde.

Allgemeines

- Entstehung durch stumpfen Aufprall. Analog zur stumpfen Schädigung peripherer Arterien beginnt auch die Aortaruptur als Binnenschaden (subadventitielle Ruptur von Intima, evtl. Media).
- Totalruptur bedeutet Exitus am Unfallplatz (80% der Fälle).
- Ein erhaltener „Adventitiaschlauch" verhindert vorübergehend das Verbluten unter Ausbildung eines Pseudoaneurysmas.
- Typische Lokalisation: Aortenisthmus (95%). Der Rest betrifft Aorta ascendens und Aortenbogen.

Untersuchungen

- Unfallanamnese: an die Möglichkeit der Aortaruptur denken!
- Klinisch: Prellmarken, Läsionen des knöchernen Thorax. Weitere intra- und extrathorakale Verletzungen.
- Akutes Koarktationssyndrom: Hypertonie im prästenotischen Kreislauf (Karotis, obere Extremitäten) wegen Dissektion und Aneurysmabildung im Isthmusbereich – bei gleichzeitigem Druckabfall poststenotisch (untere Körperhälfte).
- Röntgen:
  1. Thorax: „breites Mediastinum" durch Sickerblutung.
  2. Aortographie ist die eigentliche Schlüsseluntersuchung! Ergibt definitive Diagnose und Lokalisierung der Ruptur.
- CT: bei subakutem Verlauf, weniger invasiv als Aortographie.
- Zeitlich zurückgestaffelt evtl. Heiserkeit und Horner-Syndrom links durch Überdehnung von N. recurrens und Halssympathikus, ferner Ösophagussymptomatik (Dysphagie).

Operationsindikationen

- Jede Aortaruptur ist Indikation per se.

Operative Verfahren

- Partieller Durchriß wird mit Direktnaht verschlossen.
- Bei Retraktion ist evtl. ein Dacron-Interponat notwendig.

Prognose

- In nichtoperierten Fällen entsteht ein Aneurysma spurium mit stetiger Gefahr der Totalruptur („zweizeitige Ruptur"). Diese bedeutet minutenschnelle Verblutung in den Thorax.

Zwerchfellruptur

Allgemeines

- Entstehung durch perakute intraabdominale Drucksteigerung: stumpfes Abdominal- oder Thorakoabdominaltrauma.
- Begleitverletzungen liegen stets vor: intraabdominale Organverletzungen, Beckenfrakturen, Extremitäten- und Schädel-Hirn-Trauma.
- Lokalisation links: 90% der Fälle. Grund: linkes Zwerchfell von abdominal her ungeschützt.
- Bedeutung der linksseitigen Ruptur: Inkarzeration von Bauchorganen, Hypoventilation der basalen Lungenabschnitte.
- Lokalisation rechts: höchstens 10% der Fälle. Schutzwirkung durch die Leber. Bei Zwerchfellruptur kann die Leber ganz oder teilweise in den Thorax prolabieren.
- Bedeutung der rechtsseitigen Ruptur: bei Leberprolaps hämodynamische Störungen im Pfortaderkreislauf, Leberparenchymschaden, Kompression der Lunge.
- Perforierende Zwerchfellverletzung durch Stich und Schuß ist nur im (seltenen) Fall einer Massivblutung von eigenständiger Relevanz. Vordringlich behandlungsbedürftig sind Hämatopneumothorax, Verletzung von Bauchorganen.

Besonderheiten

- Begleitverletzungen stehen anfänglich oft im Vordergrund: Frakturen, besonders des Beckens.
- Klinische Frühsymptome sind unspezifisch: Abdominal- oder Thoraxschmerzen, nachhinkende Atmung.
- Die Eventration von Magen und Darmabschnitten erfolgt meist mit Latenz von Stunden oder Tagen; sie kommt erst allmählich durch den intrathorakalen Sog und die Eigenperistaltik dieser Organe zustande.
- Die erste Thoraxaufnahme nach Klinikeintritt ergibt oftmals keine Anhaltspunkte für Zwerchfellruptur, bisweilen eine nicht näher interpretierbare flaue Verschattung basal.

Untersuchungen

- Unfallanamnese: entsprechendes Trauma.
- Evtl. allgemeine Symptomatik des stumpfen Bauchtraumas.
- Thorax: abgeschwächte Atemgeräusche, nachhinkende Atmung. Im „Musterfall" Darmgeräusche in linker Axilla.
- Charakteristisch ist eine klinische Steigerung der Symptome mit zunehmender Eventration: Oberbauch- und Thoraxschmerz, Oppressionsgefühl durch schleichende Inkarzeration.

- Thoraxröntgen:
  Rippenfrakturen? Hämatothorax oder Pneumothorax?
  Zwerchfellhochstand, verstrichene Zwerchfellkonturen?
  Darmschlingen, Haustrierung, Flüssigkeitsspiegel im linken Unterfeld?
  Massive Verschattung rechts basal? (Leberprolaps).
- Radiologische Fehlermöglichkeit: eventrierte Magenblase wird als Pneumothorax interpretiert. Cave: Thoraxdrainage mit Perforation des Magens, s. Abb. 249.
- Beckenübersicht: Beckenfraktur:
- Radiologische Spezialuntersuchung bei Verdacht auf Ruptur links: Gastrografin-Magen-Dünndarm-Passage.
- Spezialuntersuchung bei Verdacht rechts: Leberszintigraphie, Computertomographie.

Differentialdiagnose

- Pneumothorax, Lungenverletzung, basale Atelektasen, Milzruptur.

Operationsindikation

- Jede Zwerchfellruptur (s. S. 265).

Operative Verfahren

- Bei Frühdiagnose (die ersten 48 Std.) obere mediane Laparotomie: ermöglicht Revision des Bauchraums. Luxierte Bauchorgane lassen sich noch leicht herunterziehen. Zwerchfellnaht von unten.
- Bei später gestellter Diagnose und fehlender Bauchsymptomatik: intraabdominale Begleitverletzungen sind unwahrscheinlich. Dagegen wächst die Möglichkeit, daß die in den Thorax verlagerten Eingeweide fibrinös verklebt und durch Zug nicht mehr reponibel sind. Daher anterolaterale Thorakotomie, Reposition von oben und Zwerchfellnaht.

Prognose

- Zu erwarten ist Obliteration des Sinus phrenicocostalis mit geringgradiger Einschränkung der Zwerchfellmotilität.

Stumpfes Bauchtrauma

Allgemeines

- Unter zivilen Verhältnissen überwiegender Verletzungsmodus des Abdomens, 8–10mal häufiger als das penetrierende Trauma.
- Ursache sind in über 80% Verkehrs- und Arbeitsunfälle.
- Charakteristische Häufigkeit der Verletzung einzelner Organe: Milz, Niere, Leber, Magen-Darm-Trakt, Harnblase, Zwerchfell, Pankreas.
- Stumpfes Bauchtrauma ist in der Mehrzahl der Fälle kombiniert mit extraabdominalen Verletzungen: Schädel, Thorax, Extremitäten, Beckenfraktur.
- Spezifischer Kardinalfehler: Nichterkennung bei Bewußtseinsverlust.
- Unmittelbare Gefahren: innere Verblutung, Peritonitis, Urosepsis.

Untersuchungen

- Kreislaufsituation. Klinischer Allgemeinstatus (Schädel-Hirn-Trauma, Thoraxtrauma, Frakturen, Gefäßverletzungen).
- Schock: bei Polytraumatisierten verschiedene konkomitierende Ursachen. Sofern kein extraabdominaler Blutverlust besteht, ist hämorrhagischer Schock ein Indiz für Blutung in die Bauchhöhle.
- Palpation des Abdomens: Druckschmerz, Peritonismus bei Blut oder Verdauungssäften in der freien Bauchhöhle. Nur schlüssig bei erhaltenem Bewußtsein!
- Perkussion: freie Luft bewirkt Verschwinden der Leberdämpfung und läßt auf Perforation im Magen-Darm-Trakt schließen.
- Auskultation: Blut in der freien Bauchhöhle erzeugt anfängliche Hyperperistaltik, saurer Magensaft dagegen eine sofortige reflektorische Darmparalyse.
- Schulterschmerz (Kehrsches Zeichen) durch Phrenikusreiz weist auf Blutung in die freie Bauchhöhle. Diagnostisch von geringer Zuverlässigkeit.
- Labor: Hb, Hk, Leukozyten (immer erhöht, für Organdiagnose unspezifisch).
- Peritoneal-Lavage: Nachweis von Blut in der freien Bauchhöhle (ohne Organdiagnose), s. S. 268. Hauptindikation das unklare Abdomen bei Bewußtseinsverlust.
- Urin: Hämaturie verlangt spezifische radiologische Abklärung im urologischen Bereich. Spontaner Blutabgang aus Urethra oder Unmöglichkeit der Miktion trotz des Harndrangs sind Indizien für Urethraruptur.

Röntgendiagnostik

- Abdomen stehend: freie Luft unter den Zwerchfellkuppen („Luftsichel“) bedeutet Perforation im Magen-Darm-Trakt.
- Abdomenübersicht liegend.
  Milz- oder Leberruptur: Zwerchfellhochstand, Verlagerung der Magenblase.
  Duodenumruptur: retroperitoneale Luftblasen um rechte Niere und entlang dem Psoasrand.
  Nierenverletzung: verstrichener Psoasschatten (retroperitoneales Hämatom), Frakturen basaler Rippen oder Querfortsatzfrakturen.
- Ausscheidungsurographie: bei Makrohämaturie und Rücken- oder Flankensymptomen. Intravenöse Injektion von 20 ml Kontrastmittel oder bei hämorrhagischem Schock Kurzinfusion von 100 ml Kontrastflüssigkeit zur Infusionsurographie, 10 Min. vor Anfertigung der Abdomenübersichtsaufnahme. Beurteilungskriterien: zwei funktionierende Nieren? Stumme Niere? Kontrastaustritt ins Retroperitoneum?
- Urethrographie, Zystographie: s. S. 130, Beckenhöhlentrauma.
- Aortographie: retrograd. Selektive Darstellung der großen Gefäßabgänge ist nur sinnvoll bei konkretem Organverdacht, stabiler Kreislauflage und adäquatem Angiographiedienst.
- CT, Sonographie s. S. 12.

Sofortmaßnahmen

- Siehe S. 118, penetrierendes Bauchtrauma.

Konservative Therapie

- Laufende klinische Überwachung bei stumpfem Bauchtrauma und erhaltenem Bewußtsein, stabilem Kreislauf und fehlenden peritonealen Symptomen.

Operationsindikationen

- Hämorrhagisch-peritoneales Abdomen bedeutet Zwang zur Probelaparotomie.
- Erschöpfende Organdiagnose ist präoperativ weder möglich noch anzustreben!
- Aufgrund der Kenntnis traumatologischer Schadenmuster erfolgt gezielte Exploration am offenen Abdomen.

Prognose

- Letalität abhängig vom abdominalen Schadenmuster und Zeitfaktor, überlagert durch die große Häufigkeit extraabdominaler Mitverletzungen.

Penetrierendes Bauchtrauma

Allgemeines

- Schußverletzung: meist kriminell. Stichverletzungen kriminell und suizidal (bei Psychopathen auch Selbstverstümmelung).
- Splitterverletzungen durch Explosion.
- Pfählungstrauma: Eindringen eines Fremdkörpers durch die Anogenitalregion.
- Gemeinsame unmittelbare Gefahren: Blutungen, Peritonitis.

Untersuchungen

- Schuß: Lage von Ein- und Ausschuß. Ungefähre Richtung des Schußkanals ergibt die für Verletzung in Frage kommenden Organe.
- Stich: im Gegensatz zur Schußverletzung lassen sich Tiefe und Richtung einer Stichwunde schlechter bestimmen.
- Abdomen klinisch: Peritonitis? Freie Luft? Äußerlich erkennbare Hämatome (besonders Flankenhämatome bei retroperitonealen Blutungen)? Schock?
- Respiration: Atmung seitengleich? Hämatothorax oder Pneumothorax = Verdachtsmomente auf kombiniertes abdominothorakales Trauma.
- Motilität der unteren Extremitäten: Rückenmarksverletzungen.
- Urin: klar oder blutig? (Urogenitalverletzung).

Sofortmaßnahmen

- Schockbehandlung und Infektionsbekämpfung: zentralvenöser Zugang, Plasmaexpanderlösungen und Bluttransfusionen, Breitbandantibiotikum i. v.
- Thoraxröntgen, evtl. Pleurasaugdrainage (S. 261).
- Abdomenaufnahme im Liegen, allenfalls im Stehen. Ein- und Ausschuß auf der Haut markieren. Freie Luft? Fehlende Psoas- oder Nierenkonturen?
- Sofern Hämaturie: aufgrund des klinischen Organverdachts i. v. Pyelogramm oder Blasenkatheter und Zystographie (auf Abdomenübersichtsbild).

Operationsindikationen

- Laparotomie grundsätzlich bei jeder Schußverletzung; bei jeder Stichverletzung mit intraperitonealer Symptomatik.
- Stichverletzung ohne intraperitoneale Zeichen: Wunddébridement in Lokalanästhesie, wobei unter laufender Beobachtung des Patienten mit einer Laparotomie zugewartet werden darf.

Besonderheiten

- Häufigste Organverletzung beim stumpfen Bauchtrauma. Selten Läsionen durch Schuß oder Stich.
- Isolierte Milzruptur betrifft ¼ der Fälle; zahlenmäßig überwiegen die Kombinationsverletzungen.
- Zweizeitige Milzruptur: Parenchymriß bei intakter Kapsel führt zu wachsendem intralienalem Hämatom. Nach Stunden oder Tagen kann es spontan oder aus geringfügigem Anlaß zur Kapselruptur und freien intraabdominalen Blutung kommen.
- Persistierende subkapsuläre Hämatome führen zu traumatischer Milzzyste. Diese entspricht klinisch einem Oberbauchtumor, erkennbar palpatorisch, radiologisch (Eindellung der Magengroßkurvatur) im weiteren durch Sonographie und Computertomographie.

Untersuchungen

- Unfallanamnese: Kommt eine Milzruptur in Frage?
- Hämorrhagisch-peritonealer Oberbauch, Leukozytose, evtl. Schulterschmerz links: s. Abschnitt stumpfes Bauchtrauma.
- Bei kontinuierlicher, leichter Sickerblutung protrahierter Verlauf mit Abfall von Hämoglobin und Hämatokrit. Jederzeit kann eine dramatische Verschlechterung eintreten!
- Röntgen: Abdomenübersicht. Evtl. Frakturen basaler Rippen links, Zwerchfellhochstand, Verlagerung der Magenblase.
- CT und Sonographie sind organspezifisch: Darstellung eines intra- oder perilienalen Hämatoms, evtl. einer klaffenden Rupturstelle.
- Peritoneal-Lavage (S. 267) ist dagegen nicht organspezifisch!

Operationsindikation

- Jede klinisch vermutete oder apparativ nachgewiesene Milzverletzung.

Operative Verfahren

- Splenektomie bei: unstillbarer Blutung, Zeitdruck bei Mehrfachverletzung (S. 269).
- Milzerhaltendes Operieren bei: geringer und oberflächlicher Blutung, Polabriß. In Frage kommen: atraumatische Durchstechungsnaht, die durch Mitfassen eines Netzzipfels oder Kollagenvlies stabilisiert wird, sowie die Fibrinklebung glatter Absetzungsflächen.

Prognose

- Isolierte Milzruptur hat bei rechtzeitiger Erkennung und Operation keine eigenständige Letalität.
- Splenektomie bringt keine Invalidität, ist rechtlich jedoch als Integritätsschaden zu bewerten.
- Veränderungen im Blutbild sind anfängliche Thrombozytose und permanent nachweisbare Jolly-Howell-Körperchen.

Besonderheiten

- Isolierte Leberruptur ist eine große Rarität: in über 90% der Fälle liegen Begleitverletzungen vor. Beim Lebertraumatisierten handelt es sich um den typischen „Polyblessé".
- Häufigste Begleitverletzungen sind Rippenfrakturen, Lungenkontusion, Milzruptur, Schädel-Hirn- und Extremitätenverletzungen.
- Rupturformen: oberflächliche, glatte Parenchymrisse (oft nur Zufallsbefund), Teilabrisse, zentrale Berstungsrupturen, Lebervenen- und retrohepatischer Kavariß.

Untersuchungen

- Im Zentrum des klinischen Bildes stehen der hämorrhagisch-peritoneale Schock und das rechtsseitige Thoraxtrauma, oftmals mit initialer respiratorischer Insuffizienz und Hämatopneumothorax.
- Untersuchungsgang s. Abschnitt stumpfes Bauchtrauma.
- Röntgen: Zwerchfellhochstand, Thoraxtrauma rechts.

Operationsindikation

- Die intraabdominale Massivblutung mit Verdacht auf Leberruptur.

Operative Verfahren

- Wenn gleichzeitig ein Thoraxtrauma vorliegt: Pleurasaugdrainage vor Einleitung der Überdrucknarkose (s. S. 261).
- Desinfektion des ganzen Abdomens und Thorax (etwaige abdominothorakale Schnittführung).
- Behandlung der Leberwunde aufgrund von Lage, Größe und Typus, s. S. 271.

Prognose

- Zufallsbefund eines oberflächlichen Parenchymrisses hat keine eigenständige Letalität.
- Unmittelbare Lebensgefahr abhängig von der Schwere der Ruptur, bei zentralen Berstungen, Lebervenenabriß oder retrohepatischem Kavariß etwa 50%.
- Im Überlebensfall hinterläßt auch ein großer Parenchymverlust kaum bleibende Nachteile.

Magen-Dünndarm-Verletzung

Besonderheiten

- Subseröse kontusionelle Hämatome und inkomplette Rupturen (Läsion der Seromuskularis) als Zufallsbefund. Eine Sonderform der inkompletten Ruptur stellt die Décollement-Verletzung dar: zirkuläre Zerreißung der Seromuskularis bei erhaltenem Mukosaschlauch.
- Komplette intraperitoneale Rupturen = traumatische Perforation mit Lumeneröffnung und Peritonitis.
- Gedeckte, retroperitoneale Duodenumruptur mit Ausbildung einer retroperitonealen Phlegmone.
- Abriß des Dünndarms vom Mesenterium mit segmentärer Ischämie und intraabdominaler Blutung.

Untersuchungen

- Untersuchungsgang siehe Abschnitt stumpfes und penetrierendes Bauchtrauma.
- Erschöpfende Diagnostik ist präoperativ nicht möglich.
- Für freie Perforation sprechen Peritonitis und Luft in der Bauchhöhle (perkutorisch und radiologisch nachzuweisen).
- Protrahierte und unklare Oberbauchsymptomatik mit anfänglich fehlendem Peritonismus, ansteigender Leukozytose und Fieber sind ein Indiz für retroperitoneale Organverletzung: Duodenumruptur, Pankreasverletzung.
- Hämorrhagische Durchfälle implizieren Verdacht auf ausgedehnte ischämische Schleimhautnekrose: Mesenterialabriß (Analogie zum Mesenterialinfarkt).
- Abdomenleeraufnahme: besonderen Stellenwert haben freie Luft oder retroperitoneales Emphysem (gedeckte Duodenum- oder Kolonruptur).
- Labor: bringt weder Diagnose noch Operationsindikation, hat Bedeutung als Ausgangsbasis bei subakuten und unklaren Verläufen. In Ergänzung zum Notfallstatus Serumamylase, Bilirubin, alkalische Phosphatase und Transaminasen.

Differentialdiagnose

- Bei freier Luft: Perforation des Kolons.
- Bei retroperitonealem Emphysem: gedeckte Kolonperforation.
- Bei intraabdominaler Massivblutung: Milzruptur, Leberruptur.
- Bei reflektorischer Darmparalyse: Pankreasruptur, retroperitoneales Hämatom durch LWK-Fraktur oder Nierenverletzung.

Operationsindikation

- Peritoneale und/oder hämorrhagische Symptomatik, mit freier Luft oder retroperitonealem Emphysem.

Operative Verfahren

- Abschließende Exploration des Schadenmusters am eröffneten Abdomen.
- Je nach Verletzungstyp kommen in Betracht:
  1. Primärer Nahtverschluß einzelner oder mehrerer Lecks, s. S. 277. Eine Magenresektion erweist sich wegen der guten kollateralen Zirkulation kaum jemals als notwendig (Ausnahme: Laugenverätzung mit ausgedehnter Magenwandnekrose).
  2. Dünndarmresektion mit End-zu-End-Anastomose, s. S. 278. Beachte: primäre Anastomose darf am Dünndarm mit guter Erfolgsaussicht vorgenommen werden, ist am unvorbereiteten Kolon jedoch gefährlich und in jedem Zweifelsfall abzuraten.
  3. Retroperitoneale Duodenumruptur: Mobilisierung von lateral her, Verschluß durch Direktnaht, evtl. Anlegen einer Umgehungsanastomose.

Prognose

- Bei zeitgerechter und technisch einwandfreier Versorgung aller vorhandenen Verletzungen im Überlebensfall keine Invalidität.

Pankreasverletzung

Besonderheiten

- Ursächlich stumpfe Quetschung (Typ Lenkradaufprall), selten isoliert, meist in Kombination mit anderen intraabdominalen Organschäden.
- Kontusionen mit Parenchymblutung bei erhaltener Kapsel.
- Kapsel- und Parenchymrisse mit intaktem oder eröffnetem/durchtrenntem Ductus pancreaticus.
- Zertrümmerung des Pankreaskopfs mit Beziehung zum terminalen Ductus choledochus und Duodenum.

Untersuchungen

- Typisch für Pankreastrauma sind linksseitiger Oberbauch- und Schulterschmerz, reflektorische Darmparalyse und sekundärer Peritonismus, Blutdruckabfall mit Hämokonzentration.
- Organspezifische Schlüsseluntersuchung bei protrahierter Oberbauchsymptomatik ist die CT: Darstellung der Organruptur, des perifokalen Hämatoms/Ödems und eventueller Pseudozysten.
- Labor: ansteigende Leukozytose und Serumamylase.

Operationsindikation

- Verdacht auf Pankreasruptur (klinisch, CT, Amylase).

Operative Verfahren

- Alleinige Drainage der Bursa omentalis.
- Nahtverschluß oberflächlicher Kapsel- und Parenchymrisse.
- Teilresektion distal bei eröffnetem Ductus pancreaticus.
- Innere Drainage von Pankreaskörper und Schwanz bei kopfnaher Ruptur (Pankreatikojejunostomie).
- Duodenopankreatektomie.

Prognose

- Nach Kontusionen: Pseudozysten innerhalb einiger Wochen.
- Nach Eröffnung des Ductus pancreaticus: Fisteln, Pseudozysten.

Besonderheiten

- Ursache ist meist ein penetrierendes Trauma (Schuß, Stich).
- Schuß: multiple Läsionen, Lazeration der Darmwand mit Zirkulationsstörungen. Stich: häufiger solitäre Lecks, glatte Verletzung des Darms.
- Stumpfes Trauma: Abrißverletzungen von Darmteilen mit Perforation, Hämatomen und Zirkulationsstörung.
- 75% der Fälle weisen neben der Kolonverletzung weitere intraabdominale Organschäden auf.
- Im Gegensatz zur elektiven Chirurgie betrifft das Trauma ein nicht krankhaft verändertes, jedoch stuhlgefülltes Kolon.
- Kontamination der Bauchhöhle (und der Laparotomiewunde) durch Darmkeime ist obligat. Das Ausmaß der Infektion hängt ab von der Lage und Größe der Verletzung sowie vom Zeitfaktor.
- Neben der Peritonitis durch freie Perforationen sind retroperitoneale Lecks mit der großen Gefahr einer retroperitonealen Gasphlegmone und akuten Sepsis belastet.
- Die operative Versorgung einer Kolonverletzung ist unter diesen Gegebenheiten mit wesentlich mehr Komplikationen behaftet als die elektive Chirurgie; hauptsächliche Risiken sind die infektiöse Anastomoseninsuffizienz und das Übersehen einer retroperitonealen Perforation.

Untersuchungen

- Untersuchungsgang, s. S. 116, 118.
- Peritonitis, intraabdominale Blutung, freie Luft?
- Verdacht auf retroperitoneale Phlegmone? Radiologisch Gasblasen entlang Psoasschatten. Das Krankheitsbild wird am frisch unfallgeschädigten Patienten leicht durch die akute Perforationsperitonitis verschleiert und kommt im Regelfall erst postoperativ bei übersehener retroperitonealer Läsion zur Entfaltung (postoperative Sepsis mit allgemeinem Verfall, Darmparalyse, Fieber, hohe Leukozytose bei fehlenden Peritonitiszeichen).

Sofortmaßnahmen

- Einleitung der Schockbehandlung (Kavakatheter), Breitbandantibiotikum, Blasenkatheter.
- Vorbereitung zur Laparotomie.

Differentialdiagnose

- Jede penetrierende intraabdominale Organverletzung mit Austritt von freier Luft.

Kolonverletzung

Operationsindikation

- Penetrierendes oder stumpfes Abdominaltrauma mit hämorrhagischer und/oder peritonealer Symptomatik.

Operative Verfahren

- Erste Hauptaufgabe am eröffneten Abdomen ist die Festlegung des erschöpfenden Verletzungsstatus. Auf retroperitoneale Läsionen im Bereich des Colon ascendens und descendens ist ganz besonders zu achten (retroperitoneale Luftblasen, verbunden mit jauchigem Ödem).
- Für die Versorgung der Darmverletzungen kommen im einzelnen folgende Verfahren in Betracht:
  1. Übernähung:
     Direkter Verschluß durch einstülpende Primärnaht, z. B. bei Stichverletzung.
  2. Resektion:
     a) Standardresektion mit intraabdominaler Anastomose: Hemikolektomie rechts, Transversumresektion, Hemikolektomie links, Sigmaresektion. Kombination mit vorgeschalteter Sicherheitskolostomie s. unter Punkt 3a.
     b) Resektion mit endständiger Ausleitung des zuführenden Darmschenkels und (temporärem) Blindverschluß des abführenden Schenkels: wenn Standardresektion zu riskant erscheint, z. B. bei bereits etablierter Peritonitis.
  3. Kolostomie:
     a) Sicherheits- oder Schutzkolostomie: Vorlagerung einer doppelläufigen Schlinge (Transversum oder Sigma) als temporärer Anus praeter oberhalb einer Anastomose oder Zäkostomie mit Ballonkatheter.
     b) Kolostomie durch Vorlagerung eines Lecks vor die Bauchdecken: Ausweichverfahren, wenn weder Übernähung noch Standardresektion in Frage kommen.
- Sekundäre Rekonstruktion nach Anwendung der Verfahren 2b und 3.

Prognose

- Bezüglich Sepsisrisiko abhängig von der zweckmäßigen operativen Versorgung, insbesondere von der erschöpfenden Verifizierung aller, auch der retroperitonealen Läsionen.
- Im Überlebensfall von seiten des Kolons keine Invalidität.

Besonderheiten

- Unfallmechanismus ist weit überwiegend das stumpfe Flanken- oder Bauchtrauma; unter Friedensverhältnissen bedeutend seltener sind penetrierende Verletzungen durch Schuß oder Stich.
- Schweregrad der Organläsion reicht von leichten Parenchymrissen mit oder ohne Kapselverletzung zu durchgreifenden Rupturen ins Nierenbeckensystem und Abriß von Nierenteilen oder der ganzen Niere vom Gefäßstiel.

Untersuchungen

- Klinischer Untersuchungsgang s. stumpfes Bauchtrauma, S. 116.
- Radiologische Schlüsseluntersuchungen sind Ausscheidungsurographie und selektive Nierenangiographie, evtl. Computertomographie.

Differentialdiagnose

- Läsionen der ableitenden Harnwege.

Konservative Therapie

- Nierenkontusion (kleinere Parenchymrisse) mit Mikro- oder Makrohämaturie und urographisch intakter oder zeitlich leicht verzögerter Ausscheidungsfunktion.
- Bei stabilen Kreislaufverhältnissen Infusionstherapie unter Kontrolle der Urinproduktion, Wiederholung der Ausscheidungsurographie oder Nierenangiographie nach 48 Std. Bei Wiederaufnahme der Nierenfunktion weiterhin konservative Behandlung. Schlußuntersuchung pyelographisch nach 4 Wochen: im Falle der Restitutio ad integrum keine weitere Maßnahme – bei Ausbildung einer Pseudohydronephrose Teilresektion der Niere.

Operationsindikation

- Schockierendes, rasch wachsendes retroperitoneales Hämatom mit fehlender Kontrastausscheidung und/oder angiographisch verifiziertem Nierenabriß oder Durchriß.
- Stumme Niere (fehlende Ausscheidung im intravenösen oder Infusionsurogramm), wenn
  - im CT massive Parenchymblutung, Ödem, perirenales Hämatom nachzuweisen sind,
  - die selektive Nierenangiographie eine ischämisierende Läsion der Nierenarterie erkennen läßt.

Operative Verfahren

- Organerhaltende Operation, wenn immer möglich: Entfernung zerfetzter Parenchymteile, Hämostase an blutenden Gefäßen, Verschluß des Nierenbinnensystems, s. S. 287.
- Evtl. perkutane Nephrostomie unter sonographischer Kontrolle als temporäre entlastende und drainierende Maßnahme bei stummer Niere.
- Primäre Nephrektomie als äußerste Notmaßnahme bei akuter Verblutungsgefahr infolge Abriß des Nierenstiels.

Prognose

- Leichte Nierentraumen (Kontusion): Restitutio ad integrum.
- Nach größeren Parenchymläsionen ist unter konservativem Vorgehen immer mit der Möglichkeit einer posttraumatischen Pseudohydronephrose zu rechnen. Die Indikation zur Resektion einer Pseudohydronephrose unter Erhaltung der Restniere ist gegeben wegen Infektionsgefahr und Druckschädigung von funktionsfähig gebliebenem Nierenparenchym.

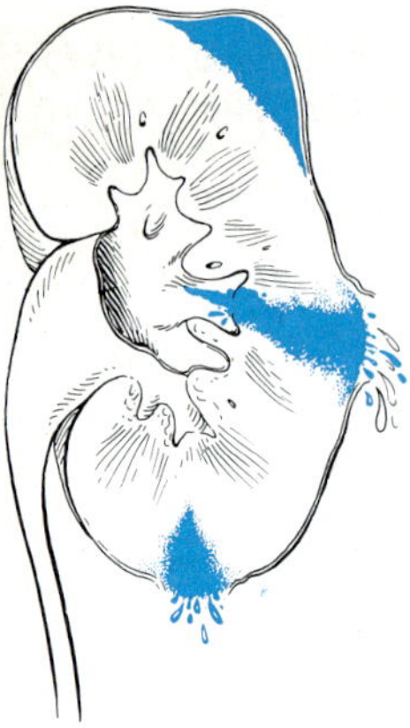

Abb. 76 Intrakapsulärer Nierenriß (oben). Extrakapsulärer Riß (unten). Parenchymriß ins Nierenbecken (Mitte), Sonderform Teilabriß und Totalruptur des Organs

Begriffsbestimmung

- Verletzung extraperitoneal gelegener viszeraler Organe des kleinen Beckens: Blase/Urethra, Rektum, Vagina.

Besonderheiten

- Die genannten Organe werden durch den Beckenring vor stumpfen Traumen weitgehend geschützt.
- Von seiten des Beckens setzt ihre Verletzung daher besondere Bruchformen mit zielgerichteter Dislokation voraus.
- Penetrierende Unfallmechanismen betreffen Schuß oder Pfählung.
- Perforationen und Rupturen können intraperitoneal verlaufen oder extraperitoneal in die lockeren Bindegewebsspatien des kleinen Beckens führen.
- Mit evidenter Sepsisgefährdung behaftet sind besonders Läsionen von Blase, Urethra und Rektum.

Untersuchungen

- Unfallanamnese. Äußere Verletzungen in der Anogenitalregion, Blutung aus Anus, Vagina oder Urethra?
- Stabilität des Beckenringes? Beckenübersichtsaufnahme.
- Rektaluntersuchung: Blut am palpierenden Finger? Auffälliger Hochstand der Prostata mit teigigem Ödem bedeutet Verdacht auf Ruptur der Pars membranacea urethrae.
- Palpation des Abdomens:
  Peritonismus? Intraperitoneale Blasenruptur führt durch Urinextravasation zu urinösem Aszites, im Verlauf weniger Stunden dann zu Peritonitis mit paralytischem Ileus, Oligurie und toxisch-septischem Zustand.
  Freie Luft im Abdomen: Indiz für intraperitoneal verlaufende Perforation von Rektosigmoid oder Vagina.
- Teigiges, schmerzhaftes Ödem suprasymphysär oder (beim Mann) perineal: „Urinphlegmone" durch extraperitoneale Blasen- oder Urethraruptur.
- Spontanurin: klar? Bei Unmöglichkeit der Miktion oder blutigem Urin vorsichtige Katheterisierung, Zystographie (S. 130). Gelingt Katheterisierung nicht, so erfolgt zunächst eine Urethrographie (S. 130).
- Proktoskopie/Rektoskopie: Unter ausgiebigem Spülen wird das Rektum auf Läsionen abgesucht.
- Vaginale Spekulumuntersuchung: intraperitoneale Perforationen fast stets im hinteren Scheidengewölbe. Massivblutung spricht für extraperitoneale Verletzungen im Bereich der Parametrien.

Beckenhöhlentrauma

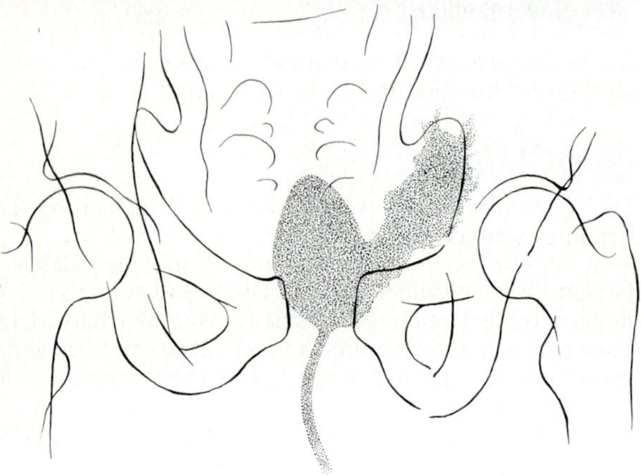

Abb. 77 Zystographie: Extraperitoneale Blasenruptur mit Kontrastaustritt ins Beckenbindegewebe. Komplexe Sprengung des Beckenrings mit Symphysenzerreißung

Röntgen

- Urethrographie (beim Mann): 20 ml Endografin mit Spritzenansatz direkt in Urethra injizieren, Röntgenaufnahme. Wenn Urethra durchgängig und unverletzt:
- Einführen eines Blasenkatheters Charr. 18, Durchführung der Zystographie (Abb. 77, 78).
- Zystographie: Instillation von 200 ml Kontrastmittel (100 ml Urografin 60%, verdünnt mit 100 ml NaCl-Lösung). Füllungs- und Entleerungsbild: Extravasate intraperitoneal (kontrastbeschlagene Dünndarmschlingen), extraperitoneal? Extraperitonealer Kontrastaustritt ist oft nur im Entleerungsbild zu erkennen.
- Abdomenübersichtsaufnahme (wenn möglich im Stehen): Nachweis von freier Luft entspricht intraperitonealer Perforation von Vagina oder Rektosigmoid.
- Kleiner Holzknecht-Einlauf mit wasserlöslichem Kontrast (Gastrografin) unter Bildverstärkerkontrolle: Füllung bis zur Rektosigmoidschleife. In seltenen Fällen indiziert bei Verdacht auf Perforation und Unmöglichkeit, diese rektoskopisch zur Darstellung zu bringen.

  Cave: strikte kontraindiziert sind bei Perforationsverdacht Kontrasteinläufe mit Barium!

Konservative Therapie

- Verletzung der Vagina ohne intraperitoneale Perforation und Massivblutung: die Läsion ist selbstdrainierend und darf unter Antibiotikaschutz konservativ behandelt werden.

Operationsindikationen

- Die intra- oder extraperitoneale Blasenverletzung.
- Urethraruptur.
- Intra- oder extraperitoneale Rektumverletzung.
- Intraperitoneale oder stark blutende Vaginalperforation.

Operative Verfahren

- Blasen-, Urethraversorgung, s. S. 290, 291.
- Intraperitoneale Kolonversorgung, S. 281.
- Abdominoperineale Rektumrevision, S. 285.
- Vaginalruptur: bei starker Blutung vaginale Durchstechungsligatur, bei intraperitonealem Verlauf Probelaparotomie.

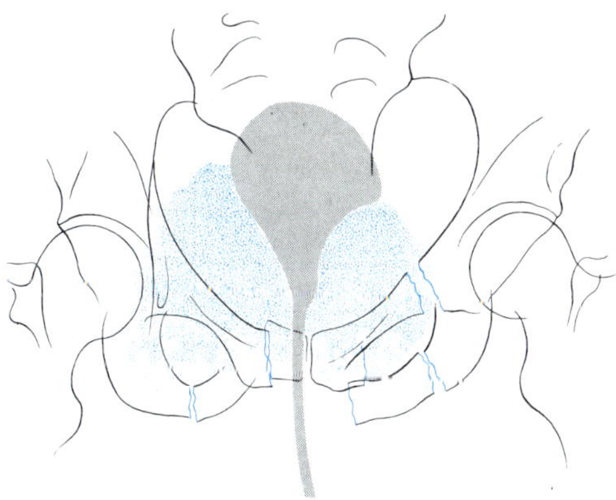

Abb. 78 Dislozierte vordere Beckenringfrakturen: Möglichkeit der Blasenläsion. Zystographie zeigt Hochdrängung der Blase und Eindellung (Pelotteneffekt) durch das Frakturhämatom

Beckenfraktur

Allgemeines

- Schweregrad reicht von Bagatelltrauma (undislozierte Schambeinfraktur) über invalidisierende Läsion (transazetabuläre Dislokationen) bis zu unmittelbarer Lebensgefahr durch Verblutung oder (im späteren Verlauf) durch Sepsis.
- Begleitverletzungen sind Urogenitaltrauma, Zwerchfellruptur, Verletzung von Beckenstammgefäßen, Rektum, Plexus sacralis.

Beurteilungskriterien

1. *Stabilität des Beckenrings?*
   Kriterium ist die Integrität bzw. Sprengung des hinteren Ringsegments (Abb. 79). Völliger (hinterer) Stabilitätsverlust dokumentiert sich in *linearen Verschiebungen* (einseitiger Hochstand, Klaffen der Fragmente) mit konsekutiver Asymmetrie des inneren Beckenrings.
   Erhaltene Teilstabilität (aufgrund ganz oder teilweise erhaltener sakroiliakaler Ligamente) manifestiert sich als *Rotationsverschiebung* des inneren Beckenrings mit Asymmetrie. Häufigster Fall ist die nicht dislozierte Beckenringfraktur ohne Beckenasymmetrie.
2. *Einbezug des Hüftgelenks?*
   Wegen des immanenten Arthroserisikos kommt den transazetabulären Läsionen innerhalb der Beckenfrakturen eine Sonderstellung in therapeutischer und prognostischer Hinsicht zu.

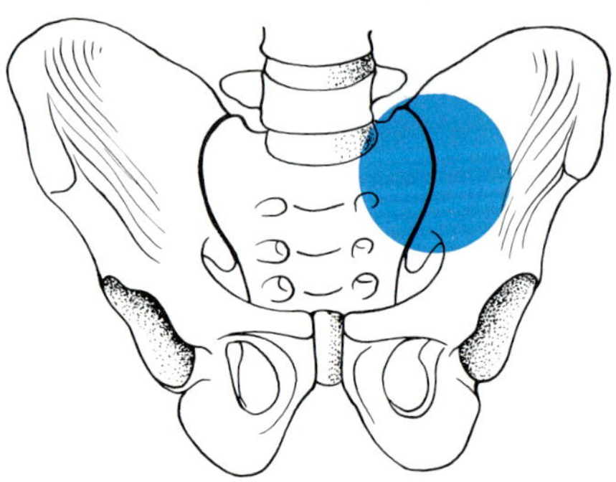

Abb. 79 Schlüsselzone zur Stabilitätsbeurteilung des Beckenrings ist das „hintere Ringsegment" (blau), bestehend aus Sakrum, Ileosakralgelenk und angrenzendem Darmbein

Untersuchungen

- Bimanuelle Beckenkompression, Druck auf Symphyse. Motorik der Beine, periphere Pulse.
- Frakturhämatom: Symphysengegend, Peniswurzel, Skrotum, Labien, Perineum. Miktion spontan möglich? *Hämaturie?*
- Röntgen: erste Orientierung durch Beckenübersicht a.-p.
- Spezialaufnahmen:
  1. *Schrägaufnahmen* für transazetabuläre Frakturen.
     - Frakturseite 45° angehoben (Foramen-obturatum-Aufnahme): hinterer Azetabulumrand, vorderer Pfeiler.
     - Nichtfrakturierte Seite 45° angehoben (Ala-Aufnahme): vorderer Azetabulumrand, Beckenschaufel, hinterer Pfeiler.
  2. *Beckeneingangsaufnahme* (Strahlengang 30° kranio-kaudal geneigt): Dislokationen des hinteren Ringsegmentes (Abb. 80).
  3. *Zystographie* (Abb. 78). Bei allen dislozierten Frakturen, wenn spontane Miktion unmöglich ist oder bei Hämaturie.
- Computertomographie: Bei Sakrumfrakturen zur Stabilitätsbeurteilung. Zur präoperativen Planung bei kombinierten Azetabulumfrakturen und hinteren Luxationsfrakturen (Interponate).

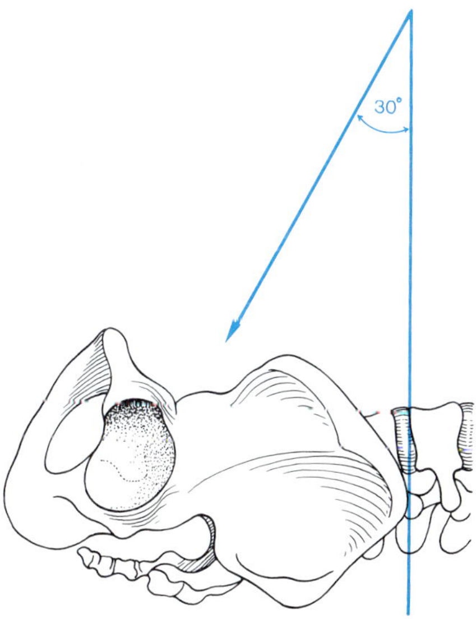

Abb. 80 Beckeneingangsaufnahme. Patient in Rückenlage, Strahlengang 30° gegen kaudal gerichtet

Beckenfraktur

Einteilung

1. Gruppe I: stabile Frakturen mit intaktem Hüftgelenk (Abb. 81). Beckenrandfraktur (Darmbeinschaufel), einseitige undislozierte Schambeinfraktur des alten Menschen.
2. Gruppe II: teilstabile oder instabile Frakturen mit intaktem Hüftgelenk (Abb. 82).
   Dazu gehören vordere oder hintere Ringbrüche sowie knorpelig-ligamentäre Zerreißung von Symphyse und Ileosakralgelenk. Die Möglichkeit urologischer Begleitverletzungen ist besonders ausgeprägt bei der doppelseitigen dislozierten Schambeinfraktur (Schmetterlingsfraktur) (Abb. 83). Auch mit vaskulären Verletzungen im kleinen Becken muß gerechnet werden.
3. Gruppe III: transazetabuläre Frakturen (Abb. 84 und 85). Es handelt sich um Frakturen des vorderen und/oder hinteren Azetabulumpfeilers (die sog. „zentrale Subluxation“) mit oder ohne zusätzliche Sprengung des Beckenrings, ferner um Abscherungsfrakturen des hinteren Pfannenrandes.
   In dieser Gruppe ist das Hüftgelenk primär geschädigt durch Deformierung der Pfanne, Knorpelläsionen und Spongiosaimpression; sekundär folgt die Koxarthrose.

Konservative Therapie

- Grundsätzlich: Bettlägerigkeit und Immobilisierung der Hüfte so kurz als möglich! Antikoagulation.
- Gruppe I: konservativ ist das Verfahren der Wahl. Mobilisieren des Patienten nach Maßgabe der Beschwerden, evtl. mit dem Eulenburg-Apparat beginnend.
- Gruppe II: konservativ behandeln ist statthaft bei erhaltener *Teilstabilität* (des hinteren Ringsegmentes). Frühmobilisation am Eulenburg-Apparat unter strikter Entlastung für 8 Wochen. Bei *völligem Stabilitätsverlust* (Diskontinuität des hinteren Ringsegments, lineare Verschiebungen) besteht unter konservativer Therapie jedoch das Risiko von Beinlängendifferenz, Beckenasymmetrie (Sitzen!) und chronischen lumbosakralen Schmerzzuständen. Die offene Reposition und Stabilisierung ist daher vorzuziehen. Bei Kontraindikationen kommt gegenüber dem operativen Prozedere in Betracht:
  1. Kirschner-Drahtextension am distalen Femur zum Ausgleich einer einseitigen Verkürzung. Lagerung auf Braunscher Schiene, Traktion mit 1/7 des Körpergewichts. Bei erfolgreichem Längenausgleich Extensionsdauer 6 Wochen.
  2. Hängemattenlagerung: nur bei Symphysensprengung mit intakten sakroiliakalen Ligamenten.
- Gruppe III: Grundsätzlich konservativ lassen sich behandeln: kleine Abscherungen des hinteren Pfannenrandes sowie die tiefe vordere Pfeilerfraktur.

  Allen anderen transazetabulären Frakturen ist ein Koxarthroserisiko wegen der Primärläsion des Gelenkknorpels und der Spongiosaimpression grundsätzlich immanent, unabhängig davon, ob operativ oder konservativ vorgegangen wird. Während bei jüngeren Patienten durch die operative Reposition und Stabilisierung die

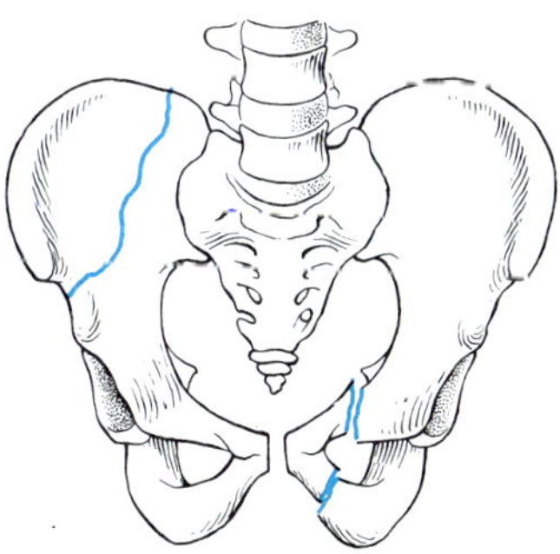

Abb. 81 Gruppe I: stabile Frakturen mit intaktem Hüftgelenk

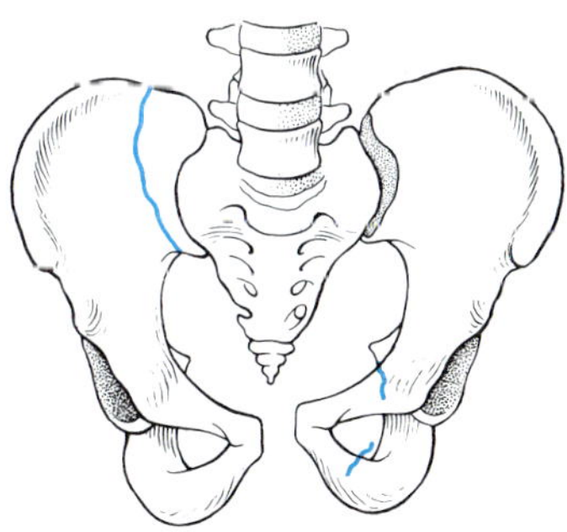

Abb. 82 Teilstabile bis instabile Frakturen mit intaktem Hüftgelenk (Gruppe II)

arthrotischen Spätfolgen wahrscheinlich verringert werden, verschiebt sich die Indikation bei höherem Alter zunehmend auf die konservative Seite: Frühmobilisation der Hüfte nach Maßgabe der Beschwerden, Mobilisation des Patienten unter möglichster Entlastung.

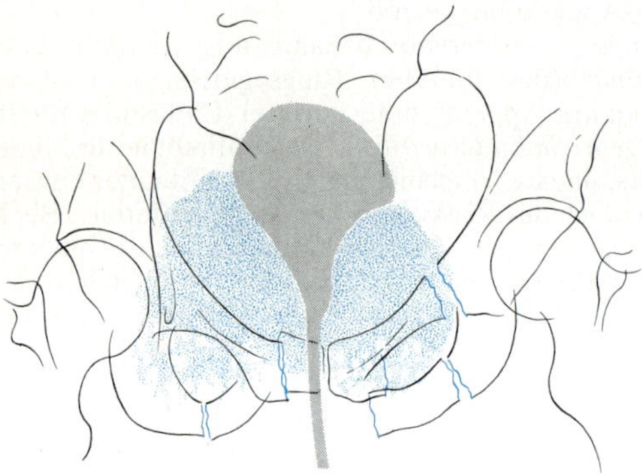

Abb. 83 Gruppe II: bei dislozierter doppelseitiger Schambeinfraktur besonders hohes Risiko der Blasenläsion. Zystographie zeigt Hochdrängung der Blase und Pelotteneffekt (Eindellung) durch das Frakturhämatom. Kontrastaustritt wird oft erst im Entleerungsbild sichtbar!

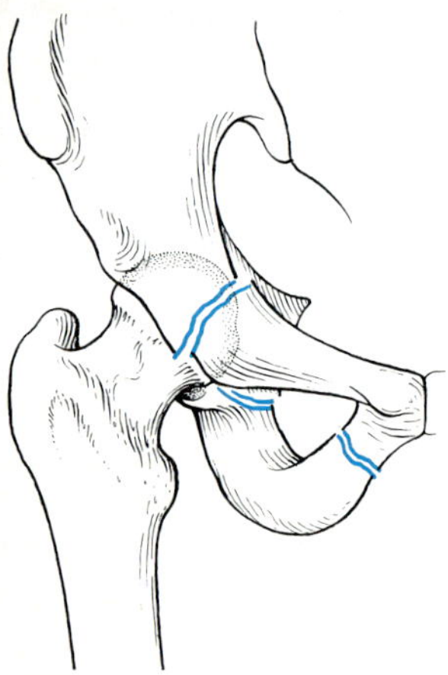

Abb. 84 Gruppe III: tiefe vordere Pfeilerfraktur

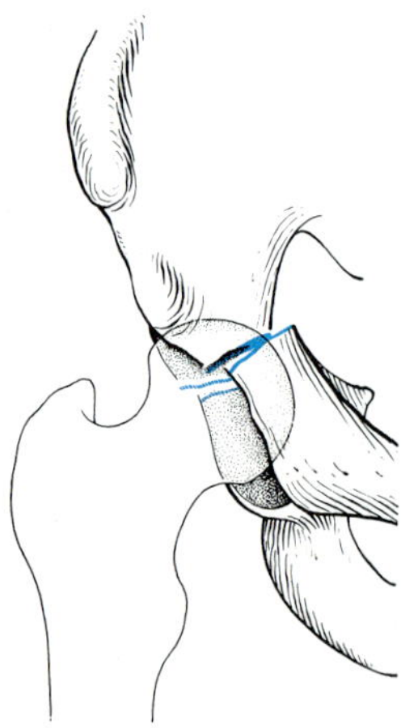

Abb. 85 Gruppe III: Horizontalfraktur durch den Pfannengrund (vordere und hintere Pfeilerfraktur)

Operationsindikationen

- Siehe roter Teil, S. 293.

Operative Verfahren

- Osteosynthese des vorderen und/oder hinteren Beckenrings mit Platten und Zugschrauben.
- Verplattung von dorsalen Pfannenrandfragmenten.
- Fixateur externe: nur wenn kein kompletter hinterer Stabilitätsverlust besteht. Wegen des ungünstigen Hebelarms ist die Indikation zum Fixateur externe nur selten gegeben: erhaltene hintere Teilstabilität, offene Frakturen, urologische Begleitverletzung.

Prognose

- Zu unterscheiden sind die Prognosen bez. Überleben und bez. späterer Invalidität.
- Überlebensprognose abhängig von Schwere der Beckenfraktur (Verblutungsgefahr), später mitbestimmt von posttraumatischen Folgekrankheiten (Sepsis, respiratorische Insuffizienz).
- Prognosen bez. Invalidität:
  Gruppe I: Restitutio ad integrum.
- Gruppe II: Aus verbleibender Beckendeformität resultieren Beinlängendifferenz und evtl. statische Rückenbeschwerden.
- Gruppe III: Posttraumatische Arthrose besonders bei multifragmentären Frakturen des Azetabulums. Schweregrad ist abhängig vom Ausmaß der primären Spongiosaimpression und Knorpelverletzung an Femurkopf und Hüftpfanne, im weiteren vom Ausmaß der persistierenden Deformität, schließlich von zirkulatorischen Spätstörungen (sektorielle Femurkopfnekrose).

Hüftgelenkluxation

Allgemeines

- Entstehung durch massive Gewalt (Stoß und Hebelkraft).
- Fixierte federnde Fehlstellung des Beines in Innen- oder Außenrotation bei reiner Luxation (Abb. 86).
- Reposition dringlich (Devitalisation des Kopfes durch Zerreißung der Kapselgefäße).

Einteilung

- Hintere (Abb. 87a) und
- vordere (Abb. 87b), beide nach proximal oder distal möglich.

Begleitverletzungen

- Frakturen: Abscherungen am Femurkopf (Abb. 87c), Abbrüche des dorsalen Pfannenrandes (Abb. 87d).
- Zentrale Hüftluxation (S. 134).
- Ischiadikusparesen durch Überdehnung oder Druck.
- Gefäßverletzungen selten.

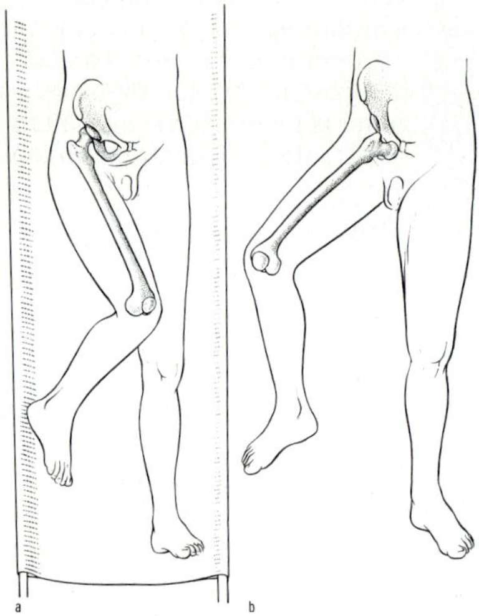

Abb. 86 Beinstellung bei reiner Luxation

Untersuchungen

- Klinisch: periphere Zirkulation, protokollarische Feststellung der Ischiadikusfunktion.
- Röntgen: Beckenübersicht. Spezialaufnahmen erst nach Reposition.

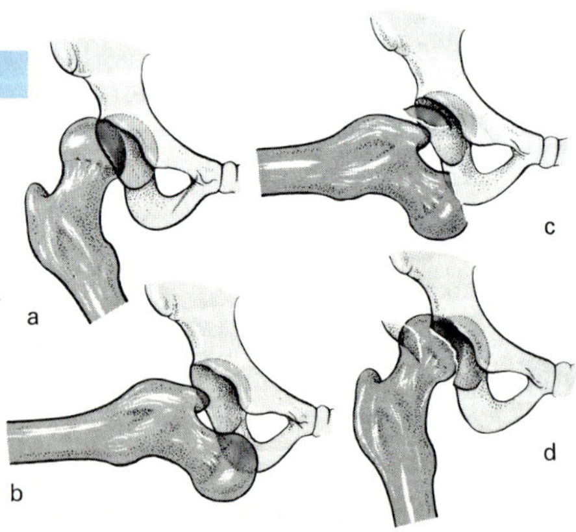

Abb. 87 Luxation und häufige Begleitfrakturen (a–d)

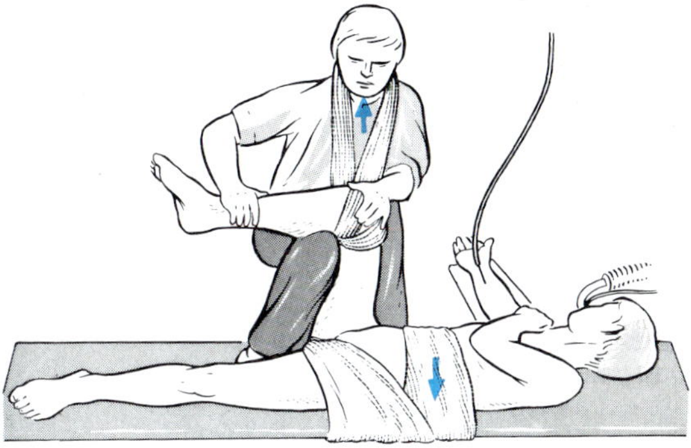

Abb. 88
Reposition auf dem Brett

Konservative Therapie

- Reposition „auf dem Brett“. Patient am Boden auf Brett fixiert. Narkose mit Relaxation. Breite Gurte umfaßt flektiertes Knie des Patienten und Nacken des Operateurs. Reposition durch langsamen Zug und Rotation am Unterschenkel (Abb. 88).
- Reposition im vertikalen Dauerzug: Aufhängen des flektierten Knies. Reposition durch Eigengewicht des Körpers unter leichten Drehbewegungen am Fuß (Abb. 89).
- Nach Einschnappen des Gelenkes klinische Prüfung und Röntgen.

Nachbehandlung

- Bettruhe eine Woche. Medik. Thromboembolieprophylaxe.
- Entlastung nach rascher Reposition 3 Wochen.

Operationsindikationen

- Dorsaler Pfannenabbruch: programmierte Operation.
- Repositionshindernis (z. B. Begleitfraktur): Notfalloperation.

Prognose

- Nach verspäteter oder traumatisierender Reposition Kopfnekrose wahrscheinlich.

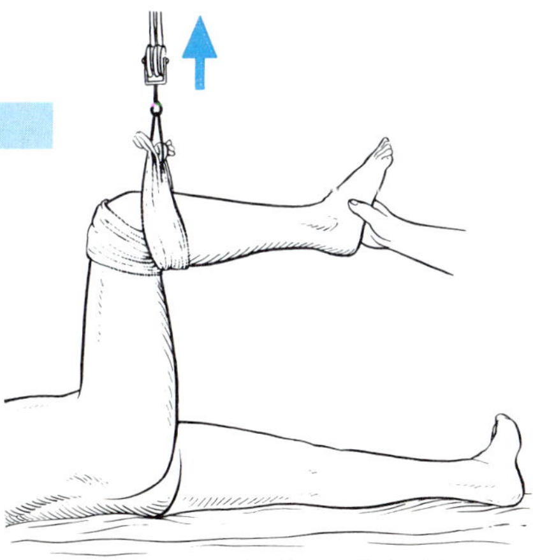

Abb. 89 Reposition im vertikalen Dauerzug

Schenkelhalsfraktur

Allgemeines

- Im höheren Lebensalter häufig. Lebensbedrohend durch Bettlägerigkeit (Pneumonie, Urosepsis, Herzinsuffizienz, Dekubitus usw.).
- Seltener beim Jugendlichen und Kind: Gefahr der Kopfnekrose durch Devitalisation.

Einteilung

- Abduktionsfraktur (valgus), meist verkeilt (Abb. 90a). Belastungsfähigkeit kann erhalten bleiben, Risiko der Kopfnekrose gering.
- Adduktionsfraktur (varus): Dislokation mit Verkürzung des Beines und Abkippen des Kopfes nach hinten (= Retrotorsion). Dorsaler Spongiosadefekt (Abb. 90b). Erhebliches Risiko der Femurkopfnekrose.
- Abscherfraktur: mindestens partiell extrakapsulär. Sehr instabil, biomechanisch ungünstig: Pseudarthrosegefahr. Kopfnekrosen seltener (Abb. 90c).
- Laterale Schenkelhalsfraktur (extrakapsulär) (Abb. 90d). Bezüglich Konsolidation und Vitalität des Kopfes gutartig.
- Intrakapitale Fraktur selten (partielle Kopfabscherung wie Abb. 87c).

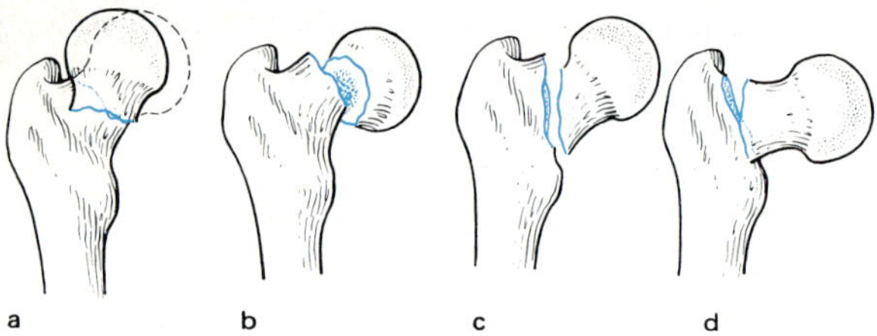

Abb. 90 Einteilung der Schenkelhalsfrakturen

Sofortmaßnahmen

- Röntgen: Beckenübersicht, Hüfte axial, Thorax.
- Rasche internistische Abklärung und Herstellung der Operabilität vgl. S. 142.

Differentialdiagnose

- Wie bei pertrochantärer Fraktur (S. 142).
- Arterielle Zirkulationsstörung.
- Koxitis.

Konservative Therapie

- Eingekeilte Abduktionsfraktur, sofern Patient unter Teilbelastung mobilisierbar ist.

Operationsindikationen

- Alle dislozierten Frakturen.
- Eingekeilte Abduktionsfraktur: wenn Teilbelastung unmöglich, oder bei Retrotorsion über 30° (axiales Röntgen).
- Operationszeitpunkt: Femurkopfprothese als programmierte Operation. Nagelung und Verschraubung (besonders bei Jugendlichen) als Notfalleingriff wegen gefährdeter Femurkopfdurchblutung.

Operative Verfahren

- Verschraubung beim Jugendlichen und Kind als Notfall (S. 299).
- Winkelplattenosteosynthese, geschlossene oder offene Nagelung bei Erwachsenen (mit Valgisationsosteotomie bei Abscherfraktur) (S. 296, S. 300).
- DHS-Hüftschraube (Dynamic Hip Screw) (S. 308). Alternative zur Plattenosteosynthese und Nagelung.
- Kopfendoprothese bei Patienten im höheren Lebensalter (im allgemeinen ab 70 Jahren) (S. 303).
- Totalprothese selten. Eingriff der Wahl bei vorbestehender Koxarthrose.

Prognose

- Kopfnekrose bis 2 Jahre nach Osteosynthese möglich, insbesondere bei dislozierten intrakapsulären Frakturen (Abb. 90b).
- Pseudarthrose nach Osteosynthese von Abscherfrakturen: Wahleingriff ist die sekundäre Valgisationsosteotomie.
- Pfannendestruktion mit Protrusion des Prothesenkopfes, Lockerung des Prothesenschaftes (innerhalb Monaten bis Jahren). Tritt besonders auf bei zu großem intraartikulärem Druck (Endoprothese am Schenkelhals zu hoch eingesetzt) oder bei zu kleinem Durchmesser des Prothesenkopfes.

Pertrochantäre Fraktur

Allgemeines

- Extraartikuläre spongiöse Fraktur des proximalen Femurendes. Schmerzhafte Fehlstellung, meist Verkürzung und Außenrotation.
- Häufig im höheren Alter (Osteoporose), aus allgemein medizinischen Gründen lebensbedrohlich (Bettlägerigkeit).
- Prädilektionsstelle für Metastasen (pathologische Fraktur).

Einteilung

- Einfache, sog. stabile Fraktur (Abb. 91a).
- Mehrfragmentfraktur, instabil infolge Verlust der medialen Abstützung am Adams-Bogen (Ausbruch des Trochanter minor) (Abb. 91b).
- Mehrfragmentfraktur mit subtrochantärem Verlauf („Reversed obliquity“: höchster Grad der Instabilität) (Abb. 91c).

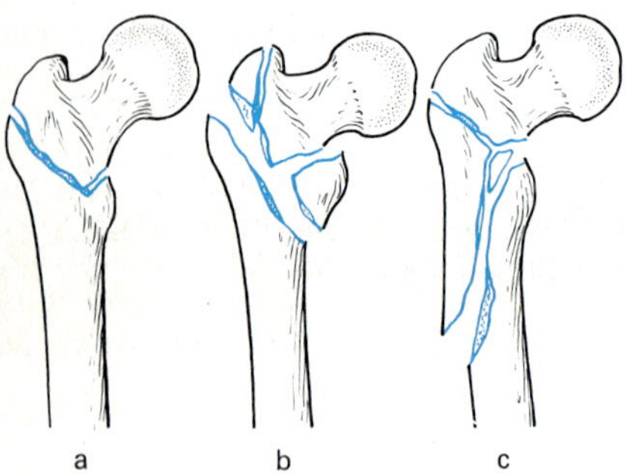

Abb. 91 Einteilung der pertrochantären Frakturen, s. Text

Sofortmaßnahmen

- Röntgen: Beckenübersicht, Hüfte axial, Thorax.
- Rasche medizinische Etablierung der Operabilität (EKG, Digitalisierung, Blasenkatheter, Flüssigkeitsbilanz).

Differentialdiagnose

- Schenkelhalsfraktur, Hüftluxationsfraktur, subtrochantäre Schaftfraktur.

Operationsindikationen

- Jede Fraktur.
- Ziel ist Wiederherstellung einer möglichst baldigen, vollen Belastbarkeit.

Operative Verfahren

- DHS-Hüftschraube (Dynamic Hip Screw) (S. 308).
- Winkelplattenosteosynthese, offen oder halboffen (S. 310).
- Osteosynthese mit Valgisation bei Trümmerfraktur (S. 311).
- Bündelnagelung (nach Ender) bei stabilen Frakturen (S. 313).
- Totalprothese mit langem Schaft bei Koxarthrose.
- Verbundosteosynthese (Knochenzement plus Metallimplantat) bei Extremosteoporose und pathologischer Fraktur (S. 311).

Prognose

- Stabile Frakturen: Adäquate Operation vorausgesetzt, erfolgt Konsolidierung mit voller Belastbarkeit innerhalb 6–8 Wochen.
- Mehrfragmentbrüche mit subtrochantärem Verlauf: Scherkräfte im subtrochantären Bereich und langer Hebelarm bewirken langsameren Durchbau. Bei zu früher Belastung sind Ermüdungsbrüche von Metallimplantaten zu erwarten. In besonderem Maß gilt dies auch für die reine subtrochantäre Schaftfraktur.

Femurschaftfraktur

Allgemeines

- Schwere Allgemeinverletzung: erheblicher Blutverlust, starker Schmerz durch direktes Trauma und Dislokation.
- Kombinationsverletzungen (Polytrauma) häufig.
- Lokale Begleitverletzungen eher selten: beachte besonders stumpfes Trauma der A. femoralis im Adduktorenkanal mit Ischämiesyndrom am Unterschenkel!

Einteilung

- Lokalisation: subtrochantär, Schaftmitte, Schaft distal.
- Morphologie: wie Tibiafraktur, s. S. 159.

Sofortmaßnahmen

- Allgemeinuntersuchung, Begleitverletzungen.
- Röntgen: evtl. nur eine Bildebene (Schmerzen).
- Zentralvenöser Zugang, Plasmaexpander, Transfusionsblut testen.

Operationsindikationen

- Jede Femurschaftfraktur des Erwachsenen und Jugendlichen.
- Wahl des Operationszeitpunktes:
  1. Wenn möglich Sofortoperation: durch Stabilisierung Schmerzreduktion und Pflegeerleichterung. Viszerale Läsionen bei Polytrauma (Schädel-, Hirn-, Abdomen) können mittels Sonographie und CT zuverlässiger ausgeschlossen bzw. überwacht werden. Präoperativ Schockbehandlung.
  2. Aufgeschobene Operation (3.–5. Tag), wenn Schock, Neurostatus oder Abdominaltrauma dies erfordern. Bis zur Operation Extensionsbehandlung.

Operative Verfahren

- Wenn möglich Marknagelung geschlossen, S. 316.
- Torsions-, Keil- und Trümmerfrakturen: Verriegelungsmarknagel, evtl. Plattenosteosynthese.

Prognose

- Bezüglich Überleben sind systemische Begleitverletzungen und/oder respiratorische Insuffizienz entscheidend.
- Bezüglich Invalidität weitgehend abhängig von der Qualität der Osteosynthese.

Allgemeines

- Schwere Verletzung, entsteht vor allem beim Verkehrsunfall.
- Beingewicht und Muskelkontraktion führen zu schwer reponierbaren Dislokationen. Grobe Weichteilverletzungen sind häufig.
- Bezüglich Kombinationsverletzungen, Sofortmaßnahmen und Operationsindikation gelten die gleichen Grundsätze wie bei der Femurschaftfraktur (S. 144).

Einteilung

- Extraartikuläre, einfache und komplexe Fraktur (Abb. 92a, b).
- Monokondyläre Fraktur (Frontal- oder Sagittalebene) (Abb. 92c, d).
- Bikondyläre Frakturen (T- oder Y-Morphologie) einfach oder komplex (Abb. 92e, f).

Begleitverletzungen

- Bandrisse am Kniegelenk. Diese können erst in situ, nach Stabilisierung der Fraktur, sicher diagnostiziert werden.
- Verletzungen der A. femoralis superficialis bzw. poplitea (vorwiegend Intimariß). Präoperativ Protokollierung der Fußpulse, postoperativ Überwachung der peripheren Zirkulation.
- Verletzungen des N. peronaeus (vorwiegend Überdehnung). Funktionelle Prüfung und Protokollierung prä- und postoperativ.

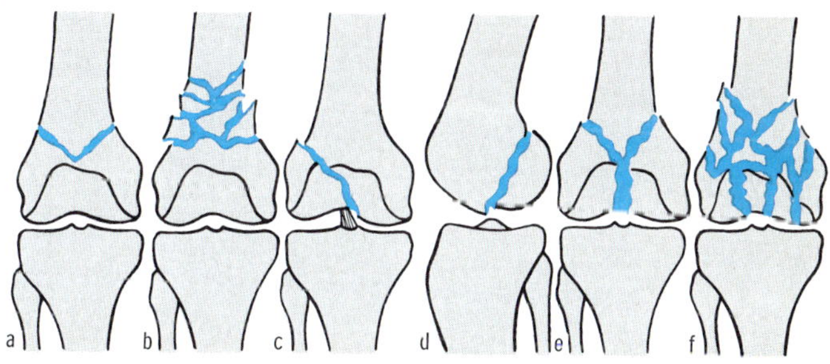

Abb. 92 Einteilung der distalen Femurfraktur, s. Text

Operative Verfahren

- Kondylenplatten 95°, zusätzliche Schrauben (S. 323).
- DCS (dynamic condylar screw) (S. 324).
- Kondylenabstützplatte (S. 325).
- Bei Trümmer- und Defektfrakturen zusätzlich autologe Spongiosaplastik.
- Die Implantate werden ausnahmslos durch einen lateralen Zugang eingeführt. Doppelplattenosteosynthesen sind wegen der zirkulatorischen Nachteile eines zweiten medialen Zuganges wieder verlassen worden.

Prognose

- Extraartikuläre Fraktur wie Femurschaftfraktur (S. 144).
- Bei artikulärer Fraktur abhängig von der Qualität der Reposition und der Vitalität der Fragmente (Arthrose), von begleitenden Bandrissen und deren Versorgung bzw. den Möglichkeiten der funktionellen Nachbehandlung des Kniegelenks.

Allgemeines

- Folge eines direkten Traumas in Knieflexion. Offene Fraktur, Schürfungen und Kontusionen der Haut sind häufig.
- Funktionelle Unterbrechung des Streckapparates bei dislozierter Querfraktur.
- Hämarthros.
- Knorpelschäden (Kontusion und Abscherungen) an Patella und Femurkondylen möglich.

Einteilung

- Querfraktur (Abb. 93a, 95).
- Mehrfragment- und Trümmerfraktur (Abb. 93b, c).
- Polfrakturen: distal (Abb. 93d, e) oder seitlich = Längsfraktur (Abb. 93f).

Untersuchungen

- Röntgen: Knie a.-p. und seitlich.
- Tangentiale Aufnahmen bei Verdacht auf Längsfraktur oder Läsion im Femoropatellargelenk (Abb. 94).

Differentialdiagnose

- Quadrizepssehnenriß.
- Riß des Lig. patellae.
- Traumatische Luxation der Patella mit Kapselriß.
- Traumatisierte Patella bipartita.
- Traumatischer Knorpelschaden (Kontusion, Abscherung).

Konservative Therapie

- Nicht dislozierte Querfraktur (kein Kapselriß, keine Unterbrechung des Streckapparates): Kniehülse für 6 Wochen. Medikamentöse Thromboembolieprophylaxe.

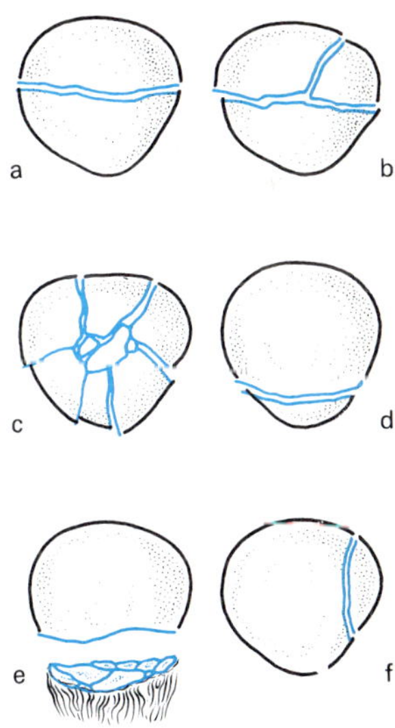

Abb. 93 Einteilung der Patellafraktur

Patellafraktur

Operationsindikationen

- Jede dislozierte Patellafraktur als Notfall.
- Die frische Hautläsion ist keine Kontraindikation.
- Offene Patellafraktur = offenes Kniegelenk = dringliche Operationsindikation.

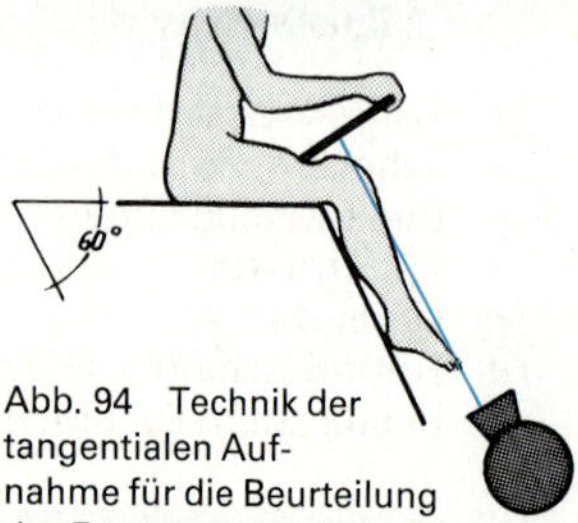

Abb. 94 Technik der tangentialen Aufnahme für die Beurteilung des Femoropatellargelenks

Operative Verfahren

- Zuggurtung bei Querfraktur (S. 327).
- Verschraubung bei Längsfraktur (S. 328).
- Kombinierte Osteosynthese bei Mehrfragmentbruch (S. 328).
- Partielle Patellektomie (Polresektion), (S. 329).
- Primäre totale Patellektomie ist kontraindiziert.

Prognose

- Funktionelle Ausheilung innerhalb 3–4 Monaten.
- Sekundäre Dislokation oder Pseudarthrose bei ungenügender Stabilisierung.
- Femoropatellararthrose bei persistierender Stufe und Knorpelschaden.

Allgemeines

- Die Quadrizepssehnenruptur tritt vor allem bei großen, schweren Männern über 50 Jahren auf. Der scharfrandige Riß am oberen Patellapol reicht in die Kniegelenkkapsel.
- Die Patellarsehnenruptur ist relativ selten: am unteren Patellapol oder an Tuberositas tibiae (Abrißfrakturen bei Tibiakopffraktur S. 157). Zentrale Lazeration möglich. Wenn die umgebende Kniegelenkkapsel intakt bleibt, ist der funktionelle Ausfall wenig auffallend.

Untersuchungen

- Klinisch: Delle und Druckschmerz. Kniestreckung gegen Widerstand unmöglich.
- Röntgen: Zum Ausschluß von Frakturen. Vergleichsaufnahmen der gesunden Seite (relativer Tief- bzw. Hochstand der Patella).

Operationsindikation

- Bei jeder Ruptur aus funktionellen Gründen.

Operative Verfahren

- Transossäre Sehnen- und Kapselnaht bzw. Reinsertion. Ruhigstellung in Kniehülse. Bei Patellarsehnenruptur zusätzlich Absicherung durch Zuggurtungsdrahtsystem zwischen Patella und Tuberositas tibiae (S. 329).
- Medikamentöse Thromboembolieprophylaxe präoperativ beginnen.

Prognose

- Bei Quadrizepssehnennaht im allgemeinen gut. Bei Patellasehnenruptur zirkulatorisch bedingte, narbige Verkürzungstendenz.

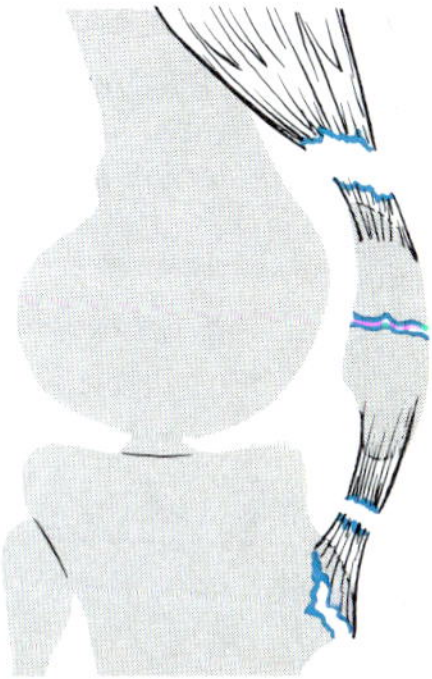

Abb. 95 Ruptur des Streckapparates: Quadrizepssehnenriß, Patellaquerfraktur, Riß Lig. patellae, Abriß Tuberositas tibiae

Kniebänderrisse

Allgemeines

- Das schwere ligamentäre Trauma des Knies wird immer häufiger (Sport). Die Restitutio ad integrum ist unsicher.
- Bei frischem Trauma muß man sich oft mit der Grobunterscheidung „ossäre Läsion, Insuffizienz der seitlichen Gelenkführung, sagittale Instabilität" begnügen.
- Klinische Instabilität bedeutet immer mehrfache Bandkapselläsion.
- Bänder reißen an den Ansätzen, zentral oder als Abrißfraktur. Der Riß kann partiell oder vollständig sein.
- Schmerzen oder Hämarthros (= Beweis einer Binnenläsion) erschweren die Diagnostik.
- Im Zweifel Untersuchung in Narkose, Arthroskopie.
- Das Band-Kapsel-System ist mehrschichtig und durch einstrahlende Sehnen verstärkt. Tiefe Verletzungen verbergen sich oft unter einer intakten äußeren Schicht.

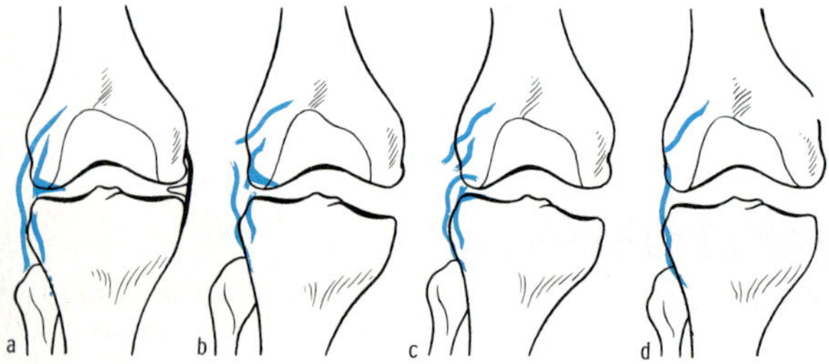

Abb. 96 Vereinfachtes Schema medialer Risse: a) äußere Gelenkkapsel tibial, b) totaler Intermediärriß mit Interposition und Meniskusablösung, c) totaler tibialer Riß inklusive Meniskus, d) totaler femoraler Abriß mit Meniskusablösung

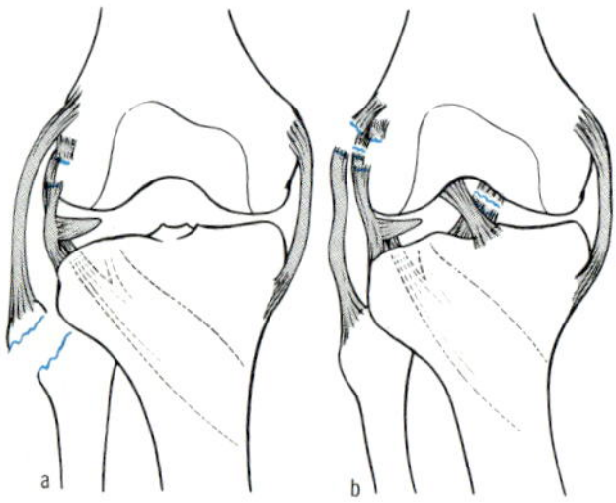

Abb. 97 Laterale Läsionen: a) Abrißfraktur des Fibulaköpfchens, kombiniert mit Abriß der Popliteussehne und der lateralen Gelenkkapsel, b) totaler femoraler Abriß, kombiniert mit hinterem Kreuzbandriß

Nebenverletzungen

- Meniskusrisse.
- Tibiakopffrakturen.
- Abrisse (Eminentia intercondylaris) (Abb. 98, 106). Fibulaköpfchen (Abb. 97). Tuberositas tibiae (Abb. 95).
- Osteochondrale Abscherungen (Patella, Femurkondylen).
- Überdehnungen: A. poplitea (Intimariß). Thrombose evtl. erst nach Latenz. N. peronaeus.

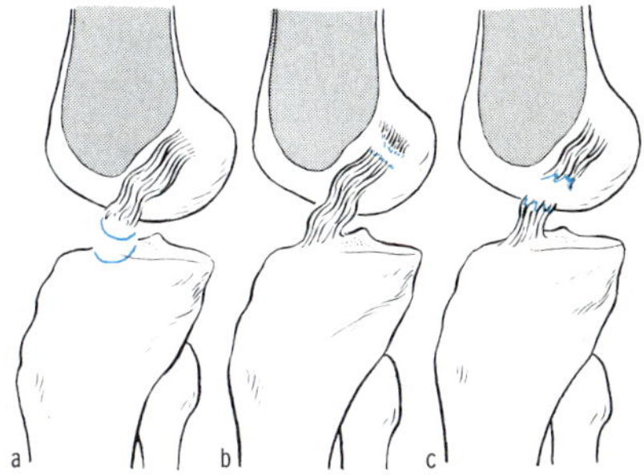

Abb. 98 Rißformen des vorderen Kreuzbandes: a) ossärer bzw. tibialer Ausriß, b) femoraler und c) intermediärer Riß

Untersuchungen

- Schwellung, Erguß, Druckpunkte.
- Stabilität in Streckstellung, Flexion von 30 und 90°. Vergleich mit der gesunden Seite.
- Fußpulse und venöse Zirkulation, N. peronaeus.
- Arthroskopie: immer indiziert bei Hämarthros und Erguß sowie zur Diagnose bzw. zum Ausschluß von Meniskusrissen und zur Lokalisation von Kreuzbandrissen.
- Röntgen: Knie a.-p. und seitlich, Patella axial. Funktionelle Aufnahme in forcierter Varus- bzw. Valgusstellung (Abb. 101). Nur zuverlässig wenn entspannt und schmerzfrei.

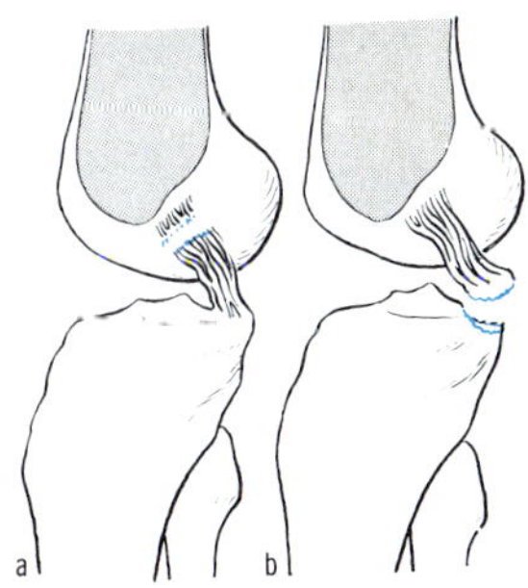

Abb. 99 Rißformen des hinteren Kreuzbandes: a) femoral bzw. b) ossärer Ausriß tibial

Kniebänderrisse

- Stabilitätsprüfungen und Tests in bestimmten Stellungen:
  1. VlFI: Valgus-(Abduktion)-Flexion (30°)-Innenrotation: Instabilität = Läsion mediales Seitenband und vorderes Kreuzband.
  2. VlFA: Valgus-Flexion-Außenrotation: Zunahme der Instabilität in Außenrotation = Läsion der hinteren medialen Kapsel.
  3. VrFA: Varus-(Abduktion)-Flexion (30°)-Außenrotation: Instabilität = Riß: Tractus iliotibialis und laterales Seitenband.
  4. VrFI: Zunehmende Instabilität in Innenrotation = Riß vorderes Kreuzband, Popliteussehne und laterodorsale Kapsel.
  5. VlS: Valgus-Streckstellung: Instabilität = ausgedehnte ventrale und dorsale Kapselzerreißung mit hinterem Kreuzband.
  6. Vordere Schublade in Außenrotation = Riß mediale Kapsel und vorderes Kreuzband („anteromediale Instabilität") (Abb. 100).
  7. Vordere Schublade in subtotaler Streckstellung (Lachmann-Test) = Läsion des vorderen Kreuzbandes möglich.
  8. Vordere Schublade in Flexion und Innenrotation = Läsion von Tractus iliotibialis, lateralem Seitenband und dorsolateraler Kapsel sowie des vorderen Kreuzbandes („anterolaterale Instabilität").
  9. Hintere Schublade = komplexe ventrale Kapselläsion und Riß des hinteren Kreuzbandes (Abb. 103).
  10. Laterales „Pivot-Shift-Zeichen" = vordere Kreuzbandinsuffizienz. Gestrecktes Bein in Innenrotation am Fuß hochhalten. Von der Wade aus Unterschenkel in Valgusstellung drücken und Knie langsam flektieren. Subluxationsschnappen bei ca. 30–40° Flexion.

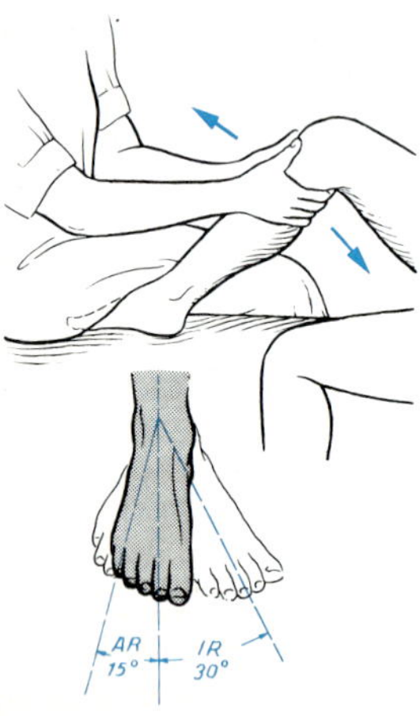

Abb. 100 Prüfung der Rotationsschublade mit fixiertem Vorfuß. Kann auch am hängenden Unterschenkel geprüft werden

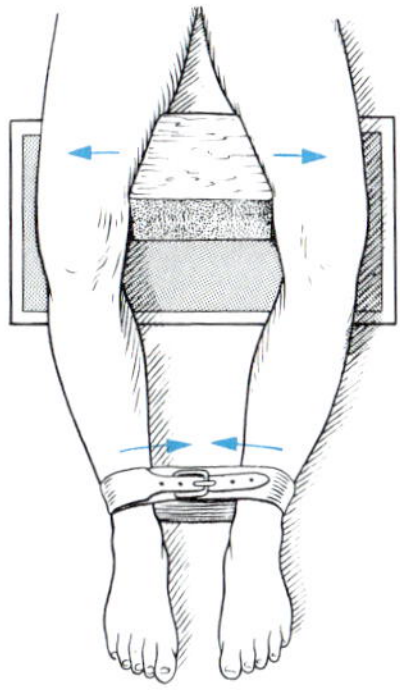

Abb. 101 Vergleichende Dokumentation der lateralen Knieinstabilität: forcierte Varusstellung und leichte Flexion

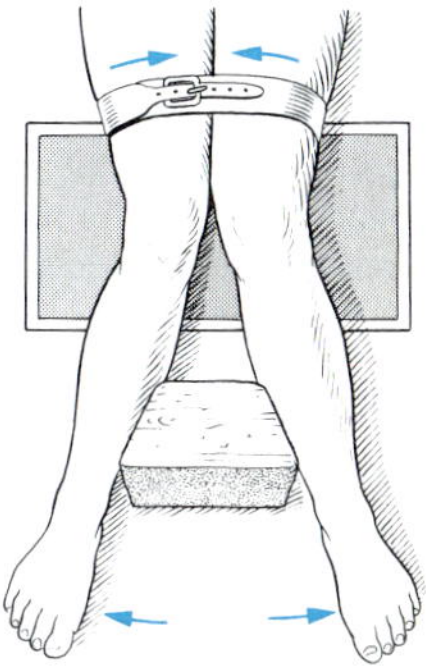

Abb. 102 Analoge Anordnung zur röntgenologischen Dokumentation der medialen Instabilität

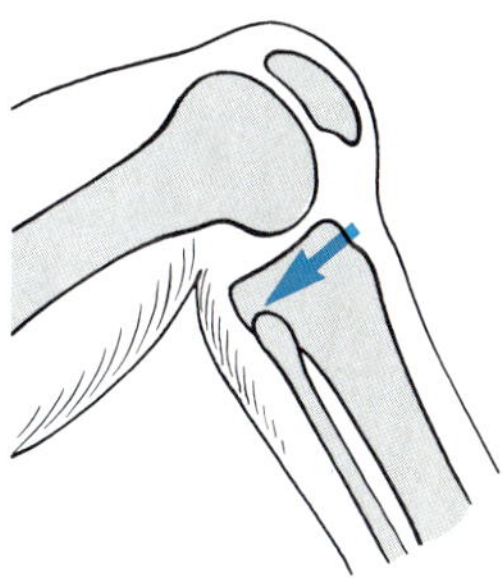

Abb. 103 Hintere Schublade mit infrapartellarer Delle bei aufgestelltem Unterschenkel

Differentialdiagnose

- Konstitutionelle Bandschwäche.
- Distorsion.
- Kleine Frakturen oder osteokartilaginäre Abscherungen.
- Spontan reponierte Patellaluxation.
- Meniskusriß ohne Bandläsion.

Konservative Therapie

- Distorsion und Bandlockerung: Ruhigstellung in Kniehülse für 4–6 Wochen unter intensivem Quadrizepstraining. Anschließend aktive belastungsarme Mobilisation unter klinischer Aufsicht.

Operationsindikationen

- Bei jeder nachweisbaren frischen Instabilität.
- Hämarthros allein: isolierter Riß (Kapsel, vorderes Kreuzband) oder Abscherungsfraktur (Arthroskopie).

Operative Verfahren

- Primäre Naht oder Reinsertion aller gerissenen Strukturen.
- Bei gerissenen Kreuzbändern mit zweifelhafter Vitalität wird die Reinsertion durch eine primäre Bandplastik verstärkt.
- Partiell abgelöste Menisken werden reinseriert.

Prognose

- Langwierige Nachbehandlung mit Physiotherapie. Leichte Restinstabilität möglich. Schwere Instabilität oder Bewegungseinschränkung selten.
- Die Quadrizepsathrophie erholt sich während zwei Jahren.

Allgemeines

- Vorwiegend bei jugendlichen Sportlern. Kommt beim Kind ab etwa 12. Jahr und auch im Alter vor.
- Traumatische Genese: durch Abscherung beim Distorsionstrauma (vor allem belastete Rotation in Flexion). Häufige Begleitverletzung beim Kniebänderriß. Auch nach wiederholtem Mikrotrauma (berufliche Exposition) möglich.
- Degenerative Genese: Knorpelriß ohne eigentliches Unfallereignis. Kann auch bei Gonarthrose entstehen.
- Anamnestisch wichtig: Blockierungen, rezidivierende Ergüsse. Große beschwerdefreie Intervalle möglich.

Rißformen

- Längs (Abb. 104a), Korbhenkel (b), Lappen (Hinter- und Vorderhorn [c, d]), quer (e), horizontal (Abb. 105).

Untersuchungen

- Röntgen beider Kniegelenke a.-p. und seitlich.
- Lokalanästhesie der Schmerzpunkte zur Unterscheidung von extra- und intraartikulär ausgelöstem Schmerz.
- Arthroskopie: bei klinischem Verdacht. Bei positivem Befund arthroskopische oder offene Meniskektomie anschließen.
- Arthrographie (Doppelkontrast = Luft und Kontrastmittel): Ist aufwendig und ergibt häufig falsch negative Resultate.

Differentialdiagnose

- Distorsion und Folgen (z. B. psychogene Streckhemmung).
- Chondromalazie der Patella (evtl. kombiniert mit Meniskusriß).
- Seitenband und Kapselrisse (evtl. kombiniert mit Meniskusriß).
- Osteochondritis dissecans.
- Synovitis (z. B. bei beginnender PCP).

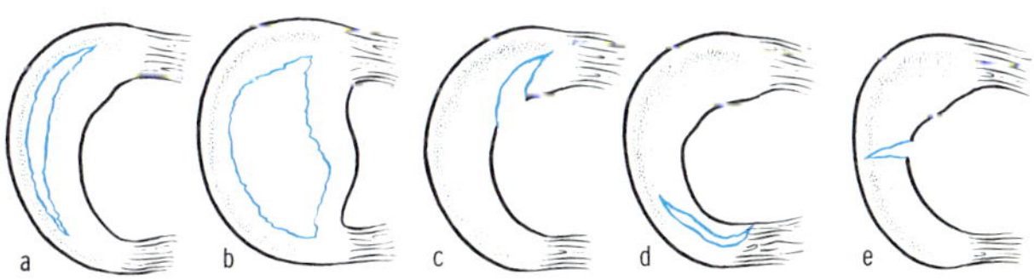

Abb. 104 Typische Meniskusrisse in Aufsicht

- Tibiofemorale Arthrose (evtl. mit Meniskusriß).
- Laterales Meniskusganglion (schleimig-zystische Degeneration).
- Kompressionssyndrom des N. saphenus im Adduktorenkanal.

Konservative Therapie

- Bei unsicherem Befund, Operationsverweigerung oder Kontraindikationen allgemeiner Natur: Bandage, Quadrizepstraining, lokale Wärme, Diathermie. Relative Schonung und Entlastung (Krükken). Antirheumatika.
- Bei Gonarthrose: sorgfältiges Abwägen des Anteils der Meniskusläsion am Zustandsbild.

Operationsindikationen

- Jeder nachgewiesene Riß bei sonst gesundem Kniegelenk.
- Als Notfall bei akuter Blockierung (Korbhenkelluxation). Cave: extraartikulärer Schmerz als Blockierungsursache.

Operative Verfahren

- Arthroskopische Teilmeniskektomie bei Lappen- und Korbhenkelriß.
- Meniskektomie aus kleiner Arthrotomie (nach Arthroskopie).
- Meniskusnaht (offen oder arthroskopisch) bei prognostisch günstiger Rißbildung.

Prognose

- Narbenbeschwerden möglich (Anästhesiezone oder Neurome des R. infrapatellaris des N. saphenus).
- Quadrizepsathrophie bei langwierigem Verlauf möglich.
- Postoperative Instabilität möglich nach operativer Entfernung der Konsole des Meniskushinterhorns.
- Spätarthrose, vor allem nach traumatisierender Operationstechnik (offen oder arthroskopisch) oder bei Instabilität.

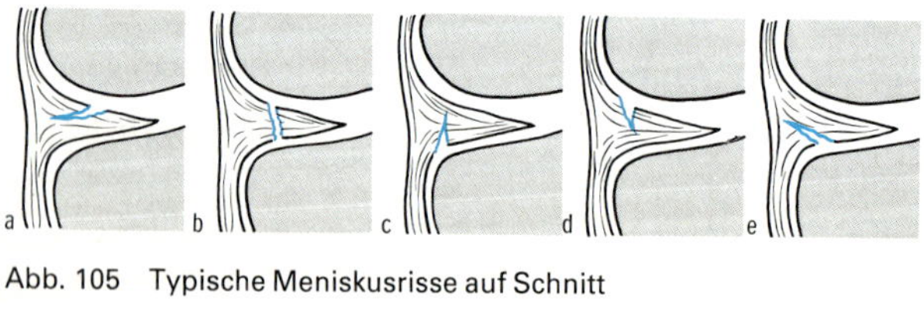

Abb. 105 Typische Meniskusrisse auf Schnitt

Einteilung

- Topographisch: monokondyläre Fraktur (vorwiegend lateral, seltener medial) (Abb. 106c, d, e), bikondylärer Bruch (Abb. 106f), metaphysäre extraartikuläre Fraktur (Abb. 106b).
- Morphologisch: Spaltbruch (Abb. 106c), Impressionsbruch (Abb. 106d, e), unregelmäßige komplexe Brüche.
- Abrisse: Eminentia intercondylaris (Abb. 106a). Tuberositas tibiae (Abb. 95).

Nebenverletzungen

- Seitenband- und Kreuzbandrisse (S. 150, 151).
- Meniskusverletzungen.
- Peronäuslähmung (Überdehnung, Kompression).

Untersuchungen

- Klinisch periphere Zirkulation und Innervation.
- Röntgenaufnahmen a.-p. und seitlich oft ungenügend: Ergänzung durch schräge Aufnahmen, Tomogramme oder CT.
- Arthroskopie präoperativ bei Verdacht auf begleitende Knie-Binnenläsionen.

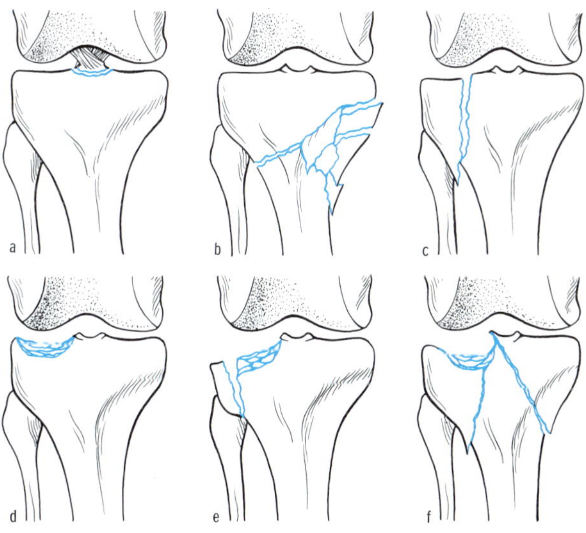

Abb. 106 Einteilung der Frakturen des proximalen Tibiasegmentes. Details s. Text

Differentialdiagnose

- Kniedistorsion.
- Kniebänderriß.

Konservative Therapie

- Zirkulärgips für 6–8 Wochen bei geringer Dislokation und älterem Patienten. Medikamentöse Thromboembolieprophylaxe.
- Dauerextension am Kalkaneus und aktive Kniemobilisierung ohne Gips. Wird vor allem in den angelsächsischen Ländern bevorzugt. Funktionelle Ergebnisse oft erstaunlich.

Operationsindikationen

- Artikuläre Dislokation (Stufen und Einstauchungen).
- Kombination von Fraktur und Bänderriß.
- Abrißfrakturen.
- Hautschürfungen und Kontusionen präoperativ abheilen lassen.

Operative Verfahren

- Blutige Reposition und Stabilisierung mit Abstützplatte. Defektfüllung mit autologer Spongiosa (S. 337).
- Versorgung der Nebenverletzungen nach genauer Revision des Gelenkes vor der Osteosynthese.
- Frühe funktionelle Nachbehandlung anstreben.

Prognose

- Weitgehend abhängig vom Schweregrad der Verletzung.
- Günstig bei guter Qualität der Erstversorgung und funktioneller Nachbehandlung.
- Mögliche Folgezustände: Einschränkung der Kniebeweglichkeit, Instabilität, tibiofemorale oder femoropatellare Arthrose bei persistierender Gelenkstufe, langer Ruhigstellung oder Instabilität.

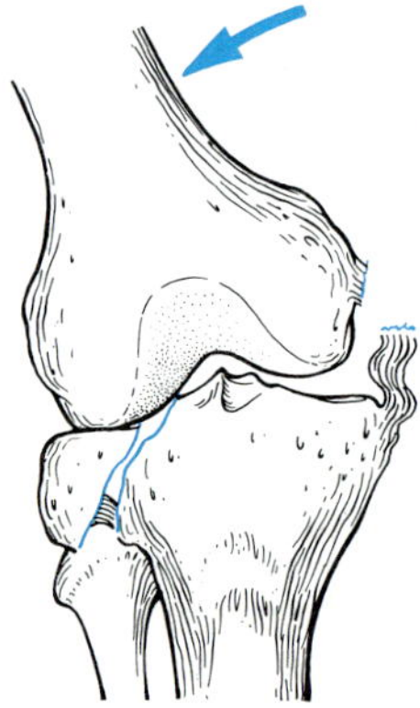

Abb. 107 Lateraler Spaltbruch mit medialem Seitenbandriß (Kreuzbandrisse sind ebenso möglich)

Allgemeines

- Die Ansichten über die beste Behandlung der Unterschenkelfraktur sind z. T. noch kontrovers. An jeder chirurgischen Klinik wird jeweils eine Osteosynthesetechnik bevorzugt. Indikation und Technik sollten aber nach Möglichkeit bei jedem Patienten individuell geprüft und angewendet werden.

Einteilung

- Topographisch: Tibiakopffraktur (S. 157). Diaphysäre Fraktur, distale extraartikuläre und intraartikuläre (= Pilon tibial) Fraktur (S. 347).
- Morphologisch: quer (Abb. 109a), schräg (c), Torsion (d), Drehkeil (e), Biegekeil (b), Mehrfragment, Trümmer (f). Etagenfraktur, isolierte Tibiafraktur, Einstauchung (Gelenkflächen und Metaphyse).

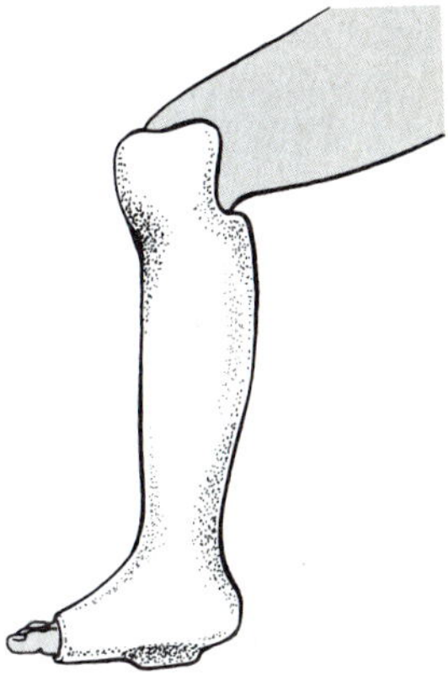

Abb. 108 Unterschenkelgips nach Sarmiento

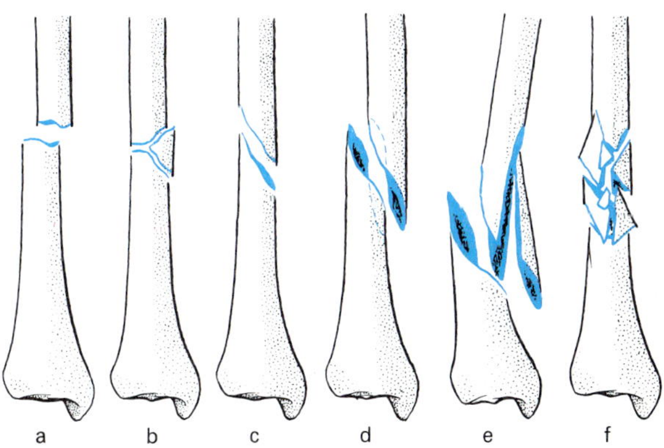

Abb. 109 Morphologische Einteilung der Schaftfrakturen

Unterschenkelfraktur

Untersuchungen

- Lokalbefund und Peripherie: Hautfarbe, Hautwärme, Fußpulse, Varizen, Sensibilität und Motorik (Großzehe, laterale Fußheber).
- Röntgen a.-p. und seitlich.

Nebenverletzungen

- Syndesmosenzerreißung: Bei isolierter Tibiafraktur häufig, bei distaler Fibulabegleitfraktur selten.
- Luxation des Fibulaköpfchens bei proximaler Tibiafraktur möglich.

Konservative Therapie

- Reposition und gespaltener Oberschenkelliegegips (schließen nach Abschwellung).
- Sarmiento-Gips = entlastender Gehgips mit Abstützung an Patella und Tibiakopf. Perfekte Gipstechnik unerläßlich (Abb. 108).
- Extension und Reposition S. 372. Sekundärer Zirkulärgips.

Operationsindikationen

- Absolut: offene Fraktur, isolierte Tibiafraktur des Erwachsenen (Varusfehlstellung).
- Relativ: dislozierte Schaftfraktur aller Varietäten. Gegen proximal und distal zunehmende Indikation wegen ungünstigem Hebelarm.
- Relative Kontraindikation (Bevorzugung der geschlossenen Marknagelung): Arterielle Verschlußkrankheit, schwere Varikose, Hautschäden (Schürfungen, Kontusionen, Hautkrankheiten).

Operative Verfahren

- Marknagel: geschlossene oder offene Technik (S. 342), Verriegelungsmarknagel.
- Plattenosteosynthese (Drehkeil und Mehrfragmentbruch) (S. 340).
- Fixateur externe: bei komplexen Frakturen und Weichteilschaden (z. B. offene Frakturen Grad II und III) (S. 367).
- Reine Verschraubung (lange Torsionsfraktur) nur in Ausnahmefällen.

Prognose

- Bei konsequenter Therapie gut und weitgehend unabhängig von der Behandlungsmethode bzw. Operationstechnik.

Allgemeines

- Ischämie (→ Nekrose) der empfindlichen anterolateralen Muskelgruppe (M. extensor hallucis longus, M. tibialis anterior, M. extensor digitorum longus). Vorwiegend posttraumatisch und postoperativ durch Ödem und Selbstkompression (Circulus vitiosus) im geschlossenen Kompartiment.
- Kardinalsymptome: zunehmender, unverhältnismäßiger Schmerz. *Cave:* Massive Analgetikagabe durch Pflegepersonal kann Diagnosestellung entscheidend verzögern. Pralle druckdolente Schwellung der Loge. Ausfall der aktiven Dorsalextension der Großzehe. Schmerz verstärkt durch passive Plantarflexion. Kleine Anästhesiezone fakultativ: Endast des N. peroneus profundus interdigital I–II (Abb. 111). Überwärmung, Temperaturanstieg und leichte Leukozytose (Streß) fakultativ.

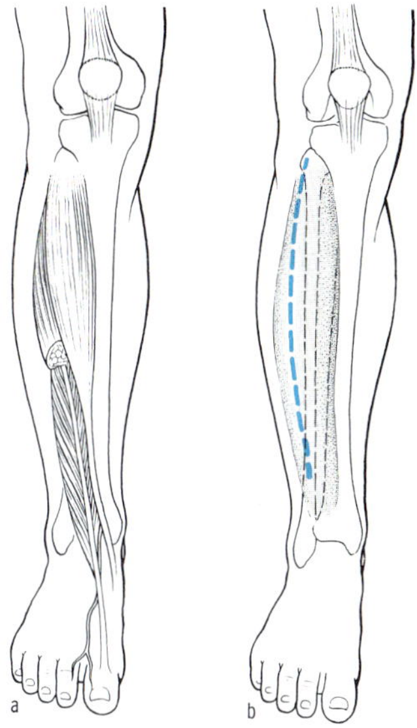

Abb. 110 Topographie der Tibialis-anterior-Loge (a) und Ausdehnung der lateralen Faszienspaltung (b)

- Das Syndrom entwickelt sich nicht immer zum klinischen Vollbild.
- Es kann kombiniert sein mit den ischämischen hinteren Logensyndromen und dem Peronäuslogensyndrom. Gleichzeitige Peronäuslähmung ist möglich.

Untersuchungen

- Rasche klinische Diagnosestellung und Therapie wesentlich. Keine Zeit mit Spezialuntersuchungen verlieren.

Differentialdiagnose

- Thrombose: Schwellung, Schmerz und Druckdolenz der Wade, Überwärmung und Fieber. Evtl. Doppler-Sonographie.

Tibialis-anterior-Syndrom

- Akuter Infekt nach Osteosynthese: lokale Entzündung, Fieber, Leukozytose.
- Lähmung des N. peroneus: laterale Fußheber- und Großzehenparese. Kein Schmerz, keine Schwellung. Große Anästhesiezone am Fußrücken (Abb. 111).
- Hintere posttraumatische Logensyndrome: dorsale Schwellung und Schmerzen. Spitzfußstellung.
- Arterielle Zirkulationsstörung (Spasmus oder Verletzung): Ischämieschmerz, kaltes Bein, fehlende Fußpulse, keine Druckempfindlichkeit. Meist diffuse Anästhesie und Paresen. Neurologisch gleiche Ausfälle wie beim posttraumatischen Tibialis-anterior-Syndrom möglich.

Operationsindikationen

- Faszienspaltung als dringlicher Notfall.
- Operation auch bei verspäteter Diagnosestellung zur Rettung vital gebliebener Muskelabschnitte.

Operatives Verfahren

- Ausgedehnte, möglichst laterale Spaltung der Faszie aus mehr ventral liegender Hautinzision, welche bei Spannung offenbleibt.
- Bei kombinierten Logensyndromen am Unterschenkel Spaltung aller vier Kompartimente aus zwei Inzisionen.

Prognose

- Abhängigkeit von der Durchblutung der Muskulatur (Biopsie): bei rascher Operation (Ödem) Restitutio ad integrum. Bei verspäteter Operation: Nekrosen → Fibrose mit persistierendem Funktionsausfall (Großzehe, Fußgelenke). Muskelhernien selten.

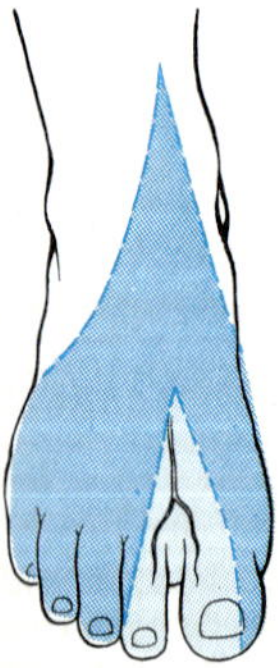

Abb. 111 Ausgedehnter Sensibilitätsausfall am Fußrücken bei Peronäuslähmung, geringfügiger beim Tibialis-anterior-Syndrom

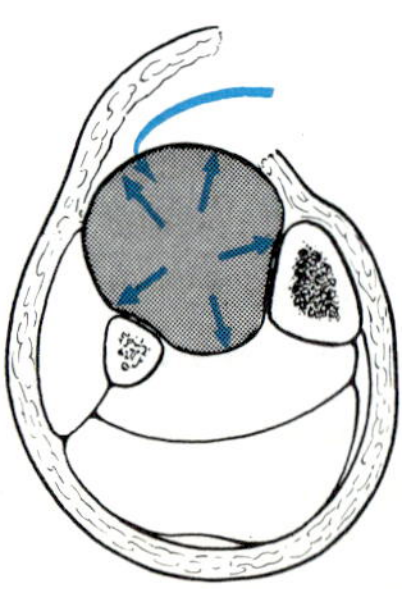

Abb. 112 Querschnitt: Die Hautinzision liegt unmittelbar lateral von der Tibiakante, die Faszie wird kulissenartig, mehr lateral, in ganzer Ausdehnung inzidiert

Allgemeines

- Entsteht durch plötzliche Gewalteinwirkung auf vorgespanntes System. Es reißt die nicht dehnbare dicke Sehne. Bei Ski, Leichtathletik, Sturz, Fehltritt usw. Oft Bagatelltrauma.
- Anamnestisch „Peitschenschlag“, rasch abflauender, stichartiger Schmerz (evtl. Knall).
- Nebenverletzungen: Malleolarfraktur, Abriß des Tuber calcanei, Peronealsehnenluxation, evtl. mit kleiner kortikaler Schale.
- Konservative Therapie (Zirkulärgips in Spitzfußstellung und Knieflexion) wird neuerdings wieder empfohlen.
- Das Resultat der Sehnennaht wird beeinträchtigt durch: Narbenkeloid, Adhäsionen, Neurome des N. suralis, venöse Zirkulationsstörungen, Bewegungseinschränkungen.

Untersuchungen

- Klinisch: Zehenstand unmöglich, Delle und Durchhängen des Fußes beim Knien. Thompson-Zeichen (Abb. 113).
- Röntgen: Sprunggelenk.

Differentialdiagnose

- Partielle Sehnenrisse (selten).
- Riß am Rand des Sehnenspiegels: Hämatom, Delle.
- Riß des medialen Gastroknemius: Dorsalflexion des Fußes bei gestrecktem Knie schmerzhaft.
- Peritendinitis.

Operationsindikation

- Jede Achillessehnenruptur.

Operative Verfahren

- Sehnennaht mit zentraler Verstärkung (S. 349).
- Naht mit Sehne des M. plantaris longus (S. 349).

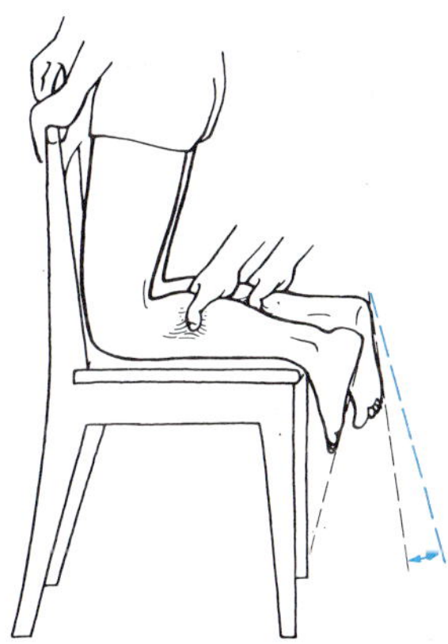

Abb. 113 Fallfuß und Delle bei Knieflexion. Thompson-Zeichen: Bei Druck auf die Wade keine Plantarflexion des Vorfußes

Malleolarfraktur

Allgemeines

- Fraktur eines hochgradig belasteten, komplizierten Gelenks.
- Vorwiegend Läsionen lateral *und* medial.
- Fraktur immer mit Bandläsion kombiniert (außer Typ A).
- Biomechanisch sind die lateralen Läsionen entscheidend.

Einteilung

- Einteilung nach Danis-Weber (Abb. 114, 115).
  Typ A = Fibulafraktur distal der intakten Syndesmose.
  Typ B = Fraktur auf Höhe der Syndesmose (vs) (meist gerissen oder Abrißfraktur) (af).
  Typ C = Fraktur proximal der Syndesmose. Bänder gerissen.
  Maisonneuve-Trauma (M): hohe Fraktur. Da diese weit vom Sprunggelenk entfernt ist, wird sie leicht übersehen. Totaler Bandriß am oberen Sprunggelenk inklusive Membrana interossea (mi). Bandriß ohne Fraktur möglich. Evtl. Luxation des Fibulaköpfchens.
- Mediale Läsionen:
  Abrißfraktur (horizontal) (ih). Abscherungsfraktur (Adduktion = schräger und vertikaler Verlauf (iv).
  Riß des Lig. deltoideum (ld).
- Die Kantenfragmente: hinteres Kantenfragment (Volkmann) (hk): biomechanisch bedeutsam (tragende Tibiafläche) = Ansatz des kräftigen hinteren Syndesmosenbandes (hs).
  Vorderes Kantendreieck (vk) = kleiner Abriß am Tubercule de Tillaux-Chaput = proximaler Ansatz des vorderen Syndesmosenbandes (vs).

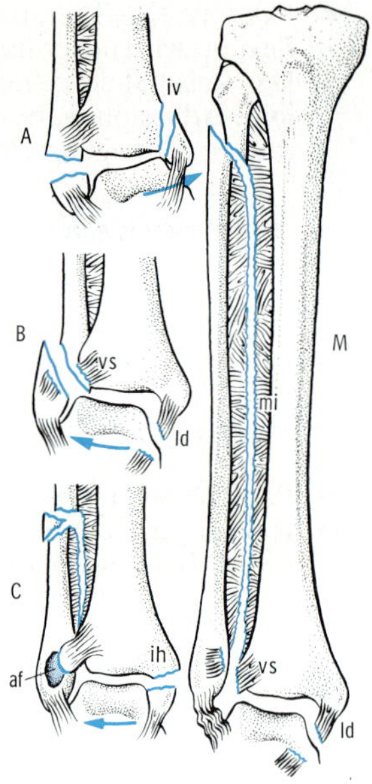

Abb. 114 Einteilung der Frakturen und Bandrisse s. Text

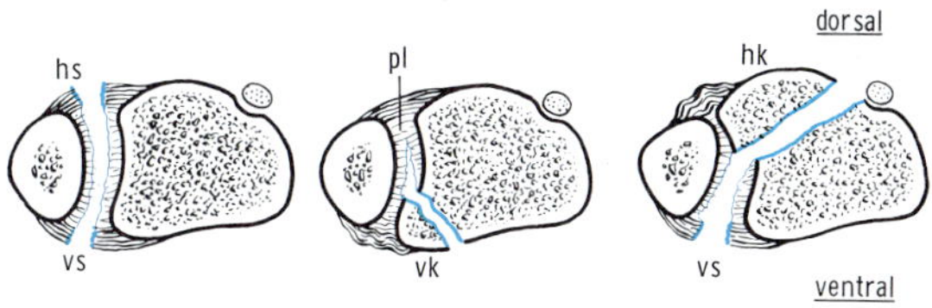

Abb. 115 Laterale Bandläsionen und Tibiakantendreiecke im Querschnitt: Syndesmosensprengung mit Riß des vorderen (vs), des hinteren (hs) Bandes. Abriß des vorderen Kantenfragments (vk) bei intaktem hinterem Band. Spaltung der tibiofibularen Bindegewebsplatte (pl). Hinteres Kantendreieck (hk) und Riß des vorderen Bandes (vs)

Untersuchungen

- Klinisch: Schwellung und Druckdolenz (Bandrisse) beachten.
- Röntgen: oberes Sprunggelenk a.-p. und seitlich. Zusammen mit klinischem Befund wird auf die begleitende Bandläsion geschlossen. Die Arthrographie kann einen Bandriß beweisen.
- Bei klinischem Frakturverdacht und negativem Röntgenbild a.-p. Aufnahme des ganzen Unterschenkels (Maisonneuve-Trauma).

Differentialdiagnose

- Distorsion.
- Isolierter Bandriß lateral-distal (S. 167).
- Talusfraktur und subtalare Luxation (S. 170).
- Peronealsehnenluxation (Abb. 116).

Nebenverletzungen

- Abscherungen an der Talusrolle (Flake-Fragment).
- Risse der distalen Bänder (talofibulare und kalkaneofibulare) vor allem bei isolierter Fraktur des Malleolus medialis.
- Luxation und Interposition von Sehnen (Peronaei, Tibialis posterior).

Konservative Therapie

- Nur wenn anatomische Reposition (Cave: Fibulaverkürzung) und Retention (Zirkulärgips) einwandfrei möglich.

Malleolarfraktur

Operationsindikationen

- Alle nicht perfekt reponierbaren oder retinierbaren Malleolarfrakturen (große Mehrheit).
- Maisonneuve-Fraktur bzw. Maisonneuve-Trauma ohne Fraktur: Stabilisierung der Fibula im Zentrum der Inzisur, Rekonstruktion des zirkulär gerissenen Bandapparates.

Operative Taktik

- Notfalloperation bei frischer Fraktur (Entleerung des Hämarthros entlastet die Haut).
- Verzögerte Operation (nach Abschwellung) bei nicht mehr frischer Fraktur (diffuses Hämatom).
- Stabile Osteosynthese und Band-Kapsel-Rekonstruktion.
- Immer zuerst die fibularen Läsionen versorgen (Ausnahme: mediale Interposition).
- Nach Möglichkeit funktionelle Nachbehandlung.

Operatives Verfahren

- Osteosynthese und Bandnähte (S. 351–360).

Prognose

- Abhängig von der Qualität der Erstversorgung und der Nebenverletzungen.
- Restitutio ad integrum bei großer Mehrheit.
- Einschränkung der Beweglichkeit möglich bei längerer Ruhigstellung bzw. Inaktivität von Arzt und Patient.
- Spätarthrose bei irreparablen Knorpelschäden, ungenügender Operationstechnik, ungeeigneter Nachbehandlung.
- Sudecksche Dystrophie: selten nach Notfalloperation und aktiver Nachbehandlung.

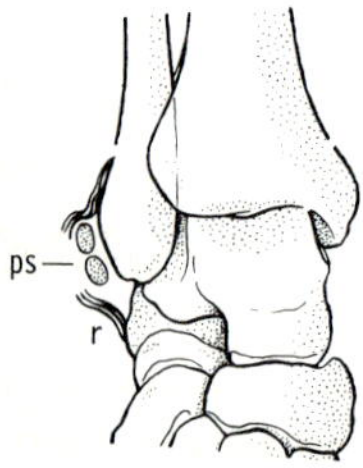

Abb. 116 Luxation der Peronealsehnen (ps) infolge Riß des Retinakulums (r)

Bänderriß im oberen Sprunggelenk

Allgemeines

- Isolierte Bandrisse haben nur lateral klinische Bedeutung.
- Typische Kombination: isolierte Fraktur des Malleolus medialis mit lateralen Bandrissen.
- Isolierte Risse der Syndesmosenbänder mit der Membrana interossea möglich.
- Typische Kombination: Kombination von frischen und alten Rissen (mehrzeitiger Bänderriß).

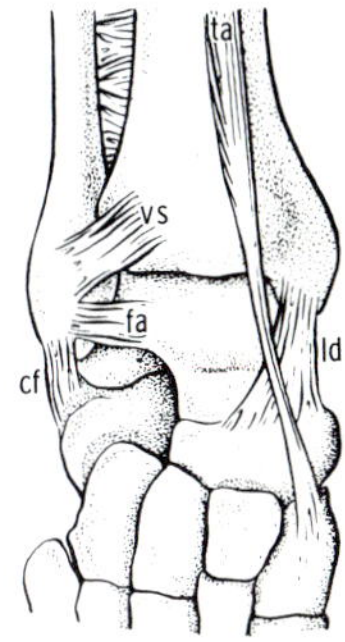

Abb. 117 Die Bänder des oberen Sprunggelenks von vorn: Lig. deltoideum (ld) mit Sehne des Tibialis anterior (ta), vorderes Syndesmosenband (vs), Lig. talofibulare anterius (fa), Lig. calcaneofibulare cf)

Einteilung

- Isolierte (z. B. Lig. talofibulare anterius) und kombinierte Risse (z. B. zusätzlich Lig. calcaneofibulare).
- Abrißfrakturen vor allem beim Kind.

Untersuchungen

- Klinisch: Schwellung, Druckdolenz. Aufklappbarkeit und „Anschlagphänomen“ bei Inversionsdruck, „Schublade“ bei a.-p. Druck.
- Röntgen: Sprunggelenk a.-p. und seitlich.
- Gehaltene Aufnahmen in forcierter Stellung und Anästhesie im Vergleich zur Gegenseite (Abb. 120 u. 121).
- Nur die Arthrographie kann isolierte Risse der Syndesmose und der Membrana interossea beweisen.

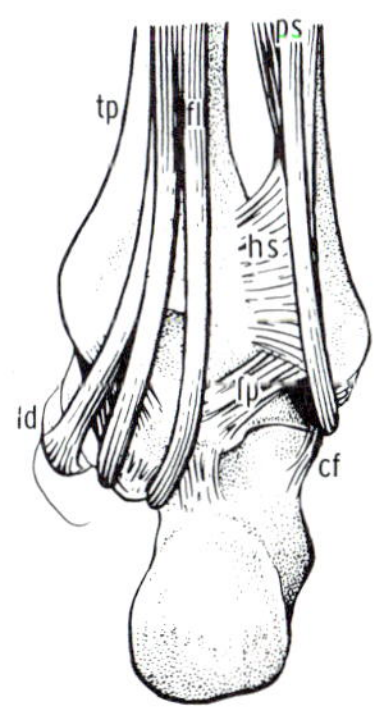

Abb. 118 Die Bänder des oberen Sprunggelenks und die aktiven Stabilisatoren (Sehnen) von hinten: Lig. deltoideum (ld) mit Sehnen des Tibialis posterior (tp) sowie des Flexor hallicus longus und Flexor digitorum longus (fl), Peronealsehnen = ps, hinteres Syndesmosenband (hs), Lig. talofibulare posterius (fp), Lig. calcaneofibulare (cf)

Bänderriß im oberen Sprunggelenk

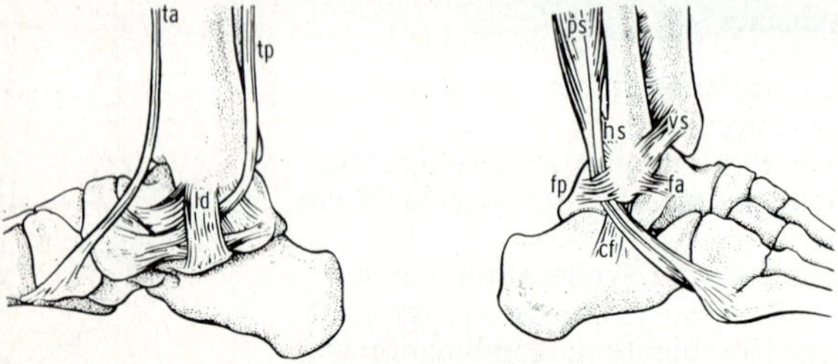

a b

Abb. 119 Die Bänder des oberen Sprunggelenks in der Ansicht von tibial (a) und fibular (b) mit den aktiven Stabilisatoren (Sehnen)

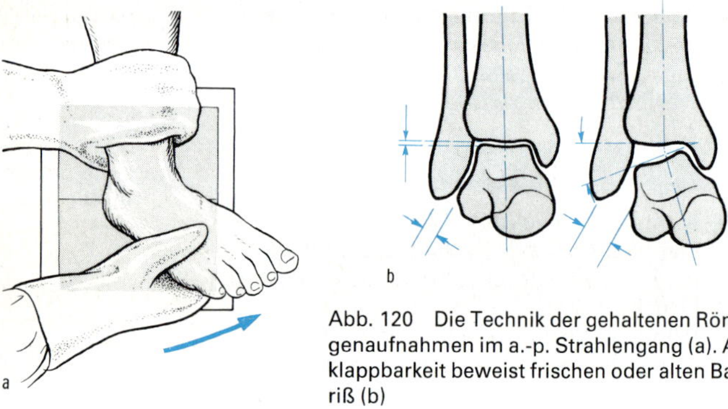

a b

Abb. 120 Die Technik der gehaltenen Röntgenaufnahmen im a.-p. Strahlengang (a). Aufklappbarkeit beweist frischen oder alten Bandriß (b)

Differentialdiagnose

- Distorsion (Zerrung oder Teilriß).
- Malleolarfraktur (evtl. Kombination, s. oben).
- Abriß an Talus oder Kalkaneus.
- Unterscheidung zwischen rein frischem und mehrzeitigem Bänderriß ist für die operative Versorgung von technischer Relevanz.

Konservative Therapie

Schiene und Hochlagerung bis abgeschwollen, dann

- Strapping und entlastender Spezialschuh für 7–8 Wochen.
- Gehgips für 3–4 Wochen, dann entlastender Spezialschuh.

Bänderriß im oberen Sprunggelenk

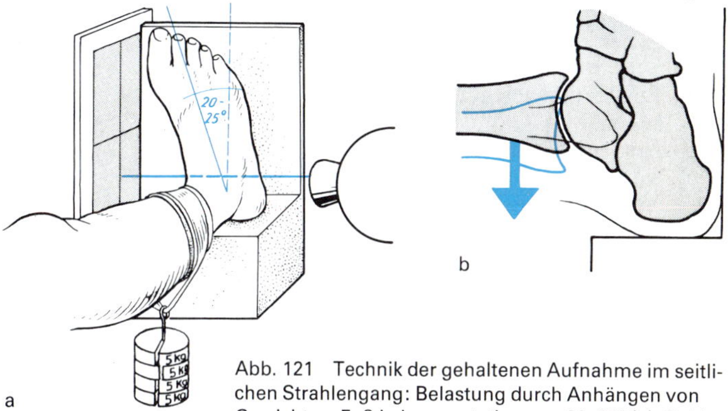

Abb. 121 Technik der gehaltenen Aufnahme im seitlichen Strahlengang: Belastung durch Anhängen von Gewichten, Fuß in Innenrotation von 20–25° (a). Subluxation des Talus nach vorn beweist Bandläsion (b)

Operationsindikation

- Erhebliche Instabilität bei sportlich aktivem Patient.

Operative Verfahren

- Bändernaht bei frischem Riß (S. 359).
- Bänderplastik bei Kombination mit alter Verletzung (S. 360).

Prognose

- Gute Resultate nach konservativer Therapie bei ca. 60% der Fälle.
- Gute Resultate nach operativer Bandnaht bei ca. 90% der Fälle.

Talusfraktur

Allgemeines

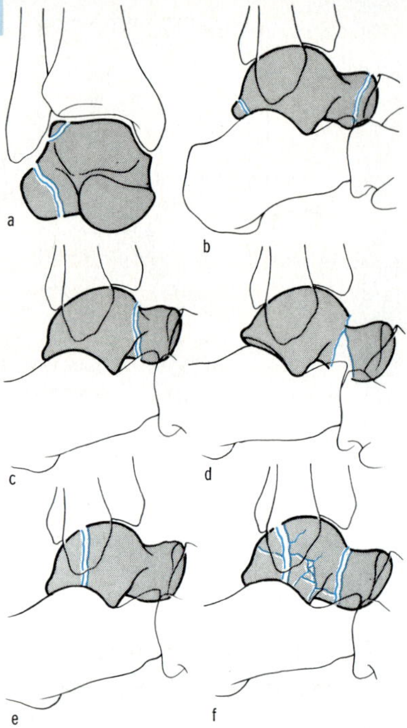

Abb. 122 Periphere (a, b) und zentrale Frakturen (c–f)

- Seltene Fraktur. Wird bei Polytrauma leicht übersehen.
- Begleitfrakturen häufig: Malleolen, Kalkaneus, Vorfuß, Tibia.
- Bei Luxation und erheblicher Dislokation Gefahr der Hautnekrosen, notfallmäßige Reposition. Sehneninterpositionen können Repositionshindernis bilden (Notfalloperation).
- Talusnekrose (Sklerose, dann langsames Zusammensintern der Rolle) infolge Unterbrechung der prekären Blutzufuhr (vorwiegend aus Sinus tarsi) nach Hals- und Korpusfraktur sowie totaler Luxation häufig.
- Revitalisation aus der distalen spongiösen Bruchfläche (wenn anatomische Reposition und Stabilisierung). Im Röntgenbild dann subchondrale Osteoporose.
- Entlastung gefährdeter Frakturen über 6–12 Monate (Abb. 124).

Einteilung

- Periphere Frakturen (nicht nekrosegefährdet): Kopf, Processus lateralis tali, Processus posterior tali, osteochondrale Taluskantenfraktur (Abb. 122).
- Zentrale Frakturen (nekrosegefährdet): Hals, Körper, Trümmerfrakturen (Abb. 122).
- Luxationsfrakturen.
- Luxationen: eingelenkig: Luxatio pedis cum talo (totaler Bandriß OSG), talonaviculare (Chopart), zweigelenkig: Luxatio pedis sub talo, dreigelenkig: totale Luxation.

Konservative Therapie

- Bei nicht dislozierter oder einwandfrei reponierbarer Fraktur: Zirkulärgips 4–6 Wochen. Bei Nekrosegefahr anschließend Entlastung im Gehapparat für 6–12 Monate (Schuhsohle am anderen Fuß erhöhen) und aktive Mobilisierung, speziell Schwimmen (Abb. 124).
- Notfallmäßige Reposition dislozierter Halsfrakturen: Narkose mit Relaxation. Ferse auf harter Unterlage. Ruckartige Plantarflexion des Vorfußes (Abb. 123). Stellungskontrolle. Wenn Reposition nicht ideal, Operation anschließen.
- Irreparable Trümmerfraktur.

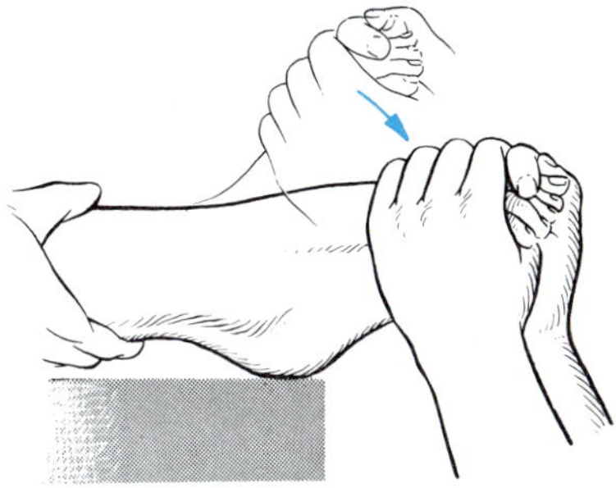

Abb. 123 Reposition der dislozierten Halsfraktur

Operationsindikation

- Jede dislozierte oder nicht perfekt reponierbare Fraktur bzw. Luxation als Notfall.

Operative Verfahren

- Blutige Reposition und Verschraubung bei peripheren, Hals- und Korpusfrakturen (S. 361).
- Zusätzlich autologe Spongiosaplastik bei Defekten.

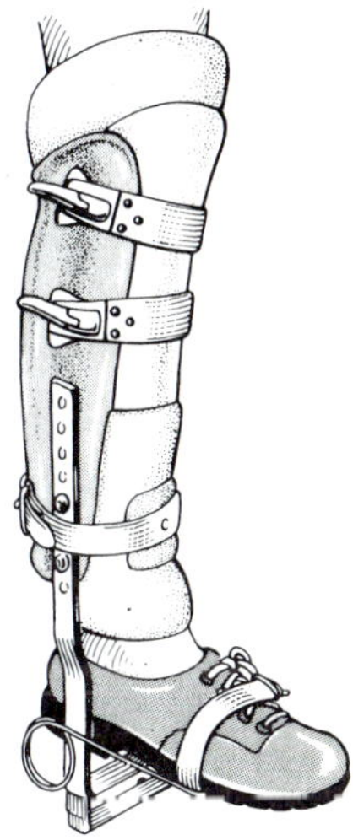

Abb. 124 Gehapparat zur Entlastung des Fußes. Die Abstützung erfolgt an Tibiakopf und Patella

Prognose

- Nekrosen bei zentralen Frakturen und mehrgelenkigen Luxationen häufig.
- Notfall-Osteosynthese verbessert Prognose.

Kalkaneusfraktur

Allgemeines

- Die funktionelle Behandlung steht im Vordergrund. Ziel ist die Erhaltung von möglichst viel Bewegung in den unverletzten Gelenken. Langdauernde Immobilisierung fördert trophische Störungen (Sudeck).
- Die zentrale thalamische Fraktur ist charakterisiert durch: Impression des hinteren Talokalkaneargelenks, Hebung des Tubers (Abb. 125). Verkürzung und Verbreiterung mit Stenosierung der Sehnenkanäle und des Tarsaltunnels.
- Erhebliche lokale Schwellung und relativ schlechte Zirkulation bedingen ein erhöhtes Infektrisiko bei operativer Behandlung.

Einteilung

- Abrißfrakturen: Processus anterior (Ansatz der Ligg. calcaneofibulare und interosseum), Tuber (Achillessehnenansatz).
- Entenschnabelfraktur.
- Stauchungs- und Trümmerfraktur mit Impression des hinteren unteren Sprunggelenks (Thalamusfraktur).

Untersuchungen

- Klinisch Deformierung und Schwellung, periphere Sensibilität.
- Röntgen: Sprunggelenk, Kalkaneus axial (Verbreiterung, Desaxation). Tomogramme oder CT bei komplexen Frakturen.

Konservative Therapie

- Reposition durch bilaterale Kompression (manuell, Böhler-Zwinge), bei Trümmer und Impressionsfraktur. Anschließend kurze Gipsphase, dann Entlastung im Gehapparat.
- Rein funktionelle Behandlung mit längerer Entlastung im Gehapparat.

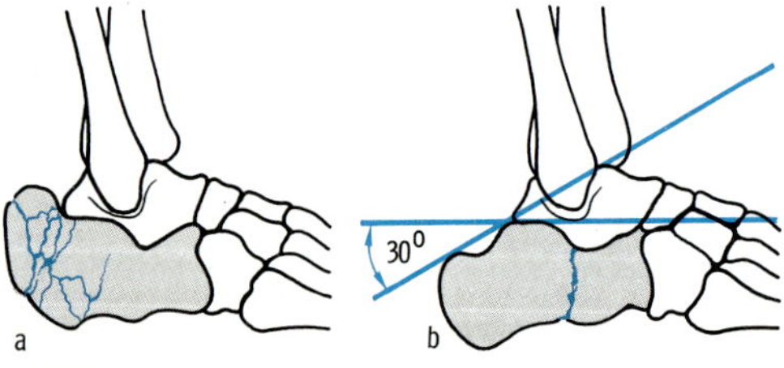

Abb. 125 Der Böhlersche Tuber-Gelenk-Winkel (b). Bei Impressionsfraktur negativ (a)

Operationsindikationen

- Abrißfrakturen (Band- und Sehnenansätze).
- Entenschnabelfraktur.
- Thalamische Impression mit Defekt und Deformierung.

Operative Verfahren

- Verschraubung oder Zuggurtung von Abrißfrakturen (S. 362).
- Perkutane Aufrichtung mit Steinmann-Nagel und Stabilisierung mit axialen Kirschner-Drähten, welche im Talus bzw. Kuboid verankert werden. Funktionelle Nachbehandlung (Abb. 126).
- Offene Osteosynthese bei thalamischer Impression aus lateralem Zugang (S. 362).
- Fixateur externe. Als Repositionshilfe und zur Stabilisierung nach Reposition offener Frakturen.

Prognose

- Komplexe Frakturen sind invalidisierend. Die konservative Behandlung ist langwierig. Physiotherapie über Monate. Abschluß mit Deformation und Restbeschwerden. Häufig sekundäre Arthrodese.

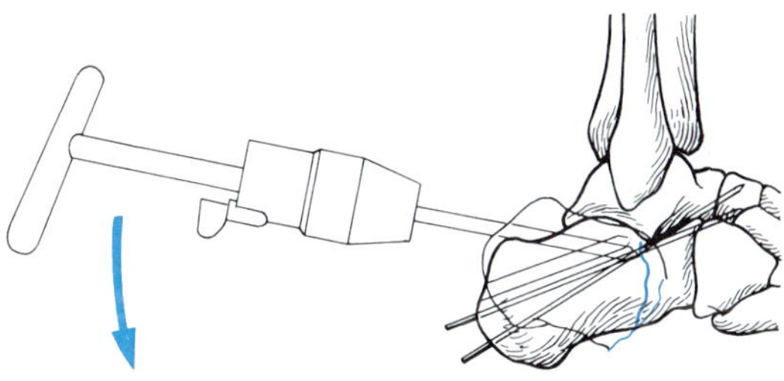

Abb. 126 Reposition und Aufrichtung des Tuber-Gelenk-Winkels mit Steinmann-Nagel. Perkutane Stabilisierung mit Kirschner-Drähten

Metatarsalfraktur

Allgemeines

- Behandlungsziel ist das schmerzfreie Gehen und Tragen. Die Wiederherstellung der Fußgewölbe ist wichtig.
- Die funktionelle Behandlung steht im Vordergrund. Langdauernde Immobilisation und Entlastung führt zur Erschlaffung der aktiven und passiven Gewölbestabilisatoren. Sie fördert dystrophische Störungen (Sudeck).
- Die Zirkulation ist relativ schlecht. Verzögerte Heilung ist bei konservativ behandelten Frakturen nicht selten.
- Massive posttraumatische Schwellungen sind häufig. Präoperativ Abschwellung abwarten (Ausnahme: Luxationen). Bei Ischämiegefahr große längsgerichtete Entlastungsinzisionen der Faszien, evtl. offene Wundbehandlung.

Untersuchungen

- Röntgen: Vorfuß a.-p. und schräg.
- Einkalkulierung der posttraumatischen Schwellung.

Konservative Therapie

- Nicht dislozierte Frakturen werden im Gehgipsverband für 6–8 Wochen ruhiggestellt.

Operationsindikationen

- Dislozierte Abrißfrakturen (Sehnen- und Bandansätze).
- Dislozierte Gelenk- und Schaftfrakturen.
- Luxationen (im Intertarsal- und Tarsometatarsalgelenk).

Operative Verfahren

- Perkutane oder offene Markdrahtung bzw. Spickung, Zuggurtung, Schrauben- oder Plattenosteosynthese (S. 363).

Prognose

- Vorher schon bestehende Fußdeformitäten (Spreizfuß, Hallux valgus, Knickfuß, Hohlfuß) bedingen u. U. eine längere physiotherapeutische Nachbehandlung.
- Periphere Zirkulationsstörungen (arteriell oder venös) verschlechtern die Prognose.

Allgemeines

- Wie Metatarsalfraktur.

Konservative Therapie

- Unterschenkelgehgips bei nicht dislozierter Großzehenfraktur für 4–6 Wochen. Medikamentöse Thromboembolieprophylaxe.
- Dachziegelartiger Heftpflasterverband bei Schaftfrakturen der Zehen II–V (Abb. 127).

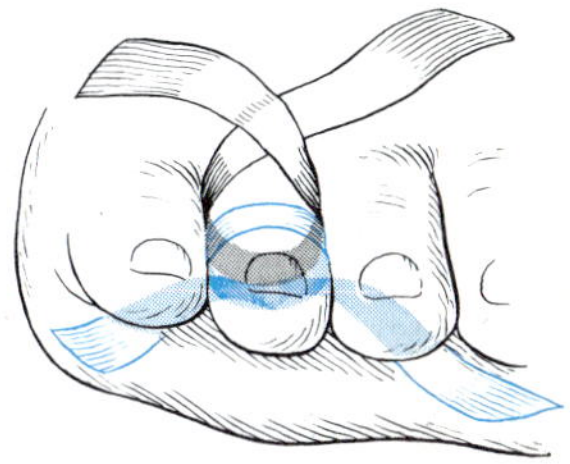

Abb. 127 Heftpflasterverband mit alternierend von plantar und von dorsal geführter Fixation

Operationsindikationen

- Dislozierte Großzehenfrakturen.
- Artikuläre Frakturen (Metatarsophalangeal- und proximales Interphalangealgelenk) der Zehen II–V.

Operative Verfahren

- Osteosynthese bei Großzehenfraktur, S. 363, 364, evtl. perkutaner Kirschner-Draht und Gips.
- Gelenkresektion bei artikulären Frakturen der Zehen II–V: Debasierung oder Dekapitierung der Grundphalanx wie bei Hammerzehenoperation.

Metallentfernung

Allgemeines

- Implantierte Metallfremdkörper sollen im allgemeinen nach gesicherter Frakturheilung wieder entfernt werden.
- Metallurgische Begründung: Es tritt immer etwas Korrosion an Kontaktstellen zwischen Schrauben und Platten auf.
- Technische Begründung: Die Metallentfernung ist mehrheitlich ein kleiner und einfacher Eingriff.
- Biomechanische Begründung: Das Implantat führt zu einer lokalen Zirkulationsstörung in der Kortikalis und wahrscheinlich zu einem Elastizitätsverlust.
- Psychologische Begründung: für den Patienten bedeutet sie den definitiven Abschluß der Behandlung.
- Kosmetische Begründung: kleine Weichteilkorrekturen sind gleichzeitig möglich (Narben, Adhäsionen, Muskelhernien usw.).
- Einzelne ruhige und stabile Implantate (Schrauben) kann man unbedenklich belassen, insbesondere im Alter.

Kontraindikationen

- Allgemeine: bei erhöhtem Operationsrisiko (Herz, hohes Alter usw.).
- Lokale: bei tiefen Fremdkörpern, deren Entfernung technisch aufwendig oder schwierig ist (z. B. Becken, Schulterpfanne).
- Operationsverweigerung durch den Patienten.

Zeitpunkt

- Frakturdurchbau im Röntgenbild bedeutet Tragfähigkeit unter Implantatschutz. Der mikroskopische Umbau geht aber über viele Monate weiter. Nach der Metallentfernung erfolgt beim Röhrenknochen ein erneuter Umbau des Haversschen Systems bis zur Rückgewinnung der normalen Elastizität. Daher ist Sportkarenz nach Metallentfernung bei belasteten Schaftfrakturen für 4 Monate zu verordnen (Gefahr der Refraktur).
- Bei lokalem Reizzustand (Korrosion) können einzelne störende Schrauben unter Belassung der Platte frühzeitig entfernt werden.
- Der günstige Zeitpunkt für die Metallentfernung bei häufigen Lokalisationen ist im roten Teil angegeben (S. 377).

Grundsätzliches

- Ziel der Behandlung ist die rasche und kosmetisch optimale Heilung einer klaffenden Wunde.
- Der Wundversorgung geht die genaue Untersuchung voran (tiefe Verletzungen, Fremdkörper, Verschmutzung) (S. 3).
- Die sog. „6-Stunden-Grenze" ist überholt.
  - „frische Wunden": Primärnaht wenn spannungsfrei.
  - „veraltete Wunden": chirurgische Versorgung nach Rückbildung der posttraumatischen Entzündung.

Allgemeine Taktik

- Desinfektion der umgebenden Haut.
- Wundreinigung: Ringer-Lösung, H_2O_2-Lösung.
- Anästhesie: Infiltration von der Wunde aus unbedenklich.
- Asepsis: sterile Handschuhe und Instrumente.
- Atraumatisches Arbeiten: Wundränder weder zerren noch quetschen.
- Débridement: Fremdkörperentfernung, Exzision von nekrotischem Gewebe – besonders in der Wundtiefe (Subkutis). Hautexzisionen beschränken sich auf *sichere* Nekrosen. Faszienspaltung über gespannten Muskellogen (S. 28).
- Tetanusimmunisierung einleiten oder erneuern.

Primäre Wundversorgung

- Oberflächliche, glattrandige Wunde (Haut-Subkutis): feine, adaptierende Einzelkopfnaht (Abb. 128) oder intrakutane, fortlaufende Naht. Adaptieren der Wundränder mit Steristrips (ohne Anästhesie) speziell bei Kindern. Deckverband. Anweisungen: Ruhigstellung und Hochlagerung. Bei zunehmenden Schmerzen notfallmäßige Kontrolle. Nahtentfernung zwischen 6. und 14. Tag (meistens 8.–10. Tag).
- Tiefe frische Wunde: Drainage subkutaner Hohlräume (Abb. 128). Lockere Wundnaht, keine Steristrips. Angefeuchteter, saugender, leicht komprimierender Verband. Ruhigstellung und Hochlagerung, evtl. Schienenfixation. Anweisungen: Wundkontrolle mit Drainentfernung nach 1–2 Tagen. Weitere Behandlung wie oberflächliche Wunde.
- Veraltete Wunde: Exploration und Reinigung – falls nötig in Leitungsanästhesie. Keine Wundnaht. Saugender, täglich erneuerter Deckverband. Fixation und Hochlagerung bis reizlos und abgeschwollen. Dann Naht aller verletzter Strukturen (3.–7. Tag).

Sekundäre Wundversorgung

- Débridement. Drainage von Hohlräumen über mehrere Tage.
- Wundrandmobilisierung mit Skalpell. Einzelknopfnaht.
- Saugender, leicht komprimierender Verband, täglicher Wechsel bis trocken. Schienenfixation.
- Bei Dehiszenz, Spannung oder Defekt: Spalthauttransplantat.

Sonderfälle

- Wunden im Gesicht: *nie exzidieren.* Massive Schwellung täuscht Defekte vor.
- Décollement (taschenbildende Abscherung der Subkutis von der Faszie): langdauernde innere Sekretion. Saugdrainage über mehrere Tage.
- Offene Bursa (S. 179).
- Offenes Gelenk: Schleimhautverschluß durch Naht. Hochlagerung und Ruhigstellung mit Schiene.
- Handverletzungen: Wunderweiterung zur Exploration (S. 232).
- Schußverletzung: Ausgedehnte tiefe Nekrosen durch Kavitationseffekt bei Geschossen mit hoher Geschwindigkeit.

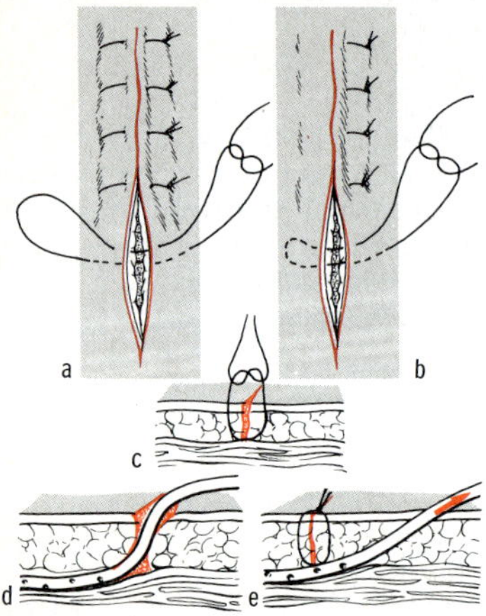

Abb. 128 Wundnähte und Drainagen: a) Rückstichnaht (Donati), b) einseitig intrakutane Rückstichnaht, c) wundrandnahe einfache tiefgreifende Hautnaht, d) Drainage durch die Wunde, e) Saugdrainage bei geschlossener Wunde

Indikationen

- Jede traumatisch eröffnete Bursa praepatellaris oder Bursa olecrani (in der Wundtiefe beim Verschieben der Ränder und genauem Ausleuchten glänzende Schleimhaut erkennbar).
- Bei chronischer Bursitis im Zusammenhang mit Osteosynthese an Patella und Olekranon.

Prinzip

- Wundexzision und S-förmige Erweiterung. Vollständige Exzision der Bursa. Blutstillung, Drainage, Ruhigstellung.

Operatives Vorgehen

- Narkose und pneumatische Blutsperre oder Infiltrationsanästhesie mit Adrenalin (oder POR-8).
- Sparsame Exzision gequetschter Wundränder.
  1. Inspektion der Bursaausdehnung durch Austasten mit Sonde.
  2. Erweiterungsinzisionen (Abb. 129).
  3. Totale Exzision des lockeren, gequollenen Bursagewebes, welches auf der Faszie und an der Haut haften kann.
  4. Öffnen der Blutsperre. Peinlich genaue Blutstillung (Elektrokoagulation oder Durchstechung).
  5. Lockerer Wundverschluß. Drainage (Gummilasche, Plastikfolie), Redon-Drain ungeeignet.
  6. Polsterverband. Schiene in entspannter Lage. Hochlagerung.
  7. Tetanusprophylaxe.

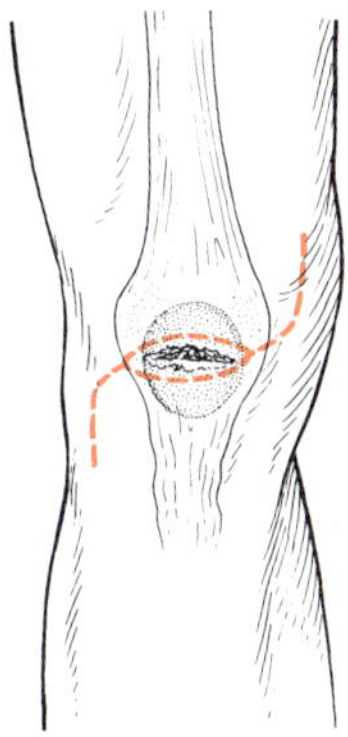

Abb. 129 Wundexzision und Erweiterung zur Bursektomie bei offener Bursa praepatellaris

Nachbehandlung

- Schiene und Bettruhe (Knie) bis gesicherte Wundheilung.
- Drainage mindestens 48 Stunden (Abb. 128).
- Hautnähte lange belassen.
- Medikamentöse Thromboemolieprophylaxe.

Operative Taktik

- Bei glatter, totaler oder partieller Durchtrennung und guter Vaskularität: primäre, epiperineurale oder faszikuläre Naht.
- Bei zweifelhafter Vaskularität: epineurale Adaptierung der Stümpfe mit schwarzem, atraumatischem Nahtmaterial. Frühe Sekundärnaht nach 2–4 Wochen.
- Bei Defekt: Markierung und Annäherung der Nervenstümpfe mit schwarzem Faden. Sekundäre Versorgung nach 4–6 Wochen.
- Primäre Arteriennaht wo immer möglich ausführen. Sie verbessert die Mikrozirkulation und damit die Prognose der benachbarten Nervennaht.

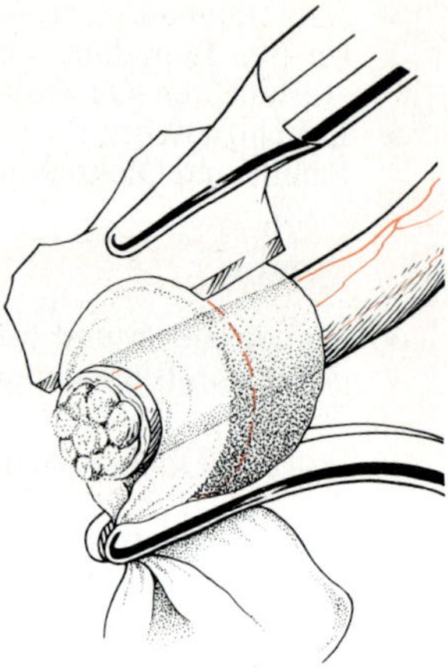

Abb. 130 Anfrischung eines Nervenstumpfes mit Rasierklinge: Fixieren mit Schaumgummimantel und Klemme

Vorbereitungen

- Wie Nervenäste (S. 182).
- Mikroskop und mikrochirurgische Instrumente bereithalten.
- Sterilisieren der Rasierklinge durch Einlegen in Desinfektionslösung.

Operatives Verfahren I
Epiperineurale Naht

1. Erweiterung der Wunde. Darstellung und schonende Mobilisierung der Stümpfe.
2. Sparsame Anfrischung mit Rasierklinge (Abb. 130): Umscheiden des Stumpfes mit Schaumgummi, der mit Klemme gefaßt wird. Einzelne Axonhernien werden mit der Mikroschere angefrischt.

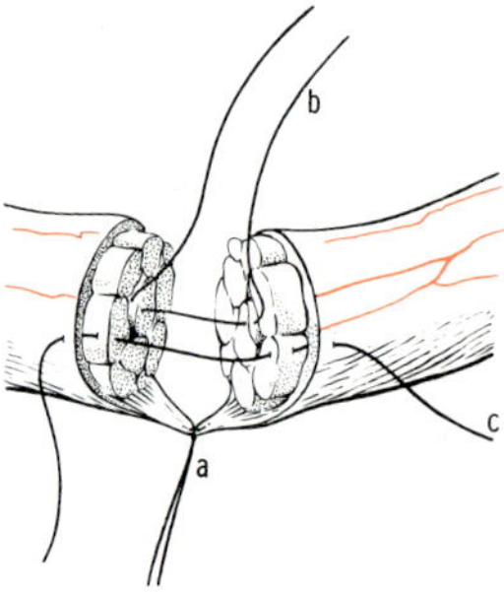

Abb. 131 Technik der peri-epineuralen Naht, s. Text

3. Einsatz des Mikroskops und der mikrochirurgischen Instrumente.
4. Identifizierung der zugehörigen Faszikel beider Stümpfe.
5. Bei persistierender Blutung aus Zentralarterie feinste Durchstechung.
6. Resektion eines kragenförmigen Saums des Epineuriums mit der Mikroschere unter Belassen je eines korrespondierenden Zipfels.
7. Orientierungs- und Stütznaht am Zipfel (Abb. 131, a).
8. Durch die epineurale Resektion entfalten sich die zentralen Faszikel. Sie können mit einzelnen perineural geführten Nähten adaptiert werden (Abb. 131, b).
9. Die peripheren Faszikel werden mit je einer epi- und perineural gelegten Naht optimal adaptiert (Abb. 131, c).
10. Drainage fakultativ. Hautnaht.
11. Schiene in entlastender Position.

Operatives Verfahren II
Faszikuläre Naht

1. Mobilisation und Anfrischung wie bei Verfahren I.
2. Identifizierung der zugehörigen Faszikel beider Stümpfe. Die epineuralen Gefäße dienen der Groborientierung.
3. Einstechen der Nadel zwischen den passenden Bündeln und Prüfung der optimalen Adaptierung (Abb. 132a).
4. Lockeres Knoten der tiefen Nähte.
5. Zusätzliche epineurale Feinadaptierung (Abb. 132).

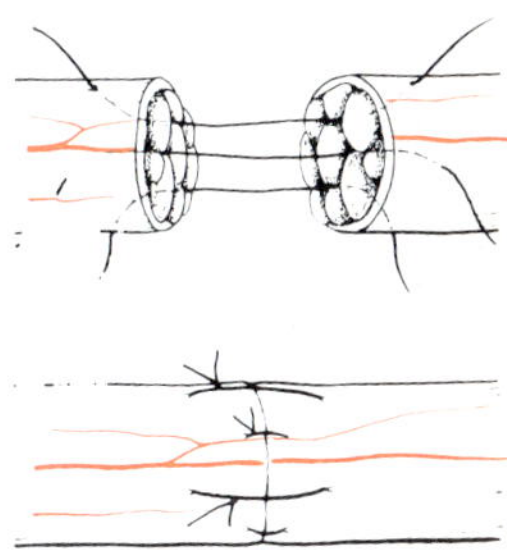

Abb. 132 Technik der faszikulären Naht, s. Text

Nachbehandlung

- Hochlagerung auf Schiene in entlastender Position für 3–4 Wochen, anschließend Mobilisierung.
- Hautnähte 14.–18. Tag.
- Regelmäßige neurologische Kontrollen mit Elektromyogramm ab etwa 6. Woche.

Nervenäste, Primärnaht

Operative Taktik

- Epineurale End-zu-End-Naht eines Kollateral- oder Fingernervs.
- Bei Defekt mit wichtigem Sensibilitätsverlust Einbau eines autologen Transplantates. Voraussetzung: vaskuläres Bett und einwandfreier Hautmantel (evtl. Plastik).
- Bei Kombinationsverletzung Reihenfolge der Versorgungen einhalten (S. 79).
- Die Prognose einer Nervennaht wird verbessert durch gleichzeitige Naht der durchtrennten Kollateralarterie.

Vorbereitungen

- Mikrochirurgische Instrumente.
- Nahtmaterial 10–0 oder 11–0.
- Optische Vergrößerung (Lupe oder Mikroskop).
- Blutsperre.
- Plexusanästhesie oder Narkose.

Operatives Verfahren I
Einfache Naht

- Erweiterung der Wunde. Inzisionen an der Hand (S. 232).
- Darstellung und schonende Mobilisierung der Nervenstümpfe.
- Wenn möglich mikrochirurgische Naht der Kollateralarterie.
- Anfrischen der Nervenenden mit der Mikroschere.
- Adaptierung mit 2–3 das Epineurium fassenden Nähten (Abb. 133).
- Hautnaht (evtl. Plastik).
- Schienung in entlastender Position für 3 Wochen.

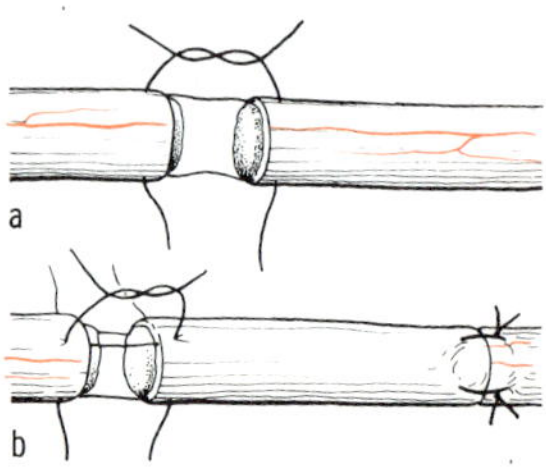

Abb. 133 Primäre epineurale Naht eines Nervenastes (a) bzw. Einbau eines autologen Transplantates (b)

Operatives Verfahren II
Transplantateinbau

- Präparative Arbeit und Vorbereitung der Stümpfe wie Verfahren I. Einbau eines autologen Transplantates (Entnahmetechnik S. 183) nach der gleichen Nahttechnik.
- Bei schlecht vaskularisiertem Bett kein Transplantat.

Prinzip

- Atraumatische Entnahme eines dünnen Hautnervs ohne sensible Autonomie.
- Für Defekte eines Kollateralnervs am Finger: Äste des N. cutaneus antebrachii ulnaris.
- Für Defekte von Nervenstämmen (Kabeltransplantate): N. suralis.

Operatives Verfahren I

1. Quere Inzision in der ulnaren Ellenbeuge.
2. Darstellung der Weichteile durch stumpfes Spreizen der Wunde. Die Nervenäste liegen tiefer als die Venen.
3. Mobilisation eines Hautnervs in der erforderlichen Ausdehnung (mehrere Zentimeter möglich). Resektion mit der Mikroschere.

Operatives Verfahren II

- Blutsperre. Schräglage.

1. Quere Inzision dorsal und proximal des Malleolus lateralis.
2. Aufsuchen und Anschlingen des N. suralis hinter der V. saphena parva.
3. In Abständen von 4–5 cm weitere quere Inzisionen. Schonende Mobilisierung des Nervs.
4. Reseziertes Transplantat in feuchte Kompresse einlegen.
5. Hautnaht und Kompressionsverband.

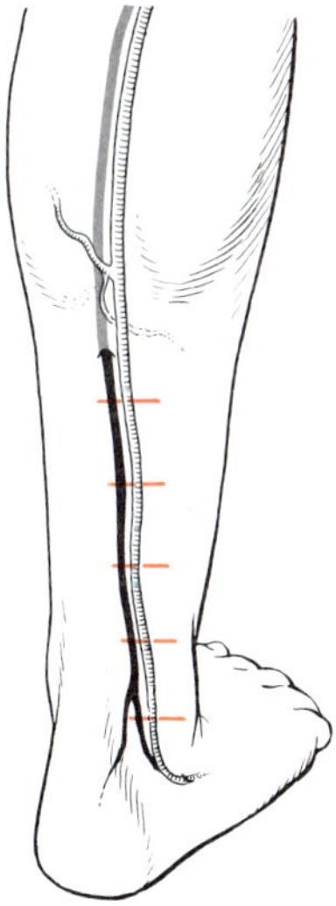

Abb. 134 Topographie des N. suralis hinter der V. saphena parva. Lage der Inzisionen

Sehnennaht, allgemeine Technik

Indikationen

- Alle frischen, glatten oder leicht ausgefransten Sehnenverletzungen.
- Besondere Techniken s. S. 246.

Prinzip

- Atraumatische Darstellung und End-zu-End-Anastomose der Stümpfe.
- Erhalten von Sehnenscheide, Peritenon, Vinkula und Ringbändern.
- Entlastung der Anastomose durch proximales Zugsystem.
- Immobilisation der Nachbargelenke in bestimmter Position.

Vorbereitungen

- Feinste Instrumente und atraumatisches Nahtmaterial.
- Optische Vergrößerung.
- Pneumatische Blutsperre.

Operatives Verfahren I
Proximales Entlastungssystem

1. Herausmassieren oder schonendes Vorziehen der Stümpfe. Wundfernes perkutanes Anstechen derselben mit Injektionsnadel verhindert deren Zurückrutschen.
2. Intratendinöse Stütz- oder Kernnaht mit nicht resorbierbarem Nahtmaterial (Abb. 136).
3. Feinadaptierung des Epitenons mit fortlaufender Naht 7–0.
4. Proximales Einziehen des Entlastungssystems mit Ausziehdraht. Zug distal, bis Anastomose entlastet. Fixation des Drahtes über Gummiring oder Tupfer mittels festgeklemmter Bleikugel (Abb. 135).
5. Gepolsterte Gipsschiene in Entlastungsposition unter Einbeziehung eines Nachbarfingers (Abb. 138, 139).

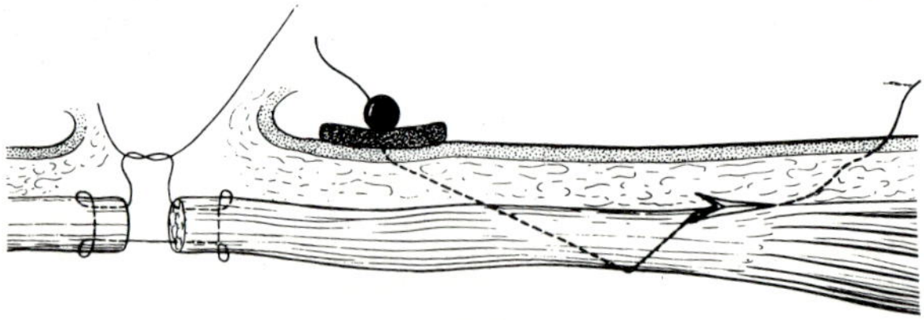

Abb. 135 Technik mit intratendinöser Kernnaht. Proximales Entlastungssystem mit Widerhaken. Wundferne Verankerung

Operatives Verfahren II
Transfixierendes Entlastungssystem

- Durchziehen des Drahtes durch das Zentrum der Sehnenstümpfe. Keine Kernnaht. Verankerung des Zugsystems distal der Wunde (Abb. 137). Übrige Technik wie Verfahren I.

Nachbehandlung

- Schiene und Entlastungssystem nach 3–4 Wochen entfernen (Abb. 140).
- Alternative: Nachbehandlung nach Kleinert, S. 248.
- Passive Belastung der Anastomose (Arbeit) ab 6. Woche.

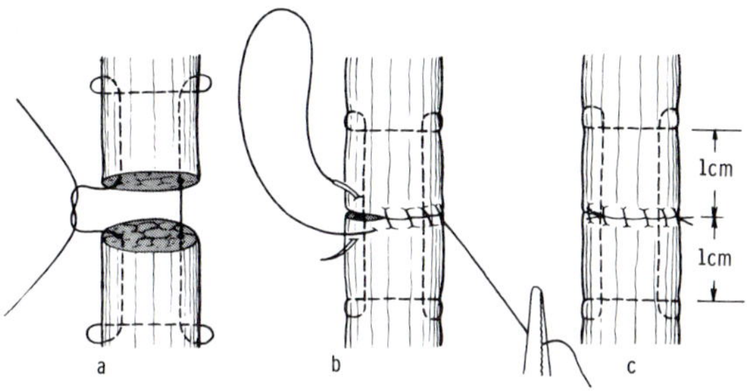

Abb. 136 Detail der Nahttechnik: Intratendinöse Stütz- oder Kernnaht (a). Feinadaptierung des Epitenons (b, c)

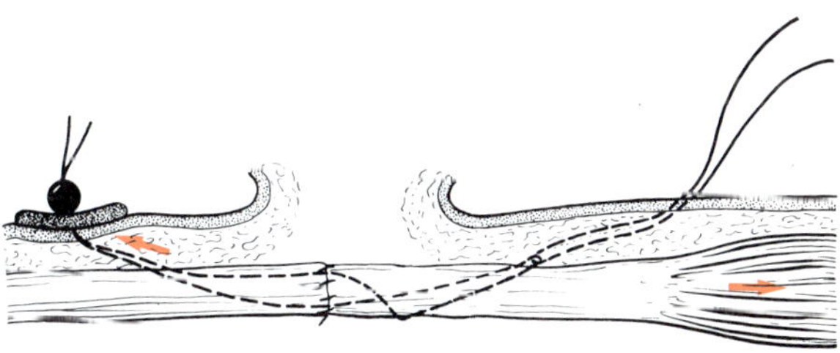

Abb. 137 Transfixierendes Entlastungssystem mit Ausziehdraht

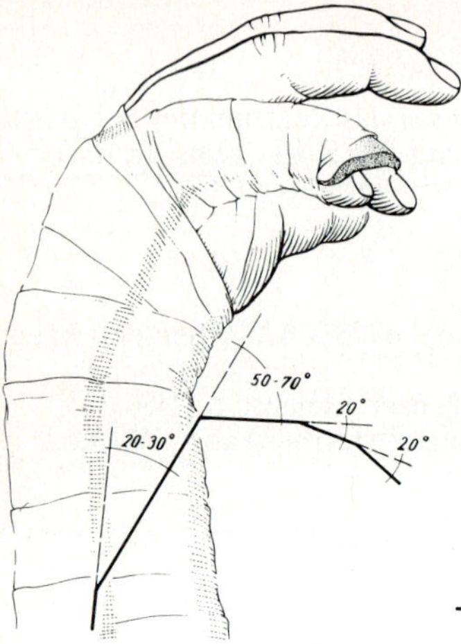

Abb. 138

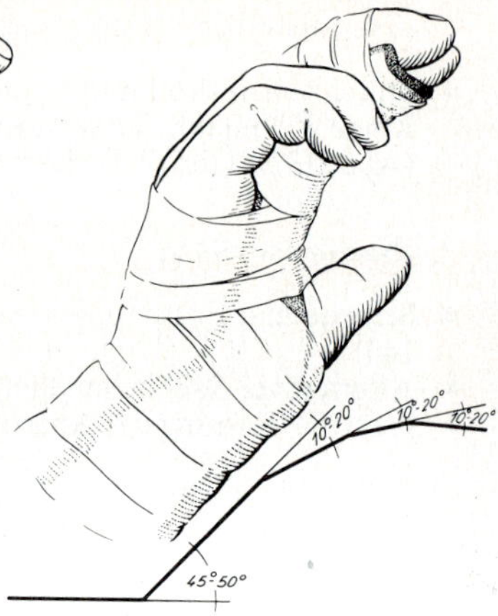

Abb. 139

Abb. 138 und 139 Gipsschienen nach Sehnennaht an der Hand: Entlastung in ungezwungener Position unter Mitfassen eines Nachbarfingers. Nach Strecksehnennaht Extension im Handgelenk und leichte Flexion in den Metakarpophalangeal- und Interphalangealgelenken. Nach Beugesehnennaht leichte Flexion im Handgelenk und in den Interphalangealgelenken, stärkere Flexion im Metakarpophalangealgelenk. Alternative: Frühfunktionelle Nachbehandlung nach Kleinert (S. 248)

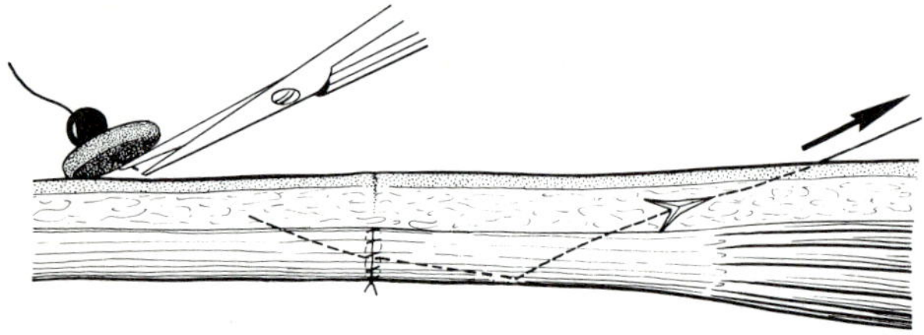

Abb. 140 Die Entfernung des Zugsystems: Durchtrennung des distalen Drahtes unter dem Gummiring, ruckartiges Zurückziehen des proximalen Drahtendes. Der Widerhaken und der in der Sehne zentral verlaufende Drahtabschnitt gefährden die Anastomose nicht

Indikationen

- Verletzungen peripherer Arterien durch stumpfe oder scharfe Gewalt, s. S. 29ff.
- Ausgenommen von der Rekonstruktion sind einzelne arterielle Endäste, bei denen eine Ligatur ohne Ausfallerscheinungen statthaft ist.

Prinzip

- Großzügige Freilegung des verletzten Gefäßabschnittes.
- Vor der Arterienrekonstruktion Stabilisierung einer etwaigen Fraktur durch Osteosynthese. Technische Behelfe: Verkürzung des Knochens, temporäre Überbrückung der Strombahn mit silikonisiertem Plastikschlauch.
- Breitbandantibiotikum i. v. und lokal bei penetrierenden Verletzungen.
- Verfahrenswahl abhängig vom traumatologischen Lokalstatus, s. nachfolgende Abschnitte I–IV.

Instrumente

- Gefäßinstrumentarium.
- Nahtmaterial synthetisch, atraumatisch (z. B. Prolene, Ticron, Tevdek), evtl. mit doppelter Armierung. Fadenstärke an peripheren Arterien 5–0 oder 6–0.
- Bei kleinen Lumina Lupenbrille, Operationsmikroskop, Mikrotechnik.

Operatives Verfahren I

- Arteriotomie, Intimaversorgung, Thrombektomie, Arterienverschluß mit Venenstreifen.
- Indiziert bei Binnenschaden mit Intimariß, Intimadissektion und Appositionsthrombose.
- Zirkuläre Freilegung, Inspektion und Palpation der verletzten Arteriensegmente.
- Gefäßklemmen anlegen, zuerst proximal, dann distal der Läsion. Kollateralen anschlingen oder abklemmen.
- Längsarteriotomie über der rupturierten Innenschicht, proximal und distal 5 mm über die Abrißstufen hinausreichend (Abb. 141a).
- Resektion der abgelösten Intima unter Bildung einer schrägen, distalen Intimastufe (Abb. 141b).
- Herunternähen der distalen Intimastufe auf die Gefäßwand: Einzelstiche, Fadenstärke 6–0. Knoten nach außen! Stichführung von außen nach innen auf der endarteriektomierten Seite, dann unter Mitfassen der Intima von innen nach außen (Abb. 141c).

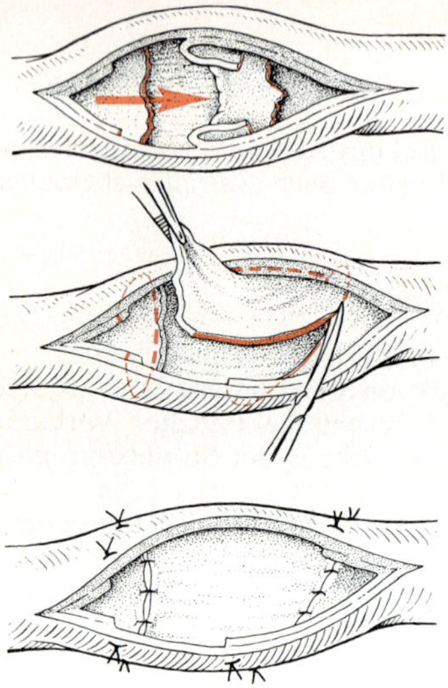

Abb. 141 Längsarteriotomie über der gelösten Intima (a). Schräges Anfrischen der distalen Intimastufe (b). Distale und proximale Intimastufe sind mit Einzelstichen an die Gefäßwand fixiert. Es folgt Verschluß der Arteriotomie mit Venenstreifen (c)

- Entnahme eines Venenstreifens vor dem medialen Malleolus, Anpassung in Länge und Form (beachte Venenklappen, Strömungsrichtung beim Einnähen!).
- Sondierung der Ausflußbahn mit Fogarty-Katheter, distale Thromben und Embolien extrahieren. Instillation von Liqueminlösung (Verdünnung 1 : 50) ins distale Gefäßbett.
- Einnähen des Venenstreifens (Abb. 142c): zunächst proximale und distale Eckfäden (doppelt armiertes Nahtmaterial). Von den Eckfäden ausgehend fortlaufende Naht unter stetigem Mitfassen aller Wandschichten.
- Stichführung am Venenstreifen von außen nach innen, am Arterienrand von innen nach außen verhindert Intimadissektion.
- Vor dem Abschluß der Gefäßnaht Überprüfung des Blutstroms von proximal und distal, evtl. nochmalige Sondierung mit Fogarty-Katheter. Liquemin 1 ml i. v.
- Beendigung der Gefäßnaht. Freigabe der Strombahn unter Kompression der Arteriennaht mit heißer, feuchter Kompresse.
- Überprüfung der Hämostase, Redon-Drains, schichtweiser Wundverschluß.

Operatives Verfahren II

- Direktnaht eines arteriellen Lecks oder Arterienverschluß unter Erweiterung mit Venenstreifen.
- Indiziert bei scharfer Lumeneröffnung ohne völligen Kontinuitätsverlust.
- Direktnaht bei querlaufender Verletzung und größerem Gefäßlumen. Verschluß mit Venenstreifen bei vorwiegend längsverlaufender oder zerfetzter Arterienwunde.
- Permanente Hämostase durch Fingerdruck (Operationshandschuh) während der Vorbereitung des Operationsfeldes.
- Darstellung des lädierten Gefäßabschnittes. Erster Schritt: Gefäßklemme an die Zustrombahn, dann distal der Verletzung und an Kollateralen.
- Direkte Naht: Vorlegen von Eckfäden in die beiden Winkel der Arterienwunde, diese in querer Richtung leicht anspannen.
  Sondierung der Strombahn nach proximal und peripher mit Fogarty-Katheter, Instillation von Liqueminlösung 1 : 50 in die Ausflußbahn.
  Zwischen die Eckfäden werden im Abstand von 1–1,5 mm weitere Einzelnähte vorgelegt. Beachte dabei besonders, daß mit jedem Stich die Intima gefaßt wird!
  Verknoten der vorgelegten Gefäßnähte, Freigabe der Strombahn. Liquemin i. v. 1 ml.
- Verschluß eines Lecks mit Venenstreifen: sparsamstes Glätten zerfetzter Wundränder mit feiner gebogener Schere. Entnahme des Venenstreifens und Einnähen wie bei Verfahren I.

Operatives Verfahren III

- Anastomose direkt End-zu-End oder unter gleichzeitiger Erweiterung mit Venenstreifen.
- Indiziert bei scharfer, glatter Durchtrennung ohne Längendefizit. Direkte Anastomose bei größerem Querschnitt ohne pathologische Wandveränderungen. Bei Anastomosierung kleinerer oder vorher sklerotisch geschädigter Arterien empfiehlt sich dagegen eine Erweiterungsplastik mit Venenstreifen.
- Direkte Anastomose: Anlegen und Verknoten von zwei gegenüberliegenden Eckfäden. Sondierung der Strombahn nach proximal und distal mit Fogarty-Katheter, Instillation von Liqueminlösung 1 : 50 nach distal.
  Quergestellte Reihe von Einzelknopfnähten an die Vorderwand der Arterie. Rotation des Gefäßes um 180°, Vorgang bei der Hinterwandnaht in gleicher Weise.

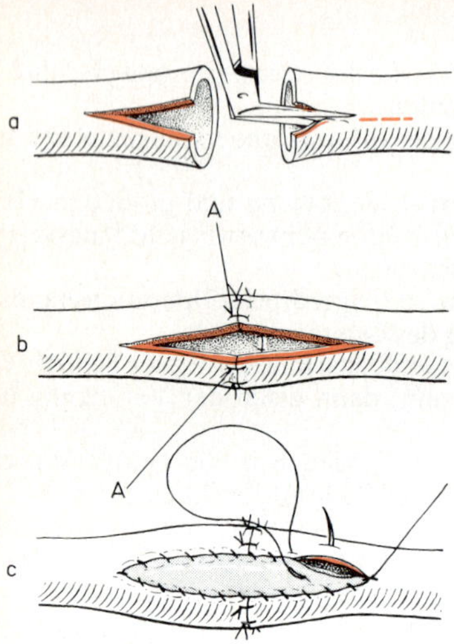

Abb. 142 Kurze Längsinzision der Arterienstümpfe (a). Arteriennaht, ausgehend von den lang belassenen Eckfäden A–A (b). Arterienverschluß mit Venenstreifen (c)

- Erweiterungsanastomose: kurze Längsinzision in beide Arterienstümpfe (Abb. 142a).
  Anastomose beginnt mit zwei lang belassenen Eckfäden (Abb. 142b), von denen aus zunächst die Naht der Arterienhinterwand mit Einzelknoten angelegt wird.
  Einnähen des Venenstreifens (Abb. 142c).

Operatives Verfahren IV

- Defektüberbrückung mit autologem Veneninterponat.
- Indiziert bei totalem Kontinuitätsverlust und gleichzeitigem Defekt, auch bei ausgedehntem Binnenschaden mit Ruptur von Intima und Media („Adventitiaschlauch").
- Darstellung des verletzten Gefäßabschnittes, Arterienklemmen. Sondierung der Strombahn nach proximal und distal, Instillation von Liqueminlösung 1 : 50.
- Bei präliminarer Osteosynthese: evtl. Verkürzung der Ischämiedauer durch Überbrückung des Gefäßdefektes mit silikonisiertem Material („temporärer Bypass").

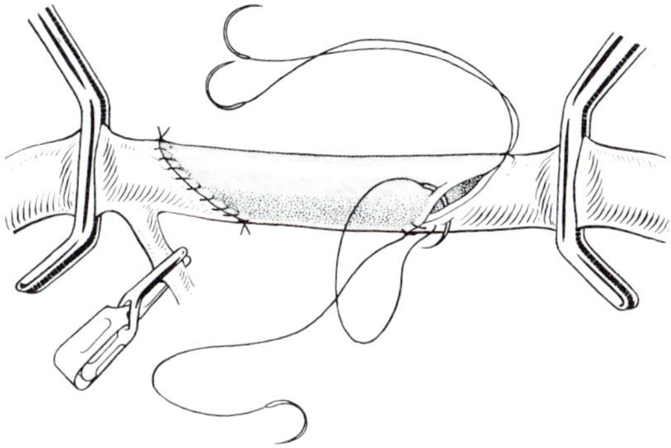

Abb. 143 Autologes Veneninterponat: proximale Anastomose (links) ist fertiggestellt. Stichführung an der distalen Anastomose

- Entnahme des Veneninterponates vom Oberschenkel (V. saphena magna). Aufbereitung durch Ligatur aller abgehenden Kollateralen. Prüfung des Interponates auf Dichtigkeit durch Aufblähen mit physiologischer Kochsalzlösung und Liqueminzusatz.
- Schräges Anfrischen des proximalen und distalen Arterienstumpfes, Adaptation des Veneninterponates auf die Defektlänge (beachte Strömungsrichtung wegen der Venenklappen).
- Proximale Anastomose schräg End-zu-End: zunächst gegenüberliegende Eckstiche mit doppelt armiertem Faden, davon ausgehend fortlaufende zirkuläre Naht. Stichführung am Interponat von außen nach innen, an der Arterie von innen nach außen.
- Nach Beendigung der proximalen Anastomose nochmals Ausstrombahn mit Fogarty-Katheter sondieren.
- Distale Anastomose in analoger Weise. Interponat gestreckt einnähen, aber nicht spannen. Torsion vermeiden!

Heterologes Interponat

- Verwendung nur bei Fehlen einer entsprechenden eigenen Vene oder bei zu geringem Kaliber derselben (biologisch den autologen Venen unterlegen).
- Führung heterologer Interponate über Gelenkbeugen (Ellenbogen, Knie) ist wegen Abknickungsgefahr zu vermeiden.

Nachbehandlung

- Antikoagulation postoperativ sofort mit Liquemin im Dauertropf weiterführen (20000 E/24 Std.).
- Übergang auf ein Cumarinpräparat am ersten postoperativen Tag. Wenn Quick-Wert auf 30% abgesunken, wird Liquemin abgesetzt.
- Dauer der Antikoagulation ist Ermessensfrage. Richtlinie beim Gefäßgesunden: 6 Wochen.
- Breitbandantibiotikum bei penetrierenden Arterienverletzungen und in jedem Fall bei Verwendung heterologen Materials.
- Bettruhe: nach Rekonstruktion im Bereich der unteren Extremität Mobilisierung des Patienten erst nach Wundheilung.
- Oberarmschiene in Semiflexion nach Rekonstruktionen im Ellenbogen- oder Handgelenksbereich bis zur Wundheilung.

Indikationen

- Akutes Epidural- und Subduralhämatom.
- Intrazerebrales Hämatom.

Prinzip

- Osteoplastische Kraniotomie: Aussägen eines großzügig bemessenen Kalottenstückes als Zugang zum akuten Hämatom.
- Intraoperativ vorbehaltener Entscheid: primäre oder sekundäre Replantation des Kalottendeckels (sekundär = nach 2–6 Monaten).
- Ungenügend zur Entlastung akuter Hämatome ist die „Bohrlochmethode“: die festgepreßten Koagula lassen sich nicht entfernen.

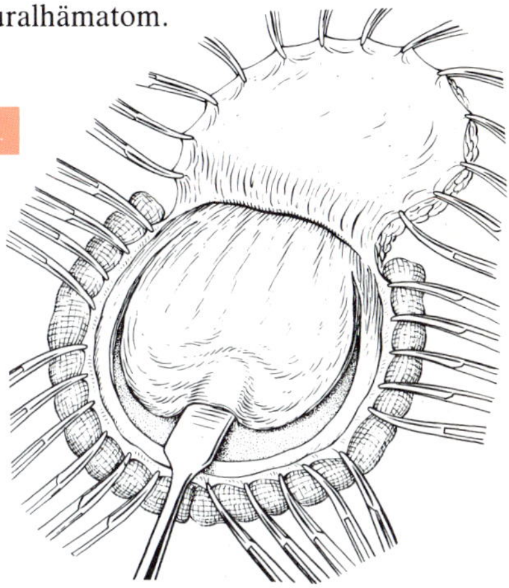

Abb. 144 Lappenförmig inzidierte Temporalismuskulatur wird vom vorgesehenen Rand der Kraniotomie abgeschoben

Operatives Verfahren

- Rasur des ganzen Schädels, Kopf seitlich gedreht.
- Ausschneiden eines nach der Schädelbasis zu gestielten Haut-Galea-Lappens, Abpräparieren desselben von der Temporalisfaszie. Hämostaseklips an die Schnittränder.

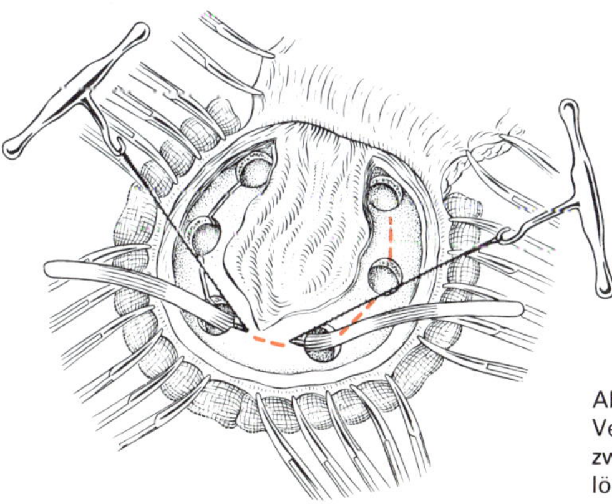

Abb. 145 Anlegen von Verbindungsschnitten zwischen den Bohrlöchern, hier Handsäge

Kraniotomie

- Inzision der Temporalisfaszie mit Elektromesser, sparsames Abschieben der Muskulatur vom Schädelknochen (Abb. 144).
- Alternative Schnittführung: in einem Zug durch alle Schichten bis auf die Tabula externa, scharfes Ablösen des Weichteillappens einschließlich Temporalismuskel von der Kalotte mit Elektromesser und Raspatorium.
- Bohrlöcher mit Hand- oder Elektrobohrer, Verbindungsschnitte unter sorgfältiger Schonung der Dura (Abb. 145).
- Hochklappen des Kalottendeckels, der an der Temporalismuskulatur gestielt bleibt.
- Hämostase an der Diploe mit Knochenwachs.
- Ein Epiduralhämatom liegt damit frei und kann abgetragen und abgesaugt werden. Aufsuchen der Blutungsquelle, situationsgerechte Hämostase mit Durchstechungsligatur, Klips, bipolarer Koagulation oder Knochenwachs.

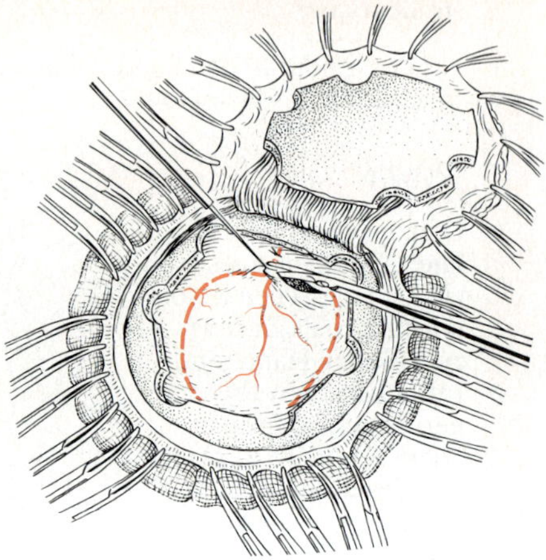

Abb. 146 Subduralhämatom: lappenförmige Eröffnung der Dura, parietal gestielt

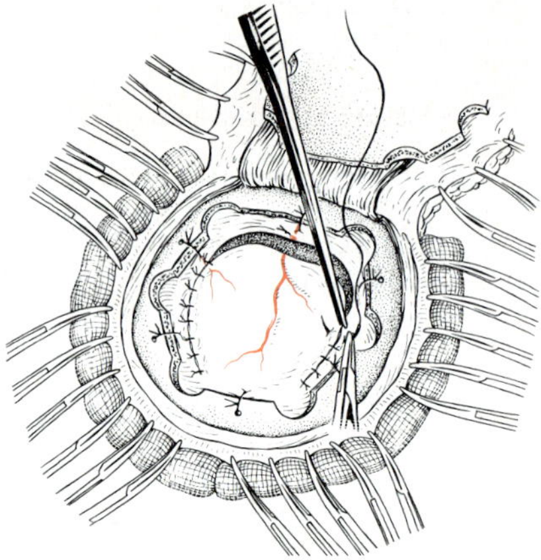

Abb. 147 Duraverschluß mit Einzelstichen. Dura ist bereits am freien Knochenrand hochgenäht

- Subduralhämatom: Dura ist prall gespannt und schimmert bläulich durch. Eröffnung der Dura zu einem parietal gestielten Lappen (Abb. 146), wobei präliminar die A. meningea media ligiert oder geklippt wird.
- Evakuation des Subduralhämatoms, Aufsuchen der Blutungsquelle: Kontusionsherde, kortikale Venen.
- Hämostase sichtbarer Gefäße: bipolare Koagulation oder Klips. Hämostase der kapillären Sickerblutung mit Wasserstoffsuperoxid 3% (aseptisch zubereitet), reichliches Spülen mit körperwarmer Ringer-Lösung. Belegen des kontusionierten Kortex mit resorbierbarer, blutstillender Gaze (Oxycel, Tabotamp).
- Verschluß der Dura (Abb. 147) mit atraumatischer Seide 3–0, Hochnaht an den Rand der Kraniotomie (Abb. 148).

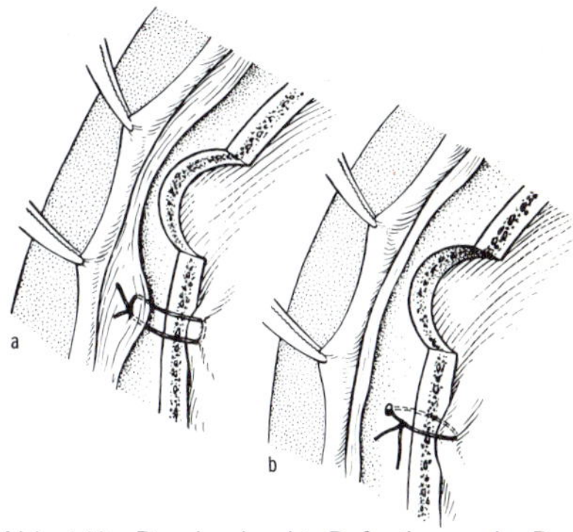

Abb. 148 Durahochnaht: Befestigung der Dura entweder am Perikranium (a) oder mittels Bohrloch direkt am Knochen (b)

- Kalottendeckel: jetzt Entscheid, ob primäre Replantation (bei kurzdauerndem Epiduralhämatom). Ansonsten Entfernung vom Temporalismuskel, postoperativ Versenken des Knochenstücks in eine subkutane Tasche im linken Unterbauch oder sterile Lagerung im Tiefkühlfach.
- Überprüfung der Blutstillung, Redon-Drain epidural, Verschluß der Galea mit Catgut 2–0, Hautnähte.

Nachbehandlung

- Infusionstherapie mit eingeschränkter Flüssigkeitzufuhr.
- Evtl. Hirnödembehandlung, s. S. 35.
- Sicherung vor Aspiration bei andauernder Bewußtseinstrübung: Patient bleibt intubiert.
- Weiterhin laufende Kontrolle des Neurostatus bzw. Monitorisierung des intrakraniellen Druckes (ICP).
- Replantation des Kalottendeckels nach 2–6 Monaten.

Débridement

Indikationen

- Offene Kalottenimpressionsfraktur.
- Penetrierendes Kraniozerebraltrauma.

Prinzip

- Stufenweises Débridement der Weichteilbedeckung, der imprimierten oder zertrümmerten Kalotte, der Dura und des kontusionierten Gehirns.
- Verschluß der Dura mit autologem Fascia-lata-Transplantat.
- Verschmutzte Kalottentrümmer werden nicht wieder verwendet; Schädeldachplastik nach frühestens 6 Monaten mit autologem Material. Verwendet werden im Stirnbereich Rippenknorpel als sog. „diced cartilage", an kosmetisch weniger relevanten Stellen (behaarter Kopf) ganze oder auf Fläche gespaltene Rippenspangen.

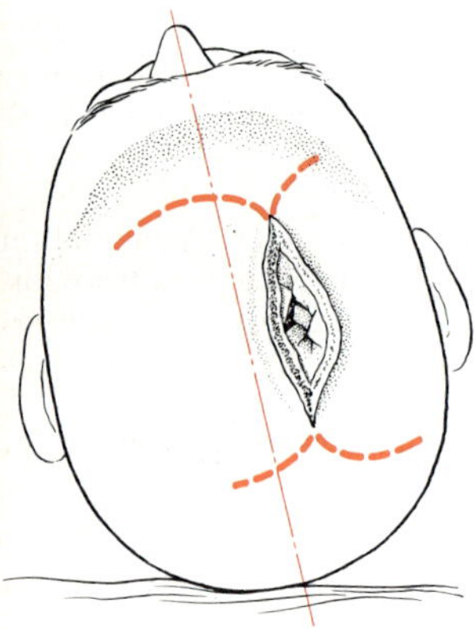

Abb. 149 Offene Impressionstrümmerfraktur: Erweiterung der Gelegenheitswunde durch Hilfsschnitte (rot)

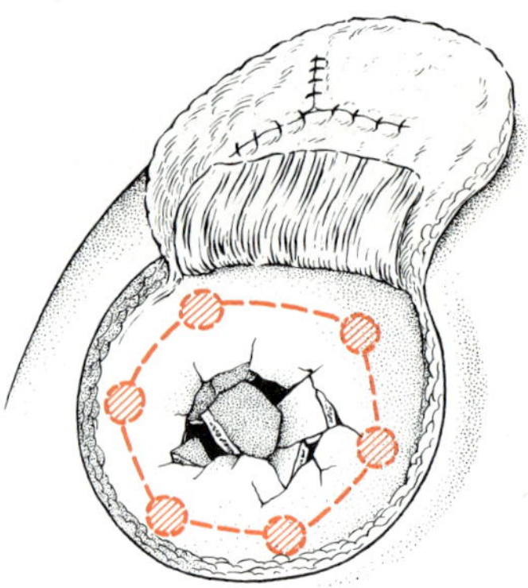

Abb. 150 Direkter Verschluß einer Platzwunde über penetrierendem Hirntrauma. Temporal gestielter Weichteillappen um die Impression, zerfetzter Temporalismuskel angefrischt. Rot: vorgesehene Kraniotomie

Operatives Verfahren

- Hautlappen: Türflügelartige Erweiterung einer größeren Rißwunde durch Hilfsschnitte (Abb. 149). Kleinere Platzwunden temporal oder temporoparietal werden primär verschlossen, worauf ein klassischer, gestielter Lappen angelegt wird (Abb. 150).
- Inzision des Perikraniums mit Elektromesser zirkulär in mind. 1,5 cm Abstand von der Impressionszone, Abschieben des Perikraniums mit scharfem Raspatorium beiderseits der Inzision.
  1. *Dura eröffnet* (penetrierendes Schädel-Hirn-Trauma im eigentlichen Sinn), Abfluß von Liquor und Hirnbrei: Imprimierte Knochensplitter wegen Gefahr einer profusen Blutung aus der Tiefe nicht einzeln herausziehen! Anlegen einer Kraniotomie um die Impression (Abb. 151), Entfernung derselben en bloc, worauf übersichtliche Verhältnisse zur Hämostase am Kortex geschaffen sind.
- Anfrischung der zerfetzten Duraränder. Débridement am kontusionierten Gehirn durch Absaugen, Hämostase blutender Gefäße mit bipolarer Elektrode oder Klips. Kapilläre Sickerblutungen werden mit Wasserstoffsuperoxidlösung (3%, aseptisch zubereitet) zur Stillung gebracht und der Kortex anschließend mit blutstillender, resorbierbarer Gaze belegt (Oxycel-Gaze oder Tabotamp), s. Abb. 152).

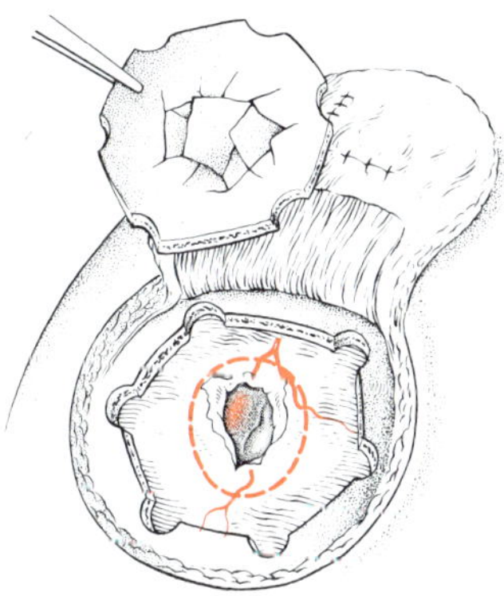

Abb. 151 Nach Kraniotomie Entfernung des Imprimates en bloc. Rot: Resektion der zerfetzten Dura

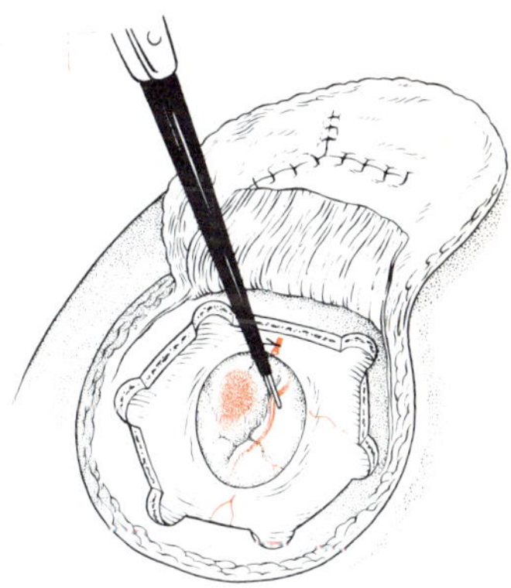

Abb. 152 Dura nach Ligatur der A. meningea media angefrischt. Débridement und Hämostase am kontusionierten Kortex

- Verletzung des Sinus sagittalis superior: massive Blutung. Hämostase erfolgt hier durch Tamponade mit einem ad hoc aus der Umgebung gewonnenen Muskel- oder Perikraniumlappen, der ins Leck gepreßt und mit Situationsnähten festgehalten wird.
- Verschluß des durch Anfrischung entstandenen Duradefekts mit einem Fascia-lata-Transplantat (Abb. 153).

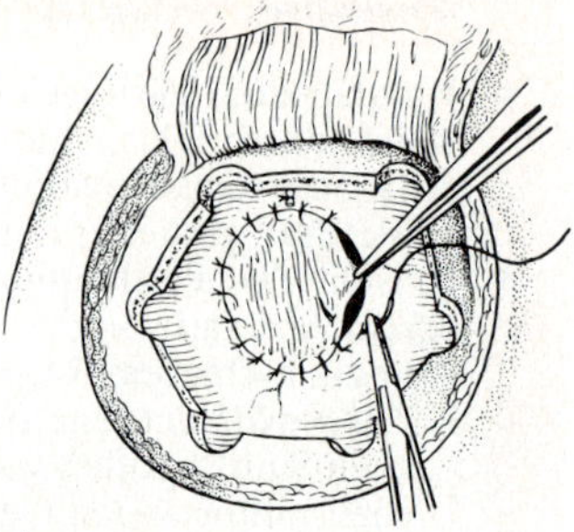

Abb. 153 Verschluß des Duralecks mit einem freien autologen Transplantat (Fascia lata)

2. *Dura unverletzt:* Imprimierte Kalottenfragmente dürfen einzeln angehoben und entfernt werden. Bei starker Verschmutzung Kalottenrand mit scharfer Knochenzange anfrischen. Dura grundsätzlich exploratorisch eröffnen zur Verifikation einer Contusio cerebri oder Entleerung eines Subduralhämatoms.

- Nach Duraverschluß (mit Fascia lata oder Direktnaht bei exploratorischer Eröffnung) Überprüfung der Hämostase, Redon-Drainage, Zurücklegen und Verschluß des Weichteillappens.

Nachbehandlung

- Parenterale Flüssigkeitszufuhr mit Nullbilanz.
- Bei penetrierendem Schädel-Hirn-Trauma i. e. S. Breitbandantibiotikum und Hirnödemprophylaxe (S. 35).
- Allgemeine Maßnahmen abhängig von der Bewußtseinslage.

Indikation

- Chronisches Subduralhämatom (Epiduralhämatom, Hygrom).

Prinzip

- Evakuation des verflüssigten Hämatoms von 2–3 Bohrlöchern aus (frontal, parietal, evtl. temporal). Wenn möglich in Lokalanästhesie.

Operatives Verfahren

- Rasur des ganzen Schädels.
- Anzeichen eines Hautlappens analog wie bei osteoplastischer Kraniotomie (Abb. 154).
- Hautinzisionen: frontal und parietal auf dem angezeichneten Rand des Hautlappens, können für eine osteoplastische Kraniotomie allenfalls verbunden werden.

1. Frontale Hautinzision in einem Zug bis auf den Knochen, Abschieben des Galeaperiostes von der Tabula externa mit scharfem Raspatorium. Hämostase mit Elektrokoagulation, Einsetzen eines selbsthaltenden Wundspreizers.

- Frontales Bohrloch: Hämostase an der Diploe mit Knochenwachs.
- Ein chronisches Epiduralhämatom entleert sich damit, der Epiduralraum wird mit körperwarmer Ringer-Lösung durchgespült.
- Bei chronischem Subduralhämatom oder Hygrom kreisförmige Koagulation der Dura am Rand des Bohrlochs.
- Einsetzen eines Durahäkchens, Anspannen der Dura. Ausschneiden eines zirkulären Durafensters mit spitzer Skalpellklinge, radiäre Inzisionen bis zum Rand des Bohrlochs, Abb. 155.
- Ein Hygrom kommt nun zur Entleerung. Bei chronischem Hämatom findet sich unter der Dura zunächst die „Hämatommembran".
- Inzision der dunkel verfärbten äußeren Hämatommembran, bis das chronische, verflüssigte Subduralhämatom ausfließt.
- Resektion der Hämatommembran im Bercich des Bohrlochs.

2. Anlegen eines zweiten parietookzipitalen Bohrlochs in analoger Weise.

- Durchspülen des Subduralraums von beiden Richtungen her mit körperwarmer Ringer-Lösung.
- Beobachtung der Hirnpulsation und der Entfaltung des Gehirns.
- Einlegen eines Monaldi-Drains ins frontale Bohrloch, zweischichtiger Verschluß von Galea und Haut.

3. Nur ausnahmsweise notwendig (bei gekammerten Prozessen) ist ein drittes, tief temporal angesetztes Bohrloch.

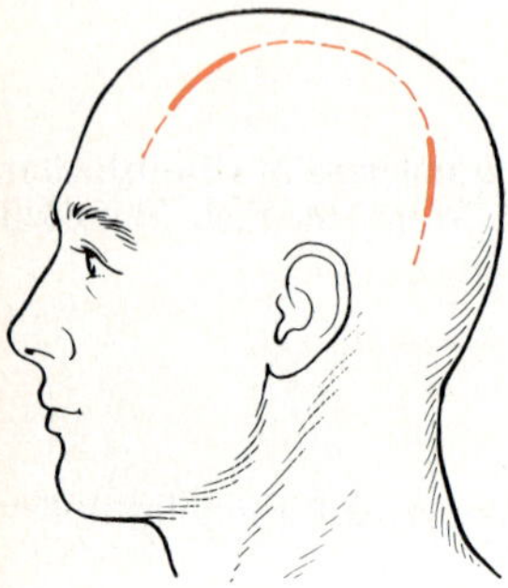

Abb. 154 Hautlappen, punktiert eingezeichnet. Ausgezogen: Inzisionen für die Trepanationslöcher

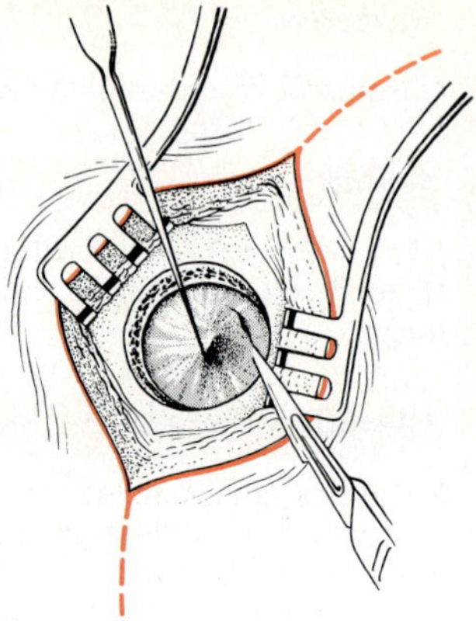

Abb. 155 Eröffnung der angespannten Dura im Bohrloch mit spitzer Skalpellklinge

Nachbehandlung

- Zur Förderung der Entfaltung des Gehirns Kopf tief lagern, reichliche Hydrierung.
- Entfernung des Monaldi-Drains nach 48 Std.
- Bei fehlender psychischer Aufhellung: Wiederholung der Computertomographie (Rezidivhämatom?).

Indikation

- Infratentorielles Hämatom, epidural oder subdural, durch CT nachgewiesen.

Prinzip

- Evakuation durch infratentorielles Bohrloch, das bei Auffinden des Hämatoms osteoklastisch erweitert wird.

Operatives Verfahren

- Rasur des ganzen Schädels, Bauchlage.
- Bildung eines Hautlappens, Ablösung von der Faszie. Transmuskulärer Zugang auf die Hinterhauptschuppe mit dem Elektromesser (Abb. 156).
- Probebohrloch analog wie bei chronischem Subduralhämatom (s. S. 199).
- Epiduralhämatom: osteoklastische Erweiterung des Bohrlochs, Hämostase an der Diploe mit Knochenwachs, Absaugen und Ausspülen des Hämatoms.
- Subduralhämatom: zuerst osteoklastische Erweiterung des Bohrlochs, dann kreuzweise Eröffnung der Dura, Ausspülen und Absaugen des Hämatoms.
- Verschluß: Dura offenlassen. Redon-Drain auf Hinterhauptsschuppe, schichtweiser Wundverschluß.

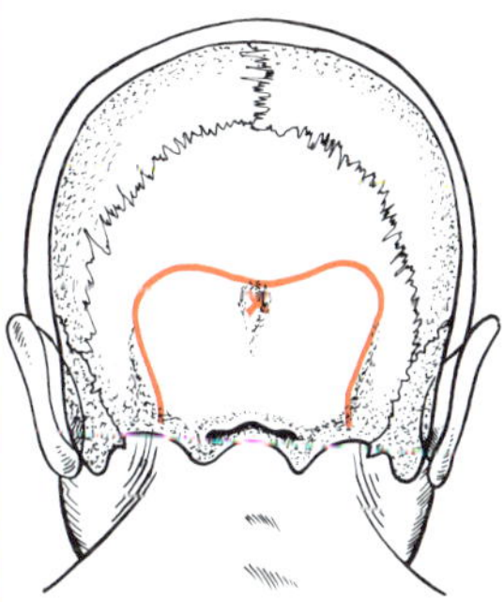

Abb. 156 Okzipitale Inzision lappenförmig gestielt im Bereich des Planum nuchale

Tracheotomie

Indikationen

- Nottracheotomie: Obstruktion der oberen Atemwege mit Unmöglichkeit der endotrachealen Intubation: schwere Gesichtsschädelverletzung mit Aspirationsgefahr, Glottisödem.
- Elektive Tracheotomie: prospektive Langzeitbehandlung am Respirator.

Prinzip

- Nottracheotomie mit intravenöser Narkoseeinleitung. Hautschnitt vertikal in Mittellinie des Halses (rasch, wenige Gefäßligaturen).
- Elektive Tracheotomie über Trachealtubus mit Inhalationsnarkose. Hautinzision als kurzer Kragenschnitt in Spaltrichtung, 2 Querfinger über Jugulum (kosmetisch besser als Längsschnitt, zusätzliche Venenligaturen).
- Fenestration der vorderen Trachealwand: beim Erwachsenen oberhalb des Schilddrüsenisthmus auf Höhe des 2./3. Knorpelrings (obere Tracheotomie). Beim Kind unterhalb des Isthmus (4. oder 5. Knorpelring, untere Tracheotomie).
- Flexible Tracheotomiekanüle mit Blockermanschette zur Sicherung vor Aspiration und Möglichkeit der Überdruckbeatmung (Abb. 157).

Operatives Verfahren

- Reklinationshaltung des Kopfes, Oberkörper flach wegen Gefahr der Luftembolie bei Eröffnung größerer Halsvenen.
- Hautinzision vertikal oder quer, s. oben.
- Längsspaltung der mittleren Halsfaszie in der Linea alba zwischen den Mm. sternohyoidei, stumpfes seitliches Abschieben dieser Muskeln mit Stieltupfer, Einsetzen eines Selbsthalters.
- Identifikation von Ringknorpel und Schilddrüsenisthmus.
- Trachea durch Zug am Ringknorpel (Einzinkerhäklein) nach vorn oben bringen, Freilegen der Tracheavorderfläche mit Präparierschere und Stieltupfer, wobei der Oberrand des Isthmus von der Trachea etwas abgeschoben werden muß.
- Anatomische Varianten: Lobus pyramidalis, breiter Isthmus bei Struma. In beiden Fällen Unterfahren des störenden Schilddrüsengewebes mit Kocher-Sonde, Durchtrennung zwischen Ligaturen.
- Einsetzen eines Häkleins in den 2. Trachealring (Abb. 158), Vorziehen des Knorpels und Ausschneiden eines kreisrunden Fensters, wobei der 1. Trachealring nicht verletzt werden darf, Absaugkatheter, Hämostase mit EK.

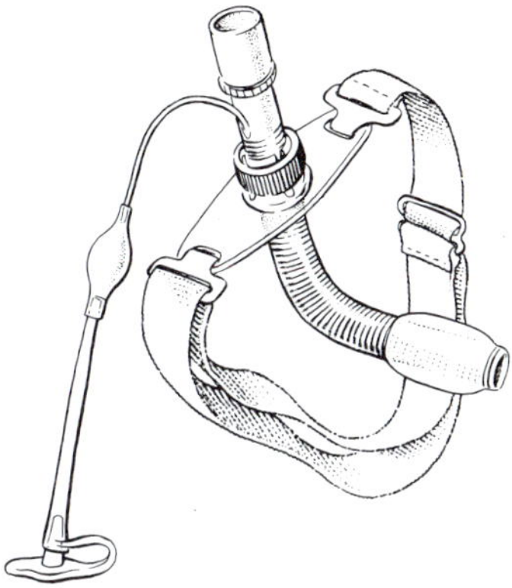

Abb. 157 Flexible Tracheotomiekanüle aus Kunststoff mit Blockermanschette (Mod. Tracheoflex)

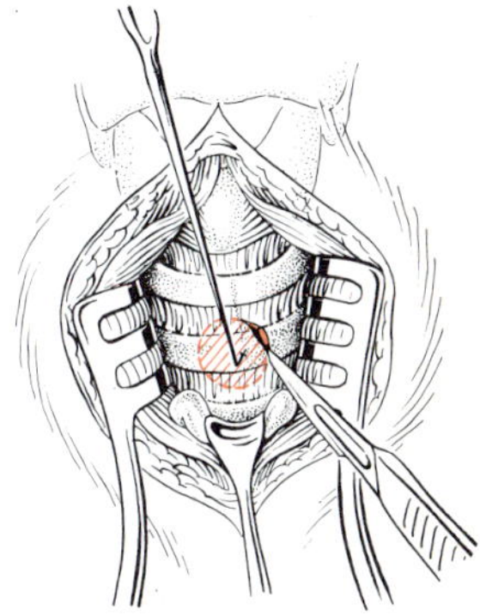

Abb. 158 Fenestration des 2. Trachealrings Schilddrüsenisthmus nach unten gezogen

- Beachte: das Fenster muß großzügig bemessen sein, so daß die vorgesehene Kanüle mühelos passieren kann. Ein zu enges Tracheostoma erzeugt Deformierung der Trachea durch die Kanüle und begünstigt Knorpelnekrosen und Arrosionsblutung.
- Nach erfolgter Fenestrierung: bei Nottracheotomie sofortige Trachealtoilette mit Absaugkatheter, Einführen der flexiblen Trachealkanüle. Im Fall elektiver Tracheotomie muß Trachealtubus vor dem Einführen der Tracheotomiekanüle zurückgezogen werden.
- Lockeres Aufblähen der Kanülenmanschette.
- Falls nötig Übergang auf Respiratorbeatmung oder endotracheale Narkose via Trachealkanüle.
- Wundverschluß mit wenigen Adaptationsnähten, Fixierung der Kanüle mit Halsbändchen.

Nachbehandlung

- Trachealtoilette: periodisches Absaugen des Tracheobronchialsekretes mit sterilem Absaugkatheter, bakteriologische Untersuchung einmal pro Woche.
- Bei Spontanatmung kontinuierliche Befeuchtung der Atemluft, z. B. mit Ultraschallvernebler.
- Frühkomplikation: Arrosionsblutung. Tamponade je nach Lokalisation durch Einführen eines Trachealtubus von oral oder durch das Tracheostoma mit sattem Aufblähen der Manschette.

Kollare Mediastinotomie

Indikation

- Akute Einflußstauung infolge eines kompressiven Mediastinalemphysems.
- Beachte: Die kollare Mediastinotomie ist nicht eine endgültige Behandlung, sondern eine provisorische Maßnahme! Ursache kann eine Bronchusruptur sein – also ist Nachfolgeeingriff die Bronchoskopie!

Prinzip

- Eröffnung des vorderen Mediastinums zur Druckentlastung von einer Hautinzision am Hals aus.
- Ist die Indikation gegeben, so handelt es sich immer um einen Notfalleingriff, bei dem höchste Eile geboten ist.

Operatives Verfahren

- Rückenlage, Kopf rekliniert.
- Lokalanästhesie in der Fossa jugularis.
- Querer Hautschnitt von 4 cm Länge, fingerbreit über dem Jugulum. Durchtrennung der oberflächlichen Halsfaszie unter Ligatur störender oberflächlicher Venen.
- Stumpfes Eingehen mit dem Zeigefinger in den Retrosternalraum dicht hinter dem Manubrium sterni (Abb. 159a).
- Cave: V. brachiocephalica sinistra liegt hinter dem Finger!
- Einlegen eines dicken, weichen Gummidrains hinter das Manubrium, Fixation mit Hautnaht oder Halsbändchen (Abb. 159b).
- Nach Entfernung des Gummidrains Öffnung zugranulieren lassen.

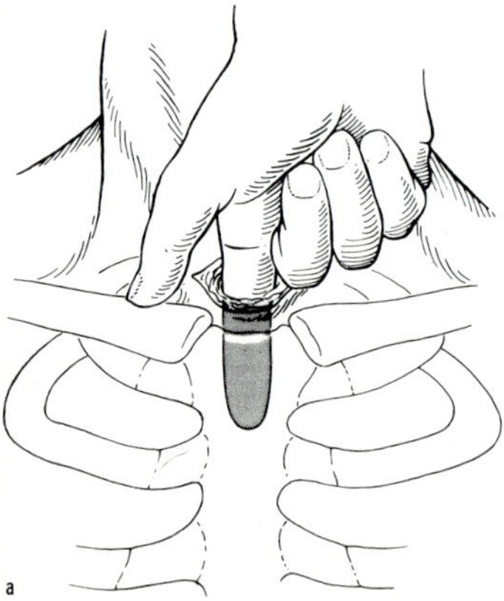
a

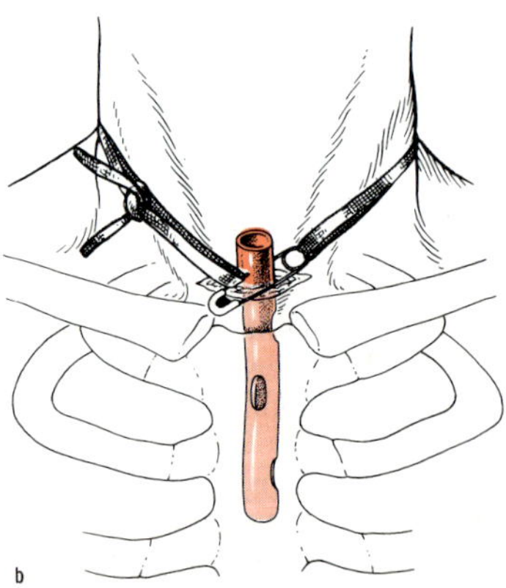
b

Abb. 159 a Eingehen ins mediastinale Bindegewebe dicht hinter dem Manubrium. b Gummidrain hält die Hautinzision offen

Prinzip

- Bei gegebener Indikation (s. blauer Teil, S. 46, 50, 52) ermöglicht die operative Stabilisierung eines verletzten Wirbelsäulenabschnitts neben Stellungsverbesserung (und allenfalls Dekompression des Rückenmarks) auch leichtere Pflege und raschere Mobilisierung des Patienten.
- Aus zahlreichen Möglichkeiten wird nachstehend eine Auswahl von vier Prinzipien illustriert, die heute als Standardeingriffe etabliert sind.

Hakenplättchen-Spondylodese

- Indikationsbereich sind Luxationen und instabile Subluxationen der Halswirbelsäule.
- Das Prinzip beruht auf einer hinteren Zuggurtung; durch Fusion der Dornfortsätze mittels eines Spongiosablocks erfolgt endgültige Konsolidierung des instabilen Wirbelsäulensegments.

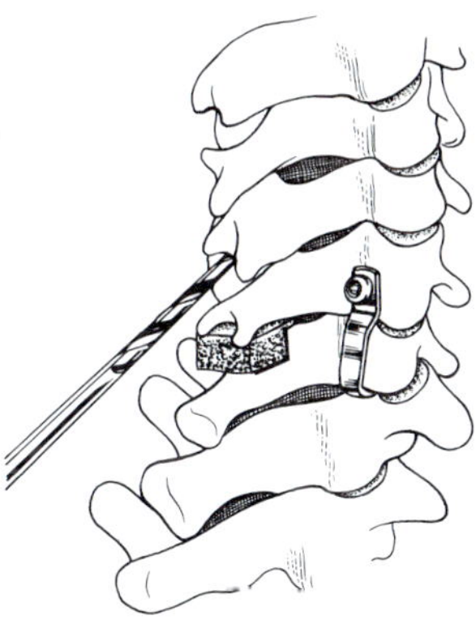

Abb. 160 Schrägansicht von hinten rechts: der Spongiosablock ist zwischen den angefrischten Dornfortsätzen eingekeilt. Rechts befindet sich das Hakenplättchen bereits in situ, links wird durch den Bohrer die Lage des Bohrkanals für die Verschraubung des gegenseitigen Plättchens angezeigt

Vordere Verplattung der Halswirbelsäule

- Die vordere Abstützung der HWS über einen zusammengebrochenen Wirbel hinweg ermöglicht eine gleichzeitige Spongiosaauffüllung und bei Bedarf die Dekompression des Spinalkanals durch Ausräumung von Fragmenten, Abb. 161.

Hintere Verplattung

- Indikationsbereich sind instabile Frakturen der Brust- und Lendenwirbelsäule.
- Die paarig angelegten Platten werden beiderseits der Dornfortsätze durch die Bogenwurzeln festgeschraubt; endgültige Fusion erfolgt durch Anlagerung von Spongiosa zwischen die angefrischten Dornfortsätze – s. Abb. 162.

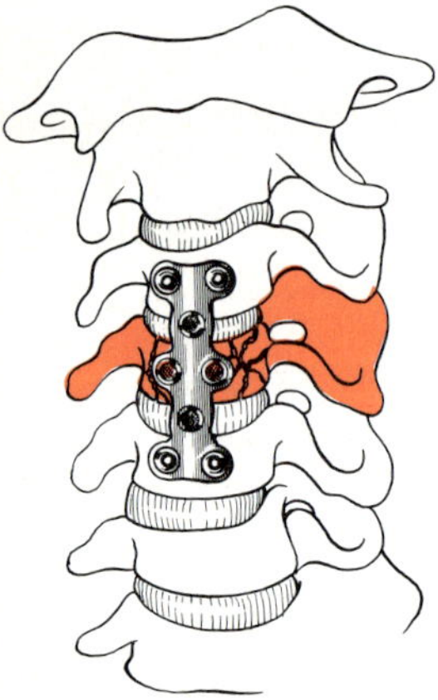

Abb. 161 Vorn angebrachtes Halswirbelplättchen zur Überbrückung des zusammengebrochenen 4. Halswirbels (Ansicht leicht schräg)

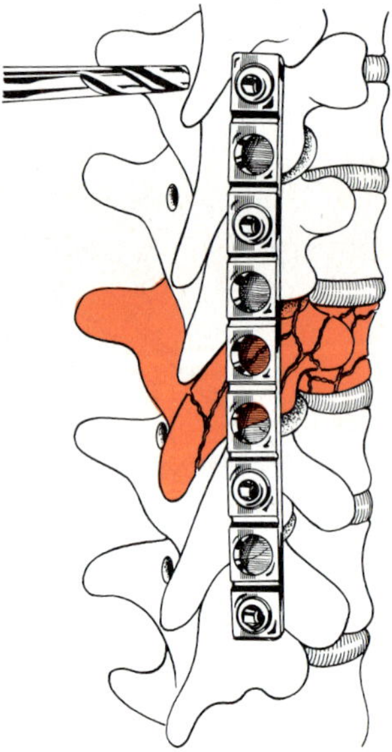

Abb. 162 Rechts ist die Wirbelsäulen-Kerbenplatte bereits in situ, links sind die Bohrlöcher vorbereitet

Hintere Stabilisierung durch „Fixateur interne“

- Indikationsbereich sind instabile Frakturen der unteren BWS und der LWS.
- Durch die transpedunkulär tief in die Wirbelkörper eingeführten Schanzschen Schrauben gestattet das System nicht nur Ruhigstellung, sondern ermöglicht vor allem die Reposition des lädierten Wirbelabschnitts (Aufrichtung, Distraktion).
- Der überbrückte Wirbel kann vom gleichen hinteren Zugang aus transpedunkulär mit Spongiosa gefüllt werden.

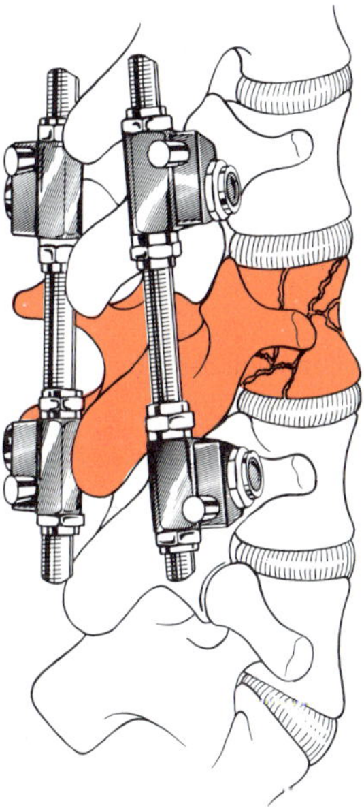

Abb. 163 Fixateur interne in situ. Der aufgerichtete mittlere Wirbel (rot) kann bei Bedarf durch transpedunkulare Bohrkanäle mit einer Spongiosaplastik versehen worden

Blutige Reposition

Prinzip

- Naht des Bandapparates. Temporäre Fixation der Klavikula zum Korakoid.

Operatives Verfahren

- Lagerung und Zugang wie Klavikulaplatte (S. 209).
  1. Lösen der Muskelansätze und Anheben der lateralen Klavikula. Resektion kleiner Fragmente oder eines zerfetzten Diskus.
  2. Vorlegen der Naht in das identifizierte Lig. coracoclaviculare.
  3. Reposition der Klavikula in das Zentrum der Pfanne. Provisorische Fixation mit transakromialem Kirschner-Draht.
  4. Fixation der Klavikula an das Korakoid mit Spongiosaschraube (Abb. 164). Variante: Kutisstreifen oder Sehnentransplantat, welche Korakoid und Klavikula umfassen. Knoten der vorbereiteten Bandnaht.
  5. Naht der Gelenkkapsel und Reinsertion abgelöster Muskelansätze. Redon-Drainage und Hautnaht. Mitella.

Nachbehandlung

- Pendeln (S. 64) sofort, aktives Bewegen nach 5–7 Tagen.
- Metallentfernung nach 2–3 Monaten.

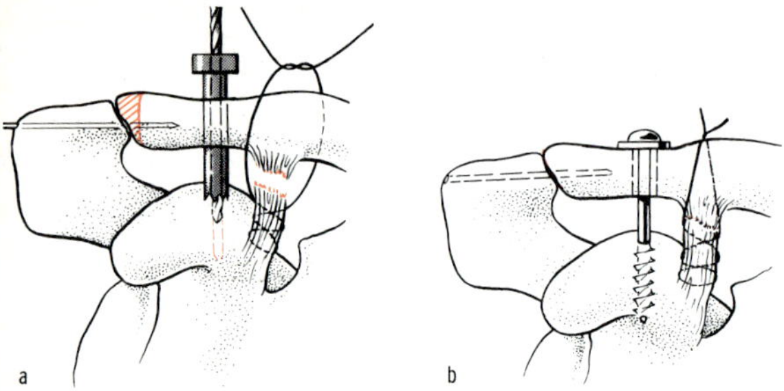

Abb. 164 a Vorlegen der Naht des Lig. coracoclaviculare. Provisorischer transakromialer Kirschner-Draht. Durch ein weites Klavikulabohrloch wird eine Bohrbüchse auf die Kuppe des Korakoids gerichtet und ein Gewindeloch gebohrt. b Lage der Spongiosaschraube mit Unterlagsscheibe in Klavikula und Korakoid. Bandnaht geknotet. Resektion des lateralen Klavikulaendes nur bei Diskuszerstörung, artikulären Fragmenten oder Arthrose

Indikationen

- Offene Fraktur und drohende Perforation.
- Verletzung der A. subclavia.
- Kombination mit instabiler Skapulafraktur, Kettenfrakturen der oberen Extremität, Rippenserienfrakturen.
- Schmerzhafte Pseudarthrose.
- Laterale dislozierte Fraktur mit Beteiligung des Akromioklavikulargelenkes.

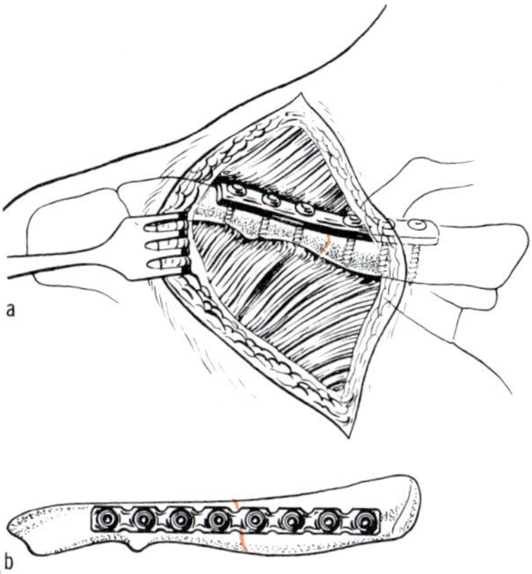

Abb. 165 Klavikulaosteosynthesen im mittleren Drittel aus sagittaler Inzision.
a) Kraniale Spann-Gleitloch-Platte 3,5 mm.
b) Ventrale Rekonstruktionsplatte, bei welcher Zubiegen und Verwinden leichter möglich sind

Intraoperative Gefahren

- Verletzung von A. und V. subclavia oder des Plexus brachialis.

Operatives Verfahren I
Mittleres Drittel

- Intubationsnarkose, Lagerung mit abgeneigtem Kopf, freie, abgehobene Schulter.
  1. Sagittale Hautinzision („Hosenträger") über der Fraktur.
  2. Abschieben der Muskulatur von den Fragmenten. Vorsichtige Präparation des unteren Randes.
  3. Provisorische Reposition und Beurteilung der Krümmungen.
  4. Zubiegen und Verwinden der Platte für kraniale oder ventrale Anlagerungen (Abb. 165). Pro Hauptfragment mindestens 6 kortikale Gewinde.
  5. Provisorisches Festschrauben an einem Fragment. Nachkorrektur der Plattenkrümmungen und definitives Festschrauben.
  6. Spongiosaplastik, sofern Fragmentkontakt ungenügend.
  7. Reinsertion abgelöster Muskelansätze, Redon-Drainage, Hautnaht und Deckverband.

Nachbehandlung

- Mitella bis Wundheilung, dann aktive Bewegungsübungen.
- Belastungssteigerung zwischen 6. und 12. Woche (Röntgen).
- Metallentfernung frühestens nach einem Jahr.

Operatives Verfahren II
Laterales Drittel

- Vorbereitungen und Inzision wie Verfahren I.
- Bei kräftigem lateralem Fragment: kleine T-Platte (Abb. 166b) oder Zuggurtungsmontage (Abb. 166a).
- Bei schwachem lateralem Fragment oder Trümmerfraktur: Drittelrohrplatte mit Verankerung einer Schraube im Processus coracoideus (Technik S. 208, Abb. 166c).

Implantate

- Spann-Gleitloch-Platte 3,5 mm (6–8 Löcher) mit 3,5-mm-Kortikalisschrauben.
- Rekonstruktionsplatte 3,5 mm in gleicher Länge, T-Platte für distalen Radius.
- Drittelrohrplatte (lateral).
- Kirschner-Draht und Cerclagedraht.

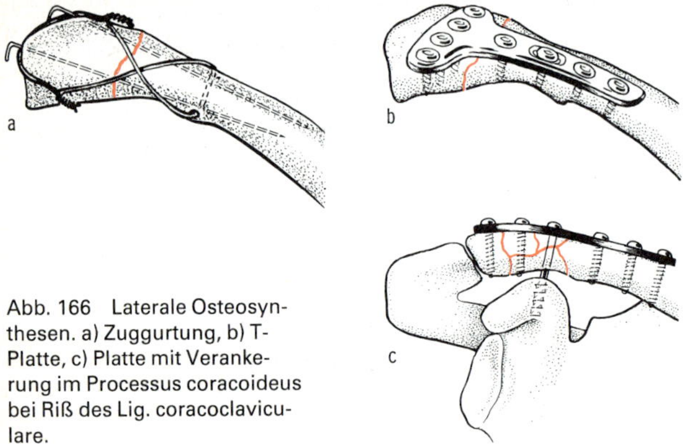

Abb. 166 Laterale Osteosynthesen. a) Zuggurtung, b) T-Platte, c) Platte mit Verankerung im Processus coracoideus bei Riß des Lig. coracoclaviculare.

Indikationen

- Luxationsfraktur.
- Dislozierter Tuberkulumabriß.
- Schwer dislozierte, instabile bzw. irreponible Fraktur (Interposition).
- Grob dislozierte, irreponible Epiphysenfraktur des Kindes.
- Ventrale Pfannenabbrüche.

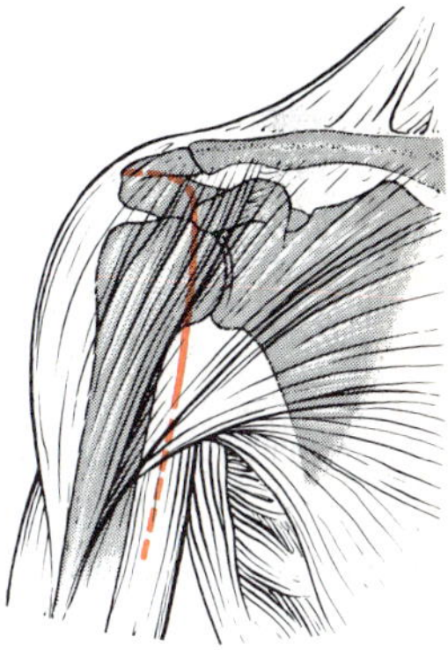

Abb. 167 Zugang für Schulterfraktur von vorn

Operatives Verfahren

- Relaxationsnarkose. Kopf geneigt, Schulter leicht angehoben, zugänglich von ventral und proximal. Arm frei beweglich. Hand und Vorderarm steril eingepackt. Bildwandler oder intraoperative Röntgenkontrollen vorbereiten.
  1. Inzision im Sulcus deltoideopectoralis (Abb. 167). Abschieben der V. cephalica nach medial.
  2. Erweiterungen: Teilablösung des M. deltoideus von der lateralen Klavikula. Osteotomie des Processus coracoideus nach vorbereiteter Verschraubung.
  3. Reposition in Abduktion der Schulter und Flexion des Ellenbogens. Provisorische Fixation mit Kirschner-Drähten.
  4. Anpassen und Festschrauben der Implantate dorsal des Sulcus intertubercularis (Abb. 168 und 169).
  5. Kontrolle von Implantatlage und Stabilität.
  6. Refixation von Korakoid und M. deltoideus.
  7. Saugdrainage und Hautnaht.

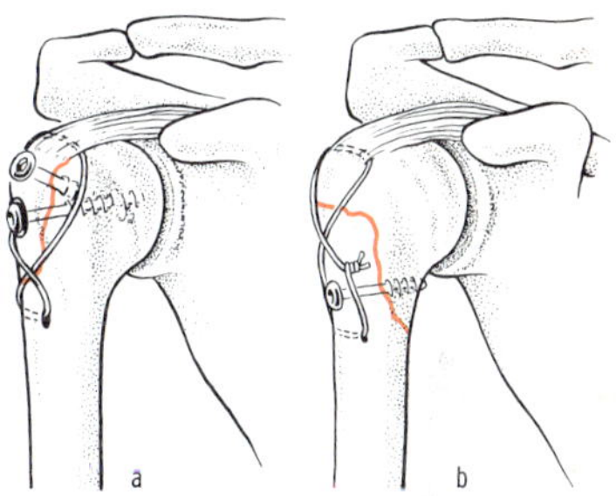

Abb. 168 Verschraubung und Zuggurtung bei Tuberkulumabriß (a) bzw. verzahnter Schrägfraktur (b)

Technische Varianten

- Tuberkulumabriß: Zuggurtungsmontage evtl. mit Verschraubung (Abb. 168).
- Ventraler Pfannenabbruch: Aus erweitertem proximalem Zugang Reposition unter Sicht und Stabilisierung mit kleinen Spongiosaschrauben (Abb. 169).
- Reponierbare mobile Fraktur: Unter Bildwandlerkontrolle perkutane Fixation mit versetzten Kirschner-Drähten mit Gewinde 2,5 mm (Abb. 169b).

Nachbehandlung

- Mitella und Zirkulärbandage (S. 63) bis gesicherte Wundheilung, dann Pendeln (S. 64).
- Abduktionsschiene nach Naht des M. deltoideus.
- Aktive Mobilisierung entsprechend Stabilität nach 3–5 Wochen.
- Metallentfernung fakultativ.

Implantate

- T-Platte mit 4,5-mm-Kortikalis- bzw. 6,5-mm-Spongiosaschrauben.
- Kleeblattplatte (proximales Blatt abgetrennt) mit 3,5-mm-Kortikalisschrauben bzw. 4,0-mm-Spongiosaschrauben (Abb. 169).
- Kirschner-Drähte mit Gewinde 2,5 mm.

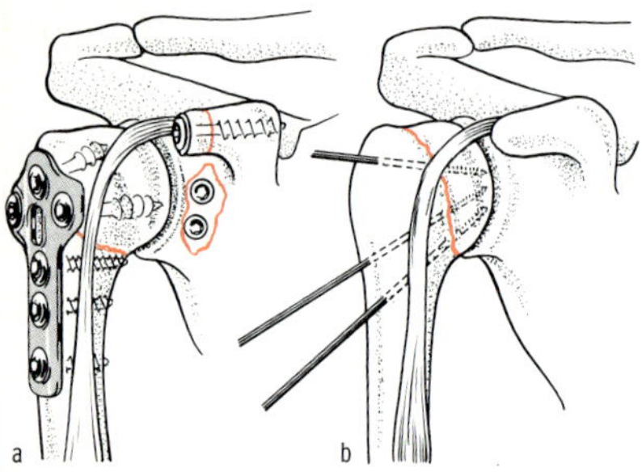

Abb. 169 a) Osteosynthese mit Kleeblattplatte. Verschraubte Osteotomie des Processus coracoideus. Verschraubter Pfannenabbruch.
b) Perkutane Stabilisierung mit versetzten Kirschner-Drähten mit Gewinde 2,5 mm

Indikation

- Quer- und kurze Schrägfrakturen im mittleren und proximalen Schaftdrittel.

Prinzip

- Geschlossene Marknagelung als Standardverfahren.
- Offene Marknagelung: bei primärer Radialislähmung Darstellung und Revision des Nervs, offene Reposition (Zugang s. Abb. 173).

Vorbereitung

- Lagerung entsprechend Abb. 170 am Rand des Operationstisches. Schulter der Frakturseite überhängend: ermöglicht Bildverstärkerdurchleuchtung. Seitenstütze am Thorax.
- Personal und Bildverstärker gemäß Abb. 170.
- Operateur und Instrumentierschwester führen den eigentlichen Eingriff aus; der auf der anderen Seite des Bildverstärkers stehende Assistent hält den Ellenbogen unter Zug am Humerus rechtwinklig flektiert und führt die Reposition durch.
- Desinfektion des ganzen Armes und der Schulter (Rasur der Axilla); bewegliches Abdecken unter Freilassung des Operationsfeldes im Akromionbereich.

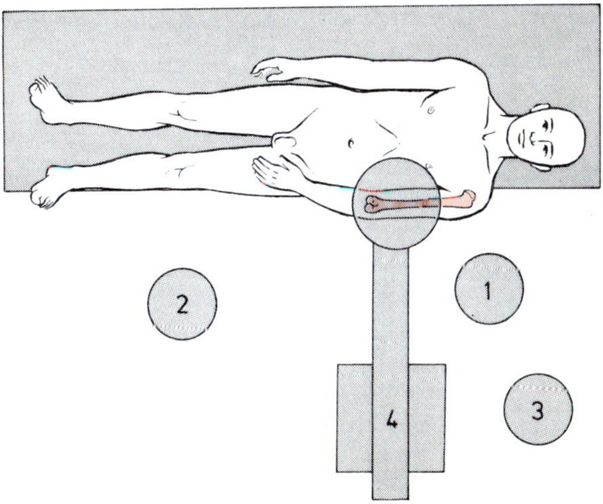

Abb. 170 Lagerung des Patienten, Aufstellung von Operationspersonal und Bildverstärker: 1 = Operateur. 2 = Assistenz. 3 = Instrumentierschwester. 4 = Bildverstärker

Operative Variante I
Küntscher-Nagelung

- Marknagelinstrumentarium, zusätzlich Handmarkraumbohrer ab Kaliber 6 mm.
- Stichinzision mit dem Skalpell entsprechend Abb. 171a.
- Perforation des Humeruskopfs unter BV-Kontrolle (Abb. 171b).
- Bohrdorn (3 mm) an der Spitze aufbiegen, mit Tonnenzange fassen und in den Humeruskopf einbringen – analog Abb. 306.
- Reposition der Fraktur durch den Assistenten.
- Unter BV-Kontrolle wird die Fraktur mit dem Bohrdorn passiert.
- Automatischer Wundspreizer an die Haut, Gewebeschutzblech.
- Ausbohrung, beginnend mit dem 9-mm-Bohrkopf. Falls Markraum zu eng: Einsatz des Handmarkraumbohrers, beginnend mit 6 mm.
- Nach Beendigung des Ausbohrens Markraum mit Ringer-Lösung ausspülen und absaugen.
- Bohrdorn über einem Teflonrohr durch den 4-mm-Führungsstab ersetzen (Lagekontrolle mit Bildverstärker).
- Bestimmung der Nageldimension (Länge und Durchmesser) mit Meßband und Lochschablone.
- Einschlagen eines Unterschenkelmarknagels, Krümmung nach lateral gerichtet. BV-Kontrolle bei Passage der Fraktur.
- Nach Eintreten des Marknagels ins distale Hauptfragment wird der Führungsstab entfernt und der Nagel völlig eingeschlagen: oberes Ende bündig mit Humeruskopf, unteres Nagelende etwa 4 cm über dem Ellenbogengelenk.
- Redon-Drain in den Marknagel, Sekretflasche ohne Sog. Wundverschluß.

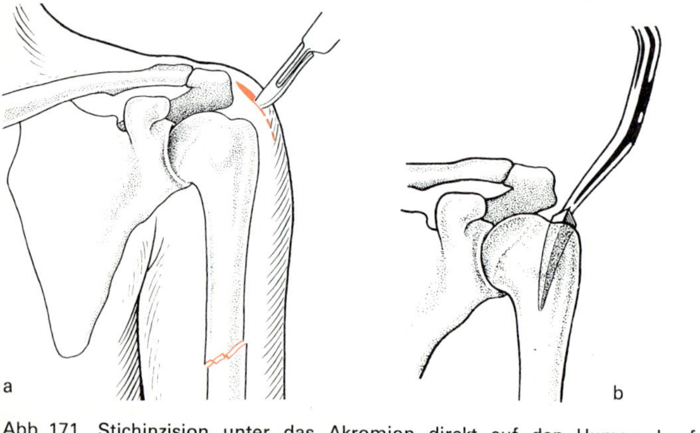

Abb. 171 Stichinzision unter das Akromion direkt auf den Humeruskopf. b Perforation des Humeruskopfs mit dem Pfriem so zentral wie möglich

Operative Variante II
Bündelnagelung

- Indiziert bei hohen metaphysären Frakturen unterhalb des Gelenkkapselansatzes (vorwiegend im höheren Lebensalter).
- Lagerung und Schnittführung wie oben.
- 4–5 Bündelnägel (Rush pins) werden leicht gebogen, damit sie sich im Knochen elastisch verklemmen.
- Plazierung der Bündelnägel unter dem BV, wobei die außen vorstehenden Enden im Humeruskopf versenkt werden (Abb. 172).

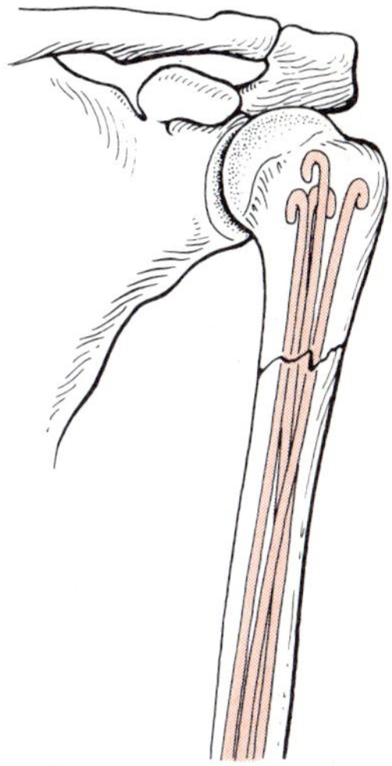

Abb. 172 Stabilisierung einer proximalen Metaphysenfraktur mit Rush pins

Nachbehandlung

- Patient kann sofort aus dem Bett genommen werden.
- Schultermobilisation nach Maßgabe der Beschwerden.
- Konsolidation aller in Frage kommenden Frakturen erfolgt innerhalb 6–8 Wochen.
- Entfernung des Küntscher-Nagels nach 6–12 Monaten. Bündelnägel werden in der Regel im Knochen belassen und nur fallweise bei Auswandern nach oben extrahiert.

Plattenosteosynthese

Indikationen

- Iatrogene oder frühsekundäre Lähmung des N. radialis.
- Mehrfachverletzungen (Pflegefähigkeit).
- Versagen der konservativen Therapie.

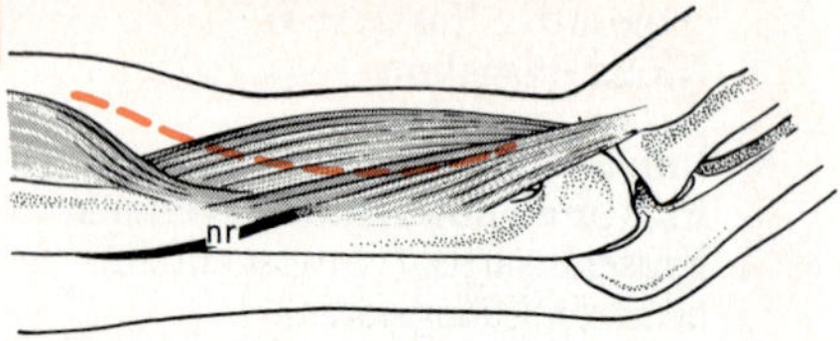

Abb. 173 Lateraler Zugang zum mittleren und distalen Humerus. Lage des N. radialis (nr) beachten

Beachte besonders!

- Schonung des N. radialis bei der Osteosynthese und ganz besonders bei der Metallentfernung.

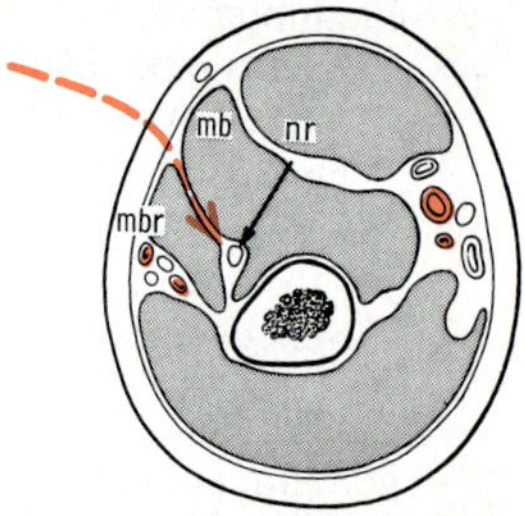

Abb. 174 Querschnitt Mitte Oberarm: Der N. radialis (nr) liegt zwischen M. brachialis (mb) und M. brachioradialis (mbr)

Operatives Verfahren I
Mittleres Drittel, radialer Zugang

- Lagerung auf Armtisch. Schulterabduktion. Ellenbogen frei. Vorderarm und Hand steril eingepackt. Zwei Assistenten.

1. Große radiale Inzision vom Ansatz des M. deltoideus nach distal leicht bogenförmig (Abb. 173). Darstellung des N. radialis zwischen dem M. brachialis und M. brachioradialis (Abb. 174), Anschlingen und Weghalten.
2. Eingehen auf die Fraktur und Reposition. Provisorische Fixation mit Zange oft nicht möglich.
3. Präliminäre Verschraubung von Keilfragmenten. Plattenwahl: breite Platte, mindestens 6 kortikale Gewinde pro Hauptfragment (Abb. 175).
4. Platte zubiegen und an einem Fragment provisorisch festschrauben. Feinreposition unter Verwendung der Platte als Hebel.
5. Definitives Festschrauben unter Herstellung interfragmentärer Kompression bei Schräg- und Querfraktur (Technik, S. 341).
6. Kontrolle von Stabilität und Implantatlage. Der N. radialis soll nicht direkt an der Platte liegen.
7. Redon-Drainage für 36–48 Stunden, einfache Hautnaht.

Operatives Verfahren II:
Distales Drittel, Zugang dorsal

- Intubationsnarkose, Bauchlage, Ellenbogen über Rolle gelagert (Abb. 177), pneumatische Blutsperre.
  1. Längsinzision vom Olekranon nach proximal. Zentrale Spaltung des M. triceps. N. radialis kreuzt weit proximal.
  2. Reposition unter Sicht.
  3. Plattenwahl: 3–4 kortikale Gewinde im distalen, 5 im proximalen Hauptfragment. Fossa olecrani muß implantatfrei sein (Abb. 175).
- Übriges wie Verfahren I.

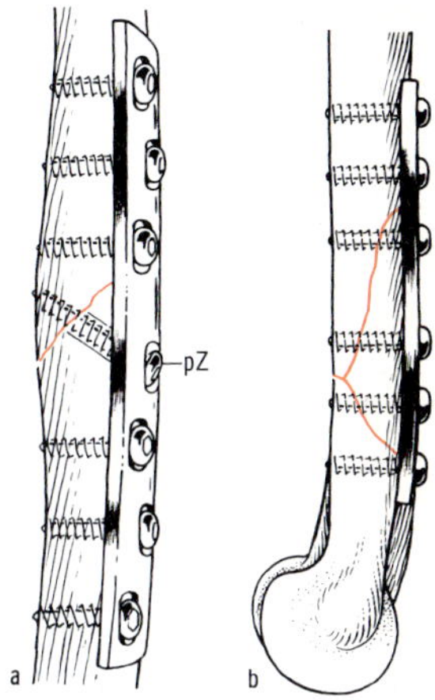

Abb. 175 Plattenlage am mittleren bzw. distalen Humerus aus lateralem (a) bzw. dorsalem (b) Zugang. pZ = Plattenzugschraube

Nachbehandlung

- Hochlagerung auf Kissen. Aktive Bewegungsübungen.
- Metallentfernung nach 1–2 Jahren.

Implantate

- Breite Spann-Gleitloch-Platte 7–8 Löcher.
- Schmale Spann-Gleitloch-Platte 6–9 Löcher.

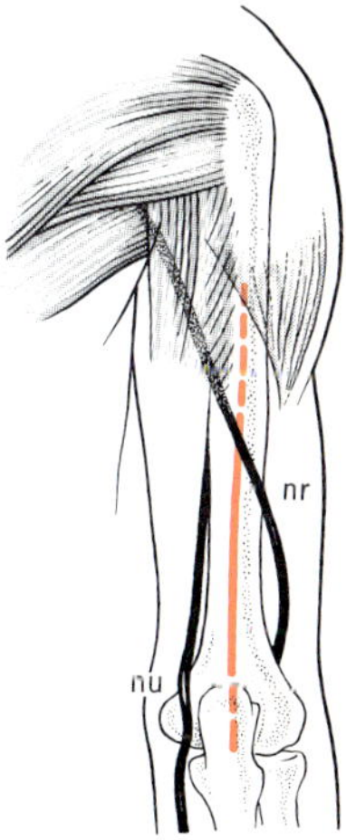

Abb. 176 Zugang zum distalen Humerusschaft von dorsal durch den M. triceps. nr = N. radialis, nu = N. ulnaris

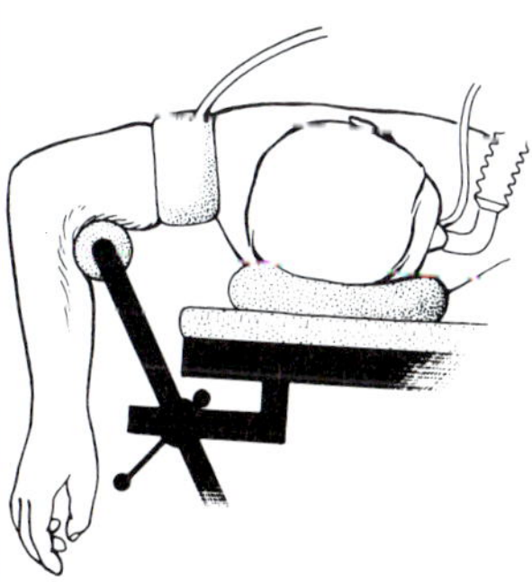

Abb. 177 Lagerung für Operation am distalen Humerus und bei Monteggia-Frakturen

Indikation

- Dislozierte artikuläre und paraartikuläre Frakturen.

Prinzip

- Rekonstruktion der Gelenkanteile, dann Verbindung zum Schaft.
- Verschraubung kondylärer Frakturen.

Operatives Verfahren I
Trochleafrakturen

- Intratrachealnarkose, Bauchlage, pneumatische Blutsperre, Ellenbogen über gepolsterte Rolle hängend (Abb. 177).
  1. Verlängerte Inzision wie für Olekranonfraktur (Abb. 182). Anschlingen und Weghalten des N. ulnaris.
  2. Quere, schräge oder V-förmige Osteotomie des Olekranons auf die Mitte der Trochlea. Zurückklappen des Olekranons mit Trizeps (Abb. 178).
  3. Darstellung der Fraktur. Rekonstruktion von Trochlea und Kondylen. Provisorische Fixation mit Zange und feinen Kirschner-Drähten.
  4. Stabilisierung der Gelenkanteile (Abb. 180) mit 1–2 von radial eingeführten kleinen Spongiosaschrauben.
  5. Verbindung vom Gelenk zum Schaft über die Pfeiler: Drittelrohrplatte (stark zugebogen). Bei komplexen Frakturen sind 2 Platten erforderlich, bei einfacher Fraktur können lange Malleolarschrauben genügen (Abb. 180).
  6. Kontrolle von Stabilität,

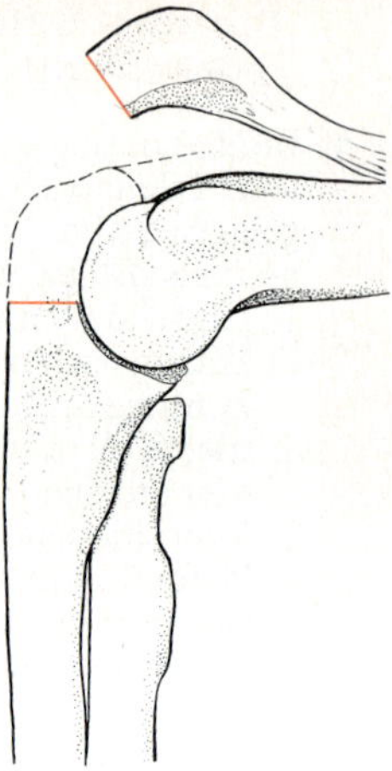

Abb. 178 Osteotomie des Olekranons als Zugang zum Gelenk

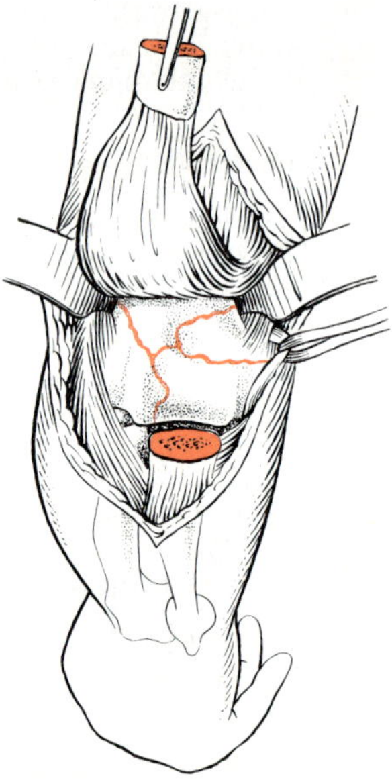

Abb. 179 Einsicht auf die Gelenkanteile des Humerus

Beweglichkeit und Implantatlage (freie Fossa olecrani).
7. Rekonstruktion des Olekranons mit Draht-Zuggurtungs-System wie Olekranonfraktur (S. 221).
8. Redon-Drainage, Hautnaht, gepolsterte dorsale Gipsschiene in mittlerer Flexion.

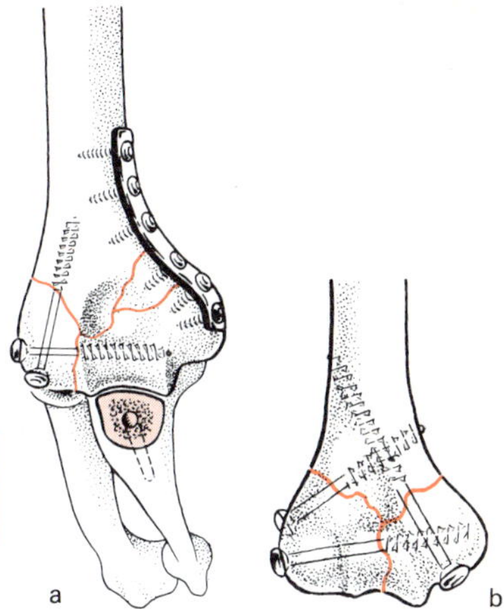

Abb. 180 Stabilisierung von Y- und Trümmerfrakturen mit einer seitlichen Platte (a) oder Schrauben allein (b)

Operatives Verfahren II:
Kondyläre und epikondyläre Frakturen

- Seitliche Inzisionen.
- Ulnar: Darstellung des N. ulnaris. Reposition und Verschraubung unter Sicht (Abb. 181).
- Radial: Verschraubung nach Reposition unter Sicht. Bei Abscherungen Gelenköffnung.
- Bei irreponibler, suprakondylärer Fraktur des Kindes und epikondylären Abrißfrakturen Kirschner-Draht-spickung nach Freilegung (Cave: Verletzung des N. ulnaris).

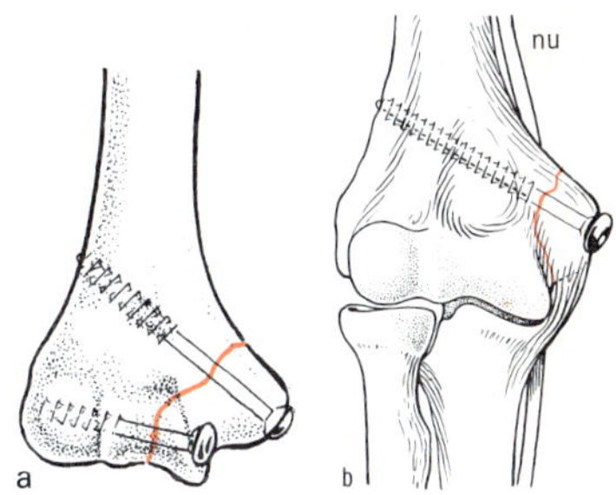

Abb. 181 Verschraubung kondylärer (a) und epikondylärer Frakturen (b). nu = N. ulnaris

Nachbehandlung

- Hochlagerung auf Kissen.
- Bewegungsübungen aus abnehmbarer Gipsschiene.
- Belastungsbeginn bei Trümmerfrakturen nicht vor der 12. Woche.
- Metallentfernung bei komplexen Frakturen nach 12–14 Monaten, bei einfachen Frakturen nach 5–6 Monaten.

Implantate

- Drittelrohrplatte (5–8 Löcher) mit 3,5-mm-Kortikalisschrauben.
- Rekonstruktionsplatten 3,5 m.
- 4,0-mm-Spongiosaschraube.
- Kirschner-Drähte, Cerclagedraht.

Zuggurtung

Indikation

- Dislozierte Frakturen (Unterbrechung des Streckapparates).
- Frische Hautschürfungen sind keine Kontraindikation.
- Bei offener Fraktur: Bursektomie vor Osteosynthese.

Prinzip

- Fixationssystem mit gespannten Drähten (bei komplexer Fraktur gespannte Platte, Abb. 184), welches den Zug des M. triceps auffängt und die Bruchflächen unter axialen Druck setzt.

Operatives Verfahren
Zuggurtung mit Draht

- Plexusanästhesie, pneumatische Blutsperre.
- Rückenlage. Unterarm über den Thorax zur Gegenseite hinübergelegt. Fixation in Abdecktüchern mit Klemme, Polster unterlegen.

1. Bogenförmige Inzision, das Olekranon radial umgehend.
2. Zurücklegen des Hautlappens. Aufsuchen und Anschlingen des N. ulnaris empfehlenswert. Darstellung der Fraktur. Provisorische Reposition mit Haken oder Zange, welche in kleinem Bohrloch des Ulnaschaftes faßt (Abb. 183a).
3. Einbohren von 2 parallelen Kirschner-Drähten (1,6 mm) von der Olekranonspitze schräg in die volare Kortikalis (Abb. 183b).
4. Etwa 3 cm distal der Fraktur queres Bohrloch in Ulna.
5. Durchziehen eines Cerclagedrahtes durch das Bohrloch, eines zweiten Drahtes knochennah unter der Trizepssehne und den Kirschner-Drahtenden hindurch (Abb. 183b, c).
6. Die Drähte werden gekreuzt und auf jeder Seite von Hand gequirlt. Mit der Parallelzange wird jeder Quirl alternierend gespannt, bis das System symmetrisch fest ist (Abb. 183d).

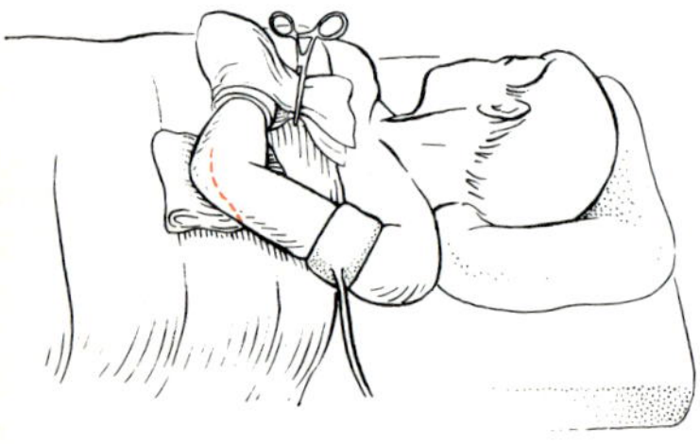

Abb. 182 Lagerung und Inzision

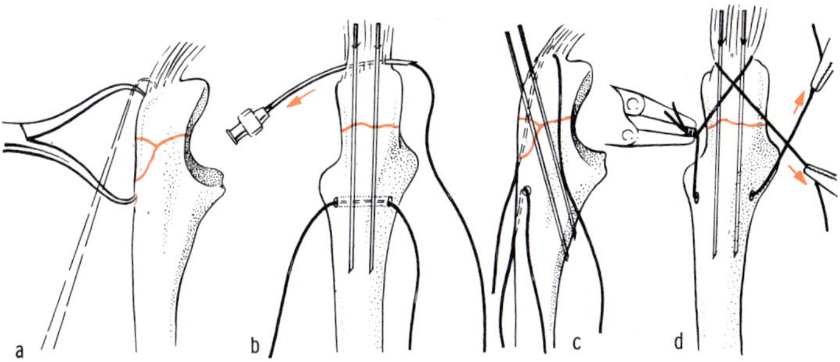

Abb. 183 Zuggurtung mit Draht. a) Reposition und provisorische Fixation. b) und c) Queres Bohrloch distal. Kirschner-Drähte eingebohrt. Cerclagedrähte durchgezogen. d) Kreuzen und Spannen der Cerclagedrähte

7. Abklemmen der Drahtenden. Umbiegen der Kirschner-Drähte um 180° und Versenken im Olekranon. Quirle und Drahtenden dürfen die Haut nicht vorwölben (Abb. 184).
8. Kontrolle der freien Beweglichkeit.
9. Redon-Drain für 24–36 Stunden, Hautnaht, Polsterverband. Dorsale Gipsschiene in Flexion von 50–60%. Hochlagerung.

Nachbehandlung

- Funktionelle Nachbehandlung, sobald Wundheilung gesichert.
- Bei unbeholfenem oder uneinsichtigem Patienten Gips.
- Metallentfernung nach 6–8 Monaten.

Implantate

- Kirschner-Drähte 1,6 mm.
- Cerclagedraht.
- Drittelrohrplatte (6–8 Löcher) mit 3,5-mm-Kortikalis- bzw. 4,0-mm-Spongiosaschrauben.

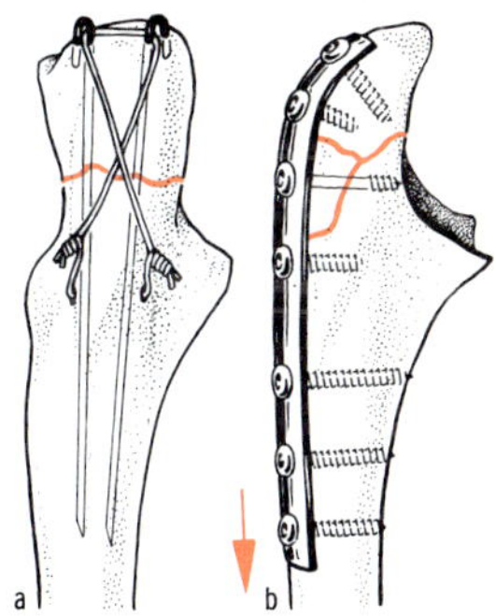

Abb. 184 Abgeschlossene Zuggurtungs-Osteosynthesen mit Draht bzw. Platte

Verschraubung

Indikation

- Dislozierte Radiusköpfchenfrakturen des Erwachsenen.

Prinzip

- Rekonstruktion der Gelenkfläche und Stabilisierung mit Schrauben.

Operatives Verfahren

- Plexusanästhesie, pneumatische Blutsperre. Lagerung auf Armtisch.
  1. Laterale Inzision. Erweiterung: Osteotomie des Epikondylus (nach Osteosynthese verschrauben).
  2. Darstellung der Fraktur durch Rotation. Druck auf N. radialis vermeiden.
  3. Interponierte Abscherungen vom Condylus humeri entfernen. Reposition mit feiner Zange oder Kirschner-Drähten.
  4. Verschraubung in verschiedenen Ebenen (Minischrauben 1,5 oder 2,0 mm). Schraubenköpfe im Knorpel versenken.
  5. Kontrolle der Implantatlage und der freien Bewegung.
  6. Bei Defekt Spongiosaplastik (Entnahme Epicondylus humeri).
  7. Einschichtiger Gelenkkapselverschluß mit Lig. anulare.
  8. Gepolsterte dorsale Gipsschiene.

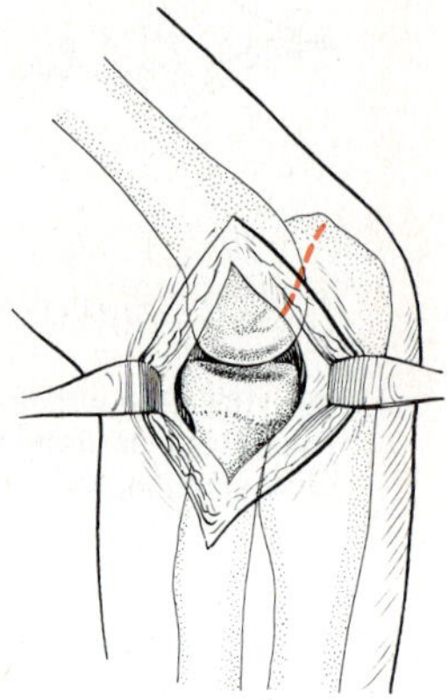

Abb. 185 Zugang zum Radiusköpfchen

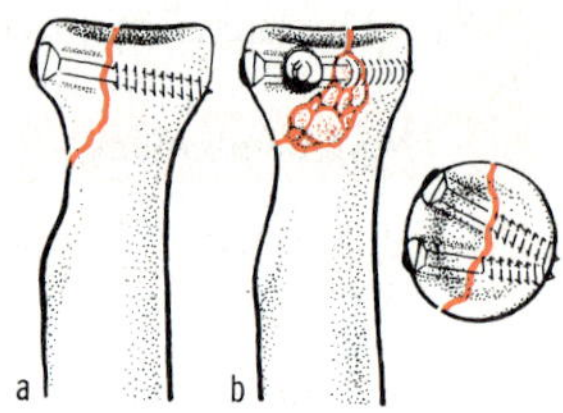

Abb. 186 Versorgte Fraktur mit Minischrauben 1,5 oder 2,0 mm (a) Spongiosaplastik bei Defekt (b)

Nachbehandlung

- Aktive Mobilisierung aus abnehmbarer Gipsschiene.
- Belastung nach 8–12 Wochen.

Besonderes

- Prothesen (bei Zertrümmerung und Devitalisation) sind aus Gründen des Materials und der Form noch unbefriedigend.

Indikation

- Jede instabile oder dislozierte Ulnaschaftfraktur (S. 72).

Prinzip

- Bewegungsstabile Osteosynthese der Ulna.
- Bei Kombination mit Radiusfraktur oder Luxationen Operationstaktik (S. 224) beachten.

Ulnaschaftplatte

- Narkose oder Plexusanästhesie, pneumatische Blutsperre.
- Lagerung auf Armtisch, flektierter Ellenbogen.

1. Hautinzision in der Achse der Ulna.
2. Darstellung und Reposition der Fraktur. Provisorische Fixation mit Zangen. Plattenwahl: 6 kortikale Gewinde pro Hauptfragment.
3. Festschrauben der Platte unter axialer Kompression.
4. Redon-Drainage und Hautnaht, leichter Polsterverband.

Monteggia-Fraktur

- Plattenosteosynthese der Ulnafraktur. Das Radiusköpfchen reponiert sich spontan. Bildwandlerkontrolle. Naht des Lig. anulare nur bei Interposition oder Luxationstendenz.

Technische Variante

- Bei Trümmerfraktur oder Weichteildefekt:
  - Bündelnagelung mit 3–4 dicken Kirschner-Drähten von der Olekranonspitze aus (Cave: Distraktion).
  - Fixateur externe (Klammertyp S. 228 und 368).

Nachbehandlung

- Stabile Platte: rein funktionelle Nachbehandlung.
- Monteggia-Fraktur: abnehmbare Gipsschiene für 4–6 Wochen.
- Bündelnagelung: Gipsfixation.
- Metallentfernung: Platten nach 2 Jahren.

Implantate

- Spann-Gleitloch-Platte 3,5 mm (7–12 Löcher) mit 3,5-mm-Kortikalisschrauben. Distale Ulna: Spann-Gleitloch-Platte 2,7 mm oder Drittelrohrplatte.
- Kirschner-Drähte 2,0 mm.
- Fixateur externe: Schanz-Schrauben oder Gewindedrähte 2,5 mm.

Plattenosteosynthese

Indikationen

- Jede Radiusschaftfraktur.
- Kombinations- oder Luxationsfrakturen (S. 72).

Prinzip

- Rotationsstabile Plattenosteosynthese unter Erhaltung der physiologischen Radiuskrümmung (freie Pronation und Supination).

Operationstaktik bei kombinierten Verletzungen

- Schaftfraktur beider Knochen: Zuerst Reposition und provisorische Fixation der Ulna, dann Radiusfreilegung und Osteosynthese. Anschließend definitive Ulnastabilisierung.
- Radiusschaft mit distaler Ulnafraktur: Zuerst Radiusosteosynthese. Die anschließende Ulnaversorgung ist technisch einfach.
- Ulnaschaft und distaler Radius: Zuerst Ulnaosteosynthese, dann Radiusreposition und Fixation (Kirschner-Draht, S. 227, oder Fixateur externe, S. 228, evtl. Platte, S. 230).
- Weichteilschaden im Bereich eines Knochens: Plattenosteosynthese des geschützten Knochens, Fixateur externe und offene Wundbehandlung des exponierten Knochens.
- Monteggia-Fraktur: s. S. 72.
- Galeazzi-Fraktur: Osteosynthese des Radius. Meist Spontanreposition der Ulna. Kontrolle der Rotation. Bei persistierender Subluxation (Röntgen oder BV) blutige Reposition der Ulna, Naht des Bandapparates. Temporäre Transfixation zum Radius mit dickem Kirschner-Draht.

Zugangsoperationen

- Volar nach Henry (Abb. 187): Freilegung des Radius in ganzer Länge möglich. Arm in Supination. Eingehen zwischen den Mm. brachioradialis und flexor carpi radialis unter Schonung der Hautnerven und des N. radialis superficialis. Retraktion der A. radialis und ihrer Begleitvenen ulnarwärts nach Ligatur und Durchtrennung der Äste zum M. brachioradialis. In Schaftmitte Schonung des Ansatzes des M. pronator teres. Proximal Inzision des M. supinator (in welchem der N. radialis profundus verläuft) am periostalen Ansatz.
- Dorsoradiale Längsinzision (Abb. 188). Geeignet für mittlere und distale Diaphyse. Darstellung des Radius zwischen M. extensor carpi radialis brevis und M. extensor digitorum. Die Platte muß dabei zwischen Periost und abgehobener Muskulatur (Extensor pollicis longus und Abductor pollicis brevis) eingeschoben werden.
- Von dorsal proximal (nach Boyd/Thompson). Geeignet für beide Knochen (Abb. 189). Inzision wie für Olekranon (S. 220) mit

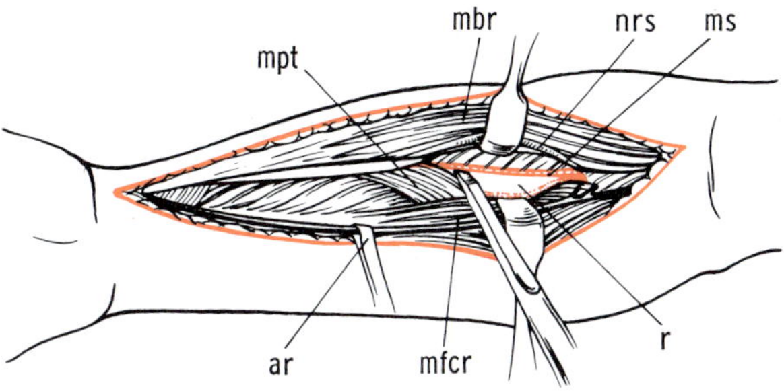

Abb. 187 Volarer Zugang nach Henry: mbr = M. brachioradialis, mfcr = M. flexor carpi radialis, mpt = M. pronator teres, ms = M. supinator, abgelöst vom r = Radius, nrs = N. radialis superficialis, ar = A. radialis, angeschlungen

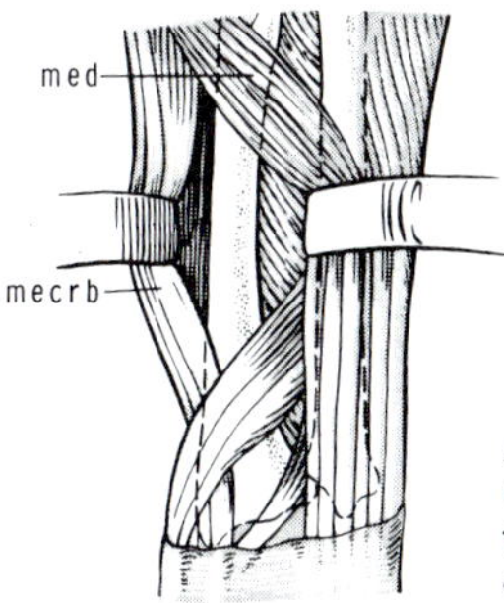

Abb. 188 Dorsoradialer Zugang zum mittleren und distalen Radiusschaft zwischen M. extensor carpi radialis brevis (mecrb) bzw. M. extensor digitorum (med)

Verlängerung nach distal. Teilweise Ablösung des M. anconaeus und M. supinator (Abb. 190) am Rand der Ulna. Weghalten nach radial unter Schonung des N. radialis profundus. Darstellung des Radius entlang der Membrana interossea.

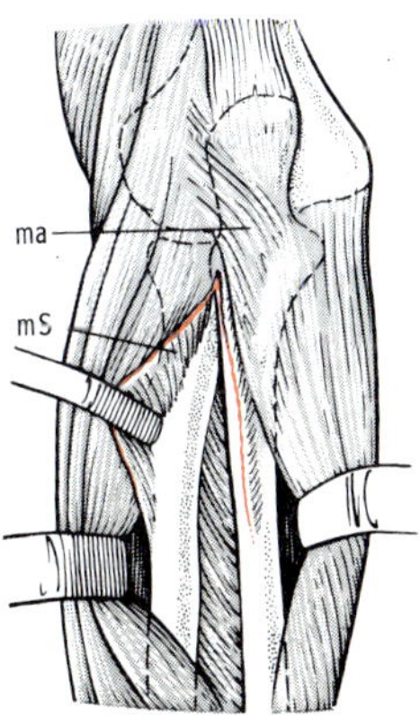

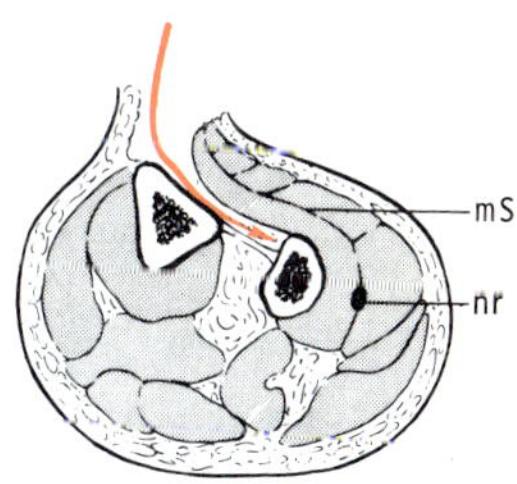

Abb. 190 Querschnitt zu proximalem Zugang. Abgelöster M. supinator (mS). nr = N. radialis

Abb. 189 Zugang zu proximalem Radiusdrittel und Ulna von dorsal unter Ablösung des M. supinator (mS) und M. anconaeus (ma) an der Ulna

Plattenosteosynthese

Operatives Verfahren

- Narkose oder Plexusanästhesie, pneumatische Blutsperre.
- Lagerung auf Armtisch oder Hängelage für proximales Drittel und Monteggia-Fraktur (Abb. 177).
- Darstellung der Fraktur, Reposition und provisorische Fixation mit Zange. Präliminäre Verschraubung von Keilfragmenten. Plattenwahl: pro Hauptfragment mindestens 6 kortikale Gewinde. Zubiegen der Platte entsprechend der Radiuskrümmung. Provisorisches Anschrauben an einem Fragment, Fixation mit Zange am anderen. Kontrolle der Stellung und freien Rotation. Feinreposition und interfragmentäre Kompression mittels exzentrischer Bohrung bei Spann-Gleitloch-Platte oder Plattenspanner. Bei Schrägfraktur Zugschraube zwischen den Hauptfragmenten (als Plattenschraube oder separate Schraube (Abb. 192). Bei Defekt fragmentnahe angepreßte Spongiosaplastik.
- Redon-Drainage für 24–36 Stunden. Gepolsterte Gipsschiene unter Einschluß des Handgelenks. Hochlagerung.

Nachbehandlung

- Funktionell (Pronation und Supination) aus abnehmbarer Gipsschiene.
- Bei Galeazzi-Fraktur Gipsschiene für 4–6 Wochen.
- Zunehmende Belastung je nach Fraktur (8–12 Wochen).
- Metallentfernung fakultativ. Bei unkompliziertem Verlauf nicht vor 2 Jahren. Ist technisch schwierig.

Implantate

- Spann-Gleitloch-Platte 3,5 mm (7–12 Löcher) mit 3,5-mm-Kortikalisschrauben.

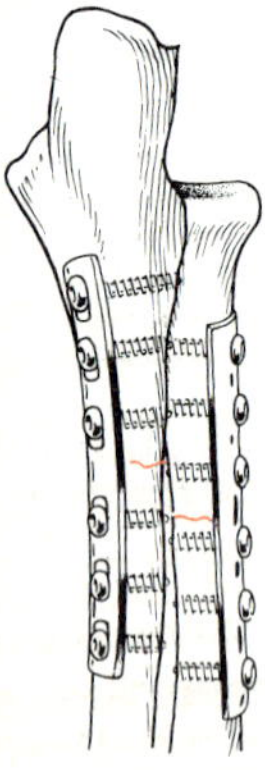

Abb. 191 Platten bei Querfraktur am proximalen Radius und Ulna aus dorsalem Zugang

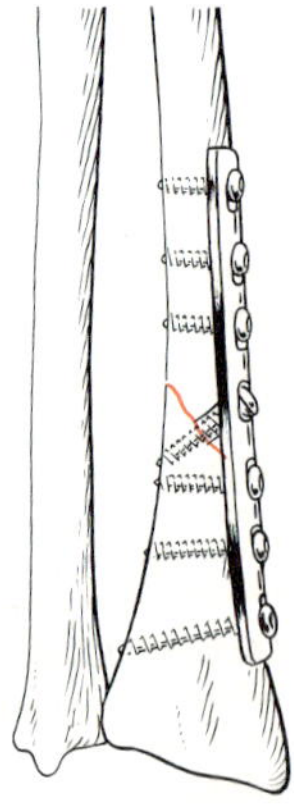

Abb. 192 Gerade Platte am distalen Radius. Zentral Plattenzugschraube zur Verbesserung der Stabilität

Indikationen

- Instabile, extraartikuläre Fraktur des älteren Menschen.
- Dislozierte Epiphysenfraktur bzw. Epiphysenlösung.
- Reponierbare Stückfraktur mit artikulärer Stufe.
- Sekundäre Dislokation (Alternative: Osteosynthese, S. 230).

Prinzip

- Stabilisierung der reponierten Fraktur mit perkutanen Kirschner-Drähten zwischen Processus styloideus radii und Schaft.

Operative Verfahren

- Reposition, S. 75ff. Einzeichnen der gewünschten Drahtlage auf die Haut unter Bildverstärkerkontrolle im a.-p. Strahlengang.
- Desinfektion.
- Markieren des Processus styloideus durch Injektionsnadel.
- Zug am Daumen, Handgelenk auf harter Unterlage (Abb. 193).
- Stichinzisionen.
- Einbohren von 2 etwas versetzten Kirschner-Drähten bis in die ulnare Kortikalis.
- Artikuläre Spaltbildungen werden vor allem mit horizontalem Kirschner-Draht fixiert (Abb. 194).
- Abklemmen, Abbiegen und subkutanes Versenken der Drahtenden.
- Gepolsterte Gipsschiene (S. 77).

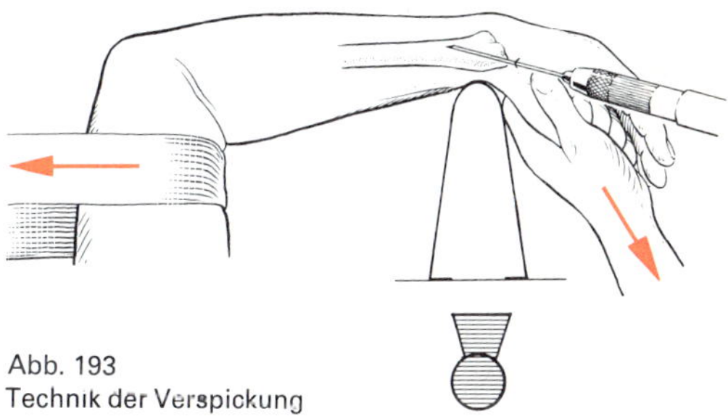

Abb. 193
Technik der Verspickung

Nachbehandlung

- Wie konservative Therapie. Eine sekundäre Dislokation bleibt möglich.
- Drahtentfernung nach Frakturheilung.

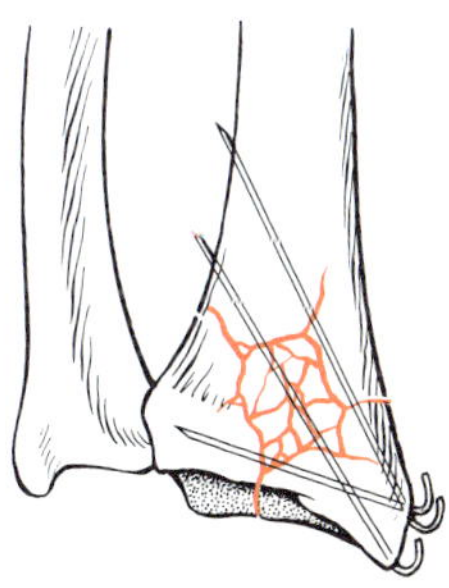

Abb. 194 Korrekte Drahtlage im a.-p. Strahlengang

Indikationen

- Trümmer- oder Defektfrakturen am distalen Radiusende.
- Unsichere Stabilität nach Reposition, Spickung oder Osteosynthese.
- Weichteilschäden, die eine typische Fixation ausschließen.

Prinzip

- Überbrückung vom Metakarpale II zur Radiusdiaphyse mittels Klammerfixateur nach vorheriger Reposition.

Operatives Verfahren

- Freilegung und Vorbohrung (2,0 mm) an der Dorsoradialseite des Metakarpale II und des distalen Radiusschaftes. Einführen von Gewinde-Kirschner-Drähten 2,5 mm in die Bohrlöcher. Einsetzen und provisorische Fixation der mit 4 Backen versehenen Verbindungsstäbe 4,0 mm. Nachreposition. Einführung der zentralen Drähte unter Führung der zentralen Backen nach Inzision und Vorbohrung 2,0 mm. Festschrauben aller Backen. Erhöhung der Stabilität durch Montage eines 2. Verbindungsstabes auf die 4 Gewindedrähte (Abb. 195). Mit dem System sind Distraktion, Kompression sowie gewisse Stellungskorrekturen möglich.
- Die Verwendung anderer Systeme (Rohrfixateur, Spindelfixateur, etc.) ist mit Schanz-Schrauben in der gleichen Anordnung möglich.

Nachbehandlung

- Aktive Mobilisierung der Nachbargelenke, speziell Finger. Regelmäßige Kontrolle und Desinfektion der Drahtaustrittsstellen.

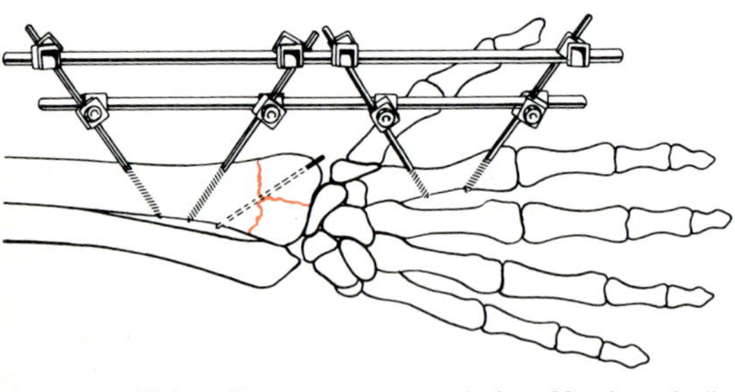

Abb. 195 Kleiner Fixateur externe zwischen Metakarpale II und Radiusschaft zur Stabilisierung einer reponierten distalen Radiusfraktur

Indikationen

- Artikuläre Flexionsfraktur.
- Fraktur des Radiusstyloids.
- Stückfrakturen mit irreponibler artikulärer Stufe.

Prinzip

- Reposition unter Sicht und Stabilisierung mit T-Platte. Spongiosaplastik bei Defekt. Palmar gleichzeitig Dekompression des Karpalkanals (S. 251).
- Funktionelle Nachbehandlung.

Operative Verfahren

- Platte palmar: Aus Z-förmiger Hautinzision, Darstellung und Weghalten des N. medianus nach radial (Schonung des sensiblen R. palmaris), der Beugesehnen als Paket nach ulnar (Abb. 196). Vollständige Spaltung des Retinaculum flexorum (Abb. 197). Radiales Ablösen des M. pronator quadratus und Abschieben mit Raspatorium nach ulnar. Freilegung und Repositon der Fraktur. Anpassen und Festschrauben einer Radius-T-Platte. Prüfung der Stabilität und Plattenlage. Verschluß mit Redon-Drainage und einfacher Hautnaht. Gepolsterte Gipsschiene. Hochlagerung.

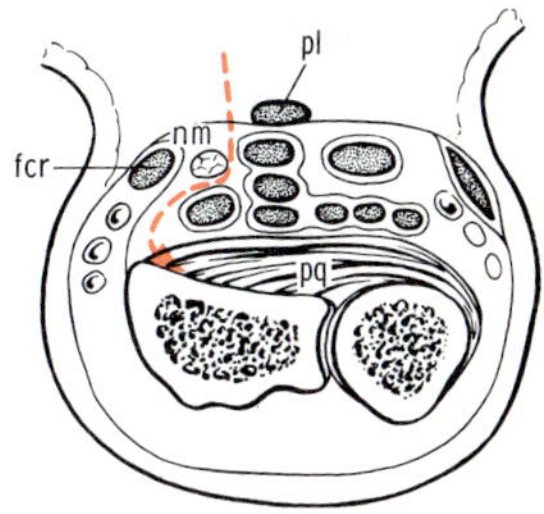

Abb. 196 Palmarer Zugang im Querschnitt: pl = M. palmaris longus, nm = N. medianus, pq = M. pronator quadratus, fcr = M. flexor carpi radialis

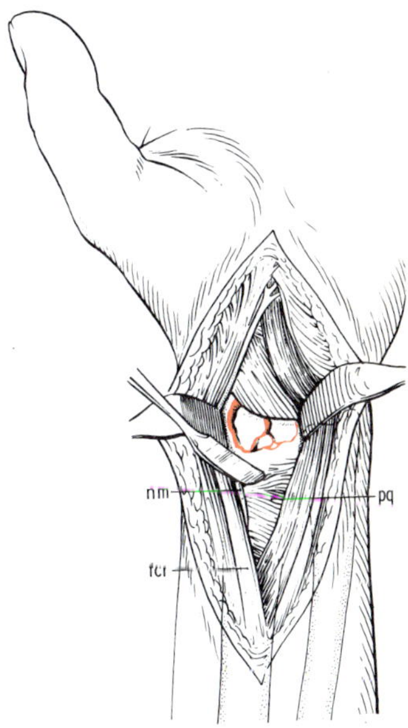

Abb. 197 Zugang zum distalen Radius von palmar: Abschieben des M. pronator quadratus (pq) und Freilegung der Fraktur (fcr = M. flexor carpi radialis, nm = N. medianus)

- Platte dorsal: Dorsoradiale Längsinzision. Spalten des Retinaculum extensorum zwischen langem Daumenstrecker und Extensor carpi radialis. Freilegung nach beiden Seiten durch Periostabschieben. Darstellung und Reposition der Fraktur. Bei Defekt Spongiosaplastik. Anpassen und Festschrauben einer Radius-T-Platte. Kontrolle von Stabilität und Implantatlage.
- Verschraubung des Processus styloideus radii: Inzision über dem Styloid. Schonung der Äste des N. radialis superficialis und der A. radialis. Darstellen der Fraktur unter Schonung der Sehnen und ihrer Fächer. Verschraubung unter Sicht.

Nachbehandlung

- Aktive Mobilisierung von Schulter, Ellenbogen und Fingergelenken.
- Aktive Mobilisierung des Handgelenks aus abnehmbarer Schiene nach gesicherter Wundheilung (4.–7. Tag).
- Bei zweifelhafter Stabilität Gipsschiene 4–6 Wochen belassen.
- Monatliche Röntgenkontrolle.
- Metallentfernung nach 6–8 Monaten.

Implantate

- Kleine T-Platte (rechtwinklig oder schräg). 3,5-mm-Kortikalis- bzw. 4,0-mm-Spongiosaschrauben (Abb. 198, 199).

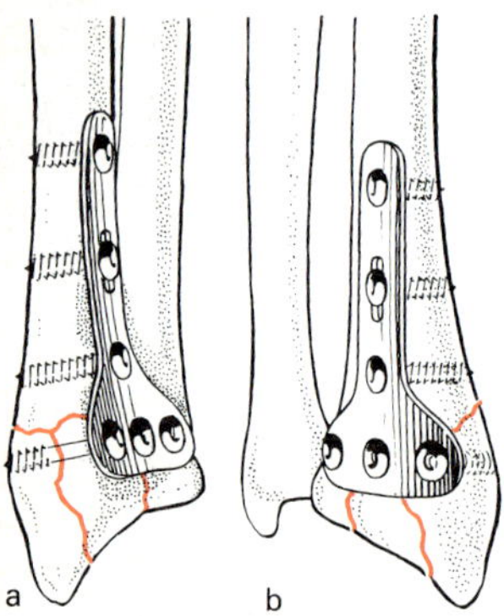
a b

Abb. 198 Lage der T-Platte palmar (a) bzw. dorsal (b)

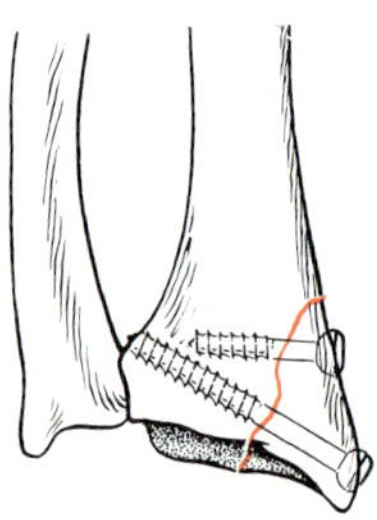

Abb. 199 Schraubenlage am Processus styloideus radii

Allgemeines

- Die Qualität der Erstversorgung bestimmt die Fernprognose.
- *Alle* verletzten Strukturen sollen primär versorgt werden.
- Sehnen und Nerven müssen revidiert werden (topograph. Atlas), weil Funktions- und Sensibilitätsprüfungen täuschen können.
- Partiell durchtrennte Sehnen und Nerven werden genäht.
- Erweiterungsinzisionen planen und einzeichnen (Abb. 202).
- Tetanusprophylaxe obligat.

Vorbereitungen

- Plexus- oder Leitungsanästhesie.
- In die Wunde geflossenes Desinfektionsmittel mit Ringer-Lösung auswaschen.
- Blutsperre verwenden (Abb. 200 und 201). Vor Anlegen Arm 2 Minuten hochhalten. Zeitliche Limiten beachten.
- Optische Vergrößerung für Sehnennaht (Lupe) bzw. Nervennaht (Mikroskop) empfehlenswert.

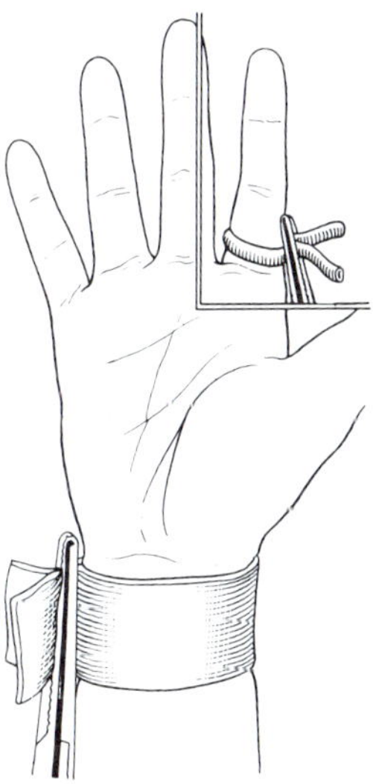

Abb. 200 Periphere Blutsperren: am Handgelenk breite Gummibandage, an der Fingerbasis Gummischlauch

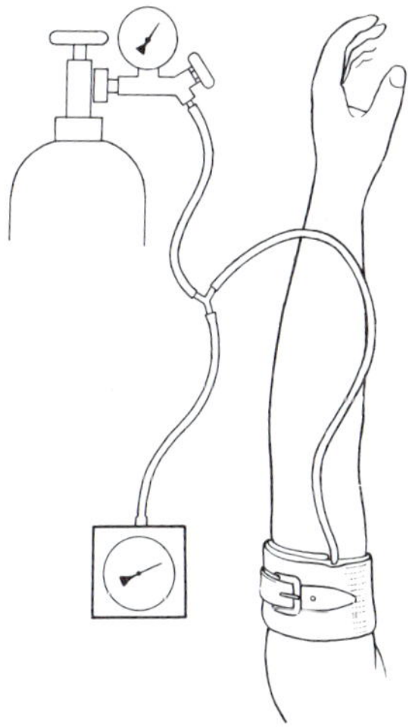

Abb. 201 Die pneumatische Blutsperre am Oberarm. Hochhalten des Armes. Anschließen mit Druck von 50 mmHg über dem systolischen Blutdruck des Patienten

Operationstaktik

- Saubere Wunden werden primär verschlossen.
- Verschmutzte Wunden werden gereinigt und sekundär genäht.
- Sicher nekrotische Hautränder werden sparsam exzidiert.
- Sehnen und Nervenäste werden primär genäht. Sie müssen von vitaler Haut bedeckt sein (S. 182, 184 ff).
- Hautdefekte werden plastisch versorgt (S. 237 ff).
- Blutstillung durch Kompression oder mit bipolarer Mikrokoagulation.
- Durchtrennte Kollateralarterien werden wenn möglich mikrochirurgisch anastomosiert.
- Hautnaht einfach, locker und spannungsfrei (keine Donati-Nähte).
- Größere Wunden werden für 24–36 Stunden mit Gummilasche oder Plastikfolie drainiert.
- Der klassische Kompressionsverband der Hand besteht aus nicht klebender Fettgaze, darüber gut saugender Gaze, einer dicken Schicht synthetischer Watte und einer gleichmäßig komprimierenden elastischen Bandage (Abb. 203).
- Die Fingerkuppen bleiben sichtbar.

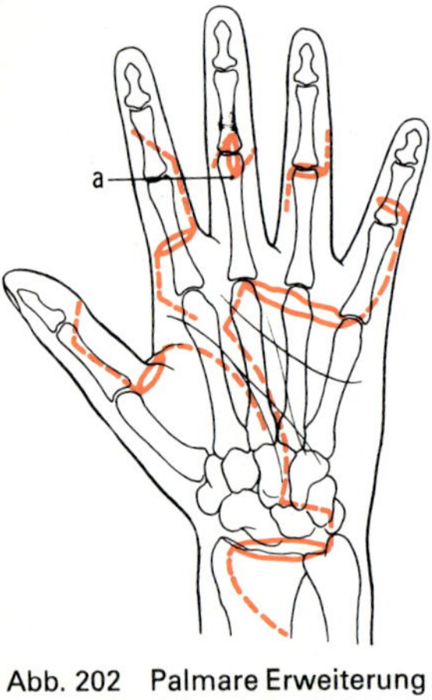

Abb. 202 Palmare Erweiterung von Wunden zur Revision tiefer Weichteile. Längsgerichtete Wunden (a) werden Z-förmig erweitert und quer verschlossen

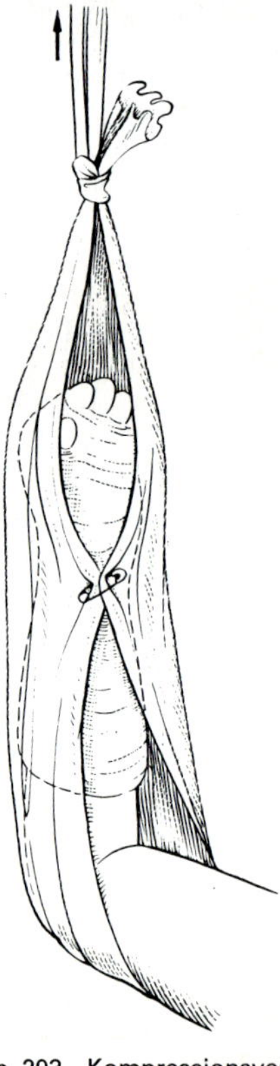

Abb. 203 Kompressionsverband mit freien Fingerkuppen. Hochlagerung im umgeklappten Kissenanzug

Nachbehandlung

- Jede größere Wundnaht wird ruhiggestellt und hochgelagert. Bei stationären Patienten umgeklappter Kissenanzug (Abb. 203).
- Funktionsstellung (Abb. 204, 205): Flexion im Metakarpophalangealgelenk (70–80°), Interphalangealgelenke in der geringen Flexion von ca. 10°: Entspannte Kollateralbänder, bessere Ausgangslage für aktive Mobilisation.
- Biegsame Metallschienen (z. B. sog. Aluschiene) eignen sich zur Fixation einzelner Finger.
- Gipsschienen eignen sich zur Ruhigstellung des Daumens, mehrerer Finger oder der ganzen Hand.

Kontrollen

- Sensibilität und Zirkulation der Fingerkuppen (Turgor, Farbe).
- Bei auffallenden Klagen (Verbanddruck, Ischämie) sofortige Öffnung des Verbandes und Wundkontrolle.

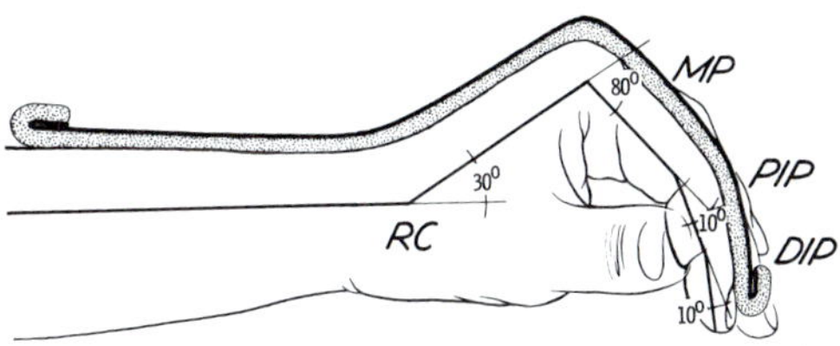

Abb. 204 Funktionsstellung nach James: Extension Handgelenk RC (Radiokarpalgelenk) 30°, Flexion Metakarpophalangealgelenk 80°, proximales Interphalangealgelenk und distales Interphalangealgelenk je 10°. Metallschiene mit Schaumstoffpolsterung (sog. Aluschiene) mit freier Fingerkuppe

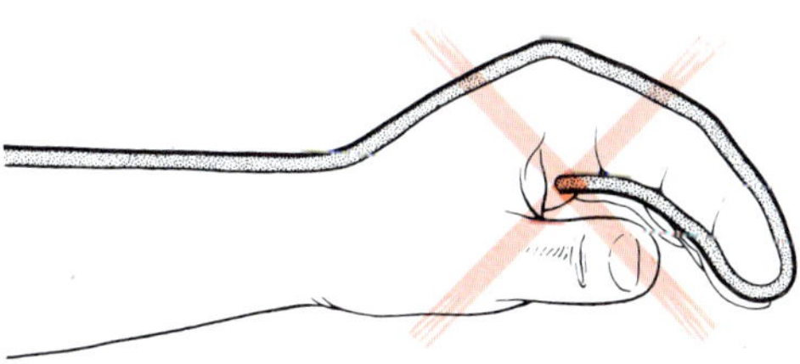

Abb. 205 Die verlassene Stellung: Falsch angelegte Metallschiene, die die Fingerkuppe umfährt und unbemerkt komprimieren kann

Prinzip

- Replantation eines traumatisch oder iatrogen abgelösten Nagels oder Nagelanteils zwecks Bedeckung des Nagelbetts. Der Nagel wird zugeschnitten.

Nagelablösung

- Leitungsanästhesie. Fingerblutsperre. Unterfahren des Nagels mit einem Blatt der umgekehrten anatomischen Pinzette (Rundung gegen das Nagelbett).
- Atraumatische Ablösung des Nagels von der Keratinschicht durch seitliche Walkbewegungen (Abb. 206).
- Beim subungualen Hämatom einseitige Abhebung des Nagels. Zuschneiden des abgelösten Abschnittes und Replantation nach Hämatomausräumung.

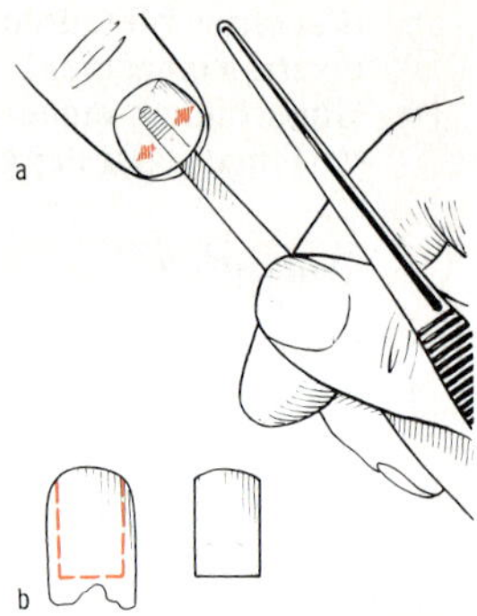

Abb. 206 Atraumatische Nagelablösung mit umgekehrter unterfahrender anatomischer Pinzette (a). Zuschneiden des abgelösten Nagels seitlich und proximal (b)

Nagelreplantation

- Zuschneiden des abgelösten Nagels. Die Ränder sollen nicht in die Hauttaschen hineinreichen (Abb. 206).
- Fixierende Nähte durch den Nagelwall. Variante: Mitfixieren des Nagels durch Bohrlöcher (Abb. 207). Die Nähte können über einem Tupfer geknotet werden.
- Bei Nagelbettwunde Resektion des proximalen Nagelanteils um 2–3 mm. Ablösen des distalen Anteils und Replantation unter Verschiebung nach proximal (Abb. 208).

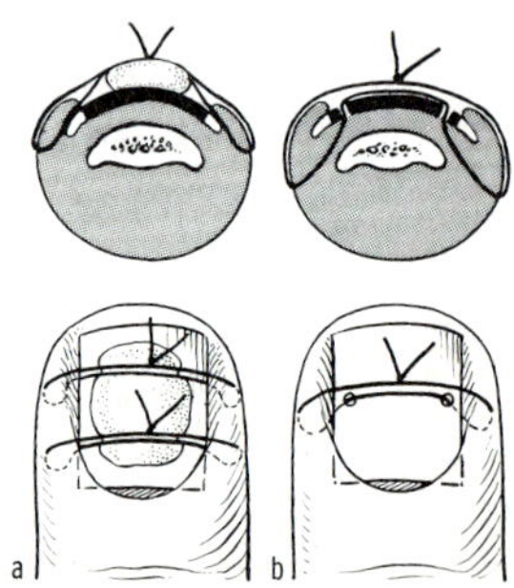

Abb. 207 Nagelreplantation mit (b) oder ohne transunguale Naht (a)

Nagelnaht

- Unterlegen eines flachen Instrumentes unter dem abgelösten Nagelanteil. Zuschneiden desselben. Nagelperforation durch Rotationsbewegung einer spitzen Skalpellklinge. Durchziehen des Fadens und tiefes Einstechen in seitliche oder proximale Hautfalten. Knoten über Tupfer bzw. Knopf. Die Naht muß dem Bett flach aufliegen, der Nagel etwas komprimiert sein (Abb. 209). Spannung führt zu Hautnekrosen.

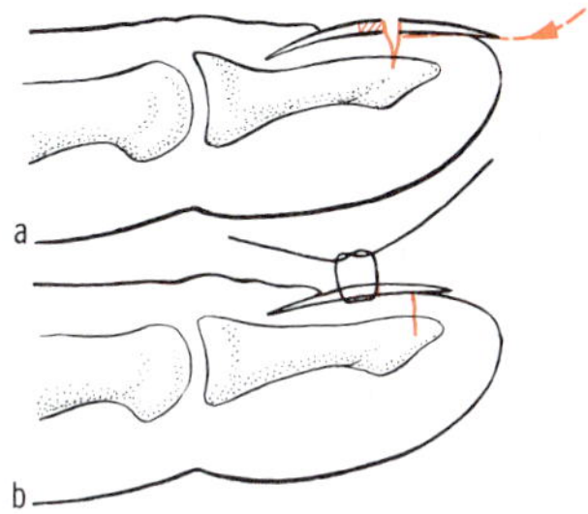

Abb. 208 Versorgung bei Nagelfraktur mit Nagelbettwunde. Sparsame Resektion am proximalen Nagelanteil (a). Nagelbettnaht. Deckung der Wunde durch Verschiebung des distal abgelösten Nagelanteils nach proximal (b) Nagelnaht. Kompressionsverband wie Abb. 207

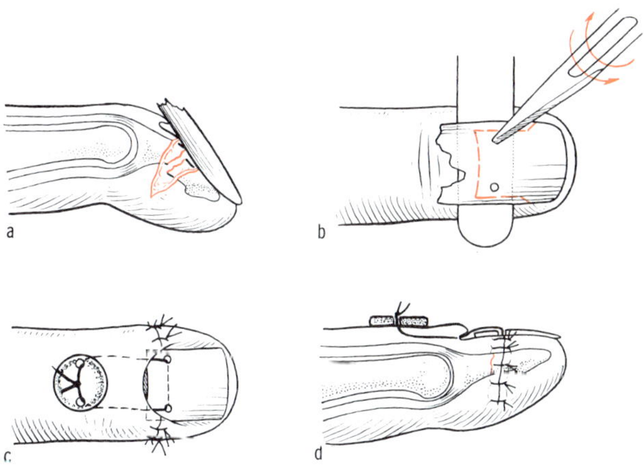

Abb. 209 Nagelluxation bei Endphalanxfraktur (a). Zuschneidon und Replantation als Schienung (b), Nagelnaht über Tupfer oder Knopf, seitliche Wundnähte (c, d)

Traumatische Amputation, Nachamputation

Prinzip

- Bildung eines gut gepolsterten sensiblen Stumpfes aus palmarem Hautlappen (oder aus dorsalem oder seitlichem Hautüberschuß).
- Der Phalanxstumpf wird entsprechend gekürzt (Ausnahme Daumen).
- Exartikulation im distalen Interphalangeal- und proximalen Interphalangealgelenk ist besser als Erhaltung kleiner Phalanxreste.

Operatives Verfahren

- Leitungsanästhesie an der Fingerbasis und Blutsperre (Gummischlauch) (Abb. 200).
  1. Inspektion der erhaltenen Gewebe bzw. Deckungsmöglichkeiten.
  2. Bei Exartikulation Resektion des Gelenkknorpels und der seitlich überragenden Kondylen.
  3. Hervorziehen und Durchtrennen von Beugesehnenstümpfen.
  4. Nervenstümpfe: Resektion und bipolare Mikrokoagulation. Gefäßstümpfe: In der Regel keine Ligaturen erforderlich.
  5. Lockere Naht der Hautränder.
  6. Gleichmäßiger Kompressionsverband.
  7. Schiene und Hochlagerung.

Nachbehandlung

- Immobilisation bis gesicherte Wundheilung (Schiene).
- Anfänglich täglich Verbandwechsel.
- Hautnahtentfernung 14.–18. Tag.

Besonderes

- Spätere Stumpfkorrekturen und Plastiken sind relativ häufig erforderlich bei Narbenbeschwerden, kleinen Nagelresten und Neuromen.

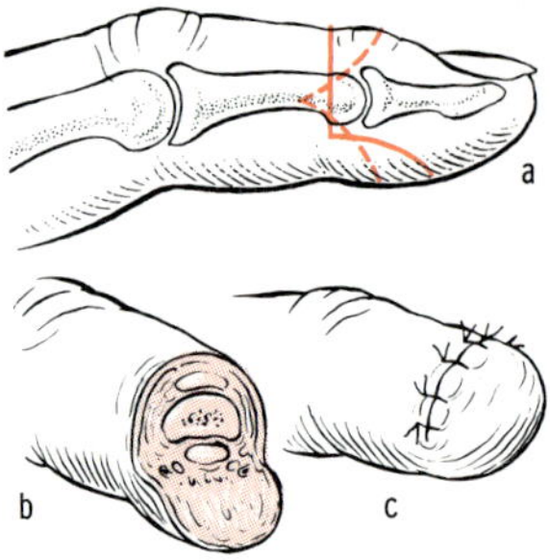

Abb. 210 Bildung eines Amputationsstumpfes im Bereich der distalen Mittelphalanx, wenn möglich durch palmare Lappenbildung

Prinzip

- V-förmiger, palmarer Lappen am Endglied mit erhaltener, vaskulärer und neuraler Versorgung. Er wird in den Defekt vorgeschoben und eingenäht. Aus dem V wird ein Y.
- Voll sensible und optimal gepolsterte Defektdeckung.
- Geeignet für Defekte bis etwa Mitte Endglied.
- Proximale Grenze des V = Endgelenkbeugefalte.

Beachte besonders!

- Zu tiefe Inzision unterbricht Gefäße und Nervenfasern.
- Zu oberflächliche Inzision verhindert die volle Verschiebung.

Operatives Verfahren

- Leitungsanästhesie und Blutsperre (Fingerbasis).
- V-Inzision (Abb. 211,a) unter Erhaltung einer seitlichen Hautleiste (b). Tiefe Mobilisierung durch Trennen des Lappens vom Periost mit der Schere (c). Das mobil gewordene Dreieck wird nach distal verschoben (d). Einnähen in den Nagelrest (evtl. Nagelbett) und auf der taktil wichtigeren Seite (e). Bei Spannung bleibt die Wunde auf einer Seite offen (f). Proximaler Verschluß (g). Öffnen der Blutsperre, Zirkulationskontrolle. Deckverband ohne Kompression und Hochlagerung. Schiene.

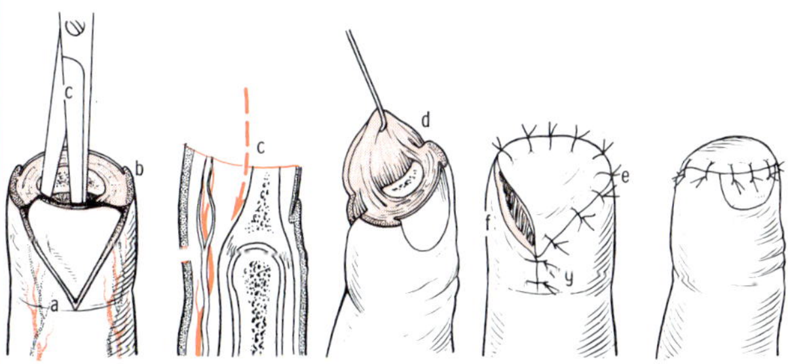

Abb. 211 Die Technik der Tranquilli-Leali-Plastik. Die Details sind durch Buchstaben hervorgehoben, s. Text

Spalthauttransplantat

Prinzip

- Spalthaut = Epidermis und Teil des Koriums (= Thiersch). Wird instrumentell abgespalten und frei übertragen. Die Entnahmestelle epithelisiert spontan aus den Haarfollikeln (selten partielle Depigmentierung oder Keloidbildung).
- Exaktes Einnähen und Fixieren mit nicht rutschendem Kompressionsverband sichert rasche Vaskularisation aus der Wunde.
- Hämatombildung oder sekundäre Verschiebung führt zur Nekrose des Lappens.

Indikationen

- Defekte an Fingern und Hand mit Ausnahme taktiler Zonen.
- Deckung der Entnahmezone gestielter Lappenplastiken.

Eigenschaften

- Gute Einheilung auf vaskularisiertem Bett (auch Peritendineum, Periost, Spongiosa, Faszie). Gewinnt bald eine gute Schutzsensibilität.
- Ist wenig belastbar. Dünnere Transplantate neigen zur sekundären Schrumpfung.

Entnahmestellen

- Volarseite des Handgelenks mit Handdermatom oder Rasierklinge: dicke, kräftige Haut, gleiches Operationsgebiet.
- Oberschenkel (lateral und medial) mit Elektrodermatom: bei großen Flächen. Gleichmäßige Transplantatdicke. Nachteil: zweites Operationsgebiet, dünnere Haut.

Entnahmetechnik
Handgelenk volar

- Das Ausmaß des Defektes muß vor der Entnahme feststehen. Größe und Form des Transplantats werden auf der Entnahmestelle eingezeichnet.
- Einstellen des Dermatoms (Breite und Dicke) durch Operateur.
  1. Unterspritzen der Entnahmestelle mit Lokalanästhesie oder Ringer-Lösung (Zusatz von Adrenalin oder POR 8) (Abb. 212).
  2. Das Dermatom wird in einem Winkel von 45° aufgepreßt, die umgebende Haut durch den Assistenten ausgespannt.
  3. Der Lappen wird abgetrennt durch Vorschieben unter sägenden Bewegungen (Abb. 213).

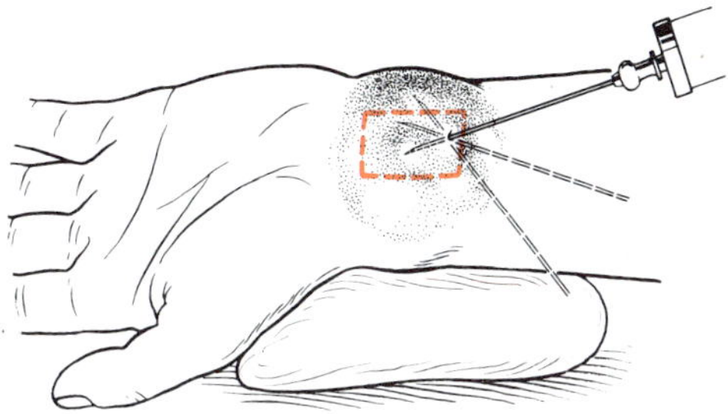

Abb. 212 Vorbereitung der Entnahmestelle am Handgelenk durch Unterspritzen mit Lokalanästhesie oder Ringer-Lösung. Der Lappen ist eingezeichnet

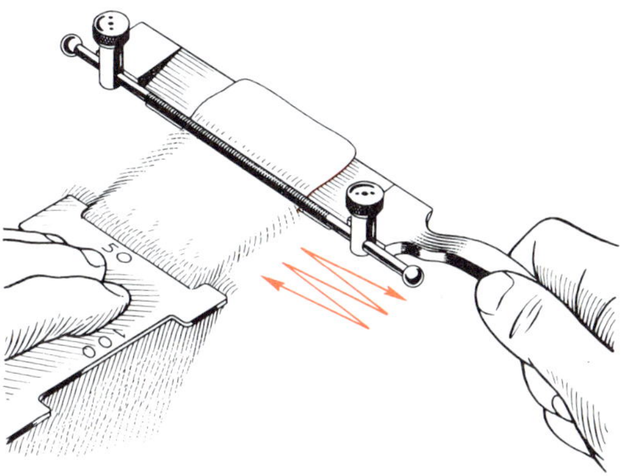

Abb. 213 Entnahme eines Spalthauttransplantates vom Handgelenk mit dem Dermatom. Das Anspannen der Haut vor dem Dermatom erfolgt mit einer Metallplatte oder Gazekompresse

4. Einlegen des Transplantates in feuchte Kompresse.
5. Entnahmestelle mit Salbentüll, dicker lockerer Gazeschicht, Watte und festsitzendem Kompressionsverband versorgen.

Implantation

6. Zuschneiden des Transplantates entsprechend Defekt.
7. Adaptation mit Haltefäden, welche lang bleiben (Abb. 214).
8. Zirkuläres Einnähen mit fortlaufender atraumatischer Naht oder Einzelnähten. Einstechen von innen nach außen.
9. Mit der Schere werden multiple kleine Inzisionen in das Transplantat gesetzt (Sekretabfluß) (Abb. 214).
10. Genaue Blutstillung durch Kompression vor allem randständig.

11. Decken mit Salbentüll, am Rand feine Wattepolster, darüber gut saugende Gazeschicht, Watte oder Schaumgummi (Abb. 215).
12. Knoten der Haltefäden über dem Verband oder Fixieren desselben mit seitlich verankerten U-Nähten oder Heftpflasterstreifen.
13. Zusätzlicher Kompressionsverband.

Nachbehandlung

- Ruhigstellung und Hochlagerung mit Schiene.
- Periphere Zirkulation und Innervation kontrollieren.
- Erster Verbandwechsel nach 5–7 Tagen mit Lockerung der Kompression.
- Offene Wundbehandlung ab etwa 12. Tag.
- Das Transplantat ist belastbar ab etwa 3. Woche.

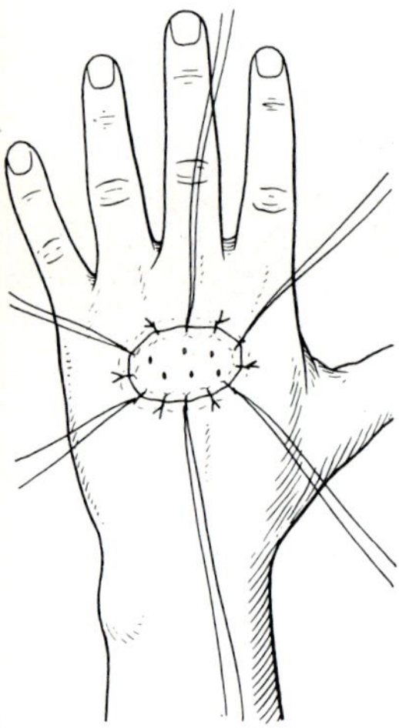

Abb. 214 Eingenähtes Transplantat mit langen Haltefäden, Adaptationsnaht und zentralen kleinen Öffnungen für Sekretabfluß

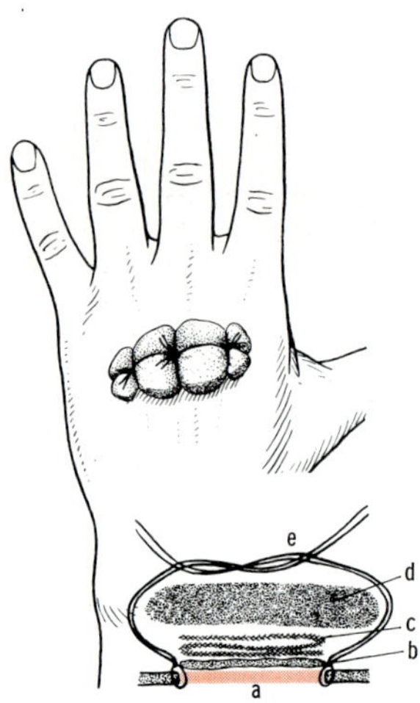

Abb. 215 Kompressionsverband über dem Transplantat, gesichert durch Zusammenknoten der Haltefäden. Schichten im Schnitt: a) Transplantat, b) Salbentüll, c) saugende Gazeschicht, d) Schaumstoff oder Polsterwatte, e) geknoteter Haltefaden

Prinzip

- Epidermis und Korium = Vollhaut (= „Wolfe-Krause"-Lappen).
- Freie Übertragung wie Spalthaut.

Eigenschaften

- Schrumpft nicht, behält seine Eigenschaften (Farbe, Dicke).
- Gewinnt eine gute Schutzsensibilität.
- Heilt weniger leicht ein als Spalthaut.

Indikation

- Wie Spalthaut. Belastete, aber taktil weniger wichtige Zonen.

Entnahmestellen

- Faltenreiche Haut: Leiste, retroaurikulär, submalleolär. Defekte an Hand und Fingern: Handgelenk palmar.
- Primärverschluß durch Naht.

Operatives Verfahren

- Defektränder exzidieren, Form und Ausdehnung messen.
- Messen und Schneiden des Transplantats in Hautspaltrichtung. Ablösen des Lappens mit dem Skalpell unter Spannung (Abb. 216). Sorgfältige Entfernung von Fettresten.
- Verschluß des Entnahmedefektes durch Hautnaht.
- Implantation des Transplantates und Nachbehandlung wie Spalthaut.

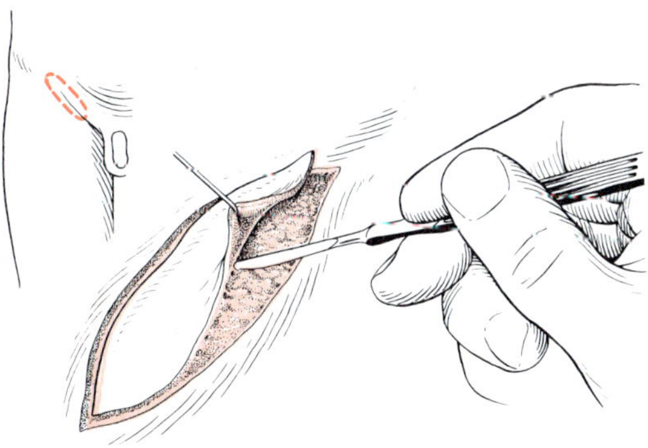

Abb. 216 Vollhauttransplantatentnahme in der Leistenbeuge mit dem Skalpell

Verschiebelappen

Prinzip

- Defektdeckung durch gestielten Lappen aus der Umgebung. Die Entnahmestelle wird meist mit Spalthaut gedeckt.

Eigenschaften

- Deckung für schlecht vaskularisiertes Bett.
- Schutz empfindlicher freiliegender Strukturen (Sehnen, Nerven, Gefäße, offenes Gelenk, Kortikalis).
- Bringt sensible, mechanisch belastbare Haut in den Defekt.

Typische Lappen

- Tranquilli-Leali-Lappen = V-Y-Lappen (S. 237).
- Rotationslappen und Visierlappen.
- Dorsolateraler Lappen am Finger.
- Lappen bei palmarem Daumenkuppendefekt.

Operatives Verfahren

- Abbildung typischer Lappen (Abb. 217 ff.).
  Für schwierige Fälle empfiehlt sich die Konsultation spezieller Fachliteratur.
  1. Exzision gequetschter Wundränder. Ausmessen des Defektes.
  2. Ausmessen und Einzeichnen des Lappens unter Beachtung der größten Distanzen (Zirkel, Schablone).
  3. Ausschneiden des Lappens mit dem Skalpell unter Schonung der Venen. Atraumatisches Abheben und Ablösen von der Unterlage.
  4. Schwenken des Lappens und Einnähen in den Defekt. Prüfung von Spannung und Zirkulation (Farbe).
  5. Defektdeckung mit Spalthaut oder Vollhaut.
  6. Lockerer Verband: Der Stiel darf nicht komprimiert werden. Das Lappenende muß unter dem Verband eingesehen werden.
  7. Immobilisation mit Schiene und Hochlagerung.

Nachbehandlung

- Laufende Überwachung der Zirkulation.
- Schutz des Lappens vor Verbanddruck und Kälte.
- Mobilisation der Nachbargelenke, sobald Wundheilung gesichert ist.
- Hautnähte ab 14. Tag entfernen.
- Lappen und Transplantat sind belastbar nach etwa 3 Wochen.

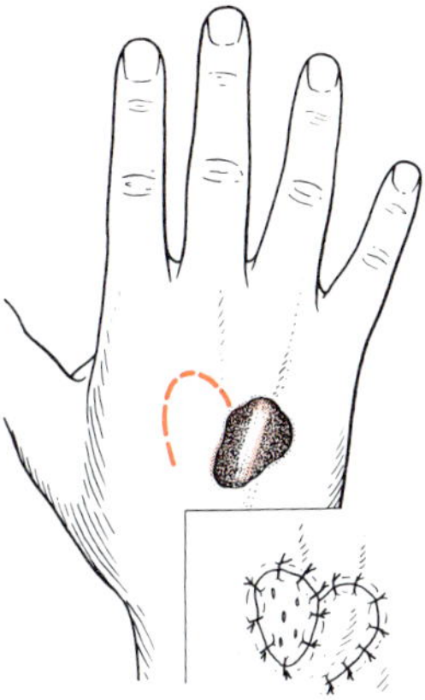

Abb. 217 Rotationslappen am Handrücken bei freiliegender Strecksehne. Spalthauttransplantat

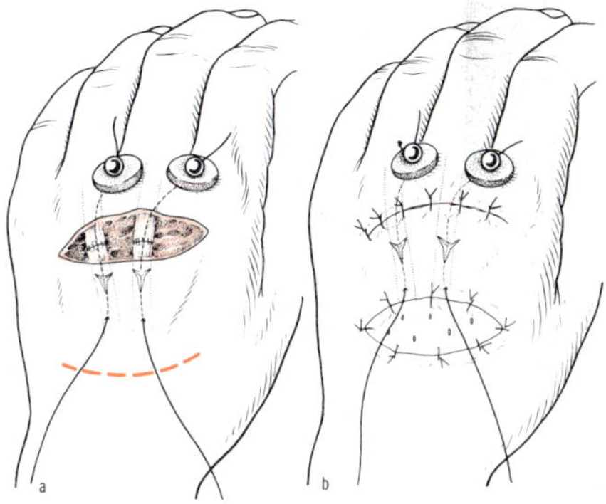

Abb. 218 Visierlappen am Handrücken über Strecksehnennähten zur Verminderung der Adhäsionsgefahr (a). Defektdeckung mit Spalthaut (b)

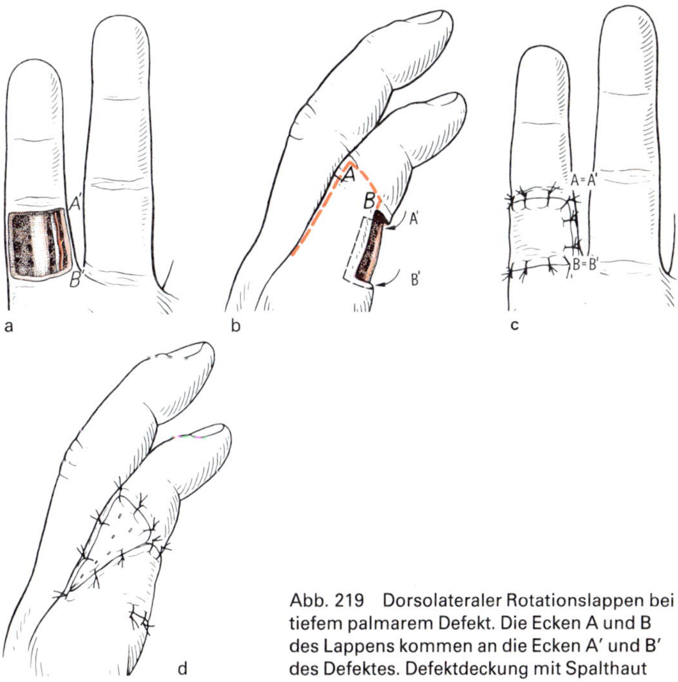

Abb. 219 Dorsolateraler Rotationslappen bei tiefem palmarem Defekt. Die Ecken A und B des Lappens kommen an die Ecken A' und B' des Defektes. Defektdeckung mit Spalthaut

Crossfingerplastik

Prinzip

- Seitlich gestielter dorsaler Lappen vom Nachbarfinger, der umgeklappt eingenäht wird (Abb. 220ff).
- Defektdeckung mit Spalthaut oder Vollhaut.
- Nach Einheilen wird der Stiel durchtrennt.

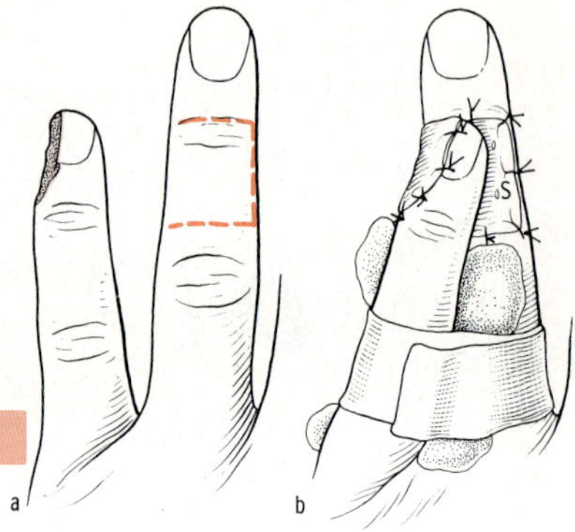

Abb. 220 Crossfingerplastik bei seitlichem Kuppendefekt (a). Beachte die Verbandtechnik zur Entlastung des Stiels mit proximalem Heftpflasterstreifen (b). S = Spalthauttransplantat

Eigenschaften

- Deckung tiefer Defekte (z. B. freiliegende Kortikalis), vor allem seitlich und schräg.
- Gute Weichteilpolsterung, Trophik und Zirkulation.
- Nur kurze Distanz überbrückbar.
- Entwickelt nach Monaten beschränkte Schutzsensibilität.

Operatives Verfahren

- Leitungsanästhesie, Blutsperre.
- Genaues Ausmessen des Defektes und Prüfung der möglichen Positionen für Spenderfinger und Defekt.
  1. Schneiden des Lappens: richtige Schicht = bis auf Peritenon zurückklappen.
  2. Defektdeckung mit Spalthaut oder Vollhaut.
  3. Einnähen des Lappens in den Defekt des Nachbarfingers.
  4. Kompressionsverband auf Spalthauttransplantat.
  5. Präzise Verbandtechnik zur Entlastung des eingenähten Lappens (entlastende Hautnähte zwischen den Fingern, temporäre Arthrodesen mit Kirschner-Draht, Gipsschienen usw.).

Nachbehandlung

- Regelmäßige Beobachtung der Lappenzirkulation. Bei Ischämie Verband öffnen. Fixation abändern.
- Stieldurchtrennung nach 18–20 Tagen und exaktes Einnähen.

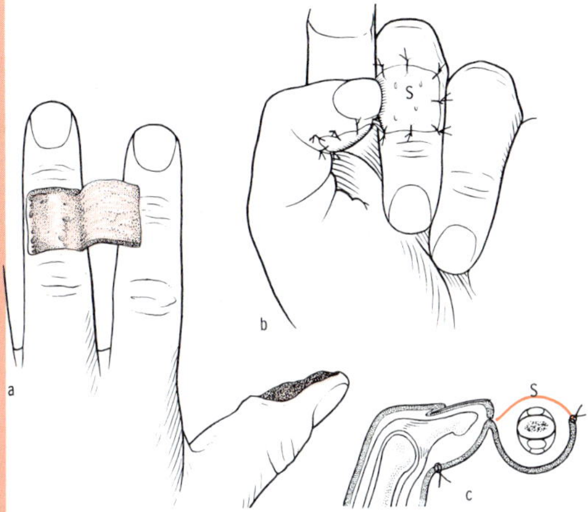

Abb. 221 Crossfingerplastik I/III: Deckung eines palmaren Daumenkuppendefektes (a) mittels Lappen vom Mittelfinger (b, c). (S = Spalthauttransplantat)

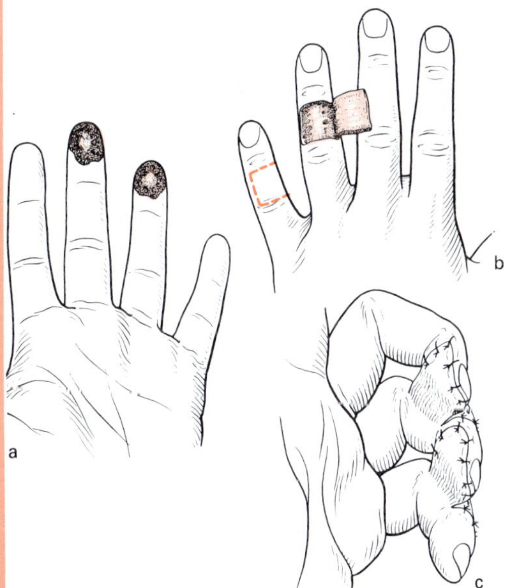

Abb. 222 Doppelcrossplastik bei multiplen palmaren Fingerkuppendefekten (a–c)

Beugesehnennaht im Fingerkanal

Besonderheiten

- Verantwortungsvollste Sehnennaht, gehört in die Hand eines erfahrenen Operateurs.
- Primärnaht beider Sehnen (Erhaltung der gefäßtragenden Vinkula) mit feinster atraumatischer Technik (Lupenbrille).
- Spezielles atraumatisches Entlastungssystem für 3 Wochen.
- Bei Kombinationsverletzungen Naht von Arterie und Nerven. Reihenfolge der Versorgung (S. 79) berücksichtigen.

Operatives Verfahren

- Erweiterung der Wunde durch Inzision (Abb. 202, S. 232).
- Schonende Darstellung der Stümpfe.
- Blockierung der Stümpfe in Flexion durch perkutane Transfixation mit feiner Injektionsnadel. Der transfixierte Profundus hält den Superfizialis automatisch mit (Abb. 223).
- Seitliche Inzision der Sehnenscheide im Verletzungsgebiet unter Erhaltung der Vinkula und der Ringbänder.
- Adaptierung der Sehnenstümpfe durch intratendinöse Stütz- oder Kernnaht (Abb. 136) mit Nahtmaterial 4–0 oder 5–0.
- Fortlaufende Feinadaptionsnaht des Epitenons mit Nahtmaterial 7–0. Naht der incidierten Sehnenscheide.
- Einfache Hautnaht und Deckverband.
- Gipsschiene in entlastender Position unter Mitfixierung eines Nachbarfingers (Abb. 138 und 139).

Sonderfälle

- Profundus irreparabel, Superfizialis intakt: Tenodese mit distalem Sehnenstumpf oder Arthrodese Endgelenk.
- Lazeration der Stümpfe, Defekt: Anfrischung mit Rasierklinge wie Nervennaht (Abb. 130). Typische Anastomose. Muß mehr als 0,5 cm reseziert werden, wird proximal des Handgelenkes eine Z-förmige Verlängerung ausgeführt. Bei größerem Defekt beider Sehnen und sauberen Verhältnissen Protheseneinbau.
- Superfizialisdurchtrennung im Bereich der Schenkel: Nach Ausführung der Profundusnaht werden die Superfizialisschenkel mit feinen U-Nähten anastomosiert.
- Profundusdefekt Langfinger: Protheseneinbau unter Erhaltung bzw. Rekonstruktion der Retinakula. Voraussetzung: einwandfreie Rekonstruktion des Hautmantels.
- Größerer Sehnendefekt an Daumen und Kleinfinger: Transposition von Superfizialis IV.

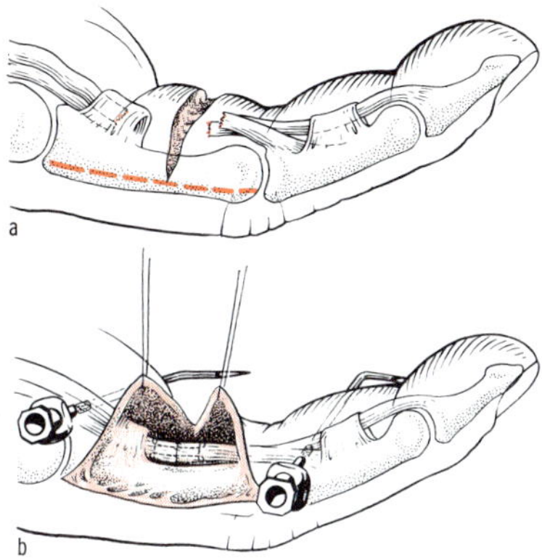

Abb. 223 Durchtrennung beider Beugesehnen im mittleren Grundglied: Wunderweiterung durch seitliche Inzision (a). Blockierung der Sehnenstümpfe durch feine Injektionsnadeln, deren Ende abgebogen wird. Erhaltung der Ringbänder (b) Intratendinöse Stütz- oder Kernnaht und zusätzliche Feinadaptierung (Abb. 136, S. 185)

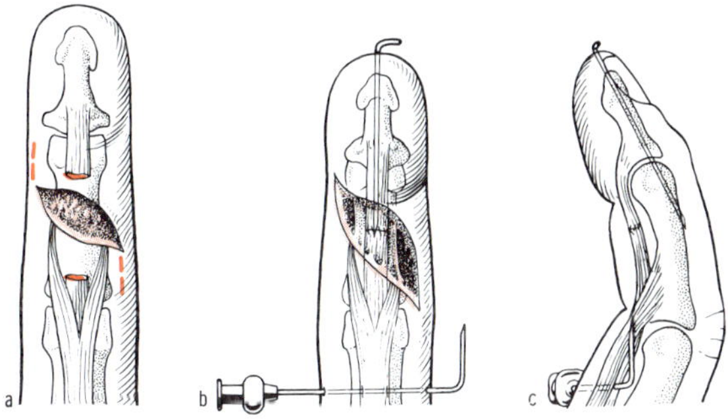

Abb. 224 Durchtrennung der langen Beugesehne im proximalen Mittelglied. Verlängerung der Wunde zur Darstellung der Sehnenstümpfe (a). Blockierung des proximalen Stumpfes mit feiner Injektionsnadel, deren Ende abgebogen wird, des distalen Stumpfes durch temporäre Arthrodese des Endgelenkes mit Kirschner-Spickdraht in leichter Flexion (b). Intratendinöse Stütz- oder Kernnaht (c) und Feinadaptierung des Epitenons mit fortlaufender Naht

Nachbehandlung I

- Wie allgemeine Technik (S. 184).

Nachbehandlung II
nach Kleinert

- Prinzip: Aktives Strecken des verletzten Fingers gegen den elastischen Widerstand eines Gummizügels (Abb. 225) innerviert nur die Extensoren, was die Anastomose ohne Belastung bewegt. Vermindert Adhäsionstendenz. Eignet sich nur bei kooperativen Patienten. Das System wird meist nach einigen Tagen installiert. Gefahr der sekundären Anastomosenruptur.

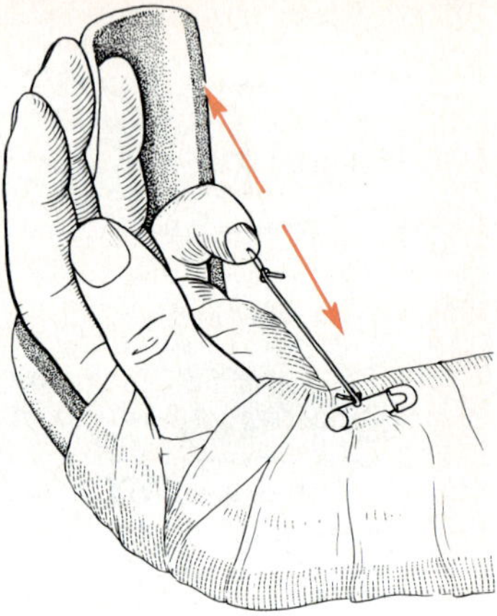

Abb. 225 Nachbehandlung nach Kleinert, s. Text

- Eine dorsale Gipsschiene fixiert Handgelenk und Metakarpophalangealgelenke in mittlerer Flexion, die Gelenke des verletzten und eines Nachbarfingers in mittlerer Flexion. Ein feiner Gummizügel wird mittels transungualer Naht am verletzten Finger fixiert. Mittels Schließnadel wird er unter Spannung im Verband am Vorderarm eingesteckt (Abb. 225).

Streckaponeurose

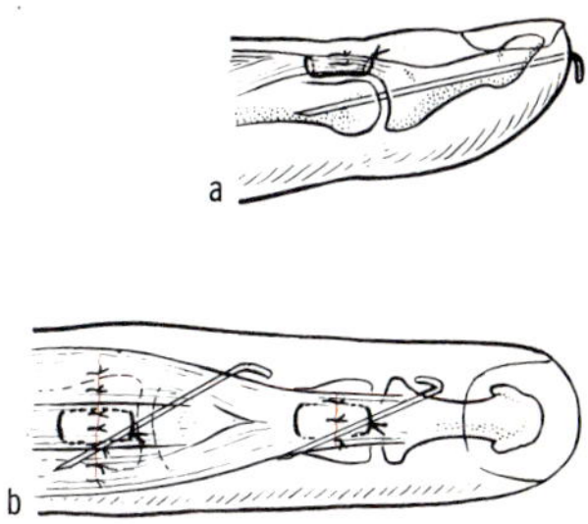

Abb. 226 Naht der Streckaponeurosen am Finger und temporäre Arthrodese (a, b)

- Darstellung der Stümpfe durch Hilfsinzision.
- Prüfen der Adaptation der Sehnenstümpfe in verschiedenen Positionen der Nachbargelenke zur optimalen Entlastung. Temporäre Arthrodese mit feinem, schrägem Kirschner-Draht (Abb. 226).
- Naht der Sehnenplatte mit feinen U-Nähten oder fortlaufender Naht (Abb. 226). Ausziehdrahtsysteme sind meist ungeeignet.
- Fixation und Nachbehandlung wie allgemeine Technik.
- Bei Defekt Primäreinbau eines Palmaristransplantates, sofern Hautmantel rekonstruierbar.

Reimplantation

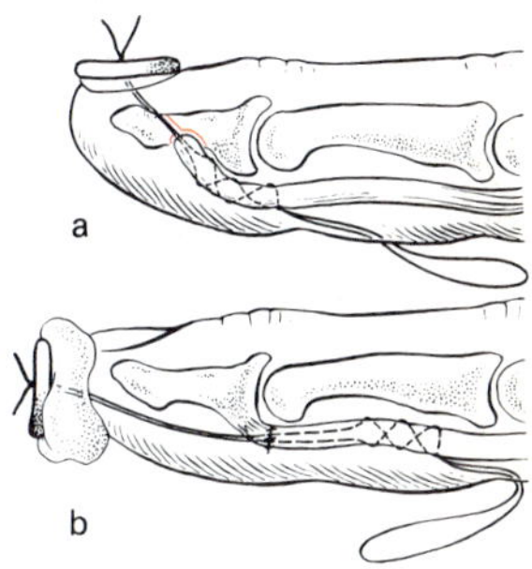

Abb. 227 Reimplantation (Knochenkanal in Endphalanx bzw. Stumpfnaht)

- Bei Abriß oder endständiger Durchtrennung der Profundussehne: Darstellung der proximalen Endphalanx durch schräge palmare Inzision unter Schonung der Kollateralnerven. Schräger Bohrkanal. Einziehen des Sehnenstumpfes in den Kanal mittels Bunnell-Naht (Abb. 227a) mit Ausziehvorrichtung.
- Bei langem Stumpf und beim Kind Anastomose wie allgemeine Technik (Abb. 136, S. 185). Die intratendinöse Naht wird zur Pulpa oder zum distalen Nagelende durchgestoßen und im Nagel oder über einem Tupfer oder Knopf geknotet (Abb. 227).

Verlängerung

- Nach distaler Anastomose und Sehnenkürzung bis höchstens 1 cm wird proximal des Handgelenks eine Z-förmige Durchtrennung und Verlängerung ausgeführt. Zusätzlicher Einbau eines proximalen Entlastungssystems empfehlenswert (Abb. 135, S. 184).

Transplantatentnahme

Indikationen

- Sehnen- bzw. Bandersatz an oberer und unterer Extremität.
- Palmaris longus bzw. Plantaris werden bevorzugt, fehlen aber bei 15–25% der Menschen. Für Bandersatz kann auch Kutis verwendet werden.

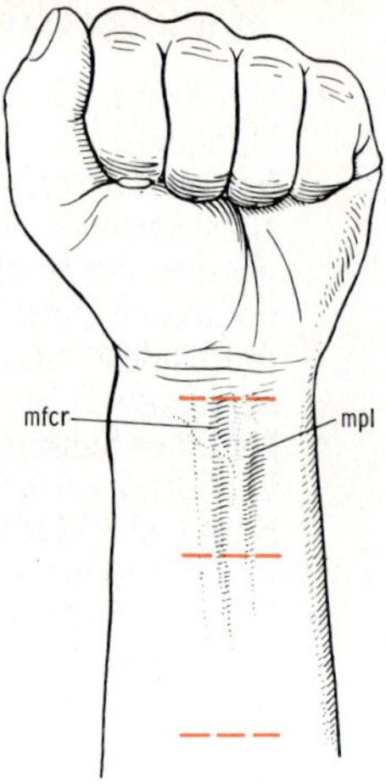

Abb. 228 Vorspringen der Sehne des Palmaris longus (mpl) beim Faustschluß. Sie liegt unmittelbar ulnar der kräftigen Sehne des Flexor carpi radialis (mfcr). Quere Inzisionen zur Freilegung (gestrichelt)

Vorbereitungen

- Anästhesie, Lagerung und Desinfektion mit Haupteingriff koordinieren.
- Pneumatische Blutsperre.

Operative Verfahren

- Palmaris longus: ideales aber relativ kurzes (12–15 cm) Transplantat für obere Extremität. Vorhandensein klinisch nachweisbar (Abb. 228). Wird aufgesucht durch mehrere kleine quere Inzisionen. Anschlingen und Präparation unter Schonung des Peritenons. Untertunnelung. Proximale Durchtrennung, Durchziehen nach distal. Lagerung in feuchter Kompresse.
- Plantaris: sehr langes, vielseitig verwendbares Transplantat von verschiedenem Kaliber. Vorhandensein kann klinisch nicht nachgewiesen werden. Peritenon bleibt bei sorgfältiger Entnahmetechnik erhalten. Aufsuchen durch kleine Längsinzision am tibialen Rand der Achillessehne. Durchtrennung der Plantarissehne am Kalkaneus. Einführung eines Endarteriektomiestrippers mit engem Ring und kräftigem Stiel über die Sehne. Aufrollen des freien Sehnenendes auf einer Kocher-Klemme und Anspannen. Der Stripper wird unter rotierenden Bewegungen ruckartig nach proximal vorgeschoben. Er löst die seitlichen Adhäsionen und durchtrennt den Muskelbauch in der Kniekehle stumpf. Durchziehen der Sehne nach distal, Aufbewahren in feuchter Kompresse.
- Langer Zehenstrecker: Entnahme, wenn Plantaris und Palmaris fehlen. Darstellen und distale Durchtrennung des Zehenstreckers III oder IV an querer Hautinzision. Einführung des Strippers und Vorschieben bis zum distalen Unterschenkel. Längsinzision auf Höhe des tastbaren Stripperendes, Durchtrennung der Sehne und Durchziehen nach distal.

Prinzip

- Befreiung des N. medianus aus der Enge des Karpaltunnels durch völlige Spaltung des fibrösen Retinaculum flexorum (lig. carpi volare transversum).
- Dabei müssen der R. thenaricus (motorisch) und der variable R. palmaris (sensibel) geschont werden (Abb. 229a, b).
- Zusätzlich kann die Dekompression des N. ulnaris in der Loge de Guyon (zwischen Os pisiforme und Hamulus) erforderlich sein.

Indikationen

- Akutes Kompressionssyndrom durch Ödem nach Verletzungen (Schuß, Walzenverletzung, perilunäre Luxation, Radiusfraktur usw.) und Infektionen (Sehnenscheidenphlegmone usw.).
- Teil des Zuganges für Osteosynthesen am distalen Radius.
- Teil des Zuganges für blutige Reposition der Lunatumluxation.
- Chronisches Karpaltunnelsyndrom verschiedener Ätiologie.

Vorbereitungen

- Plexusanästhesie oder Narkose.
- Pneumatische Blutsperre.
- Bipolare Mikrokoagulation.
- Optische Vergrößerung (Lupe).

Operatives Verfahren

1. Inzision auf der Ulnarseite des Karpalkanals, distal in die proximale Beugefalte der Hand auslaufend.
2. Aufsuchen des N. medianus am distalen Vorderarm.
3. Präparieren des sensiblen R. palmaris (Abb. 229a).
4. Schrittweise Spalten des Retinakulums entlang dem ulnaren Rand mit dem Skalpell (Unterlegen einer Kocher-Sonde) bis an den Arcus arteriosus superficialis (Abb. 231). Vorsicht wegen variablem Verlauf des motorischen Thenarastes (b).
5. Darstellung der Gabelung in die Äste zum Daumen und Finger.

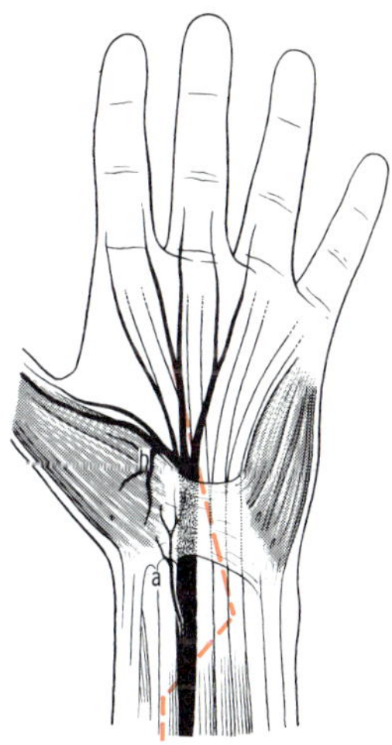

Abb. 229 Hautinzision und Topographie. a = sensibler R. palmaris, b = motorischer Thenarast

Medianusdekompression

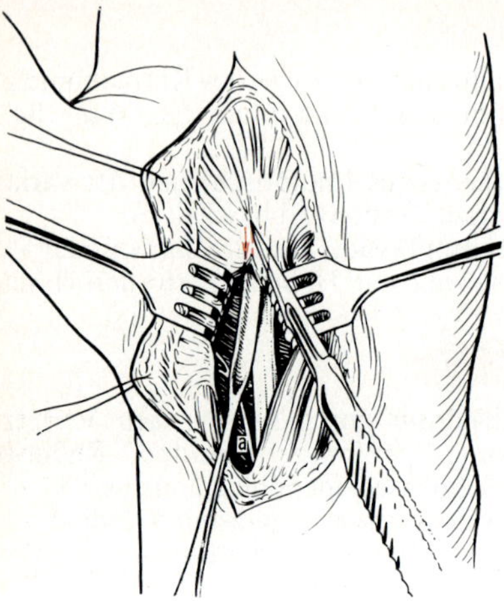

Abb. 230 Etappenweise Spaltung des Retinakulums mit dem Skalpell unter Schutz einer Kocher-Sonde. Cave: atypischer Verlauf des motorischen Thenarastes

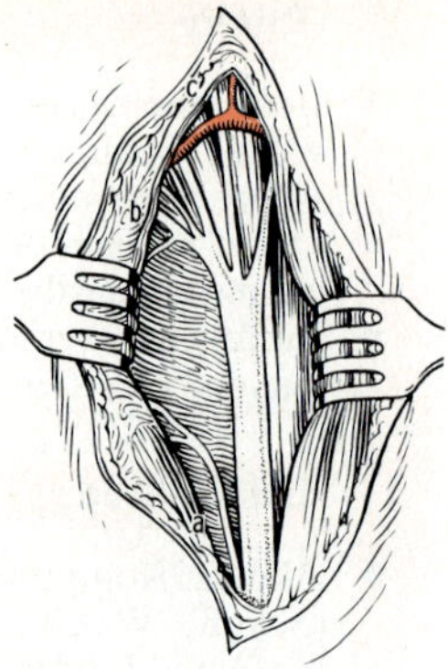

Abb. 231 Der freigelegte N. medianus mit seinen abgehenden Ästen. Distal ist der Arcus arteriosus superficialis sichtbar. a) Sensibler, b) motorischer Thenarast, c) Arcus arteriosus superficialis

6. Darstellung und evtl. Neurolyse des motorischen Thenarastes (b).
7. Öffnen der Blutsperre. Bipolare Mikrokoagulation.
8. Drainage mit Gummilasche oder Plastikfolie für 24–36 Stunden.
9. Feinste Hautnähte. Polsterverband der Hand (S. 232).
10. Gipsschiene und Hochlagerung (Handsack) (Abb. 203).

Nachbehandlung

- Bewegungsübungen der Finger und des Daumens im Verband.
- Gepolsterte palmare Schiene für 3 Wochen.
- Hautnahtentfernung 14.–18. Tag.

Technische Variante
Dekompression des N. ulnaris

1. Dekompression des N. medianus.
2. Darstellung des N. ulnaris proximal des Kanals.
3. Etappenweise Spaltung der vorderen Kanalwand unter Schonung der oberflächlichen Gefäße (Aa. und Vv. ulnares). Darstellung des proximal in die Tiefe abgehenden motorischen Astes und der Verzweigung in die Fingeräste.
4. Abschluß und Nachbehandlung wie Medianusdekompression.

Prinzip

- Lokalisation des Fremdkörpers (Durchleuchtung, geeignete Inzision).
- Blutsperre. Leitungsanästhesie oder Narkose.
- Prüfung auf Vollständigkeit nach Entfernung.
- Keine Naht. Sekundäre Wundheilung.
- Ruhigstellung (Schiene) bis Wundheilung.
- Tetanusprophylaxe. Antibiotika, wenn Infekt.

Operative Verfahren

- Metallsplitter. Unter Bildverstärkerkontrolle Hautinzision direkt über dem Fremdkörper. Eingehen mit geschlossener Klemme. Wenn Fremdkörper bewegt werden kann, Klemme öffnen, Fremdkörper fassen. Wenn er sich in der Klemme mitbewegt, Extraktion (Abb. 232).
- Glas und ähnliche Fremdkörper: Erweiterung der Eintrittspforte durch Inzision. Etappenweises Vorgehen. Suchen mit Sonde, FK-Pinzette oder Finger. Nach Extraktion teilweise Naht der Inzision.
- Holzsplitter oder Nähnadel: quere Inzision auf die Mitte des länglichen Fremdkörpers. Fassen mit Klemme. Sorgfältige Mobilisierung in seiner Achse durch Verschieben. Extraktion aus Eintrittspforte oder Inzision (Abb. 233).

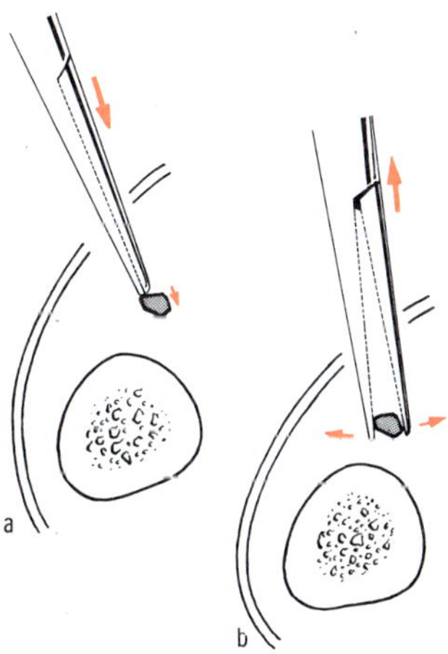

Abb. 232 Metallsplitterentfernung mit Klemme unter BV-Kontrolle

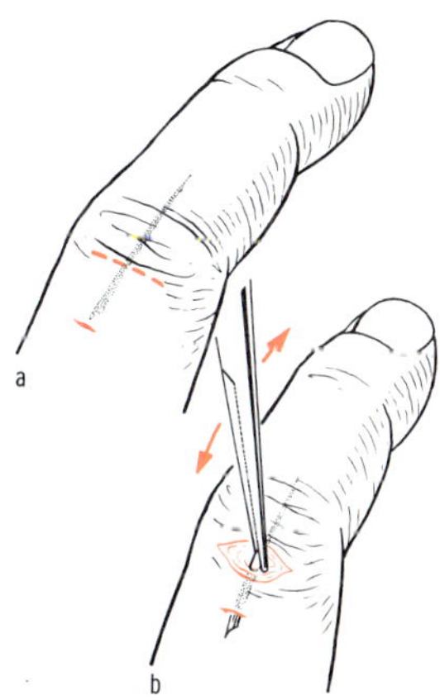

Abb. 233 Holzsplitterentfernung durch Querinzision über Fremdkörpermitte

Bandnaht am Daumen

Indikation

- Abriß des ulnaren Kollateralbandes am Grundgelenk (Skidaumen).

Prinzip

- Reinsertion und Fixation mit Sehnendraht.
- Kleine Abrißfrakturen werden nach der gleichen Technik behandelt.

Operatives Verfahren

- Plexusanästhesie oder Narkose, Blutsperre.
- Dorsoulnare Inzision.
- Weghalten der Äste des N. radialis.
- Aponeurose des Adductor pollicis darstellen (Abb. 234a).
- Das gerissene Band ist meist nach proximal umgeklappt (b).
- Spalten der Aponeurose, Darstellung der oft schlecht erkennbaren Abrißzone (c).
- Schräges Bohrloch nach distal-radial anlegen. Durchziehen eines Sehnendrahtes mit Widerhaken durch das Kollateralband und das Bohrloch. Durch Zug adaptiert sich das Band.
- Feinadaptationsnaht der Gelenkkapsel und des Bandes (Dexon/Vicryl 5–0).
- Prüfung von Stabilität und freier Flexion.
- Naht der inzidierten Adduktorsehne mit Dexon/Vicryl 5–0.
- Hautnaht.
- Dorsoradiale Gipsschiene in leichter Flexion des Metakarpophalangealgelenkes.

Nachbehandlung

- Gipsschiene und Sehnendraht nach 5–6 Wochen entfernen.

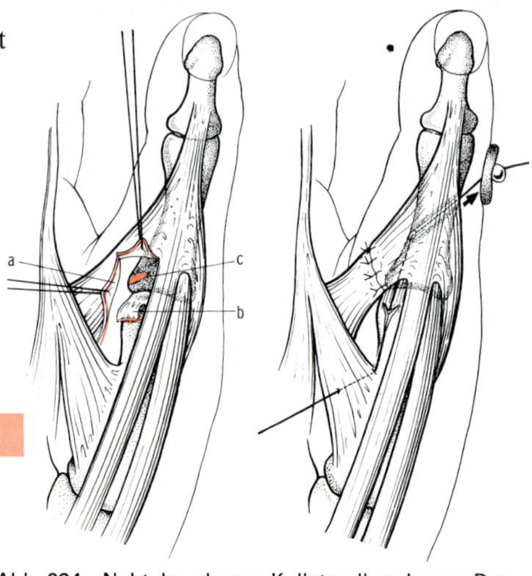

Abb. 234 Naht des ulnaren Kollateralbandes am Daumen. a = gespaltene Aponeurose des Adductor pollicis, b = zurückgeschlagenes Band, c = Abrißzone

Indikationen

- Dislozierte Fraktur (z. B. nach transnavikulärer Luxation).
- Vertikal schräge Fraktur.
- Verzögerte Konsolidation.

Operatives Verfahren

- Narkose oder Plexusanästhesie, pneumatische Blutsperre.
  1. Winkelförmige, etwa 5 cm lange dorsoradiale Inzision.
  2. Weghalten der Äste der A. radialis und des N. radialis. Gelenkeröffnung am dorsalen Rand des Processus styloideus radii.
  3. Reposition durch Bewegung und Zug. Festhalten mit Wundhäkchen (Abb. 235a).
  4. Einbohren eines axialen Kirschner-Drahtes von bekannter Länge (Abb. 235b). Röntgenkontrolle.
  5. Parallele Bohrung 2,5 mm. Gewinde schneiden. Einführung einer Spongiosaschraube 4,0 mm. Das Gewinde muß ganz im proximalen Fragment liegen (interfragmentäre Kompression). Anziehen der Schraube. Kontrolle von Stabilität und Schraubenlage (Bildverstärker oder Röntgenbild) (Abb. 235c).
  6. Gelenkverschluß und Hautnaht, gepolsterte Gipsschiene und Hochlagerung.
  7. Neuerdings werden vermehrt Schrauben 2,7 mm oder zwei Schrauben 2,0 mm verwendet.

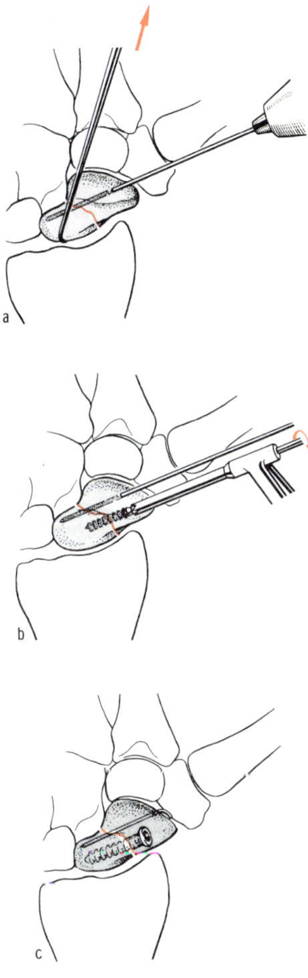

Abb. 235 Technik der Verschraubung der Skaphoidfraktur, s. Text

Nachbehandlung

- Zirkulärgips nach Wundheilung für 6–12 Wochen.
- Metallentfernung nach etwa einem Jahr.

Indikation

- Dislozierte und instabile Frakturen mit Subluxation oder Palmarknickung.

Prinzip

- Reposition und Stabilisierung auf perkutanem oder blutigem Weg. Offenhalten der Daumenkommissur in Oppositionsabduktion.
- Funktionelle Nachbehandlung nach stabiler Osteosynthese anstreben.

Operatives Verfahren I
Perkutaner Kirschner-Draht

- Reposition durch Zug und Abduktion am Daumen (evtl. vertikale Aufhängung mit Mädchenfänger (Abb. 38, S. 76).
- Einbohren von zwei versetzten Kirschner-Drähten von 1,6 mm Durchmesser unter Bildverstärkerkontrolle vom distalen Fragment ins Trapezium bzw. in Metakarpale II, Drahtenden abbiegen und versenken (Abb. 236a).
- Alternative: Indirekte Stabilisierung nach Iselin (Abb. 236b).

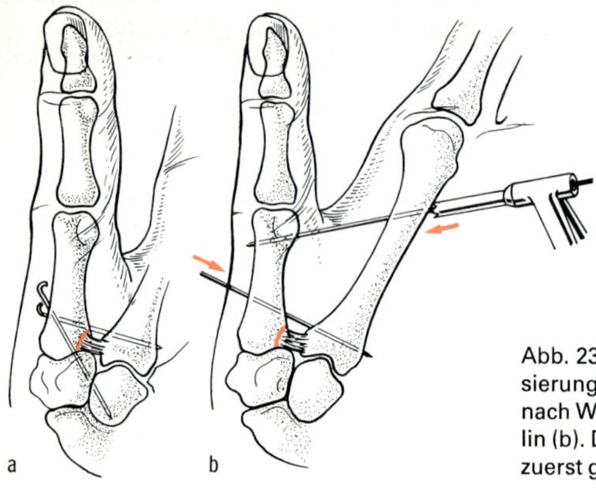

Abb. 236 Perkutane Stabilisierung mit Kirschnerdrähten nach Wagner (a) und nach Iselin (b). Der distale Draht muß zuerst gebohrt werden.

Operatives Verfahren II
Offene Osteosynthese

- Narkose oder Plexusanästhesie, pneumatische Blutsperre, Lagerung auf Armtisch.
  1. Sichelförmige Inzision an der Basis des Thenars. Kann radiodorsal nach distal verlängert werden (Abb. 237).
  2. Darstellung und Weghalten der Äste des N. radialis, Schonung des Ansatzes der Sehne des Abductor pollicis longus.
  3. Darstellung der Fraktur. Wenn nötig palmare Gelenkeröffnung.
  4. Reposition unter Sicht mit feinem Häkchen. Provisorische Stabilisierung mit Zange oder feinem Kirschner-Draht.
  5. Stabilisierung: Schraube bei Bennett-Fraktur mit größerem Fragment. T-Platte bei Rolando- und extraartikulärer Fraktur (Abb. 238). Spongiosaplastik bei palmarem Defekt.
  6. Kontrolle von Reposition, Implantatlage und Stabilität.
  7. Drainage für 1–2 Tage, Hautnaht.
  8. Gepolsterte Gipsschiene in Opposition-Abduktion. Hochlagerung.

Nachbehandlung

- Nach perkutaner Spickung Gips und Drähte nach etwa 6 Wochen entfernen.
- Nach stabiler Osteosynthese funktionelle Nachbehandlung aus abnehmbarer Schiene nach gesicherter Wundheilung.
- Metallentfernung nach etwa 6 Monaten. Ist technisch schwierig (Schonung der Äste des N. radialis).

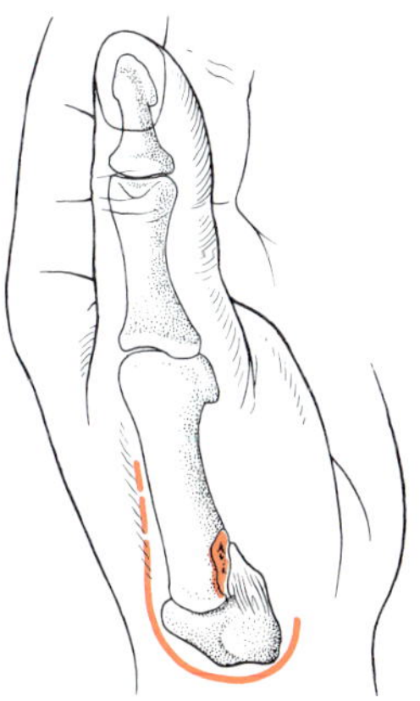

Abb. 237 Zugang für blutige Reposition

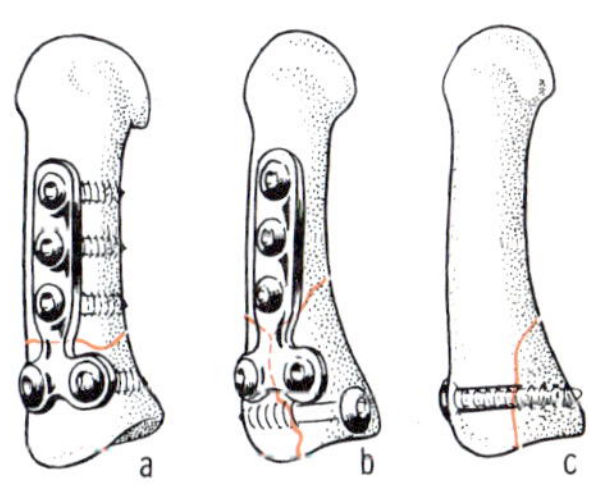

Abb. 238 Typische offene Osteosynthesen: a) T-Platte bei extraartikulärer Querfraktur. b) Verschraubung des Gelenkanteils und T-Platte bei Rolando-Fraktur. c) Verschraubung einer Bennett-Fraktur mit großem artikulärem Fragment

Osteosynthesen

Indikationen

- Instabile Schaftfrakturen.
- Geknickte subkapitale Frakturen.
- Offene Frakturen mit und ohne Begleitverletzung.
- Dislozierte multiple Frakturen.
- Basale Luxationsfrakturen.

Prinzip

- Reposition und perkutane Stabilisierung mit Kirschner-Drähten unter Bildverstärkerkontrolle steht im Vordergrund.
- Die offenen Osteosynthesen verlangen spezielle Zugänge und Stabilisierungstechniken.
- Der komplexen Technik wegen werden typische Einzelbeispiele abgebildet.

Nachbehandlung

- Bei Markdrahtung Gipsschiene in Funktionsstellung unter Einschluß eines Nachbarfingers für 4–6 Wochen. Anschließend aktive und später passive Mobilisierung.
- Bei stabilen Osteosynthesen funktionelle Nachbehandlung. (Ausnahme: gleichzeitige Sehnennaht, Nervennaht oder Hautplastik).

Beispiele

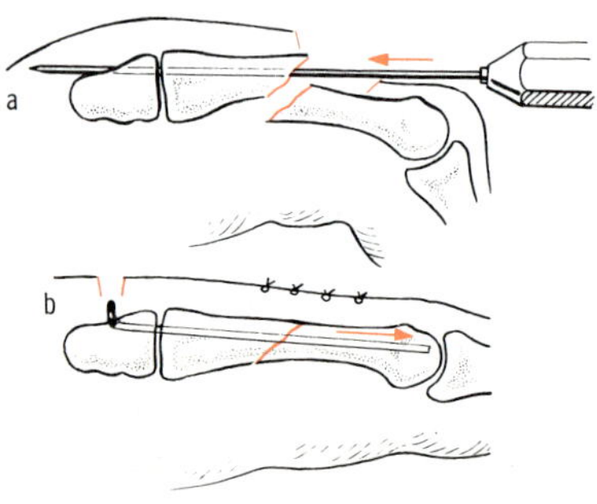

Abb. 239 Markdrahtung bei Schaftfraktur: der Draht wird in das proximale Fragment gebohrt (a). Unter Flexion im Handgelenk gelangt er nach außen im Bereich des Karpus. Reposition unter Sicht und Zurückbohren des Drahtes in das periphere Fragment (b). Durch kleine Öffnung über der distalen Karpalreihe. Abbiegen, Abklemmen und Versenken des proximalen Drahtendes

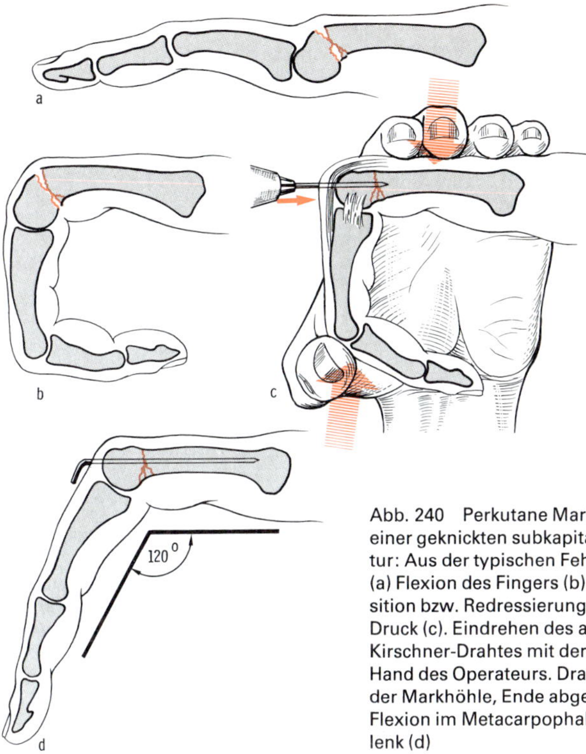

Abb. 240 Perkutane Markdrahtung einer geknickten subkapitalen Fraktur: Aus der typischen Fehlstellung (a) Flexion des Fingers (b) und Reposition bzw. Redressierung durch Druck (c). Eindrehen des axialen Kirschner-Drahtes mit der anderen Hand des Operateurs. Drahtlage in der Markhöhle, Ende abgebogen. Flexion im Metacarpophalangealgelenk (d)

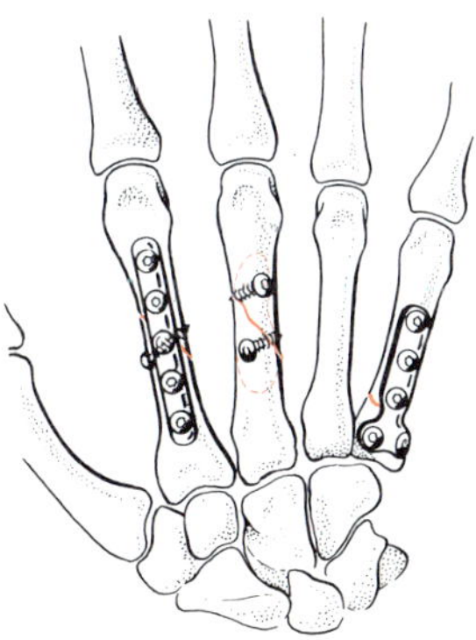

Abb. 241 Stabile Osteosynthese mit Schrauben (bei Torsionsfraktur M III und IV) bzw. mit Platten (Frakturen M II und M V). Funktionelle Nachbehandlung. Metallentfernung nach 4–6 Monaten

Osteosynthesen

Indikation

- Wie Mittelhand (S. 256). Abrißfrakturen Endphalanx S. 97.

Prinzip

- Wie Mittelhand (S. 256).

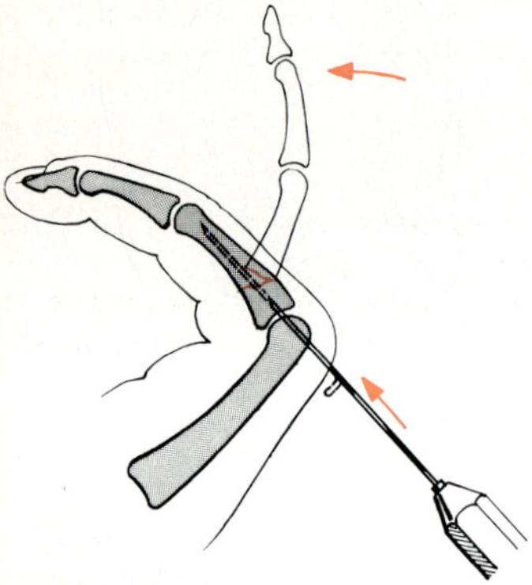

Abb. 242 Transartikuläre Markdrahtung bei Basisfraktur von Phalanx I. Die Reposition des distalen Fragmentes aus der Dorsalknickung erfolgt erst, nachdem der transartikuläre Kirschner-Draht das proximale Fragment gefaßt hat

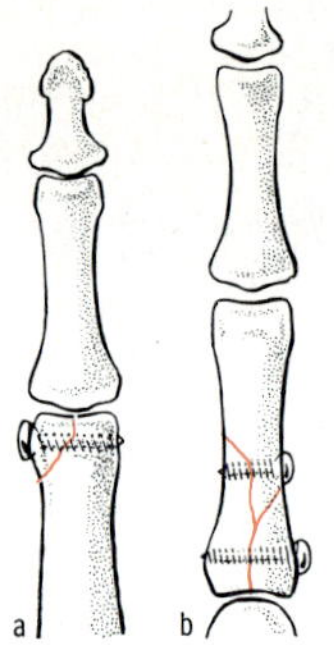

Abb. 243 Schraubenosteosynthese artikulärer Frakturen im Metakarpophalangeal- (a) und proximalen Interphalangealgelenk (b)

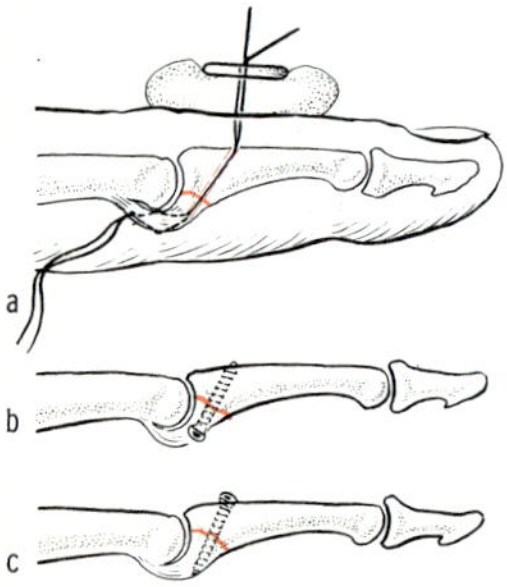

Abb. 244 Stabilisierung der basalen Luxationsfraktur von Phalanx II mittels Sehnendrahttechnik (a) (s. S. 184) bzw. direkter (b) oder indirekter Verschraubung (bei größerem Fragment) (c)

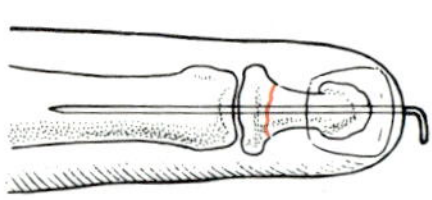

Abb. 245 Transartikuläre Stabilisierung einer mobilen Fraktur der Basis von Phalanx III mit axialem Kirschner-Draht

Indikationen

- Hämatothorax, Pneumothorax und Kombinationsform.
- Bei massivem Thoraxtrauma (z. B. Rippenserienfrakturen) vor Einleitung einer Überdrucknarkose (Prophylaxe des akuten Spannungspneumothorax).
- Bei Versorgung einer penetrierenden Thoraxwunde.
- Anläßlich jeder Thorakotomie.
- Nach operativer Versorgung der Zwerchfellruptur von thorakalem oder abdominalem Zugang aus.

Prinzip

- Optimal liegende Drainage ist gleichzeitig optimale Infektprophylaxe.
- Drainage des reinen Pneumothorax von der Pleurakuppe aus. Bei Hämatothorax wird die Drainage in der Thoraxflanke eingelegt und kommt hinter die Lunge zu liegen.
- Zwei Drainageschläuche im gleichen Pleuraraum müssen durch ein Y-Stück zusammengekuppelt und mit der gleichen Vakuumpumpe unter Sog gesetzt werden.
- Gleichzeitige Drainage des rechten und linken Pleuraraumes erfordert dagegen separate Vakuumpumpen für jeden Hemithorax.
- Durchtritt der Drainageschläuche durch die Thoraxwand unter Bildung eines möglichst langen subkutanen Kanals aus Gründen der Dichtigkeit und zur Prophylaxe einer aszendierenden Infektion.

Instrumente

- Lokalanästhesie, Skalpell für Stichinzision, Nahtmaterial.
- Trokar mit Führungshülse und Stachel. Thoraxschläuche müssen mühelos durch die Trokarhülse gleiten.
- Silikonisierte Plastikschläuche mit zentralem Führungsstachel (Argyle).

Technik

1. Pneumothorax

- Rückenlage, Arme längs dem Körper herabgezogen.
- Anzeichnen des Oberrandes der III. Rippe in Medioklavikulärlinie.
- Anästhesierung eines subkutanen Schrägkanals, an der Einstichstelle 2–3 cm kaudal vom Oberrand der III. Rippe beginnend, dann Anästhetikumdepot im 2. ICR lateral von der Durchtrittsstelle durch die Pleura (Leitungsanästhesie des II. Interkostalnervs).

- Ausgiebige Stichinzision. Subkutanes Vorschieben der Trokarspitze über die III. Rippe. Hier wird der Trokar steil gestellt und dosiert durch die Thoraxwand eingestoßen.
- Vorschieben des Thoraxschlauchs mit einem endständigen Loch und 2–3 Seitenlöchern in sagittaler Richtung über die Pleuraspitze, Entfernung des Trokars.
- Befestigung des Schlauches mit Hautnaht, Anlegen der bereitgestellten Saugdrainage, entsprechend 25 cm Wassersäule.

2. Hämatothorax

- Rückenlage, leicht nach der Gegenseite gedreht, Arm hochgeschlagen. Anästhesierung eines subkutanen Kanals in der mittleren Axillarlinie auf den 5. oder 6. ICR zu. Stichinzision.
- Cave: bei Thorakoabdominaltrauma häufig Zwerchfellhochstand! Trokarspitze nicht unterhalb der Mammillenhöhe in den Thoraxraum einstechen, da sonst die Gefahr einer Zwerchfellperforation und Läsion der Leber bzw. des Magens besteht.
- Einschieben des Thoraxschlauches längs der hinteren Thoraxwand.
- Befestigung des Schlauches mit Hautnaht, Saugdrainage (Sog 25 cm Wassersäule).

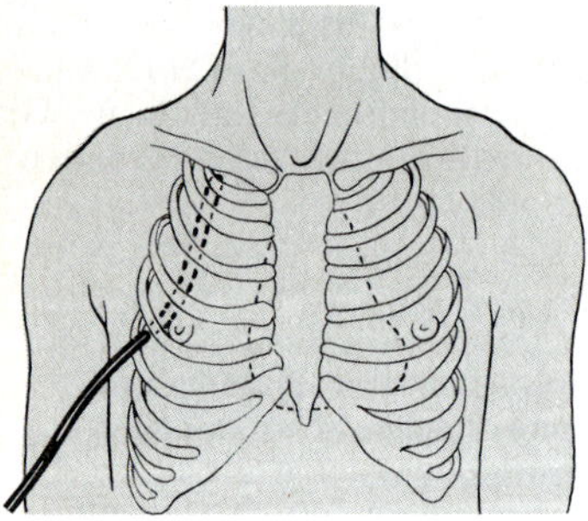

Abb. 246 Thoraxdrain im 5. ICR zur Evakuation eines Hämatothorax, angeschlossen an Saugsystem (folgende Abb.)

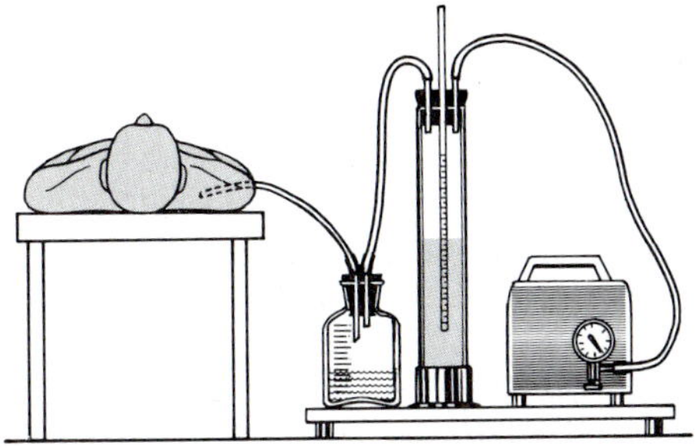

Abb. 247 Systemübersicht zur Thoraxdrainage: Links Sekretauffangflasche. Mitte Wassersäule zur Einstellung des Sogs. Rechts Motorpumpe.

Nachbehandlung

- Bei korrekter Thoraxdrainage kommt es innerhalb weniger Minuten zur Evakuation des Hämatothorax oder Pneumothorax und zur Entfaltung der Lunge.
- Röntgenkontrolle: Thoraxaufnahme a.-p. und seitlich. Effektivität der Drainage, Lagekontrolle der Schläuche.

Perikardpunktion

Indikation

- Herztamponade.

Technik

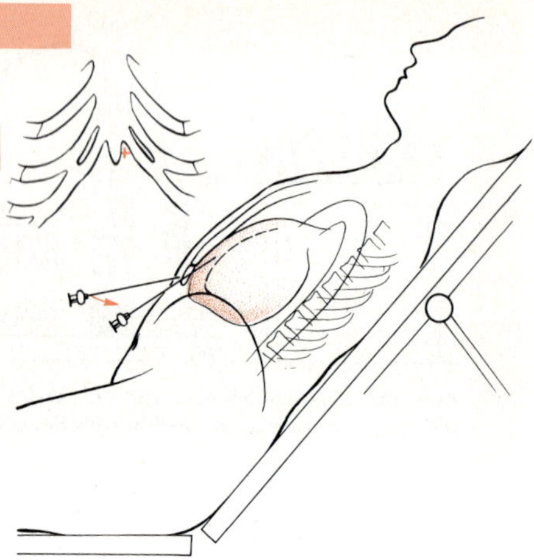

Abb. 248 Perikardpunktion: Kanüle im Winkel von 45° durch die Haut führen, dann Senken (Pfeil) und ins Hämoperikard vorschieben. Insert: Larrey-Punkt zwischen Xiphoid und Rippenbogenansatz

- Rückenlage, halbsitzend (Abb. 248).
- Lokalanästhesie am Larrey-Punkt, zwischen Xiphoid und Ansatz des linken Rippenbogens.
- Stichinzision mit spitzer Skalpellklinge.
- Leichtgängige Glasspritze 20 ml. Punktionskanüle 6–8 cm lang, Nr. 16–18. Haut im Winkel von 45° durchstechen, dann Senken der Spritze und Kanüle flach hinter das Sternum vorschieben.
- Durchtritt durch das Perikard in 3–4 cm Tiefe: mühelos läßt sich Blut aspirieren.
- Punktionserfolg zeigt sich sofort: Absinken von ZVD und Tachykardie, Anstieg des peripheren Blutdrucks.
- Bei ausbleibendem Erfolg (Punctio sicca) Verdacht auf Koagula im Perikard: Thorakotomie, operative Ausräumung des koagulierten Hämatoms.

Nachbehandlung

- Röntgenkontrolle: Verkleinerung des Herzschattens.
- Bei erneutem Hämoperikard: keine Zeit verlieren! Punktion mit Subklaviaset wiederholen, Einführen eines Plastikkatheters durch die Punktionskanüle ins Perikard. Spülung mit körperwarmer physiologischer Kochsalzlösung.

Indikation

- Jede Zwerchfellruptur.

Prinzip

- Bei Frühdiagnose (bis 48 Std.) Zugang durch obere mediane Laparotomie, Revision und allenfalls Versorgung lädierter intraabdominaler Organe. Zwerchfellnaht von unten (Operatives Verfahren I).
- Bei später gestellter Diagnose: anterolaterale Thorakotomie im 8. ICR. Reposition luxierter Eingeweide, Zwerchfellnaht von oben (Operatives Verfahren II).
- Thorakoabdominale Schnittführung mit Durchtrennung des Rippenknorpels, wenn möglich, vermeiden, da der Zweihöhlenschnitt die Atemtechnik stark beeinträchtigt.

Operatives Verfahren I

- Obere mediane Laparotomie, Revision der Bauchhöhle.
- Schrittweise Reposition eventrierter Organe durch vorsichtigen Zug.
- Einstellung der Zwerchfellruptur von unten: evtl. Mobilisierung des linken Leberlappens (Durchtrennung von Lig. triangulare sinistrum und Lig. coronarium hepatis).
- Vorziehen der Rupturränder mit Allis-Klemmen.
- Einlegen der Pleurasaugdrainage von außen her unter Sichtkontrolle durch die Zwerchfellruptur.
- Verschluß der Zwerchfellruptur zweischichtig mit Einzelknopfnähten: atraumatische Seide 2–0.
- Magensonde: korrekte Lage überprüfen.
- Verschluß der Laparotomie.

Operatives Verfahren II

- Anterolaterale Thorakotomie im 8. ICR: bogenförmige Schnittführung auf der IX. Rippe, Eingehen auf den oberen Rippenrand, Abschieben der Interkostalmuskulatur mit Raspatorium und Eröffnung der Pleura.
- Einsetzen des Rippenspreizers. Beim Aufdrehen desselben ist eine Zerreißung des Rippenknorpels unbedingt zu vermeiden.
- Identifikation der im Thorax liegenden Organe. Stumpfes und scharfes Lösen der Adhäsionen, Reposition mit Hand und Stieltupfern.
- Besteht eine irreponible Inkarzeration, so muß der Rupturrand des Zwerchfells an geeigneter Stelle über einer Kocher-Sonde radiär inzidiert werden, bis sich die Reposition mühelos vollziehen läßt.

Zwerchfellnaht

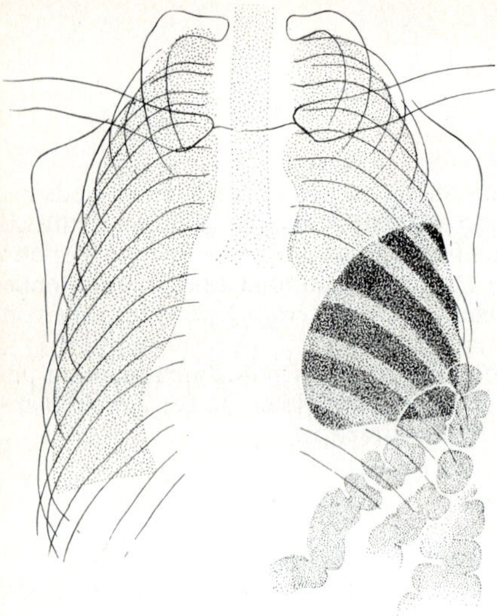

Abb. 249 Zwerchfellruptur links: Eventration von Magen und linker Kolonflexur. Cave: Verwechslung mit Pneumothorax!

- Identifikation des N. phrenicus: nicht verletzen, nicht in Naht fassen!
- Zwerchfellnaht einschichtig: U-förmig gestochene Seideneinzelnähte 2–0, Knoten nach unten in den Bauchraum legen.
- Einführen der Thoraxdrainage: Stichinzision in der lateralen Thoraxflanke. Lagekontrolle des Schlauches am offenen Thorax.
- Verschluß der Thorakotomie: Perikostalnähte (Rippenkontraktor), schichtweiser Weichteilverschluß.

Nachbehandlung

- Pleurasaugdrainage mit Sog 25 cmH_2O für 48 Stunden.
- Magensonde offen ableiten, parenterale Ernährung für 24–48 Stunden.

Indikationen

- Verdacht auf intraabdominale Blutung beim Bewußtlosen.
- Klinisch unklarer Befund bei erhaltenem Bewußtsein.

Prinzip

- Diagnostisches Verfahren zum Nachweis von Blut in der freien Bauchhöhle, nicht organspezifisch.
- Bei der Interpretation (s. unten) ist die Möglichkeit falsch negativer und falsch positiver Befunde zu berücksichtigen.
- Falsch negativ: lokalisierte Hämatome in der Tiefe der Abdominalflanken (Milzloge); Adhäsionen mit Kompartimentierung des Bauchraums; zweizeitige Organrupturen.
- Falsch positiv: Sickerblutung in die Bauchhöhle aus dem Retroperitoneum bei Wirbel- und Beckenfrakturen, Nierenverletzung.

Instrumente

- Peritonealdialysekatheter mit Führungsmandrin und Infusionsbesteck.
- Durchsichtige Blasenspritze 100 ml.
- Spülflüssigkeit (sterile physiologische Kochsalzlösung).

Operatives Verfahren

- Blase entleeren (Katheter).
  Lokalanästhesie der Bauchdecken im Bereich des Durchstichs, sofern Patient bei Bewußtsein.
- Stichinzision in die Haut mit spitzer Skalpellklinge, in Mittellinie 2 Querfinger unter Nabel.
- Der armierte Peritonealkatheter wird mit dosiertem Druck senkrecht durch die Linea alba gestoßen (Abb. 250), worauf der Mandrin sofort um 1 cm zurückgezogen wird.
- Weiterschieben des Peritonealkatheters mit leichter Bohrbewegung schräg nach unten (Richtung Douglas-Raum) unter stetigem Rückziehen des Mandrins.
- Wenn die Arretierungsmarke am Katheter das Hautniveau erreicht hat, wird der Mandrin ganz entfernt.

Interpretationen

- Bei reichlich freiem Blut im Abdomen steigt dieses nach Entfernung des Mandrins sofort spontan im Katheter hoch: ausreichende Indikation zur Laparotomie.
- Falls kein spontaner Blutaustritt: Ansetzen einer durchsichtigen Blasenspritze (Abb. 251), Spülung des Abdomens mit 100 ml körperwarmer Kochsalzlösung („Lavage").
- Aspiration der instillierten Flüssigkeit: bei stark blutiger Verfärbung Laparotomie.
- Aspirierte Spülflüssigkeit klar: schwerere Blutung liegt nicht vor, der Patient bleibt überwachungsbedürftig.
- Aspirierte Flüssigkeit leicht hämorrhagisch tingiert: Zweifelsfall, besonders bei Vorliegen retroperitonealer Verletzungen (Sickerblutung aus dem Retroperitoneum?). Entscheid, ob Laparotomie abhängig vom klinischen Verlauf.
- Aspirierte Spülflüssigkeit gallig-trüb, mit Gewebsfetzen: Dünndarminhalt. Iatrogene oder traumatische Perforation, Laparotomie ist indiziert.

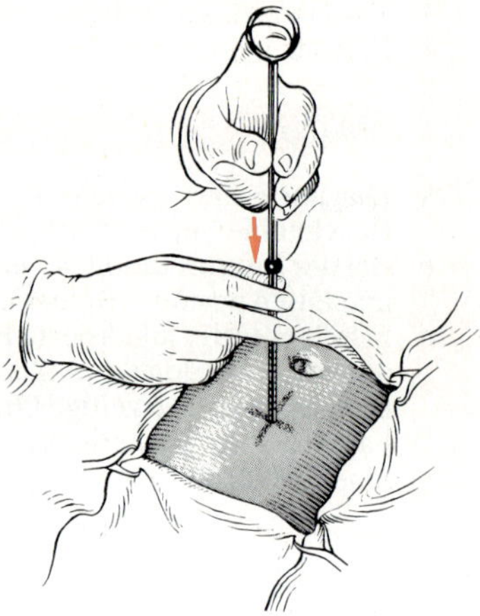

Abb. 250 Einführung des Peritonealkatheters in Mittellinie 2 QF unter Nabel

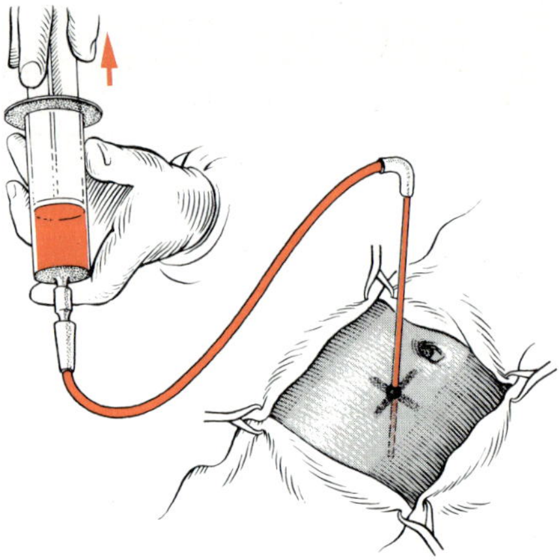

Abb. 251 Aspiration von hämorrhagisch tingierter Spülflüssigkeit (Lavage)

Indikationen

- Milzruptur mit starker Zertrümmerung, Massivblutung, Polytrauma.
- Zusatzeingriff bei Pankreasquerriß: partielle Splenopankreatektomie (253, 274).

Prinzip

- Rasche Hämostase: Absetzen der Milz dicht am Hilus.
- Beachte besonders: Gefäßverbindungen von der Milz zur Magengroßkurvatur im Lig. gastrolineale. Klemmen schrittweise und möglichst magenfern an den Milzhilus setzen. Massenligaturen vermeiden wegen des Risikos einer ischämischen Magenperforation und Nachblutungsgefahr.

Operatives Verfahren

- Obere mediane Laparotomie als polyvalente Schnittführung.
- Absaugen von Blut aus der Bauchhöhle: empfehlenswert zwei unabhängige Saugvorrichtungen. Rechtsneigung des Operationstisches.
- Exploration des Oberbauchs: Milz? Leber? Zwerchfell?
- Magen nach rechts unten ziehen.
- Milz mit linker Hand umfassen. Rechte Hand mobilisiert die Milzkonvexität mit langer, gebogener Schere.
- Hilus: gezieltes Ansetzen von langen Klemmen unmittelbar an der Milz, Entfernung des Organs.
- Separate Durchstechungsligaturen für alle Milzgefäße.
- Ausspülen des Abdomens mit körperwarmer Ringer-Lösung, Überprüfung der Hämostase.
- Weiches Gummidrain in linke Abdominalflanke. Verschluß der Laparotomie, wenn keine weiteren Verletzungen zu versorgen sind.

Nachbehandlung

- Am 1. postoperativen Tag Bestimmung von Hb, Hämatokrit, Thrombozyten, Serumamylase und Elektrolytstatus.
- Parenterale Flüssigkeitszufuhr 1–2 Tage.
- Magensonde zunächst offen ableiten, nach Ingangkommen der Darmperistaltik entfernen.
- Entfernung des Milzlogendrains nach 2 Tagen.
- Splenektomie erhöht unmittelbar postoperativ die Thrombose- und Infektgefahr. Bei Risikopatienten frühzeitige Antikoagulation (Heparinisierung), Antibiotikaschutz.

Leberversorgung

Indikationen

- Blutendes Lebertrauma. Klinische Symptomatik entspricht einem hämorrhagisch-peritonealen Krankheitsbild, s. Abschnitte stumpfes und penetrierendes Bauchtrauma, S. 116, 118.

Prinzip

- Zugang: obere mediane Laparotomie (bei gesicherter Diagnose auch paramedianer Längsschnitt). Bei Bedarf ist im 8. ICR eine Verlängerung in den rechten Hemithorax möglich.
- Unmittelbar lebensnotwendige Maßnahme ist bei Massivblutung das Gewinnen einer Übersicht als Voraussetzung für gezielte Hämostase. Großkalibrige Absaugvorrichtungen!
- *Blutstillung „von außerhalb des Organs“:*
  1. Abklemmen des Lig. hepatoduodenale (Pringle-Manöver) mit großer Gefäßklemme ist bei Normothermie während mindestens 30 Min. statthaft und bringt die Blutung aus der A. hepatica propria und V. portae zum Stehen.
  2. Endgültige Ligatur des rechten oder linken Astes der A. hepatica propria ist mit dem Überleben des versorgten Leberlappens vereinbar und notfalls statthaft.
  3. Kompression der Aorta supra- oder infradiaphragmatisch, gefolgt von Kavakompression, drosselt die Blutung aus verletzten Lebervenen. Cave: alleinige Kompression der V. cava führt am schockierten Patienten sofort zum Kreislaufzusammenbruch!
- *Blutstillung „am Parenchym“:*
  1. Blutende Gefäßlumina mit gezielten Durchstechungsligaturen versorgen.
  2. Blutung aus der Tiefe: Durchgreifende Nähte, welche die Kapsel mitfassen, lassen sich oft nicht vermeiden. Wegen zurückbleibenden Hohlräumen mit Hämatom- und Infektrisiko sind sie weniger günstig als die gezielte Hämostase.
  3. Diffuse Flächenblutungen: mit Fibrinkleber abdecken.
- *Débridement:*
  Devitalisierte und zerfetzte Gewebsteile werden zur Verhinderung von Nachblutungen und Abszessen ad hoc abgetragen (Resektionsdébridement).

Verfahren I: Selektive Hämostase

- Bei glatten Parenchymrissen, oberflächlich oder tief.
- Klaffende Gefäß- oder Gallenwegslumina mit Durchstechungsligaturen versorgen (resorbierbares, atraumatisches Nahtmaterial, z. B. Dexon 3–0).
- Bei tiefer Leberwunde Einlegen eines weichen Gummidrains in den Wundgrund, spannungsfreies Herausleiten aus den Bauchdecken.
- Fortlaufende Matratzennaht des Parenchyms unter Einbezug der Leberkapsel stabilisiert das Organ und verhindert ein Weiterreißen bei Körperbewegungen.
- Subphrenische und subhepatische Drainageschläuche.

Verfahren II: Resektionsdébridement

- Bei Teilabrissen und ausgedehnten Zerfetzungszonen.
- Resektionsdébridement = atypische Teilresektion. „Finger-fracture-Technik" unter laufendem Fassen und Versorgen offener Lumina.
- Provisorische Hämostase ist möglich am Leberrand durch Anlegen weicher Darmklemmen.

Verfahren III: Arterienligatur

- Indiziert bei zentralen Rupturen.
- Gefäßklemme ans Lig. hepatoduodenale anlegen (Pringle-Manöver).
- Darstellung der Ruptur: Durchtrennung des Lig. teres hepatis zwischen Ligaturen, Inzision des Lig. falciforme. Ergibt sich damit kein genügender Zugang, so wird die Laparotomie nach rechts in den 8. ICR verlängert und das Zwerchfell am Rippenansatz abgelöst.
- Aufspreizen der Leberwunde, laufendes Absaugen von Blut. Sichtbare Gefäßlumina mit Durchstechungsligatur versorgen.
- Steht die Blutung aus der Tiefe: Freigabe des Lig. hepatoduodenale und nochmaliges Absuchen auf weitere Blutungsquellen.
- Hält die Blutung aus der Tiefe an: Leberwunde provisorisch tamponieren, erneutes Abklemmen des Lig. hepatoduodenale. Darstellung der Aufzweigung der A. hepatica propria. Vorsichtiges Abklemmen der rechten bzw. linken Lappenarterie und bei erfolgreicher Hämostase definitive Ligatur des einen Gefäßes.
- Stabilisierung des Organs durch Einbringen eines ad hoc mobilisierten Netzlappens. Weiches Drain, lockere Adaptationsnaht.

Verfahren IV: Vaskuläre Isolierung

- Indiziert bei Lebervenenabriß/retrohepatischem Kavariß.
- Gefährlichste Verletzungsform mit hoher intraoperativer Letalität durch Verblutung. Erkennung meist nicht auf Anhieb: Zertrümmerung im Bereich der rechten Leberkuppe, anhaltende Massivblutung aus der Tiefe auch nach Abklemmen des Lig. hepatoduodenale.
- Kaum zu behebender hämorrhagischer Schock.
- Erweiterung der Laparotomie in den Hemithorax rechts, Ablösen des Zwerchfells am Rippenansatz.
- Abklemmen der Aorta zur temporären Hämostase: Omentum minus durchtrennen, rechten Zwerchfellschenkel längsspalten. Die Aorta liegt damit frei und kann abgeklemmt werden. Nach Abklemmen der Aorta ist auch die Kompression der V. cava inferior statthaft.
- Aufsuchen der Blutungsquelle erfordert evtl. Parenchymresektion; Hämostase durch Ligaturen oder fortlaufende atraumatische Gefäßnaht.
- Alternative: temporäre Hämostase durch inneren Kava-Bypass vom infrahepatischen Kavasegment zum rechten Vorhof (Schrock). Das Verfahren ist technisch aufwendig, hat nur bei eingeübtem Operationsteam Aussicht auf zeitgerechten Erfolg.

Nachbehandlung

- Intensivbehandlungsfall!
- Laufende Volumensubstitution aufgrund der Kreislaufparameter (zentraler Venendruck).
- Kontrolle der Atemfunktion: Blutgasanalyse 2mal täglich, Thoraxröntgen einmal täglich. Bei Zweihöhlenschnitt postoperativ grundsätzlich Respiratorbeatmung.
- Antibiotika-Kombinationstherapie.
- Magensonde offen ableiten.
- Blasenkatheter: stündliche Urinportionen.
- Die unmittelbare postoperative Gefährdung besteht in Nachblutungen.
- Später folgen infektiöse Komplikationen (Leberabszeß, subphrenischer Abszeß, Sepsis) und Hämobilie.

Indikation

- Pankreastrauma mit Läsion der Pankreaskapsel.

Prinzip

- Obere mediane Laparotomie. Exposition des Pankreas: Durchtrennung des Lig. gastrocolicum, Magenhinterwand ablösen, Magen nach oben, Querkolon nach unten ziehen.
- Operativ-taktisch von zentraler Bedeutung: Ductus pancreaticus eröffnet/durchtrennt oder intakt?
- Taktische Prinzipien für die traumatologische Pankreaschirurgie:
  1. Parenchymnaht nur, wenn Ductus pancreaticus intakt.
  2. Bei verletztem Ductus pancreaticus entweder Linksresektion (distal der Verletzung) oder innere Drainage durch pankreatikodigestive Anastomose.
  3. Linksresektion (Korpus, Schwanz): technisch einfach, im Verlauf sicher. Läßt sich kombinieren mit Splenektomie en bloc (operatives Verfahren III).
  4. Pankreatikodigestive Anastomosen: Erhaltung von abgetrennten Organteilen, jedoch häufiger Komplikationen (Abszesse, Fisteln, Peritonitis) als nach Resektion. Letztere ist besonders bei verzögerter Operation (Pankreatitis) zu bevorzugen.
  5. Naht oder Anastomose des Ductus pancreaticus über T-Drain hat schlechte Erfolgsaussicht: meist resultieren Pseudozysten und Fisteln.
  6. Selten indiziert: partielle Duodenopankreatektomie (schwere Läsionen im Kopfbereich). Der Eingriff setzt hohe technische Erfahrung und rasches Operieren voraus.
- Unabhängig vom operativen Verfahren Drainage der Pankreasloge: weiche Gummidrains nach rechts aus dem Foramen Winslowi, nach links aus Bursa omentalis oder Milzbett.

Operatives Verfahren I

- Ausschließliche Drainage der Bursa omentalis mit weichen Gummidrains beiderseits aus den Abdominalflanken.
- Indiziert bei Pankreaskontusion ohne Kapselruptur (meist intraoperativer Zufallsbefund).
- Bei unerkannter Läsion des Ductus pancreaticus kommt es sekundär zur Ausbildung einer Pseudozyste.

Pankreasversorgung

Operatives Verfahren II

- Nahtverschluß oberflächlicher Kapsel- und Parenchymrisse.
- Indiziert bei intaktem Ductus pancreaticus.
- Gewebe mit resorbierbarem Nahtmaterial locker adaptieren, keine tiefen Durchstechungen wegen Gefahr des Mitfassens des Ductus pancreaticus.
- Gezielte Drainage nach außen.

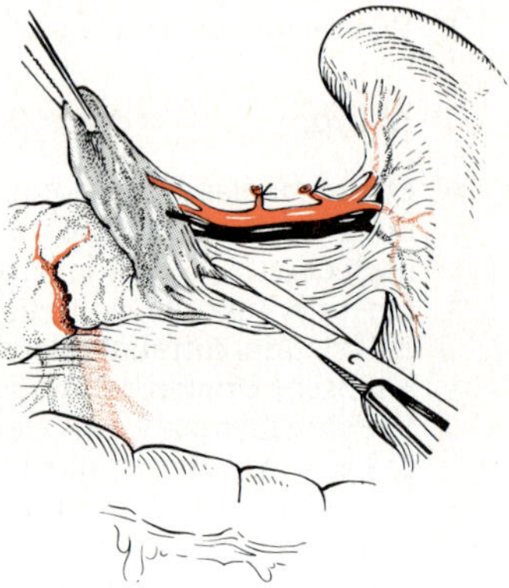

Abb. 252 Linksresektion: Ablösen der Pankreasrückfläche von den Gefäßverbindungen zur Milz

Operatives Verfahren III

- Teilresektion distal der Ruptur (Linksresektion, im Bedarfsfall kombinierbar mit Splenektomie).
- Indiziert bei Durchtrennung des Parenchyms und Eröffnung des Ductus pancreaticus links vom Kopfbereich. Bei intaktem Pankreaskopf keine funktionellen Ausfälle!
- Wird die Milz in situ belassen, so ist das technische Hauptproblem das Abkommen von den Milzgefäßen: Abb. 252. Spitze des Pankreasschwanzes mit Klemme vorziehen, Inzision der peritonealen Umschlagsfalte am Oberrand des Pankreas. Gefäßverbindungen zu den Milzgefäßen schrittweise durchtrennen.
- Ist die Pankreasspitze nicht identifizierbar, so beginnt die Ablösung mit Inzision des Peritoneums am Unterrand der Drüse, es folgt die Präparation der Rückfläche von unten her.

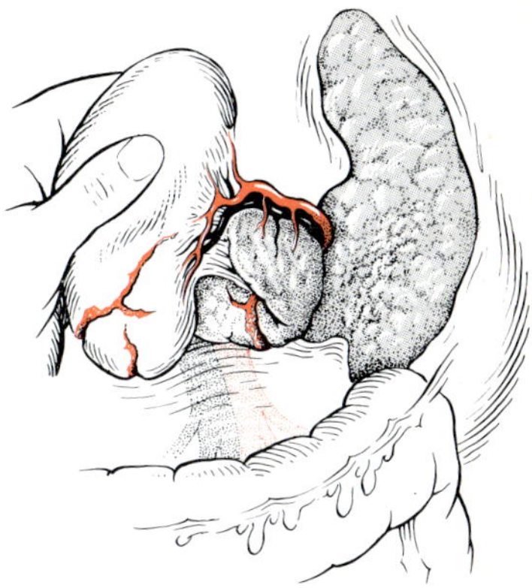

Abb. 253 Partielle Splenopankreatektomie. Zug an der mobilisierten Milz spannt den Pankreasschwanz nach vorn. Ablösung vom Retroperitoneum samt den Milzgefäßen

- Bei gleichzeitiger Milzruptur oder unübersichtlichen Verhältnissen und profuser Blutung partielle Splenopankreatektomie: Abb. 253. A. und V. lienalis am Pankreasoberrand präliminar aufsuchen, ligieren und durchtrennen. Mobilisation der Milz aus ihren lateralen Aufhängebändern, Durchtrennung des Lig. gastrolienale und lienocolicum. Milz vorziehen; der Pankreasschwanz folgt samt den Milzgefäßen und läßt sich aus dem Retroperitoneum lösen.
- Versorgung des zentralen Pankreasstumpfes nach Linksresektion: Durchstechungsligatur des Ductus pancreaticus mit Katgut 3–0. Blutende Gefäße umstechen oder koagulieren. Fortlaufender blinder Verschluß des Parenchymrests mit eingeschlagener atraumatischer Chromkatgutnaht.
- Gezielte Drainage.

Operatives Verfahren IV

- Pankreatikodigestive Anastomose vom distalen Pankreasabschnitt mit Blindverschluß des zentralen Gewebsstumpfs (Abb. 254) oder als Alternative Anastomosen vom distalen und zentralen Pankreasteil zum Jejunum (Abb. 255).
- Indiziert nur bei frischer Verletzung mit Eröffnung des Ductus pancreaticus rechts von der Drüsenmitte.
- Achtung: Die nachstehenden Skizzen 254 und 255 stellen nicht Routineverfahren dar, sondern verstehen sich – schon wegen der Seltenheit entsprechender Verletzungen – als Denkanstöße. Am Operationstisch ist ad hoc zu beurteilen, ob eines der Verfahren indiziert, praktisch realisierbar und physiologisch sinnvoll ist.

Pankreasversorgung

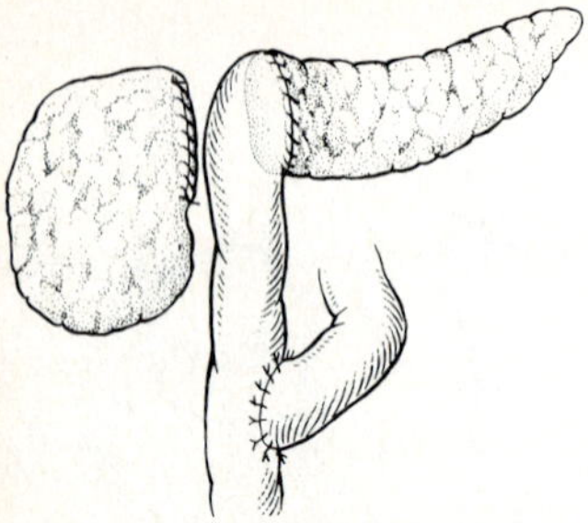

Abb.254 Anastomose vom Pankreaskörper zum Jejunum, Blindverschluß des zentralen Pankreasstumpfes

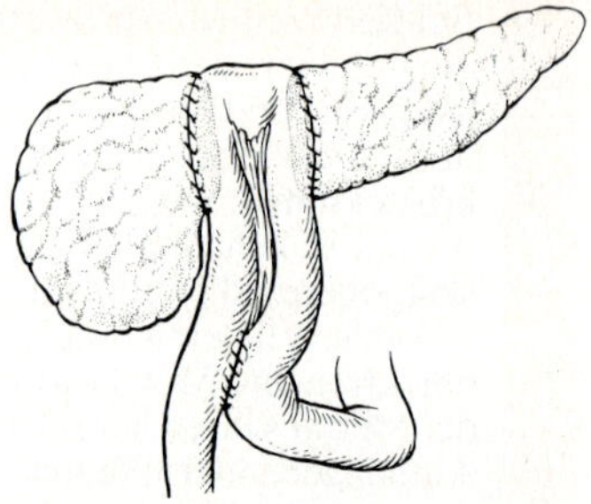

Abb. 255 Doppelte Pankreatikojejunostomie mit Braun-Fußpunktanastomose

- Drainage des distalen Drüsenanteils in eine nach Roux ausgeschaltete Jejunumschlinge. Anastomose zweireihig End-zu-End unter Invagination des Drüsenquerschnitts ins Darmlumen. Innere Nahtreihe fortlaufend mit Chromkatgut atraumatisch 3–0, äußere Nahtreihe mit atraumatischer Seide 2–0.
- Beachte: Lumen des Ductus pancreaticus nicht in die Nahtreihe fassen! Nach Identifikation evtl. provisorische Schienung mit Plastikkatheter.
- Blindverschluß des Pankreasstumpfs wie bei operativem Verfahren III.
- Alternativverfahren: doppelläufige Jejunumschlinge mit zwei pankreatikodigestiven Anastomosen, s. Abb. 255.

Nachbehandlung

- Entsprechend einer akuten Pankreatitis.
- Volumenersatz parenteral, Magensonde offen ableiten, Blasenkatheter.
- Breitbandantibiotikum: Tetracyclin oder Cefalosporin.
- Procain in Infusion 2 g/24 Std.
- Pankreasdrains: belassen, solange im Wundsekret Amylaseaktivität nachweisbar. Kürzung schrittweise.

Indikation

- Bei perforierender Verletzung des Magens und Dünndarms.

Prinzip

- Mediane Laparotomie als polyvalenter Zugang.
- Exploration des traumatisierten Abdominalsitus. Besondere Beachtung ist dem absteigenden Duodenalschenkel zuzuwenden: retroperitoneale Duodenumperforation wird leicht übersehen! Sie ist erkennbar an gallig-hämorrhagischer Durchtränkung des Retroperitoneums und an Luftblasen.

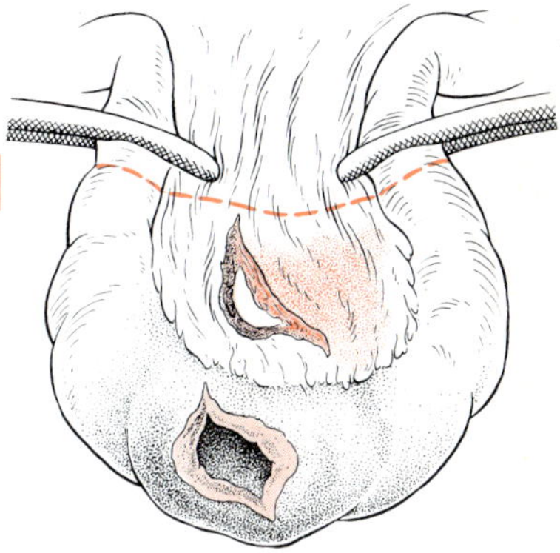

Abb. 256 Dünndarmruptur mit trophischer Störung infolge Zerreißung des Mesenteriums: Indikation zur Resektion. Absetzungslinie rot gestrichelt

- Im Gegensatz zur Chirurgie des traumatisierten Kolons verhalten sich auch multiple Magen-Dünndarm-Verletzungen biologisch gutartiger, die Kontamination ist von geringer Virulenz, und primäre Anastomosen sind statthaft.
- Die einzelnen operativen Verfahren hängen ab vom Lokalstatus, s. nachfolgende Abschnitte I–III.

Operatives Verfahren I

- Primärer Nahtverschluß eines isolierten Lecks des Magens oder freien Dünndarms: zweireihige, quergestellte Naht in Analogie zu den Abb. 263 und 264.

Operatives Verfahren II

- Primäre Dünndarmresektion: Abb. 257–262.
- Indiziert bei schwerer Lazeration des Dünndarms mit gestörter Vaskularisierung und/oder ausgedehnten Mesenterialabrissen (Abb. 256).
- Anlegen von weichen Darmklemmen proximal und distal der Läsion in eindeutig gesundem Bereich, Festlegung der Absetzungslinie des Mesenteriums durch oberflächliche Inzision der Serosa.

Magen-Dünndarm-Versorgung

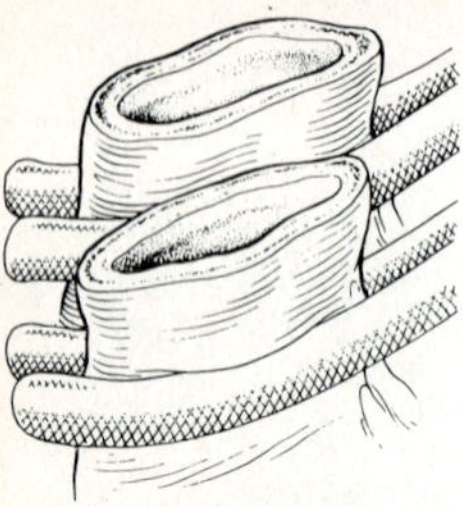

Abb. 257 Durchtrennte Darmstümpfe sind mit weichen Klemmen verschlossen und werden spannungsfrei nebeneinandergelegt

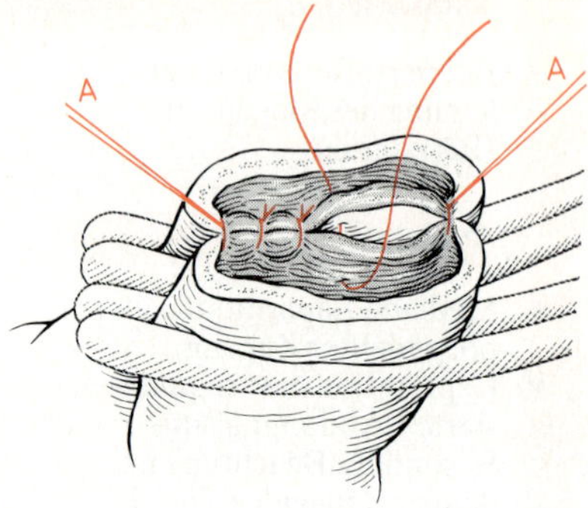

Abb. 258 Allschichtnaht mit Chromkatgut zwischen den angespannten Eckfäden A–A

- Schrittweises Durchtrennen des Mesenteriums, wobei die Blutgefäße im durchscheinenden Licht präliminar zwischen Klemmen gefaßt und durchtrennt werden.
- Durchtrennung der beidseitigen Darmlumina mit dem Elektromesser in leicht schräger Richtung, antimesenteriale Zirkumferenz etwas kürzer als am Mesenterialansatz. Zunächst wird nur die Seromuskularis zirkulär inzidiert, dann der Mukosaschlauch angespannt. Wird die Mukosa nun in ausgezogenem Zustand durchtrennt, so kommt es zu deren Retraktion und zur Vermeidung vorquellender Schleimhautfalten.
- Aneinanderlegen der Darmklemmen, die evtl. mit Seide zusammengebunden werden (Abb. 257).
- Anastomose grundsätzlich zweireihig, ausschließlich Einzelstiche. Innere Nahtreihe mit resorbierbarem Material (Chromkatgut, Dexon, Vicryl atraumatisch, Fadenstärke 3–0). Zunächst Eckfäden durch alle Wandschichten (Abb. 258, A–A), dann Vervollständigung der Allschichtnaht mit Einzelknoten.
- Nach Beendigung der durchgreifenden Hinterwandnaht analoges Vorgehen an der Vorderwand, wobei die Knoten wiederum ins Darmlumen zu liegen kommen (Abb. 259). Das Anlegen seromuskulärer Eckfäden (Abb. 259) erleichtert das Anspannen der Darmwand und die präzise Stichführung.

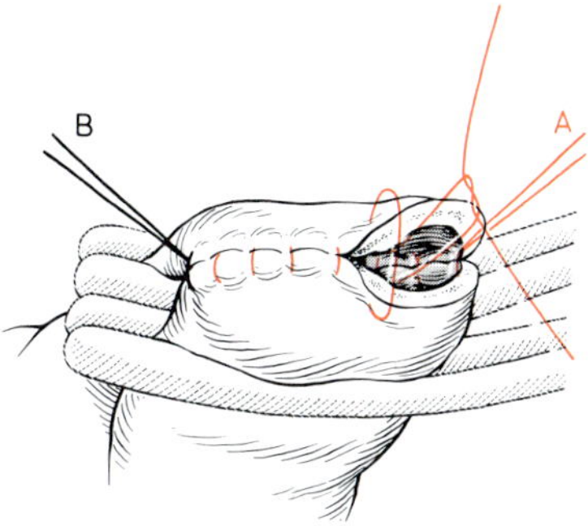

Abb. 259 Vervollständigung der Allschichtnaht an der Vorderwand (rot). Seromuskulärer Eckfaden B

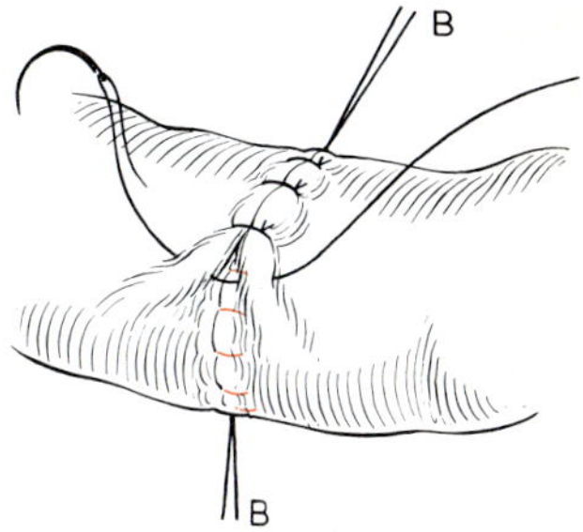

Abb. 260 Versenkung der Allschichtnaht (rot) durch zirkulär darüberliegende seromuskuläre Naht (B–B)

- Lösen der Darmklemmen, Überdeckung der Allschichtnaht durch eine zirkulär angelegte seromuskuläre Nahtreihe mit nichtresorbierbarem Material (Abb. 260).
- Überprüfung der Anastomose auf Durchgängigkeit mit dem Finger.
- Sorgfältiger Verschluß des Mesenteriumschlitzes, besonders darauf achten, daß keine Arkadengefäße gefaßt werden.

Technische Variante zur End-zu-End-Anastomose:
Abb. 261 und 262.

- Die Variante eignet sich für schwer zugängliche Anastomosen in der Tiefe des Bauchraums (Verwachsungssitus).
- Der Unterschied zum zuvor dargestellten Verfahren liegt darin, daß zunächst die schwer zugängliche seromuskuläre Hinterwandnaht angelegt wird. Darüber folgt in üblicher Weise die zirkuläre Allschichtnaht mit Chromkatgut. Vervollständigung der Anastomose durch die seromuskuläre Vorderwandnaht.

Operatives Verfahren III

- Mobilisierung des retroperitoneal perforierten Duodenums von lateral her nach Kocher.
- Darmnaht in querer Richtung zweireihig einstülpend. Besonders zu beachten ist, daß die Papilla Vateri nicht in eine Naht gefaßt wird!

Magen-Dünndarm-Versorgung

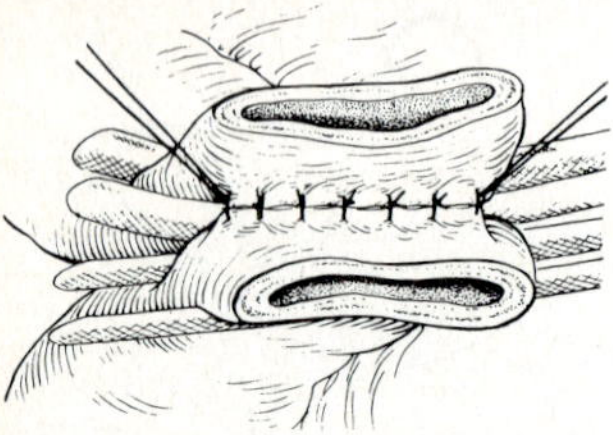

Abb. 261 Technische Variante der Anastomosenbildung: zuerst seromuskuläre Naht an der Hinterwand

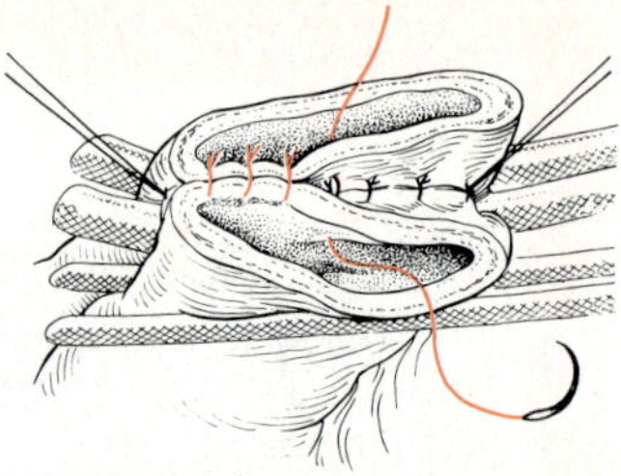

Abb. 262 Allschichtnaht (rot) nach vorherigem Anlegen der seromuskulären Hinterwandnaht

- Entsteht durch die retroperitoneale Duodenumversorgung eine Stenose, so ist grundsätzlich das Anlegen einer Drainageoperation indiziert. In Frage kommen:
- Bei Stenose distal der Papilla Vateri eine retrokolische Gastrojejunostomie, mit Braun-Fußpunktanastomose zur Verminderung von Gallereflux in den Magen.
- Bei Stenose auf Papillenhöhe oder proximal der Papilla Vateri eine vordere Gastroduodenostomie Seit-zu-Seit (Finney, Jaboulay).

Laparotomieverschluß

- Ausgiebiges Spülen des Abdomens mit Kanamycinlösung. Gezielte Gummidrains in den Nahtbereich, seitlich aus den Abdominalflanken leiten.
- Laparotomieverschluß in üblicher Weise.

Nachbehandlung

- S. Nachbehandlung nach Kolonversorgung, S. 284.

Indikation

- Traumatische Kolonperforation.

Prinzip

- Antibiotikatherapie präoperativ einleiten, z. B. Kombination Ceftriaxon/Metronidazol. Tetanusprophylaxe.
- Mediane Laparotomie als polyvalenter Zugang.
- Exploration des Kolons: Austritt von Darminhalt bei freier Perforation. Absuchen des ganzen Kolonrahmens (Mehrfachperforationen?). Retroperitoneale Perforation: Gasblasen, Ödem, Hämatome im Bereich retroperitoneal fixierter Abschnitte (Colon ascendens, Flexuren, Colon descendens).
  Trophik des Darms (livide bis bläuliche Verfärbung bei Zirkulationsstörung).
- Erschöpfende Diagnostik anderer intraabdominaler Verletzungen.
- Die operativen Verfahren umfassen *Übernähung* durch Direktnaht, die typischen *Resektionen* sowie die Vorlagerung mobiler Abschnitte als *Kolostomie.*
- Die einzelnen Verfahren (I–III) können kombiniert werden.

Verfahren I: Übernähung

- Übernähung durch einstülpende Primärnaht (Abb. 263) ist indiziert bei kleinem Leck, glatten Wundrändern und ungestörter Trophik.

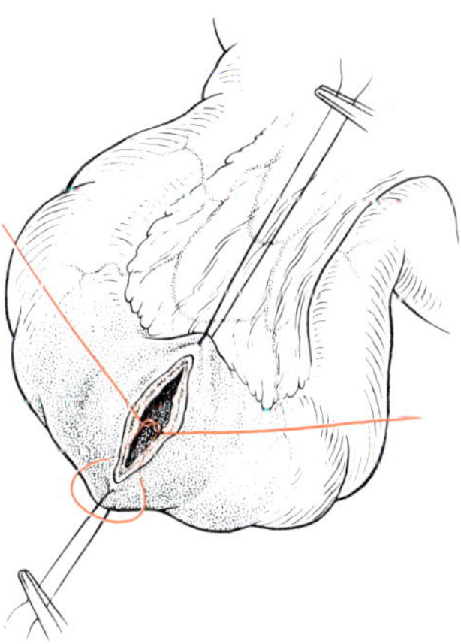

Abb. 263 Haltefäden angespannt. Allschichtnaht (rot) mit Einzelknoten im Lumen

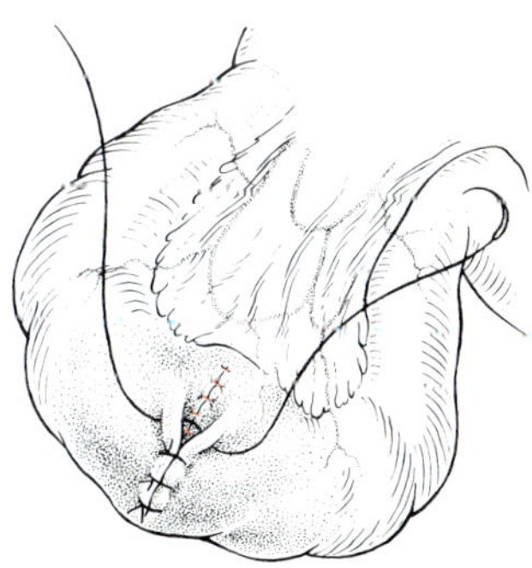

Abb. 264 Deckung der Allschichtnaht mit seromuskulärer äußerer Nahtreihe

- Fixierte Kolonabschnitte evtl. von lateral mobilisieren.
- Anlegen von atraumatischen Haltefäden beiderseits des Darmlecks, dieses in querer Richtung verziehen.
- Darmnaht zweireihig in querer Richtung: Innere Nahtreihe (Abb. 263) mit resorbierbarem Material (Dexon 3–0), darüber seromuskuläre Lembert-Naht (atraumatische Seide oder resorbierbares Material, Abb. 264).

Verfahren II: Resektion

- Die Standardresektion mit End-zu-End-Anastomose ist indiziert bei ausgedehnteren und langstreckigen Läsionen sowie bei gestörter Trophik.
- Standardresektionen sind: Hemikolektomie rechts mit Ileotransversostomie, Transversumresektion, Hemikolektomie links, Sigmaresektion.
- Die Resektion am unvorbereiteten Dickdarm mit primärer intraabdominaler Anastomose erfordert subtile Operationstechnik durch einen versierten Operateur.
- Zur Sicherung der Anastomose nach Resektionen in der linken Kolonhälfte ist das Anlegen einer proximalen Schutzkolostomie (doppelläufige Transversostomie, evtl. Zäkostomie) indiziert, s. Verfahren III.
- Bei ausgedehnten Linksresektionen kann auf die primäre Anastomosierung verzichtet werden. Der orale Darmschenkel wird dann endständig nach außen geleitet, der aborale Darmstumpf verschlossen (Verfahren nach Hartmann).

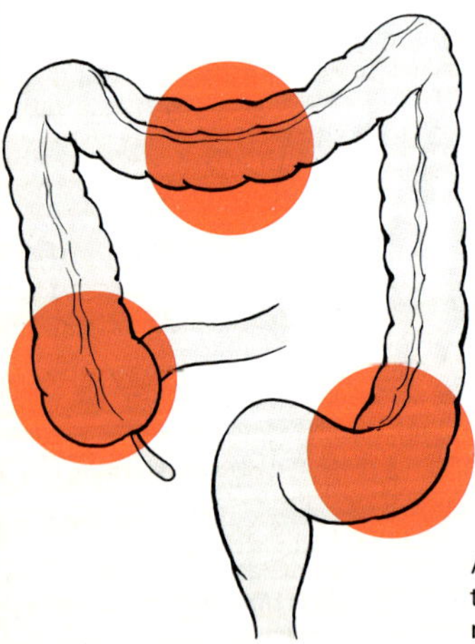

Abb. 265 Kolonabschnitte, die sich zur temporären Ableitung nach außen eignen: Zäkum, Colon transversum, Sigma

Verfahren III: Kolostomie

- Die mobilen Dickdarmabschnitte (Zäkum, Transversum, Sigma) können temporär nach außen vorgelagert werden (Abb. 265):
  1. als Schutzkolostomie oberhalb einer Anastomose,
  2. zur Verwendung des Lecks als Kolostomie.
- Die temporäre Kolostomie ist kombinierbar mit den Verfahren I und II.
- Zäkum:
  Schutzkolostomie durch Zäkopexie und Ableitung des Darmlumens nach außen mit Ballonkatheter, Abb. 266 und 267.
  Vorlagerung einer Zäkumlazeration (Abb. 268), wenn eine Resektion nicht durchführbar ist (z. B. bei Läsion auch im linken Kolonbereich). Die Vorlagerung entspricht dadurch einer Schutzkolostomie.

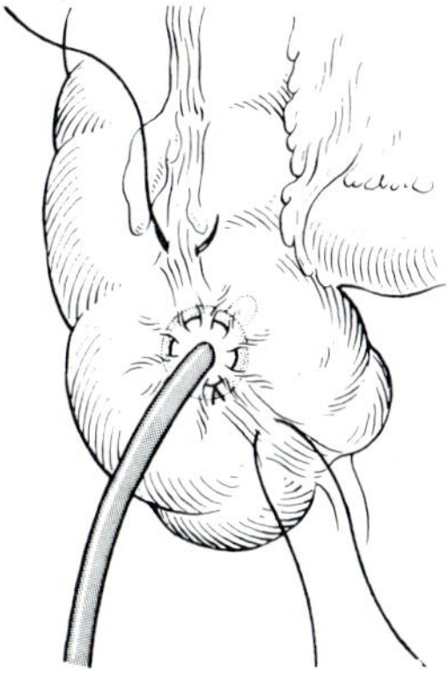

Abb. 266 Katheterzäkostomie. Stichinzision durch die freie Tänie, Abdichtung des Ballonkatheters mit Tabakbeutelnaht

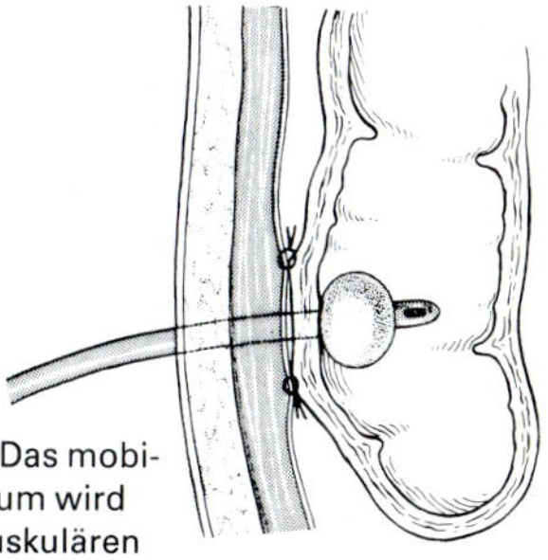

Abb. 267 Das mobilisierte Zäkum wird mit seromuskulären Stichen am Peritoneum befestigt

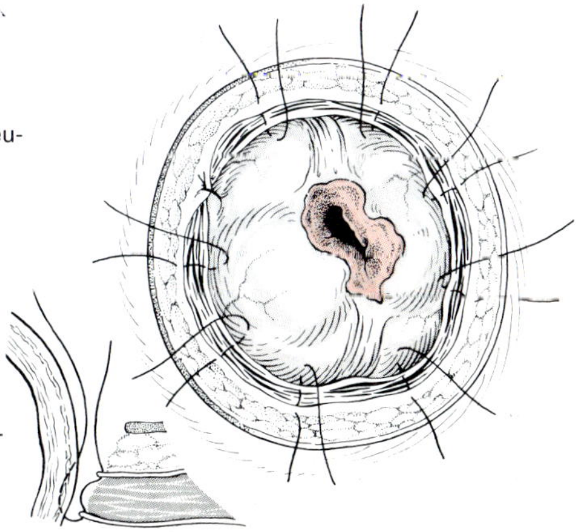

Abb. 268 Vorlagerung des lazerierten Zäkums durch Wechselschnitt vor die Bauchdecken, Verwendung des Darmlecks als Stoma. Insert: Fixation des Peritoneums und der Externusfaszie an die Seromuskularis

- Colon transversum und Sigma:
  Soweit mobilisieren, daß eine doppelläufige Schlinge sich spannungsfrei vor die Bauchdecken bringen läßt. Unterfahren des Darms mit gebogener Klemme und Durchziehen eines Gummizügels. Separate Hautinzision und kreuzweises Eröffnen der Faszie. Mit einem Finger wird der Kanal in den Bauchdecken genügend aufgeweitet und die Darmschlinge nach außen durchgezogen. Schutz vor dem Zurückgleiten durch Unterlegen eines Plastikstabes (Abb. 269) und lockere Fixation der Seromuskularis am Peritoneum und an der Faszie.
  Eröffnung der vorgelagerten Darmschlinge nach 24 Stunden.

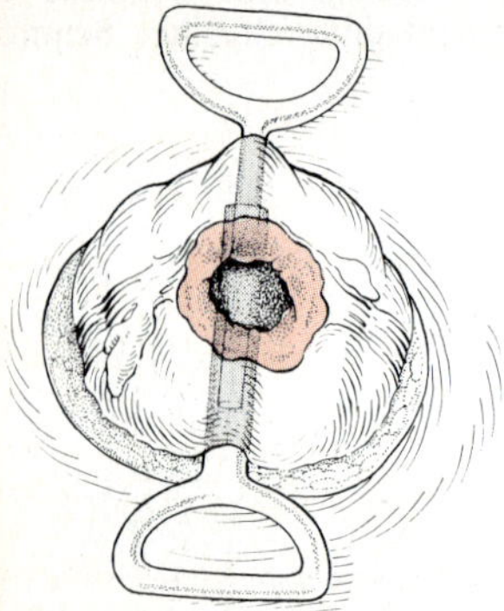

Abb. 269 Doppelläufige Kolostomie, Aufsicht

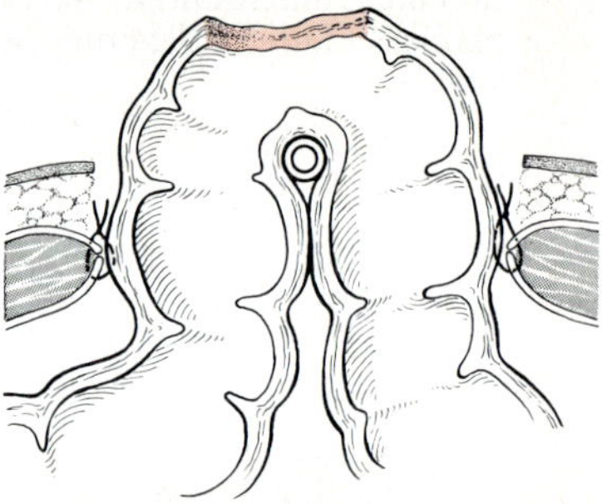

Abb. 270 Doppelläufige Kolostomie, Querschnitt. Faszie und Peritoneum sind mit der Darmserosa verknotet, Haut und Subkutis bleiben offen

Laparotomieverschluß

- Mechanische Reinigung der Bauchhöhle durch ausgiebiges Spülen und Absaugen. Drainage mit weichen Rundgummidrains: subphrenisch, subhepatisch, Abdominalflanken, evtl. Douglas-Raum.
- Sicherung der Bauchdeckennaht mit durchgreifenden Allschichtnähten, die außen über Platten geknotet werden (z. B. Sandoz-Plaques).

Nachbehandlung

- Übliches Laparotomieschema.
- Antibiotika-Kombinationstherapie, z. B. Ceftriaxon + Gentamycin + Metronidazol.
- Nach Abheilung der primären Unfallfolgen: als Wahleingriff Rückverlagerung bzw. Verschluß der Kolostomie.

Indikationen

- Die extraperitoneale, penetrierende Rektumverletzung durch Pfählung, Schuß/Stich, Explosion oder analerotische Manipulationen.
- Versorgung der intraperitonealen Rektosigmoidperforation, s. S. 281 (Kolonrevision).

Prinzip

- Zwei operative Phasen: zunächst Laparotomie, intraperitoneale Revision und Anlegen einer doppelläufigen Sigmoidostomie.
- 2. Operationsphase in Steinschnittlage: perineales Débridement, Versorgung der Rektumverletzung und präsakrale Drainage.

Vorbereitung

- Notfallmäßige Retablierung der Kreislauf- und Respirationsverhältnisse. Blasenkatheter.
- Einleitung der Antibiotikatherapie: s. S. 284.
- Endoskopische Reinigung des Rektums von Stuhlresten und Koagula durch Spülen und Absaugen.

Operatives Verfahren

1. Rückenlage. Kurze untere mediane Laparotomie. Revision des Bauchraums, speziell Absuchen des Unterbauchs auf penetrierende intraperitoneale Verletzung (Sigma, Dünndarmschlingen, Blase).

- Anlegen einer doppelläufigen Sigmoidostomie: Mobilisation des Sigmas von lateral her, Unterfahren der Sigmaschlinge mit Gummizügel. Herausleiten durch eine angemessene Öffnung im linken Unterbauch. Unterlegen der vorgelagerten Schlinge vor den Bauchdecken mit Plastikstab (Coloplast-Starter-Set), Abb. 269 und 271.
- Verschluß der Laparotomie. Provisorischer Verband mit Plastikspray.
- Quere Eröffnung des vorgelagerten Sigmas mit Elektromesser, Hämostase, Absaugen des Darminhalts aus dem zuführenden und abführenden Schenkel der Stomie.

2. Umlagern des Patienten: Beine in Kniestützen, Steinschnittlage.

- Perineale Revision: Sphinkterapparat intakt? Pararektale Wundhöhle? Bei intaktem Sphinkter digitales Dehnen des Analkanals, Einsetzen eines Rahmenspekulums.

Rektumversorgung

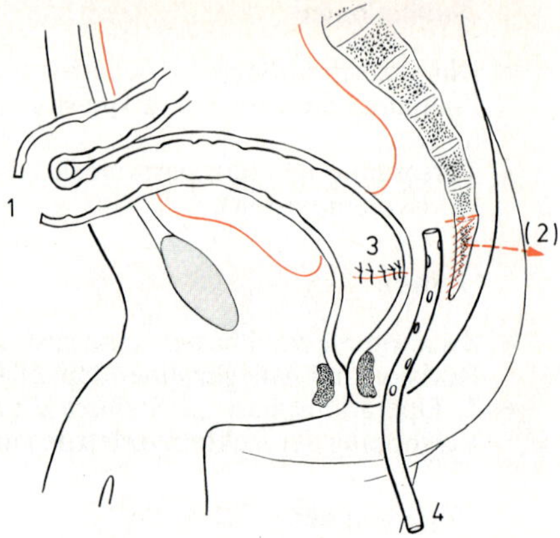

Abb. 271 Rektumversorgung. 1 Doppelläufige Sigmoidostomie. 2 Evtl. Resektion des Steißbeins. 3 Rektumnaht vom Lumen her oder nach Steißbeinresektion von hinten. 4 Präsakrale Drainage

- Sofern die Verletzung eingestellt werden kann: Rektumnaht vom Lumen her mit atraumatischem Chromkatgut 3–0 (quergestellte Reihe von Einzelstichen). Bei engen Verhältnissen und Rektumläsion hoch in der Sakralhöhle bogenförmige Hautinzision über der Steißbeinspitze außerhalb des Sphincter ani, Durchtrennung des Lig. anococcygeum, Resektion des Steißbeins. Stumpfes präsakrales Vorgehen mit dem Zeigefinger entlang der Rektumhinterwand. Durch Einsatz von Langenbeck-Haken läßt sich die Wunde dann oft von außen sichtbar machen und versorgen.
- Adaptation der zerrissenen Sphinktermuskulatur mit Chromkatgut 2–0.
- Einlegen eines dicken, weichen Gummidrains präsakral, Annähen desselben am Hautrand.
- Durchspülen der ausgeschalteten Rektosigmoidschlinge von oben und unten im Sinne der möglichst weitgehenden mechanischen Säuberung.

Nachbehandlung

- Infusionstherapie.
- Breitbandantibiotika (evtl. Kombinationen).
- Verschluß der Sigmoidostomie nach völliger Säuberung der sakralen Wundhöhle und Durchführung einer Koloskopie zum Ausschluß einer Striktur im Narbenbereich.

Indikationen

- Nierenstielabriß.
- Schwere Parenchymverletzung mit Eröffnung des Kelchsystems.

Prinzip

- Präoperative Diagnose durch Ausscheidungsurographie und/oder Nierenangiographie, evtl. Computertomographie.
- Organerhaltendes Operieren, soweit möglich.
- Primäre Nephrektomie setzt funktionsfähige zweite Niere voraus und kommt nur in Frage bei akuter Verblutungsgefahr.

Operatives Verfahren

- Bei Vorliegen intraperitonealer Begleitverletzungen: mediane Laparotomie, transperitonealer Zugang (s. Abb. 272).
- Revision des Bauchraums, Palpation der intakten Niere.
- Inzision des parietalen Peritoneums unter Mobilisation der rechten bzw. linken Kolonflexur von lateral her, Abschieben des Darmpaketes nach medial. Absaugen und Ausschöpfen des retroperitonealen Hämatoms.
- Freilegen der Nierenstielgefäße, bevor die Nierenfettgewebskapsel eröffnet wird.
- Bei Zwang zur Nephrektomie (Abriß der großen Gefäße) gesamten Nierenhilus mit Faßzange möglichst organnahe abklemmen, Abtragung des Präparates. Separate Durchstechungsligaturen von Nierenarterie und Nierenvene mit nichtresorbierbarem Nahtmaterial. Der Ureterstumpf wird gegen das kleine Becken hinunter skelettiert, mit Chromkatgut ligiert und durchtrennt.
- Bei organerhaltender Operation (Parenchymdurchriß) provisorische Hämostase am Nierenstiel mit Gefäßklemmen. Eröffnung der Gerota-Faszie. Verschluß des eröffneten Kelchsystems oder des Nierenbeckens fortlaufend. Parenchymadaptation mit Einzelknopfnähten. Nahtmaterial: atraumatisches Dexon, PDS oder Chromkatgut.
- Ausspülen der Wundhöhle, Einlegen eines weichen Gummidrains in die Abdominalflanke, Reposition des Kolons.
- Versorgung anderweitiger Abdominalverletzungen, Verschluß des Abdomens.

Nachbehandlung

- Parenterale Infusionstherapie (Subklaviakatheter): während der ersten Phase postoperativer Darmatonie 3000–4000 ml/24 Std., nach Aufnahme peroraler Ernährung bis Ende der ersten postoperativen Woche 2000 ml/24 Std.
- Blasenkatheter.
- Flüssigkeitsbilanz: anzustreben ist eine Plusbilanz von 1000 ml/24 Std., bei Bedarf unter Nachhilfe mit Diuretika.
- Tägliche Kontrollen von Hämoglobin, Hämatokrit und Elektrolytstatus, notwendige Substitution.
- Breitbandantibiotikum: Tetracyclin, Cephalosporin.
- Entfernung des Nierendrains: gegen Ende der ersten Woche.

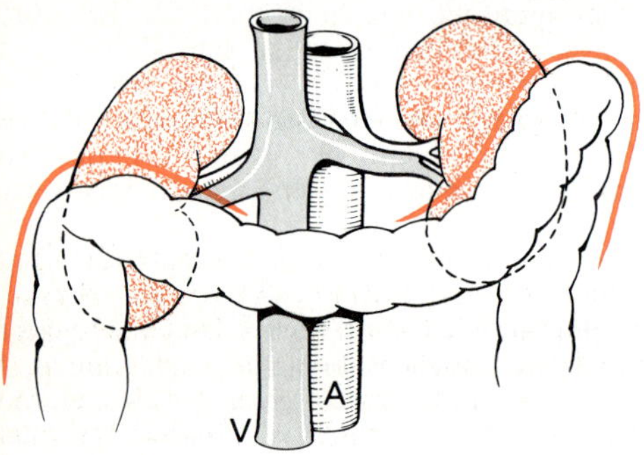

Abb. 272 Transperitoneale Freilegung der Nieren beim Abdominaltrauma erfordert Mobilisation der Kolonflexuren. A = Aorta, V = V. cava inferior

Indikation

- Intra- oder extraperitoneale Blasenruptur.

Prinzip

- Die Versorgung der Blasenruptur umfaßt Blasenrevision, Blasennaht, suprapubische Urinableitung und extravesikale Drainage.
- Blasenruptur gestattet (im Gegensatz zur Urethraruptur) im Regelfall eine definitive Erstversorgung.
- Operation der intraperitonealen Ruptur von Unterbauchlaparotomie aus (operatives Verfahren I), während die extraperitoneale Ruptur suprapubisch-extraperitoneal angegangen wird (operatives Verfahren II).

Operatives Verfahren I

- Intraperitoneale Blasenruptur.
- Der präoperativ eingelegte Blasenkatheter (Zystographie) wird in situ belassen.
- Untere mediane Laparotomie, Revision des Abdominalsitus, Aufsuchen des Blasenlecks.
- Fassen und Anspannen der Rupturränder mit Allis-Klemmen. Zur Blasenrevision wird das Leck evtl. mit dem Elektromesser etwas erweitert, das Blaseninnere mit Langenbeck-Haken eingestellt und auf anderweitige Läsionen abgesucht.
- Identifikation beider Ureterostien. Liegt die Verletzung in Ostiennähe, so werden diese vor dem Blasenverschluß durch Ureterkatheter geschient.
- Sparsames Anfrischen zerfetzter Schleimhaut- und Muskelränder.
- Suprapubische Urinableitung vorbereiten: Stichinzision durch die Blasenvorderwand, Einführen eines Ballonkatheters Charr. 22 (Abb. 273).
- Verschluß der Blase: ein- oder zweischichtig mit atraumatischem Chromkatgut oder Dexon. Einzelstiche, Schleimhaut Fadenstärke 3–0, Muskulatur Fadenstärke 2–0. Entfernung der Ureterkatheter vor dem Abschluß der Blasennaht.
- Besonderheit der intraperitonealen Ruptur: über der Blasennaht läßt sich das Peritoneum mit Katgut fortlaufend verschließen.
- Versorgung intraabdominaler anderweitiger Verletzungen.
- Verschluß der Laparotomie: Ausleitung des suprapubischen Zystostomiekatheters aus dem unteren Wundwinkel oder einer separaten Stichinzision, Sicherung an der Haut mit Einzelnaht.

Operatives Verfahren II

- Extraperitoneale Blasenruptur.
- Der präoperativ eingelegte Katheter wird in situ belassen.
- Suprapubischer Querschnitt nach Pfannenstiel, Freilegen des Blasenfundus.
- Haltenähte an die Blasenvorderwand, Längseröffnung der Blase zwischen den Haltefäden mit Elektromesser.
- Aufspreizen der Inzision mit Langenbeck-Haken oder Blasenspatel, Revision der extraperitonealen Verletzung.
- Identifikation beider Ureterostien, Einführen der Ureterkatheter vor Verschluß des Blasenlecks.
- Blasennaht von innen: durchgreifende Einzelstiche mit atraumatischem Chromkatgut, Dexon oder PDS. Knoten extravesikal legen: Stichfolge von außen durch alle Wandschichten nach innen, dann von innen nach außen.
- Suprapubische Urinableitung: Stichinzision in die Blasenvorderwand, Ballonkatheter Charr. 22.
- Entfernung der Ureterkatheter.
- Extraperitonealer Verschluß der Blase ein- oder zweischichtig, analog Operatives Verfahren I. Eine Serosabedeckung der Blasennaht entfällt nach extraperitonealer Revision.
- Prävesikale Drainage mit weichen Gummischläuchen.
- Verschluß der Bauchdecken, Ausleiten von Zystostomiekatheter und Drainageschläuchen durch separate Stichinzisionen.

Nachbehandlung

- Intravenöse Flüssigkeitszufuhr, analog Nachbehandlung der Nierenrevision, s. S. 288.
- Spüldrainage mit Zufuhr der Spülflüssigkeit supravesikal und Ableitung durch den Urethrakatheter, 3000–4000 ml/24 Std.

Indikation

- Komplette oder inkomplette Urethraruptur des Mannes, durch Urethrographie dokumentiert.

Prinzip

- Isolierte Urethraverletzung: nach Möglichkeit fachurologische primäre Endversorung (Durchzugverfahren) zur Prophylaxe sekundärer Strikturen. Bei Läsionen der vorderen Urethra evtl. temporäre perineale Ausleitung.
- Beim Polytraumatisierten umfassen die Notfallmaßnahmen Sicherung von Urinableitung und Verhinderung einer Urinphlegmone: Schienung der Urethra mit Katheter, suprapubische Zystostomie, Drainage prävesikal und/oder perineal (je nach Lokalisation der Ruptur).
- Die dargestellte operative Technik bezieht sich auf das Notfallverfahren beim Schwerverletzten mit oberer Urethraruptur in der Hand des Unfallchirurgen.

Operatives Verfahren

- Suprapubischer Querschnitt nach Pfannenstiel, extraperitoneales Freilegen des Blasenfundus.
- Stumpfes Eingehen durch das Cavum Retzii auf den membranösen Harnröhrenanteil, Ausspülen und Absaugen der Wundhöhle.
- Eröffnung der Blasenvorderwand mit dem Elektromesser zwischen Haltefäden.
- Einbringen eines (wenn vorhanden silikonisierten) Ballonkatheters Charr. 16–18 von außen, bis dessen Spitze im Harnröhrenleck zu sehen oder zu tasten ist. Unter Sicht wird die Katheterspitze durch die Rupturzone in die Blase geleitet. Gelingt dies nicht von unten, so wird von der eröffneten Blase her ein zweiter Katheter zur Ruptur hinuntergeschoben, der von außen eingeführte Katheter daran befestigt und in die Blase hochgezogen.
- Aufblähen des Katheterballons (Abb. 273, 1).
- Sicherungsfaden (Abb. 273, 2) am Schienungskatheter befestigen und vor die Bauchdecken leiten: ermöglicht einen eventuellen Wechsel des Schienungskatheters.
- Suprapubische Urinableitung mit Ballonkatheter Charr. 22.
- Verschluß der Zystotomie ein- oder zweischichtig mit atraumatischem Chromkatgut, s. Blasenversorgung, S. 289.
- Bei Totalruptur (Dehiszenz) der Urethra wird der Harnröhrenkatheter mit einem Zug von 200 g belastet, wodurch die Prostata heruntergezogen, das Wundgebiet tamponiert und die Harnröhrenstümpfe angenähert werden.

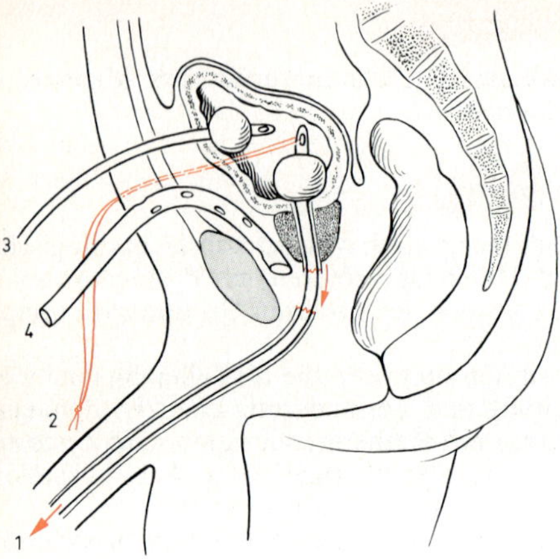

Abb. 273 1 Schienungskatheter in der Urethra, Zug mit 200 g Gewicht. 2 Sicherungsfaden am Schienungskatheter, vor den Bauchdecken befestigt. 3 Suprapubische Urinableitung. 4 Prävesikale Drainage

- Separate Herausleitung des Zystostomiekatheters, des Sicherungsfadens und des prävesikalen Drainageschlauchs durch die Bauchdecken, schichtweiser Wundverschluß.

Nachbehandlung

- Intravenöse Flüssigkeitszufuhr, Breitbandantibiotikum.
- Permanentes Durchspülen der Blase mit Ringer-Lösung im Dauertropf zur Verhütung einer Blasentamponade.

Indikationen

- Absolut: offene Frakturen, Verblutungsgefahr durch Läsion größerer Gefäße, urologische Begleitverletzungen.
- Relativ: wegen des hohen Invaliditätsrisikos unter konservativer Therapie:
  1. instabile und teilstabile Beckenringfrakturen,
  2. größere Abscherungen der Azetabulumhinterwand,
  3. dislozierte vordere und/oder hintere Pfeilerfrakturen.

Grundsätzliches

- Operationswürdige Beckenfrakturen sind schwere Allgemeinverletzungen; meist bestehen Begleitverletzungen.
- Initiale Maßnahmen sind Retablierung der Kreislauf- und Atemfunktion sowie vital indizierte Notfalloperationen.
- Rekonstruktion des Beckens erst nach Überwindung der initialen Schockphase, gegen Ende der 1. Woche.
- Die beschriebenen Verfahren werden (evtl. in Kombination) den meisten Situationen gerecht. Der extensive ileofemorale Zugang ist bei komplexen Zweipfeilerfrakturen indiziert.

Operatives Verfahren I

- Offene Reposition der Symphysenruptur, Fixierung mit Platte und Schrauben (Abb. 274).
- Das ausschließlich vorn angreifende Verfahren ist statthaft, wenn hinten noch teilweise Stabilität besteht, d. h. keine lineare Verschiebung vorliegt.
- Suprasymphysärer Querschnitt, Freilegen der Tubercula pubica.
- Reposition der klaffenden Symphyse mit Zangen, die evtl. in die Foramina obturatoria eingreifen (Cave: femorales Gefäßbündel).
- Nach Reposition: Oberfläche der Tubercula pubica nötigenfalls mit dem Meißel für den Plattenaufsitz glätten.
- Anlegen und Festschrauben der Platte. Entfernung der Zange.
- Drainage, Wundverschluß.
- Ballonkatheter (reflektorische Blasenentleerungsstörung).
- Alternative zur Platte: Fixateur externe, gleichfalls nur bei erhaltener Teilstabilität. Wegen des ungünstigen Hebelarms ist die Indikation eng zu stellen (offene Frakturen, urologische Begleitverletzungen).

Operatives Verfahren II

- Osteosynthese mit Platte und Zugschrauben von hinterem Zugang aus (Kocher-Langenbeck).
- Indiziert bei dislozierten Frakturen des hinteren Pfeilers, die von diesem Zugang aus erreichbar sind, sowie bei größeren Abscherungen der Azetabulumhinterwand.
- Seitenlagerung, hinterer Zugang zum Hüftgelenk: bogenförmige Hautinzision um den Trochanter major, Spaltung des Tractus ileotibialis und der Glutäusmuskulatur.
- Innenrotation des Oberschenkels, Identifikation und Anschlingen des N. ischiadicus. Anschlingen der kleinen Außenrotatoren (Mm. gemelli und Mm. obturatores), Abtrennung von der Insertion.
- Die nun sichtbare Frakturspalte wird von Koagula und Gewebsdetritus gesäubert und ausgespült.
- Reposition der Fraktur mit Krallenzange erfordert oftmals erheblichen Kraftaufwand: Zangen wenn nötig in Bohrlöcher am Knochen einhaken.
- Fixation mit Beckenrekonstruktionsplatte (zurechtbiegen) und zuschrauben. Cave: Perforation der Schrauben ins Gelenk!
- Hämostase, Redon-Drainage, schichtweiser Wundverschluß.
- Lagerung des Beins mit gestrecktem Hüftgelenk unter leichter Abduktion und Außenrotation.

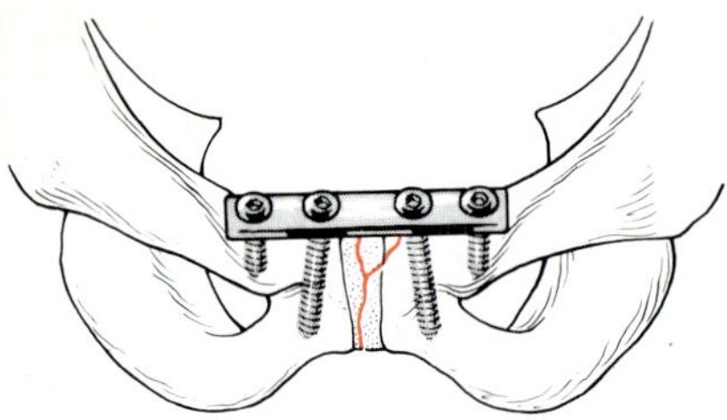

Abb. 274 Operatives Verfahren I, Stabilisierung der Symphysenruptur (hier mit schmaler 4-Loch-Platte)

Operatives Verfahren III

- Osteosynthese von ileoinguinalem Zugang aus (Judet-Letournel).
- Indiziert bei dislozierten Frakturen im Bereich der Linea terminalis (hohe vordere und hintere Pfeilerfraktur).
- Durch die „Reposition von innen" besteht keine Einsicht ins Azetabulum.
- Rückenlage. Extraperitonealer Zugang direkt dem Beckenknochen entlang zur Linea terminalis und zur Fraktur.
- Reposition. Stabilisierung mit Beckenrekonstruktionsplatte, die der Linea terminalis angelegt wird (Abb. 276).

Nachbehandlung

- Osteosynthesen am Becken sind primär nie voll belastbar!
- Mobilisierung unter Teilbelastung (15 kg) ist, wenn immer möglich, anzustreben.
- Antikoagulation.
- Entfernung des Osteosynthesematerials:
  Prinzipiell wird das am Becken eingebrachte Material (wegen der Größe des Eingriffs und dem Risiko iatrogener Verletzungen) für dauernd belassen. Entfernung in Ausnahmefällen (z. B. Symphysenplatte bei jungen Patienten) oder wenn das Metall stört.

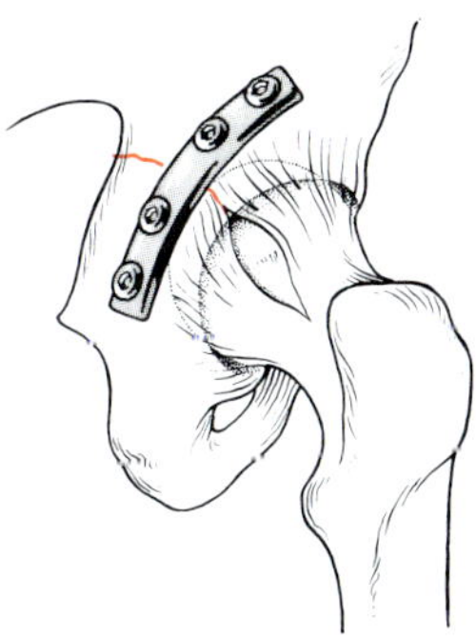

Abb. 275 Operatives Verfahren II: Osteosynthese am hinteren Azetabulumpfeiler, Ansicht von hinten

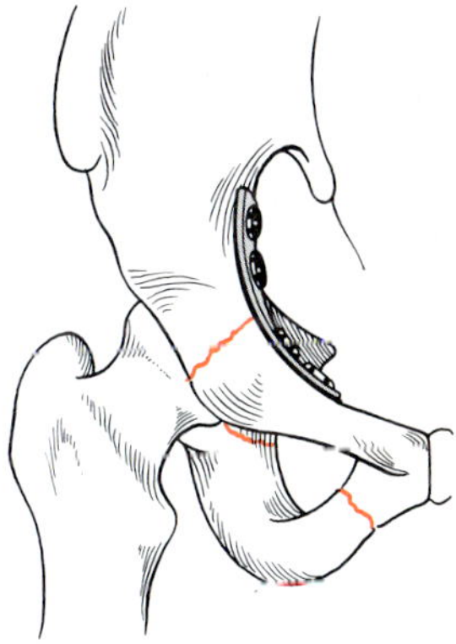

Abb. 276 Operatives Verfahren III: Osteosynthese am vorderen Pfeiler, Platte an der Linea terminalis

Prinzip

- Zugang zwischen M. tensor fasciae latae und M. glutaeus medius. Ventrale Gelenkeröffnung. Reposition unter Sicht. Stabilisierung mit Winkelplatte 130°.

Operatives Verfahren

- Rückenlage, relaxierende Anästhesie, Elektrokoagulation, Bluttransfusion bereit.
- Große longitudinale Inzision von der Crista iliaca über den Trochanter nach distal (Abb. 277).

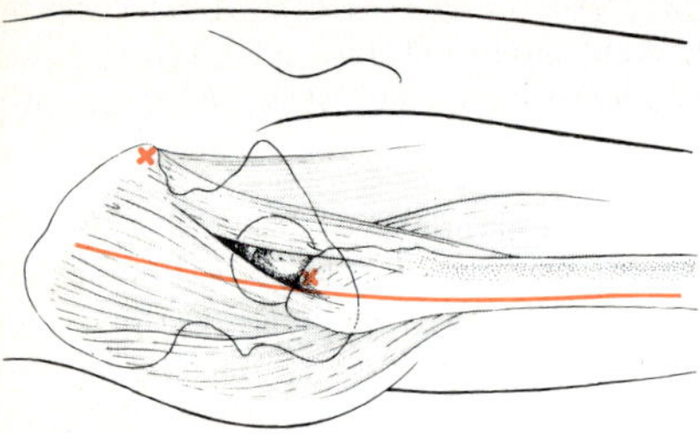

Abb. 277 Inzision für proximales Femurdrittel. Orientierung an Spina iliaca anterior superior und Trochanter major (+)

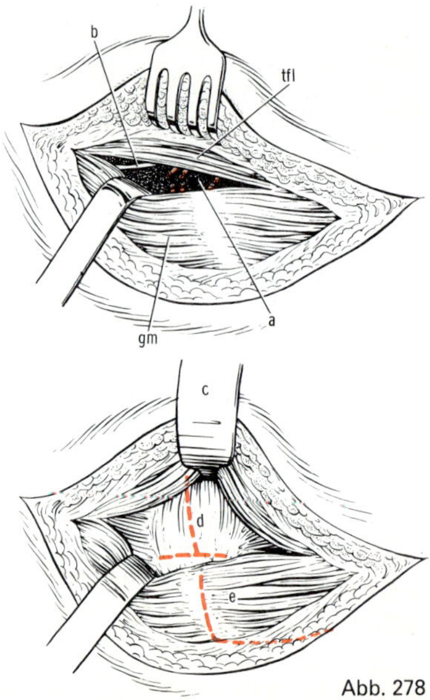

Abb. 278

- Inzision der Fascia lata am lateralen Rand des M. tensor fasciae latae (Abb. 278: tfl). Ligatur der Gefäße (a) zwischen Tensor und Glutäus (gm). Schonung des motorischen Nervs zum Tensor (b).
- Einstecken eines spitzen Knochenhebels gegen den Schenkelkopf (c). T-förmige Eröffnung der Gelenkkapsel (d). L-förmige Inzision des Vastus lateralis am Ansatz (e).
- Einsetzen umfassender breiter Knochenhebel am Schenkelhals kaudal und kranial (f). Erweiterung der Kapselinzision in die Tiefe zum Limbus. Versetzen des spitzen Knochenhebels auf den

vorderen Pfannenrand (g) (Cave: Verletzung der A. femoralis). Einbohren von 2 dicken Kirschner-Drähten bekannter Länge bis zur Fraktur (h).

- Reposition der Fraktur unter Zug, Knieflexion, Abduktion und Innenrotation. Der nach dorsal-kaudal gekippte Kopf muß valgisiert werden und sich ventral vorwölben.
- Vorbohren der Kirschner-Drähte in den Schenkelkopf (i). Bei zweifelhafter Reposition Röntgen a.-p. und axial (Abb. 280).
- Einstecken eines Kirschner-Drahtes parallel zum Schenkelhals in den Kopf (j). Winkelmessung (k). Aufbohren eines rechteckigen, breiten kortikalen Fensters in das Planum subtrochantericum (l).
- Einschlagen des im Schlitzhammer (m) geführten Plattensitzinstrumentes (n) parallel zum leitenden Kirschner-Draht. Die Führungsplatte mit Bügel (o) liegt in Femurschaftachse. Im Zweifel zweite Röntgenkontrolle a.-p. und axial (Abb. 280).
- Entfernung des Plattensitzinstrumentes. Einschlagen einer Platte 130° unter Kontrolle der Frakturstellung. Impaktion durch Hammerschlag. Entfernung der Kirschner-Drähte. Kranial evtl. zusätzliche Spongiosaschraube mit Unterlagscheibe (Abb. 281).

Kontrolle der erreichten Stabilität und der freien Hüftbeweglichkeit.

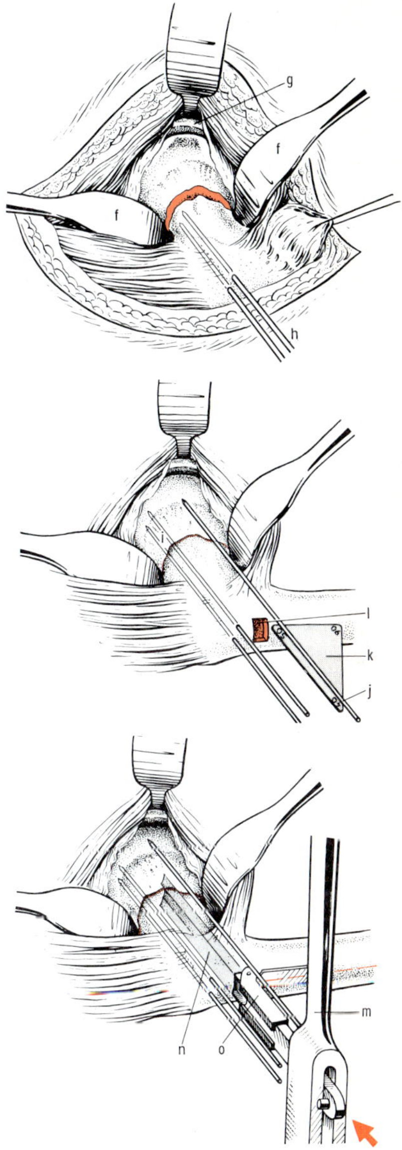

Abb. 279 Ablauf der Operation. Lage von Instrumenten und Implantaten (a–o)

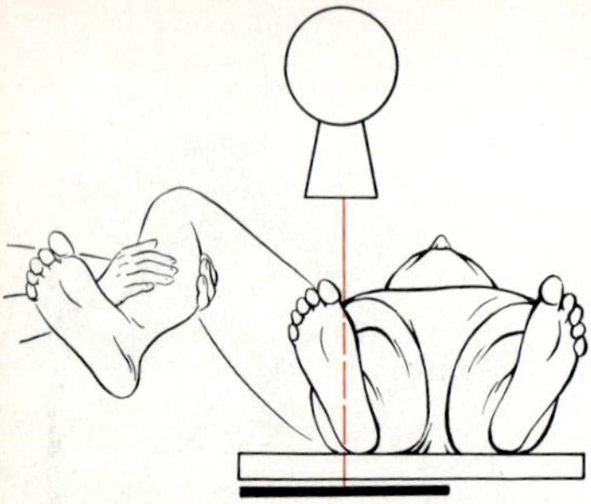

Abb. 280 Axiale Röntgenaufnahme: beim liegenden Patienten Elevation und Abduktion des flektierten Knies

- Naht der abgelösten Muskelansätze und der Fascia lata mit Dexon/Vicryl 2. Dicke Redon-Drains in das Gelenk und unter den Vastus einlegen. Subkutane Redon-Drainage und Subkutannaht bei adipösem Patienten. Hautnaht, Deckverband.

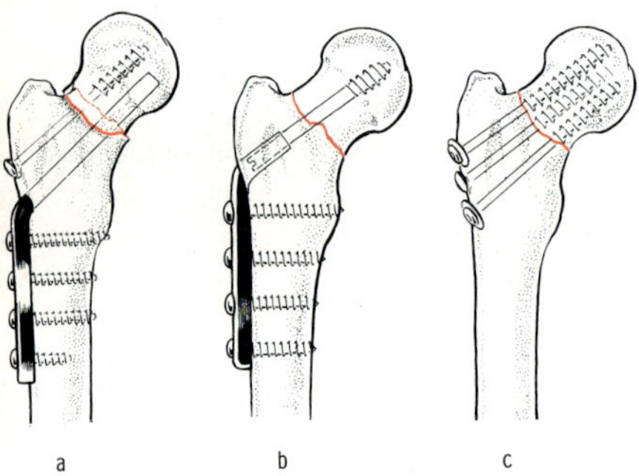

Abb. 281 Typische Osteosynthesen bei Schenkelhalsfraktur: a) Winkelplatte 130°. b) DHS-Hüftschraube (Dynamic Hip Screw). c) Verschraubung allein (beim Jugendlichen und Kind)

Technische Varianten

- Bei Abscherfraktur (Pauwels III) Kombination von Osteosynthese mit intertrochantärer Valgisationsosteotomie (Abb. 282).
- Beim Jugendlichen und Kind reine Verschraubung (Abb. 281). Wegen der harten Spongiosa würde das Einschlagen von Plattenklingen zur Distraktion führen.
- DHS-Schraube als Alternative zur 130°-Winkelplatte (S. 308).

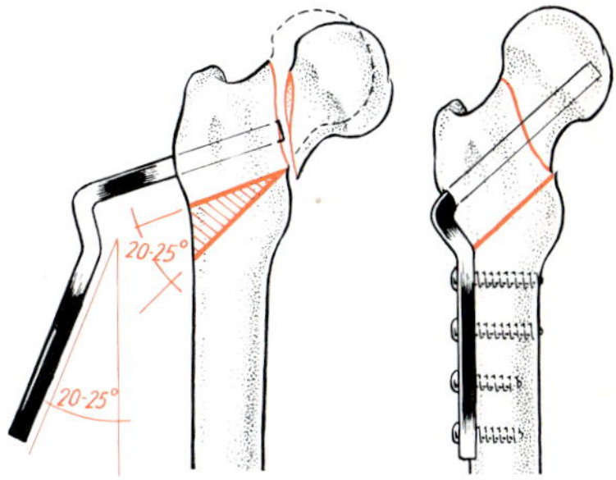

Abb. 282 Kombination von Osteosynthese mit Valgisierungsosteotomie bei Abscherfraktur mit Hilfe der doppelt abgewinkelten Platte

Nachbehandlung

- Thromboemboliepropylaxe.
- Postoperative Röntgenkontrolle a.-p. und axial, dann alle 4 Wochen.
- Bettruhe, bis gesicherte Wundheilung, dann Mobilisierung an Krücken mit Abrollen des Fußes und Gehschule.
- Der Frakturdurchbau erfordert Entlastung von mindestens 4 Monaten.

Implantate

- Winkelplatten 130°, mit 4,5-mm-Kortikalisschrauben.
- Doppelt abgewinkelte Platten 120°, mit 4,5-mm-Kortikalisschrauben.
- 6,5-mm-Spongiosaschrauben (mit Unterlagscheiben).
- DHS-Hüftschraube (Dynamic Hip Screw) (Abb. 281b, S. 298, 309).

Osteosynthese, geschlossene

Indikationen

- In Valgusstellung eingekeilte mediale Schenkelhalsfraktur: Zweck der Operation ist Verhinderung einer sekundären Dislokation bei Frühmobilisation und Belastung.
- Dislozierte mediale Schenkelhalsfraktur des Erwachsenen, bei dem aus Altersgründen eine primäre Femurkopfprothese noch nicht in Frage kommt.

Prinzip

- Perkutanes Verfahren: Die Fraktur selbst wird nicht eröffnet, das Einbringen des Nagels (evtl. zweier Spongiosaschrauben) erfolgt unter Bildverstärkerkontrolle.
- Das Verfahren ist heute weitgehend durch die DHS abgelöst (s. S. 308).

Vorbereitungen

- Lagerung auf dem Extensionstisch wie bei Oberschenkelmarknagelung (Abb. 305). Bildverstärker medial, auf der Gegenseite der Fraktur.
- Dislozierte Schenkelhalsfraktur: Reposition unter Bildverstärkerkontrolle durch Zug, Abduktion und Innenrotation des Femurs.
- Eingekeilte Fraktur: Vorsicht beim Lagern! Die Verkeilung darf im Extensionsgestell nicht auseinandergerissen werden.
- Steriles Abdecken von Extremität und Bildverstärker. Operationsfeld ist die Lateralseite des Oberschenkels distal vom Trochantermassiv.

Operatives Verfahren

- Zentral perforierte Dreilamellennägel (Smith-Petersen) oder Platten mit U-förmigem Profil (AO). Bei sehr jugendlichen Personen mit dichter Knochenstruktur lassen sich Spongiosaschrauben mit oder ohne zentrale Perforation anwenden, was den Vorteil einer geringeren Sprengwirkung gegenüber den Plattenmodellen mit sich bringt.
- Hautinzision von 5 cm Länge lateral am Oberschenkel, unterhalb des Trochantermassivs: in einem Schnitt durch alle Schichten bis auf den Knochen geführt.
- Kirschner-Draht im gewünschten Steilheitsgrad unter Bildverstärkerkontrolle auf die Haut legen. Entsprechend der Projektion des Kirschner-Drahtes auf die Diaphyse wird die Femurkortikalis lateral mit einem Pfriem perforiert.

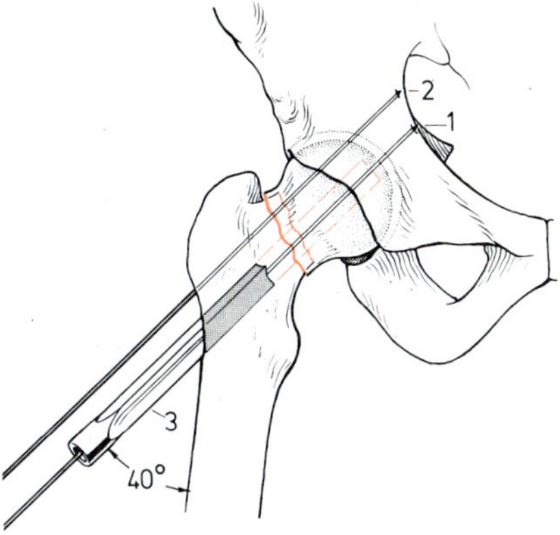

Abb. 283 Perkutane Schenkelhalsnagelung. 1 Führungsdraht. 2 Stabilisierungsdraht. 3 Dreilamellennagel wird über dem Führungsdraht in den Femurkopf hochgeschlagen

- Einbohren eines Führungsdrahtes in steiler Richtung durch den Schenkelhals: im a.-p. Strahlengang dem Adamsbogen angenähert, im axialen Bild auf die hintere Hälfte des Femurkopfs gerichtet (Abb. 283, Führungsdraht 1).
- Bei günstiger Lage des Führungsdrahtes Bestimmung der Nagellänge (außen vorstehendes Ende messen), dann Weiterbohren des Drahtes durch das Gelenk ins Becken bis zur Linea terminalis.
- Ein zweiter Kirschner-Draht wird 1,5 cm kranial vom ersten durch den Schenkelhals und den Femurkopf im Becken verankert (Abb. 283, Stabilisierungsdraht 2).
- Die Fixation mit zwei im Becken verankerten Kirschner-Drähten verhindert eine Dislokation der Fraktur (Abkippung, Verdrehung), wenn der Nagel exzentrisch in den Femurkopf eindringt.
- Aufmeißeln der Femurkortikalis an der Eintrittsstelle des Führungsdrahtes, um eine Sprengung zu verhindern. Bei Anwendung eines Dreilamellennagels erfolgt die Fenestrierung sternförmig, für das Einbringen einer Platte mit U-Profil wird die Kortikalis als rechteckiges Fenster eröffnet.
- Einschlagen des Dreilamellennagels über dem Führungsdraht mit einem zentral kanülierten Einschlaggerät.
- Entfernung der Kirschner-Drähte mit Flachzange. Nicht Bohrmaschine ansetzen wegen der Gefahr, daß die Spitze des Führungsdrahtes am Dreilamellennagel abgeschnitten wird und im Hüftgelenk verbleibt.

- Variante: AO-Platte mit U-förmigem Profil. Anstelle des Führungsdrahtes wird nach Fenestration der Kortikalis das Plattensitzgerät unter Bildverstärkerkontrolle in den Femurkopf hochgeschlagen. Entfernung des Plattensitzgerätes, Einbringen der gewählten Platte.
- Stauchung der Fraktur: Nach beendeter Nagelung werden ursprünglich dislozierte Frakturen in der Achse des Schenkelhalses mit einem Vorschlaggerät gestaucht, wodurch eine Verkeilung und eine solidere Stabilisierung erzielt wird. Die Extension ist zu diesem Zweck vorher zu lockern. Bei primär in Valgusstellung eingekeilten Frakturen entfällt dieses Manöver.
- Variante: Einsatz von zwei Spongiosaschrauben. Unabhängig vom gewählten Modell gilt: Stauchung der reponierten Fraktur. Beachtung des Zugschraubenprinzips: Gewinde nur im Femurkopf, glatter Schraubenschaft im Schenkelhals, Unterlagscheibe auf der Kortikalis (Abb. 281c).

Beachte besonders!

- Die Operation der dislozierten Schenkelhalsfraktur jüngerer Erwachsener ist ein Eingriff von höchster Folgenschwere und nie eine Anfängeroperation. Rasches Operieren und ideale Reposition reduzieren das invalidisierende Risiko einer Kopfnekrose.

Nachbehandlung

- Eingekeilte mediale Schenkelhalsfrakturen sind nach Nagelung sofort belastungsstabil.
- Dislozierte Frakturen s. S. 296.
- Thromboembolieprophylaxe, Röntgenkontrollen wie bei Osteosynthese offen.

Indikation

- Schenkelhalsfraktur des älteren Patienten, der an Krücken nicht entlasten kann bzw. eine beschränkte Lebenserwartung hat.

Prinzip

- Kopfextraktion und Ersatz durch metallische Prothese, die im Schaft einzementiert wird.

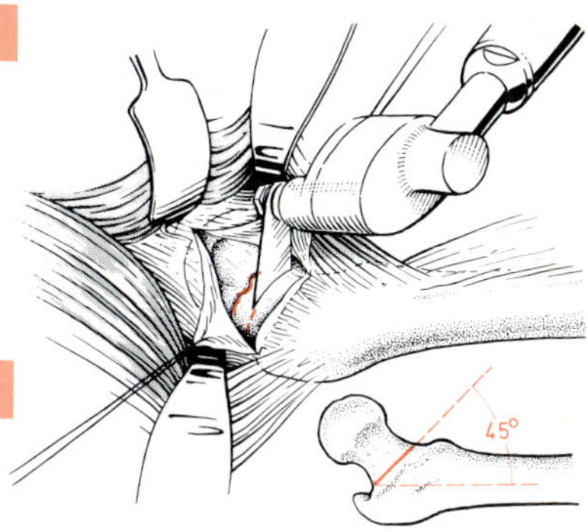

Abb. 284 Zwischen Tensor fasciae latae und Glutaeus medius. T-förmige Eröffnung der Gelenkkapsel. Basale Resektion des Halses mit oszillierender Säge

Operatives Verfahren I
Ventraler Zugang

- Vorbereitung, Lagerung und Zugang wie Schenkelhalsosteosynthese (S. 296). Unverletztes Bein etwas tiefer lagern. Keine Ablösung des Vastus lateralis.
  1. Partielle Durchtrennung der Sehne des Glutaeus minimus. Die Gelenkkapsel wird T-förmig inzidiert. Haltefäden an die Ränder (Abb. 284).
  2. Darstellung der Fraktur. Durchtrennung der Schenkelhalsbasis im Winkel von 45° mit der oszillierenden Säge (Abb. 284).
  3. Extraktion der Halsfragmente mit Meißel und Luer-Zange dann des Kopfes mit dem Auszieher (Abb. 285).
  4. Die Prothese soll nicht kleiner als der Durchmesser des extrahierten Kopfes sein (Messen mit Schublehre).
  5. Probeimplantation des Kopfes in die Pfanne. Er muß von dieser fest angesogen werden und darf keinen Spielraum haben.

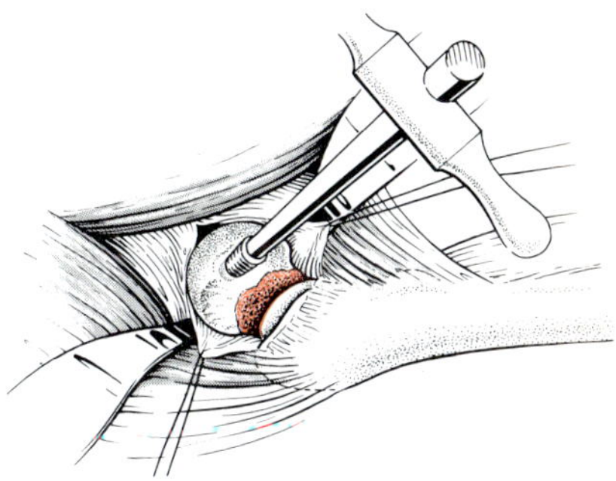

Abb. 285 Extraktion des Kopfes mit dem Auszieher nach Resektion des mit der oszillierenden Säge geschaffenen Halssegmentes

6. Bein in Knieflexion, Außenrotation–Adduktion bringen. Assistent fixiert Horizontallage des Unterschenkels über dem Operationstisch. Ausstopfen der Pfanne mit Gazestreifen. Weghalten der pelvitrochantären Muskulatur mit spitzem Knochenhebel (Abb. 286, 287).
7. Mit der gebogenen Raspel wird der Femurschaft erweitert (Abb. 287). Entfernung weicher Spongiosa mit dem scharfen Löffel. Ausspülen. Trocknen mit Gazestreifen.
8. Kontrolle des Prothesensitzes: Kopfmitte sollte etwas tiefer als Trochanterspitze sein. Prothesenhals muß genau auf Resektionslinie aufsitzen. Leichte Valgisierung (Abb. 291).
9. Auf Probereposition wird wegen der Gefahr des Schaftaufbruches verzichtet.
10. Mischen des Zementes. Einbringen in die Plastikpresse. Redon-Drain tief in die Markhöhle einlegen. Zement einpressen (Abb. 288). Redon-Drain entfernen.
11. Einstoßen des Prothesenschaftes in die weiche Zementmasse un-

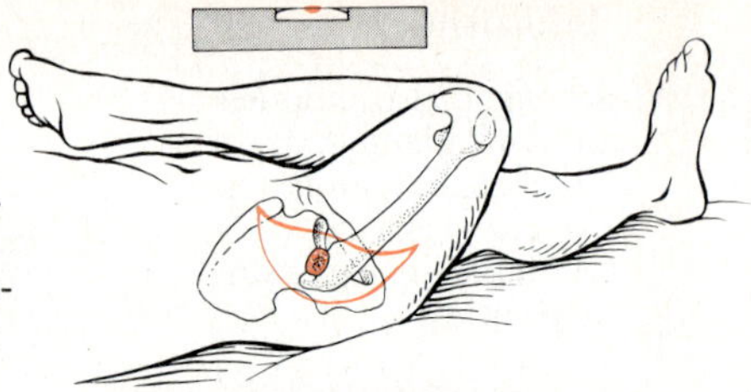

Abb. 286 Beinstellung nach Kopfextraktion. Unterschenkel horizontal

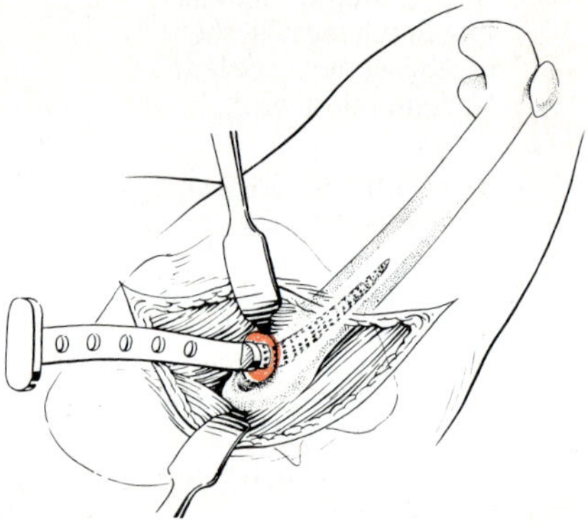

Abb. 287 Eröffnung der Markhöhle mit der Raspel

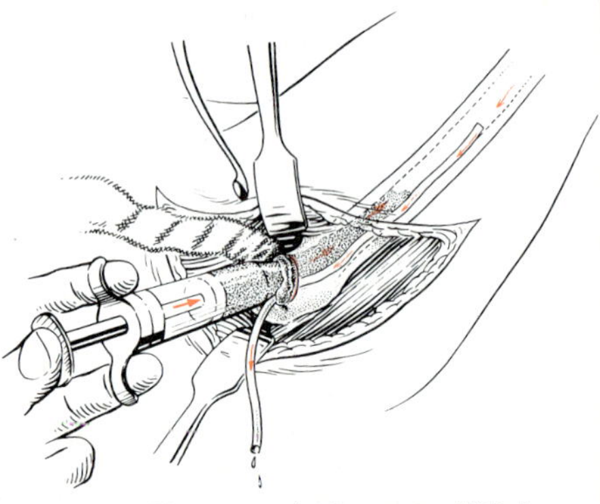

Abb. 288 Einpressen des Zementes. Hüftpfanne mit Gazestreifen ausgestopft. Tiefertreten des Zementes in den Schaft dank eingesetztem Redon-Drain, der Blut und Luft aus der Markhöhle nach oben entweichen läßt

ter Einhalten von Achsen und Rotation. Überschüssiger Zement mit scharfem Löffel oder Skalpell entfernen (Abb. 289).

12. Nach Erhärten des Zements Entfernung der Tamponade aus der Pfanne. Abtragen überschüssiger Zementwülste mit Luer- oder feinem Meißel.
13. Reposition: Erfahrener, kräftiger Assistent stößt am flektierten Knie nach kaudal. Operateur drückt von oben mit dem Nylon-Einschläger (Abb. 290). Langsame Deflexion und Innenrotation des Beines unter Zug und Druck. Kapsel mittels Haltefäden entfalten. Einschnappen der Prothese.
14. Kontrolle von Prothesenlage (Abb. 291) und Hüftbeweglichkeit. Im Zweifel Röntgen.
15. Naht der ventralen Gelenkkapsel mit Dexon/Vicryl Nr. 2. Drainage und Verschluß wie offene Schenkelhalsosteosynthese (S. 298).

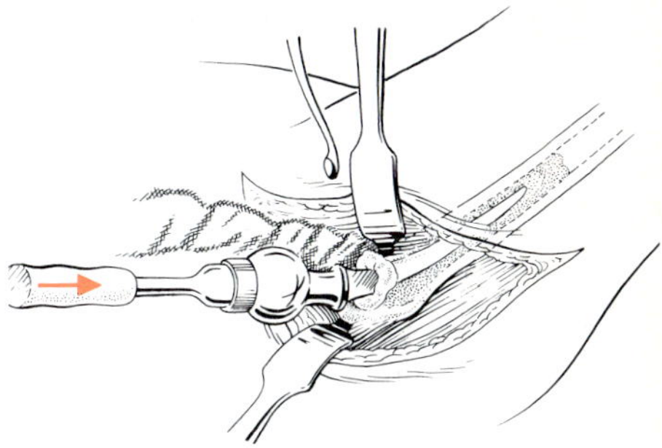

Abb. 289 Einstoßen der Prothese. Überschüssigen Zement entfernen

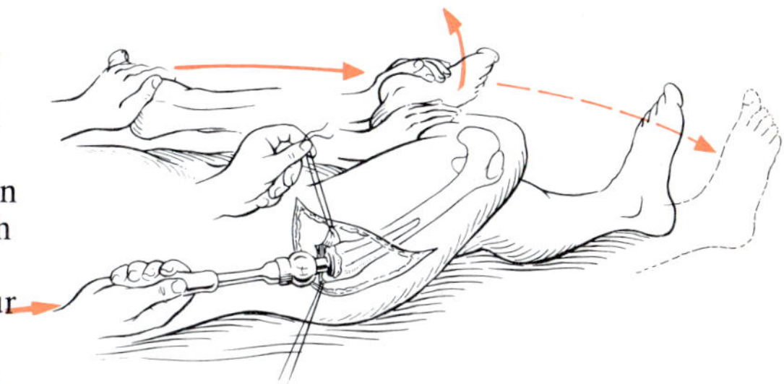

Abb. 290 Repositionsmanöver: Assistent stößt flektierten Unterschenkel nach distal. Operateur drückt Prothese mit Nylon-Einschläger. Deflexionsmanöver unter Zug

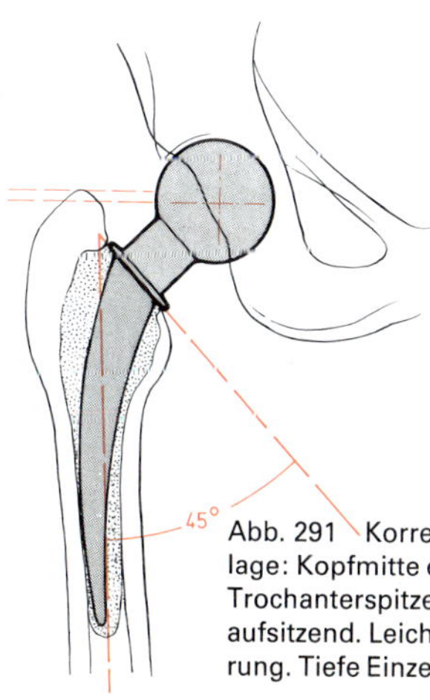

Abb. 291 Korrekte Prothesenlage: Kopfmitte etwas tiefer als Trochanterspitze. Hals bündig aufsitzend. Leichte Valgisierung. Tiefe Einzementierung

Operative Komplikationen

- Mißlingen der Reposition: Prothesenhochstand: Prothesen und Zemententfernung (Kortikalisfenster im Schaft). Neue, tiefere Prothesenimplantation. Hintere Kapsel zu straff: Durchtrennung der hinteren Kapsel und der Außenrotatoren (tastbare Stränge), welche mit Einzinkerhaken vorgezogen werden (Cave: N. ischiadicus).
- Aufbruch des Femurschaftes bei Reposition: Prothesen und Zemententfernung. Ersatz durch Prothese mit langem Stiel oder neue Protheseneinzementierung mit zusätzlicher Platte im Sinne der Verbundosteosynthese.

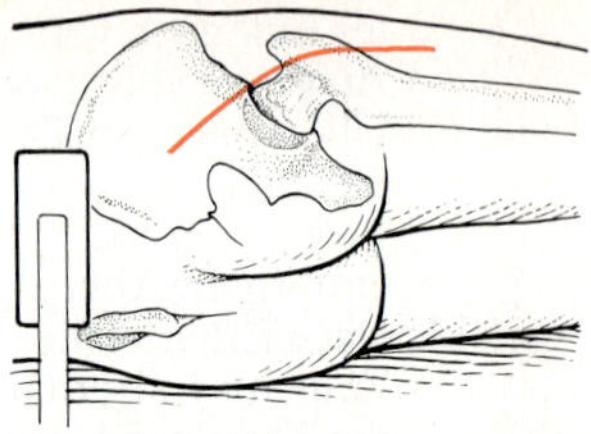

Abb. 292 Lagerung und Inzision bei hinterem Zugang

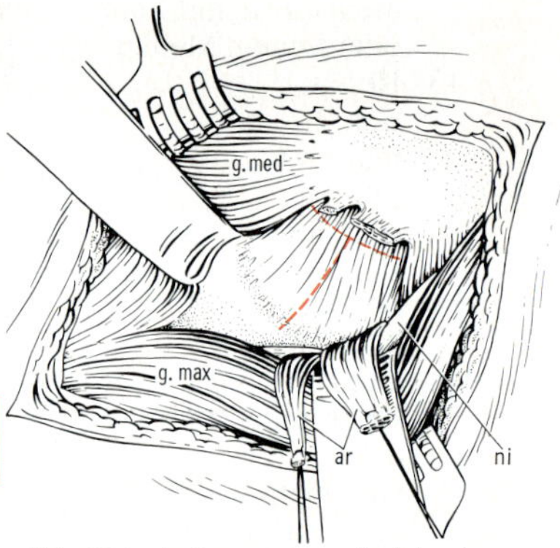

Abb. 293 Außenrotatoren (ar) durchtrennt, angeschlungen und nach dorsal weggehalten. N. ischiadicus in der Tiefe sichtbar (ni). T-förmige Inzision der Gelenkkapsel am hinteren Rand Glutaeus medius

Operatives Verfahren II
Dorsaler Zugang

- Seitenlage mit guter Abstützung und Fixation des gesunden Beines auf Unterlage (Abb. 292).
  1. Eingehen auf den Schenkelhals zwischen M. glutaeus medius (g. med.) und M. glutaeus maximus (g. max.). Darstellung und Durchtrennung der Außenrotatoren (ar) (Mm. gemelli und piriformis) am Ansatz. Anschlingen und Zurückklappen. In der Tiefe Darstellung und Weghalten des N. ischiadicus (ni) (Abb. 293).
  2. T-förmige Inzision der Gelenkkapsel. Anschlingen der Zipfel mit Haltefäden (Abb. 294).

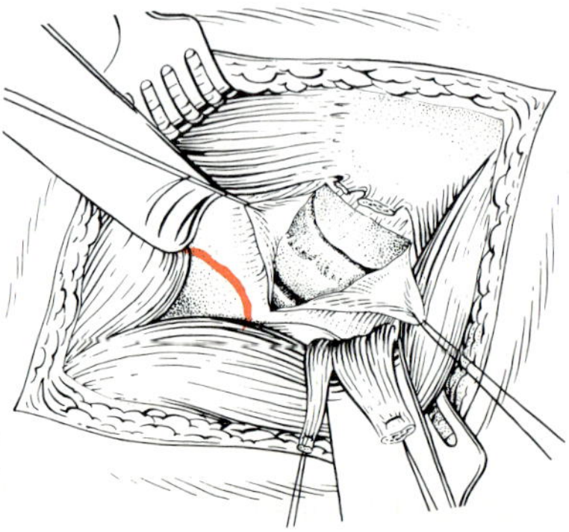

Abb. 294 Fraktur und Kopf dargestellt, bereit zur Extraktion

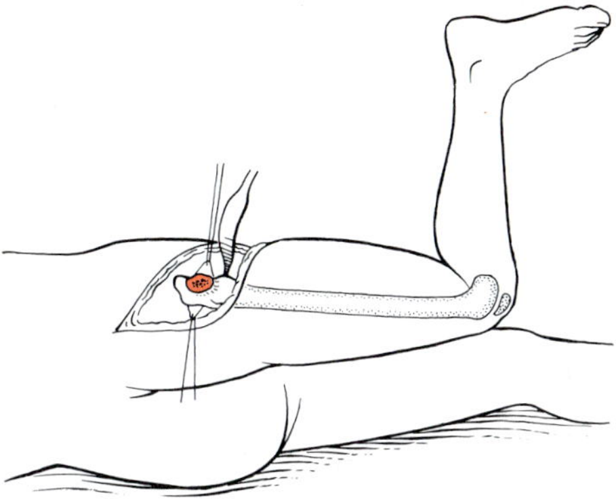

Abb. 295 Beinstellung für Ausweitung der Markhöhle mit der Raspel

3. Resektion des Schenkelhalses in der intertrochantären Ebene. Extraktion des Halsfragmentes und des Kopfes wie bei Verfahren I.
4. Bein in Hüftinnenrotation-Knieflexion (Abb. 295). Vom Schenkelhalsstumpf her Öffnen der Markhöhle mit der Raspel.
5. Übriges Vorgehen wie bei Verfahren I.
   Die Außenrotatoren werden nach Gelenkkapselverschluß an den Ansatz zurückgenäht.

Nachbehandlung

- Aufstehen mit Vollbelastung ab 1. Tag möglich.
- Thromboembolieprophylaxe.

Implantate

- Prothesen verschiedener Fabrikate im Handel. Alle Kopfgrößen, verschiedene Stiellängen. Dazugehöriges Instrumentarium, insbesondere passende Raspel unentbehrlich.

Dynamische Hüftschraube (DHS)

Indikation

- Pertrochantäre Fraktur, seltener Schenkelhalsfraktur.

Prinzip

- Einführung einer breiten Spongiosaschraube durch die Fraktur in den Schenkelhals. Verbindung derselben mit einer Platte, welche ihr aufgestülpt und am Schaft festgeschraubt wird.

Operatives Verfahren

- Intraoperative Bildwandlerkontrolle. Lagerung, Zugang und Reposition wie Schenkelhalsfraktur (S. 296, 300). Alternative: Lagerung auf Extensionstisch wie Abb. 305, S. 316. Provisorische Fixation mit Kirschner-Drähten.
- Zur Orientierung bezüglich Schenkelhalsachsen Kirschner-Draht ventral einstecken (S. 297, Abb. 279j und S. 310, Abb. 298). Einbohren des Führungsdrahtes 2,5 mm mit Gewinde durch das DHS-Zielgerät (Abb. 296a) durch das Zentrum des Femurkopfes bis subchondral. Er muß während des weiteren Vorgehens in dieser Lage verbleiben. Kontrolle der Position a.-p. und axial. Längenmessung des Führungsdrahtes. Einstellung des Dreistufenbohrers (10 mm weniger als Distanz zum Hüftgelenk). Einbohren desselben über den Führungsdraht (b). Schneiden des Gewindes mit Hilfe der kurzen Zentrierhülse (c), fakultativ. Wahl der Schraubenlänge gemäß Tiefe des Dreistufenbohrers. Schraube am T-Handstück montieren. Einführung über der langen Zentrierhülse bis zur Null-Marke an der lateralen Kortikalis (d). T-Griff in Beinachse. Entfernung von T-Stück und Hülse. Aufstülpen der entsprechenden Platte. Impaktieren. Festschrauben der Platte (e). Zusätzliche subtrochantäre Fragmente werden mit separaten Schrauben fixiert.
- Peroperative Probleme: Herausrutschen des Führungsdrahtes bei Entfernung des Dreistufenbohrers. Zentrale Wiedereinführung desselben, eingesteckt in umgekehrte DHS-Schraube und in kurzer Zentrierhülse.
- Wundverschluß und Nachbehandlung wie Schenkelhalsfraktur (S. 298f). Sofortige Teil-, evtl. Vollbelastung.

Implantate

- Komplettes Instrumentarium in eigenem Set. DHS-Schrauben aller Längen, Platten verschiedener Länge mit Winkel von 135°, 140°, 145° und 150°.

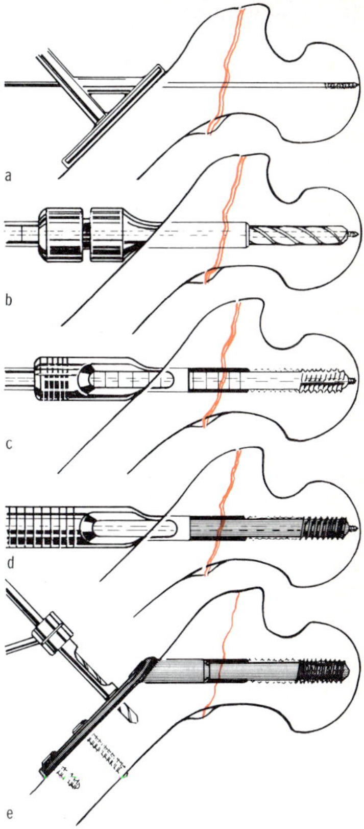

Abb. 296 a–e Technik der Einführung der dynamischen Hüftschraube. Details s. Text

Indikation

- Pertrochantäre oder subtrochantäre Fraktur.

Prinzip

- Offene Reposition und Stabilisierung mit abgewinkelten Klingenplatten 95° oder 130°. Technische Alternative DHS, S. 308.
- Bei beschränkter Lebenserwartung und Imperativ der Mobilisierung: Valgisierung, Verbundosteosynthese oder große Tumorprothese.

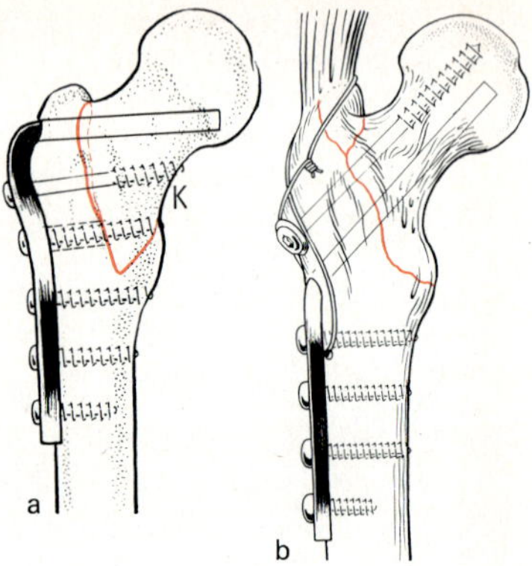

Abb. 297 Osteosynthese mit Kondylenplatte oder Winkelplatte 130° mit zusätzlicher 6,5-mm-Spongiosaschraube und Unterlagscheibe sowie Zuggurtung bei Ausbruch des Trochanter major (K = Kalkar)

Operatives Verfahren

- Vorbereitungen und Zugang wie Schenkelhalsfraktur (S. 296).
- Reposition unter Sicht durch Zug, Abduktion und Rotation. Provisorische Fixation mit Kirschner-Drähten.
- Winkelplatte 130°: Vorgehen wie Schenkelhals (S. 296).
- Kondylenplatte 95°: Orientierenden ersten Kirschner-Draht am Schenkelhals ventral anlegen (Abb. 298) unter Führung des Zielgeräts am Trochanter (ZG).

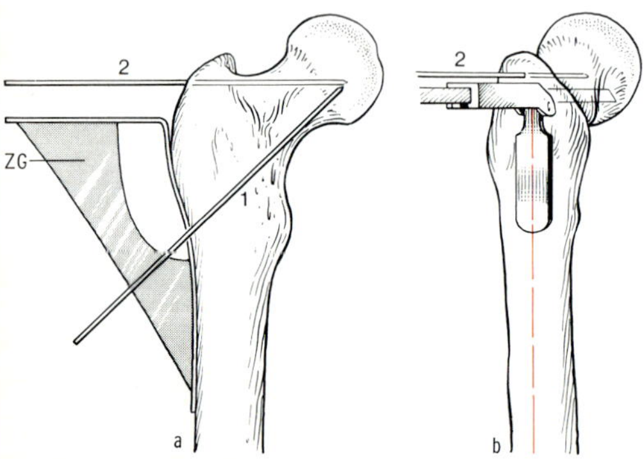

Abb. 298 Technik der Einführung der Kondylenplatte, s. Text

Parallel dazu zweiter Kirschner-Draht vom Trochanter in den Schenkelhals einbohren (Abb. 298). Vorbohren der Trochanterkortikalis unmittelbar unter dem Kirschner-Draht. Einschlagen des Plattensitzinstrumentes mit der Führungsplatte, deren Bügel nach der Femurschaftachse gerichtet ist. Einschlagen des Plattenschaftes. Eine Plattenschraube soll im Kalkar fest fassen (Abb. 297 K).

- Bei Trochanterausbruch zusätzliche Zuggurtung oder Verschraubung (Abb. 297). Bei medialem Defekt Spongiosaplastik.

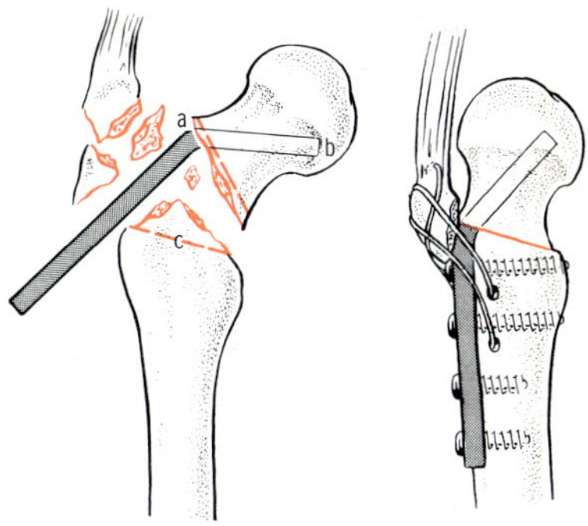

Abb. 299 Primäre Valgisierungsosteotomie und Zuggurtung des Trochanter major bei Trümmerfraktur.
a) Kraniale Einschlagstelle am Schenkelhals. b) Orientierung der Klinge gegen den distalen Femurkopf. c) Resektionszone für guten Fragmentkontakt

Technische Varianten

- Valgisierungsosteotomie und Trochanterzuggurtung bei Trümmerfraktur (Abb. 299) erlaubt sofortige Vollbelastung.
- Verbundosteosynthese mit Knochenzement bei extremer Osteoporose oder pathologischer Fraktur (Abb. 301). Zementeinfüllung in Markhöhle und Schenkelhals. Vor Erhärten des Zementes Wiedereindrehen der vorbereiteten subtrochantären Kortikalisschrauben.
- Zuggurtung bei isoliertem Trochanterabriß mit Kirschner-Drähten und dickem Cerclagedraht.
- Gerade Platte bei subtrochantärer Fraktur: wenn Verwendung der Klingenplatte schwierig oder unmöglich.
- Tumorprothese bei pathologischer Fraktur oder Trümmerfraktur mit Imperativ der Mobilisierung: Kopfprothese mit langem Stiel zum Ersatz des Trochantergebietes.

Plattenosteosynthese

Beachte besonders!

- Ungenügende mediale Abstützung bzw. fehlende Spongiosaplastik sowie jede Varusfehlstellung führen zum Plattenbruch.

Nachbehandlung

- Wie Osteosynthese Schenkelhalsfraktur (S. 299).
- Nach Valgisierung, Verbundosteosynthese und Tumorprothese kann sofort voll belastet werden.

Implantate

- Kondylenplatten 95°, Winkelplatten 130°.
- Kräftiger Cerclagedraht.
- Knochenzement.
- Tumorprothesen mit langem Stiel.

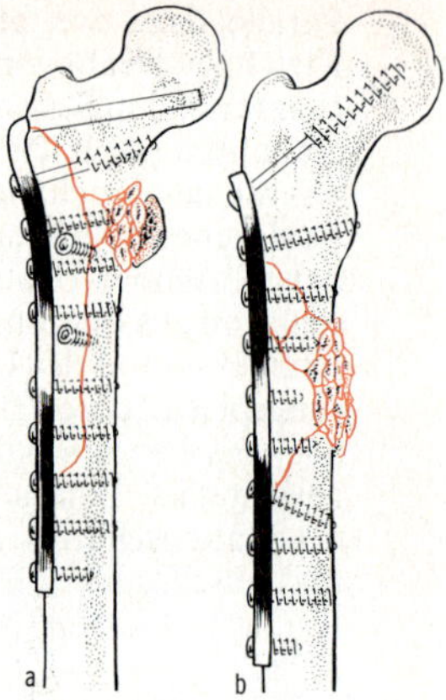

Abb. 300 Stabilisierung bei Defekttrümmerfraktur mit Platte und medialer Spongiosaplastik (a). Bei subtrochantärer Defektfraktur abgebogene gerade Platte und Spongiosaplastik (b)

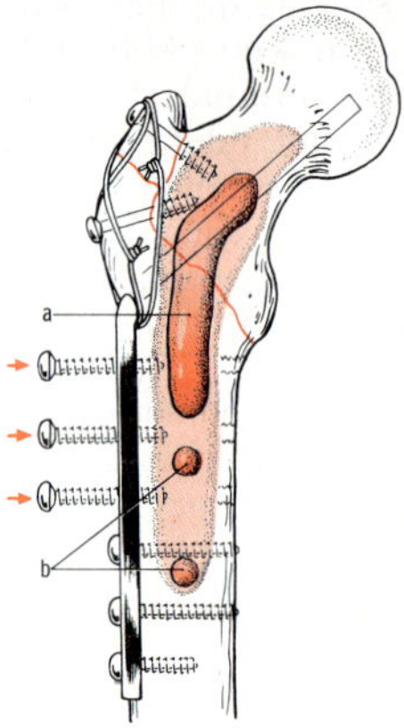

Abb. 301 Verbundosteosynthese. Knochenzement = rosarote Fläche. Kortikale Rinne für Zementeinfüllung (a), Bohrlöcher für Luftaustritt (b)

Indikationen

- Stabile pertrochantäre Frakturen.
- Subtrochantäre Frakturen.
- Bündelnagelung grundsätzlich nur im höheren Lebensalter (s. Abschnitt Besonderheiten).

Prinzip

- Es handelt sich um eine sog. halboffene Osteosynthese: Zugang zum Markraum vom medialen Femurkondylus aus; die Fraktur selbst wird nicht eröffnet.
- Hochschlagen der intramedullären Kraftträger in den Femurkopf erfolgt unter Bildverstärkerkontrolle.

Vorbereitung

- Lagerung und Reposition entsprechend Abb. 302: Patient am Tischrand in Rückenlage, Seitenstütze am Thorax (Unfallgefahr).
- Frakturiertes Bein im Extensionsgestell, nicht frakturiertes Bein mit flektierter Hüfte in Knieschale abduziert.
- Reposition unter Bildverstärkerkontrolle (Zug, Abduktion, meist leichte Innenrotation).
- Steriles Abdecken der Extremität und des Bildverstärkers.

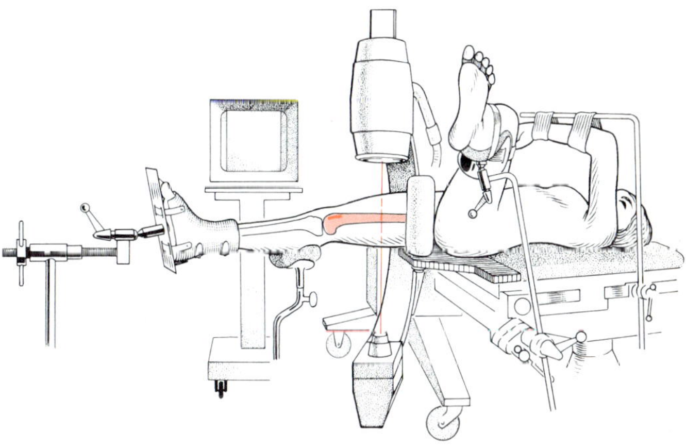

Abb. 302 Lagerung und Reposition auf dem Extensionstisch. Schnittführung rot. Bildverstärker lateral, in die Horizontale schwenkbar. Nicht zu sehen: Seitenstütze am Thorax

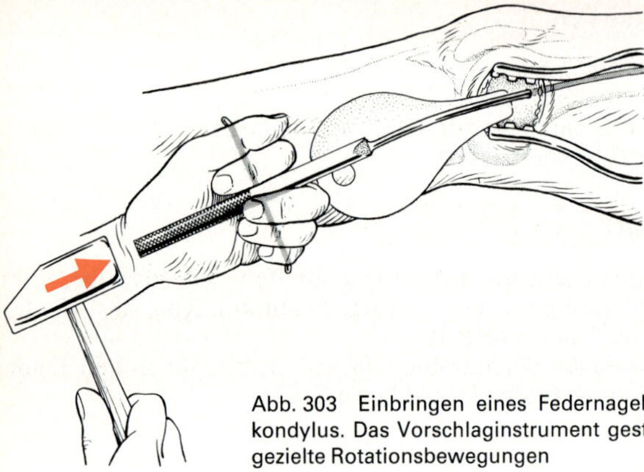

Abb. 303 Einbringen eines Federnagels am Femurkondylus. Das Vorschlaginstrument gestattet zugleich gezielte Rotationsbewegungen

Operatives Verfahren

- Instrumentarium zur Bündelnagelung nach Ender und Simon-Weidner: Sortiment doppelt abgebogener Federnägel von 4,5 mm Durchmesser. Spezielles Vorschlaggerät zum Einschlagen und zur Rotationskontrolle der Nägel (Abb. 303).
- Im Gegensatz zur Marknagelung von oben (Küntscher) erfolgt bei der Bündelnagelung von unten keine Ausbohrung des Markraums.
- Längenbestimmung der Federnägel durch Auflegen eines Nagels auf den Femur und Bildverstärkerkontrolle.
- Hautschnitt am medialen Femurkondylus. Einstrahlung des M. vastus medialis nach vorn ziehen, Kortikalis mit Pfriem in Richtung Diaphyse perforieren.
- Je nach Weite des Markraums Plazierung von 3–5 Federnägeln. Die proximalen Enden müssen sich sowohl in der frontalen wie in der sagittalen Ebene auffächern: Spitze jedes einzelnen Nagels vor dem Hochschlagen entsprechend zurechtbiegen.
- Einschlagen mit dem Vorschlaggerät (Abb. 303): Zuerst die am stärksten gekrümmten Nägel, die dem Adams-Bogen dicht anliegen. Anschließend Einbringen der steiler gestellten Nägel.
- Bildverstärkerkontrolle in zwei Ebenen orientiert über die korrekte Passage der Fraktur und Lage der Nagelenden im Femurkopf.
- Wenn die Nägel im Diaphysenrohr genügenden Kortikaliskontakt aufweisen, erfolgt an der Einschlagstelle (medialer Femurkondylus) keine Stabilisierung. Das Nagelbündel läßt sich jedoch bei Bedarf durch Einbringen einer Knochenzementplombe rotationsstabil verankern.
- Redon-Drain (mit Sog), schichtweiser Wundverschluß.

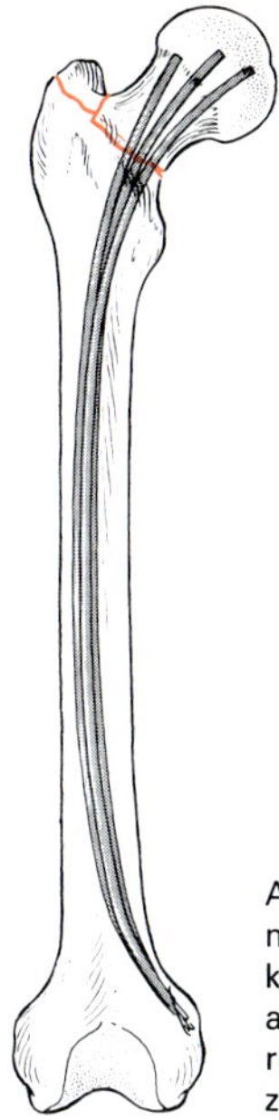

Abb. 304 Bündelnagelung mit 3 Federnägeln, im Femurkopf sowohl frontal wie sagittal aufgefächert. Distale Verankerung ist möglich mit Knochenzementplombe

Besonderheiten

- Dem Verfahren innewohnend ist die Tendenz zu Außenrotationsfehlern: Anwendung daher bei alten Patienten, sofern kleines operatives Trauma und rasche Mobilisierbarkeit den Vorrang vor idealer Reposition haben.
- Typische postoperative Komplikation: Perforation der Nägel ins Pfannendach, oder laterales Ausbrechen aus dem Femurkopf mit Abgleiten der Fraktur in Verkürzung und Varusstellung. Diese Komplikation ist Indiz für fehlerhafte Indikationsstellung (Fraktur mit medialer Instabilität).

Nachbehandlung

- Lagerung des Beins in Schaumgummischiene, Redon-Drain nach 24 Std. entfernen.
- Röntgenkontrollen: Hüfte a.-p. und axial 2 Tage, 2 und 6 Wochen postoperativ.
- Bei guter Reposition und Nagellage: Patient nach 2 Tagen aus dem Bett nehmen (Stuhl). Mobilisation am Eulenburg mit Teilbelastung. Volle Belastbarkeit meist nach 2–3 Wochen.
- Das Osteosynthesematerial verbleibt bei der in Frage kommenden Altersgruppe permanent im Knochen.

Marknagelung

Indikationen

- Küntscher-Nagel: Frakturen im mittleren Schaftdrittel (ideal: quere oder schräge Zweifragmentbrüche).
- Verriegelungsnagel: Mehrfragmentbrüche. Frakturen im proximalen oder distalen Metaphysenbereich.

Prinzip

- Geschlossene Marknagelung: Fraktur nicht direkt eröffnen, Zugang nur durch Trochanterspitze.
- Extensionstisch. Bildverstärker, strenge Strahlenhygiene.
- Ausnahme: offene Nagelung = direktes Freilegen der Fragmente und provisorische Reposition mit Zangen. Vorwiegend bei pathologischen Frakturen und Einbringen einer Knochenzementplombe (Verbundosteosynthese), selten bei Trümmerfrakturen (offenes Alignement).

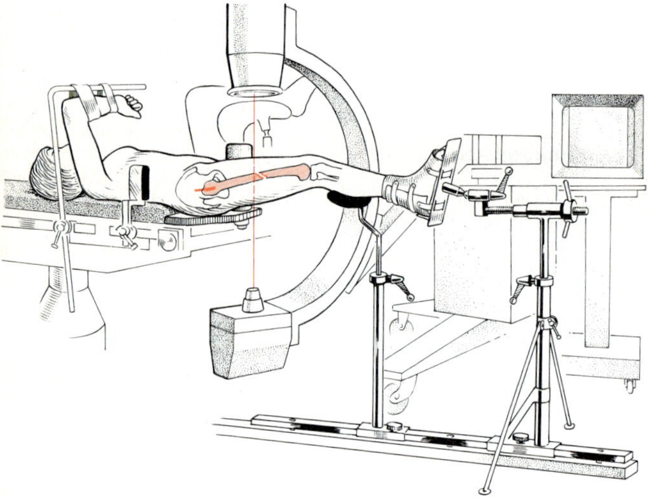

Abb. 305 Lagerung auf Extensionstisch. Bildverstärker medial, in zwei Ebenen frei beweglich. Rot: Hautschnitt über Trochanterspitze

Vorbereitung

- Lagerung nach Abb. 305: Rückenlage am Tischrand, frakturiertes Bein im Extensionsgestell fixiert, nicht frakturiertes Bein mit flektierter Hüfte in Knieschale abduziert.
  Seitenstütze am Thorax.
- Längenausgleich und Repositionsmanöver unter Bildverstärkerkontrolle unsteril erproben.
- Hautschnitt: Projektion der Trochanterspitze auf die Haut in 2 Ebenen mit Kirschner-Draht und Bildverstärker ermitteln und einzeichnen.
- Desinfektion: steriles Abdecken von Extremität und Bildverstärker. Dieser letztere frei beweglich und um 90° schwenkbar.

Operative Variante I
Küntscher-Nagel

- Marknagelinstrumentarium.
- Hautschnitt in einem Zug auf die Trochanterspitze. Perforation des Trochanters mit Pfriem in Richtung Femurschaft, Eröffnung des Markraums.
- Bohrdorn (3 mm) an der Spitze aufbiegen, mit Tonnenzange fassen und unter vorsichtigen Rotationsbewegungen mit kurzen Hammerschlägen ins Diaphysenrohr einschlagen (Abb. 306).
- Passieren der Frakturzone unter manueller Reposition und Bildverstärkerkontrolle. Bohrdorn exakt zentriert so weit hinunterführen, bis Epiphysenlinie eben perforiert wird (Abb. 307).

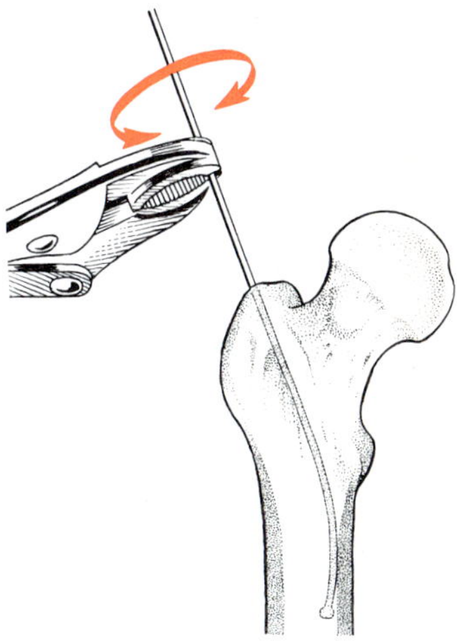

Abb. 306 Der vorn abgebogene Bohrdorn wird mit Rotationsbewegungen in den Markraum zentriert und durch Hammerschläge auf die Tonnenzange weiterbefördert

Marknagelung

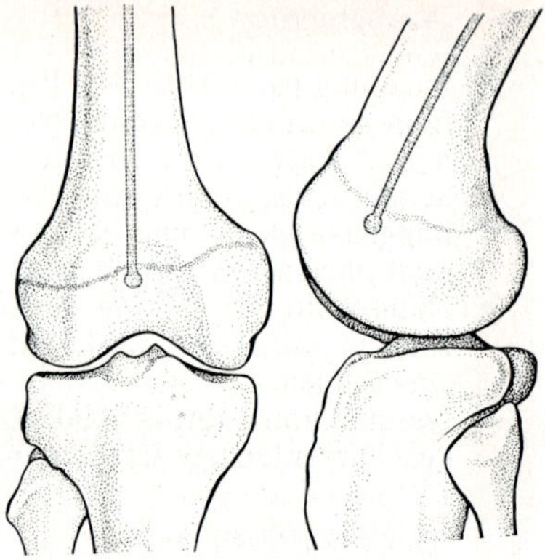

Abb. 307 Der vollständig eingeschlagene Bohrdorn perforiert eben die distale Epiphysenlinie. Länge des Marknagels ist analog

- Ausbohrung mit flexibler Welle, beginnend mit dem frontal schneidenden 9-mm-Bohrkopf.
- Jeder folgende Ausbohrvorgang mit einem 0,5 mm dickeren Bohrkopf.
- Zwischen den Ausbohrungen Markraum spülen und Absaugen (Entfernung von Knochenmehl und Koagula).
- Bei kräftigem Kortikaliskontakt über mehrere Zentimeter (Schaftmitte) Bohrkopf nur noch durch die engste Stelle führen, jedoch nicht mehr in die distale Metaphyse (Spongiosa nicht unnötig wegfräsen).
- Bei Widerstand nicht forcieren (Cave: Verklemmung des Bohrkopfs): Bohrwelle extrahieren, Bohrkopf reinigen und ein zweites Mal einführen, evtl. Ausbohrung beenden.
- Nach abgeschlossener Ausbohrung Markraum nochmals spülen und absaugen, Bohrdorn über einem Teflonrohr durch den 4-mm-Führungsstab ersetzen.
- Nagellänge: Bestimmung mit Meßband anhand des außen vorstehenden Führungsstabes.
- Nagelkaliber: Toleranzen im Instrumentarium verlangen in jedem Fall Vergleiche des zuletzt verwendeten Bohrkopfs mit dem gewählten Marknagel anhand einer Lochschablone. Der Nagel muß dabei leichter als der Bohrkopf durch die kleinste gemeinsame Öffnung passieren.
- Bei proximal stark gebogenem Markraum und lateraler Eröffnung der Trochanterspitze Verwendung eines Unterschenkelnagels mit Krümmung nach lateral; bei gestrecktem Verlauf des Bohrkanals Einsatz eines geraden Oberschenkelnagels (Abb. 308).
- Marknagel mit Einschlagaufsatz versehen, auf Führungsstab stekken und einschlagen. Mit jedem Hammerschlag muß der Nagel um 0,5–1 cm vorrücken. Bei drohender Verklemmung Marknagel extrahieren, dünneren Nagel einsetzen oder Diaphyse um weitere 0,5 mm aufbohren.

- Die Passage der Fraktur mit dem Nagel erfolgt unter manueller Reposition und Bildverstärkerkontrolle in beiden Ebenen.
- Ausschlagen des Führungsstabs, sobald der Marknagel ins distale Hauptfragment eingedrungen ist.
- Wenn Nagel vollständig eingeschlagen: Einschlagaufsatz entfernen. Proximales Nagelende bündig mit Trochanterspitze, distales Ende erreicht eben die Epiphysenlinie.
- Redon-Drain in Marknagel, Sekretflasche ohne Sog. Ausspülen des Wundgebietes und schichtweiser Wundverschluß.
- Beurteilung der erreichten Stabilität im Operationsbericht protokollieren.

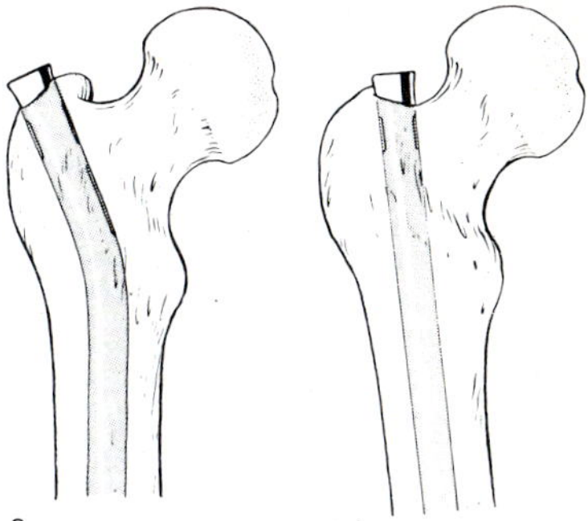

a b

Abb. 308 a) Unterschenkelmarknagel mit Krümmung in der Frontalebene wird etwas lateral von der Trochanterspitze eingesetzt. b) gerader Oberschenkelmarknagel muß etwas zentraler eingeführt werden

Operative Variante II
Offene Marknagelung

- Lagerung auf Extensionstisch (Abb. 305) oder Seitenlage ohne Extensionstisch in Knie-Hüft-Flexion.
- Lateraler Zugang zum Femurschaft wie Femurplatte (S. 321).
- Offene Reposition. Evtl. Längenausgleich mit Femurdistraktor (Abb. 311). Provisorische Fixation mittels Halbrohrplatte, welche mit Verbrügge-Zangen proximal und distal der Fraktur festgehalten wird.
- Aufbohren unter Beobachtung der Frakturgegend. Nagelung wie oben.
- Zusatzmaßnahmen:
  1. Drahtcerclage zur Retention größerer ausgesprengter Splitter: Cerclagedraht muß nach spätestens 6 Wochen von kleiner Stichinzision aus entfernt werden.
  2. Knochenzement-Plombe zur Stabilisierung bei osteolytischem Knochendefekt.
- Nachteil der offenen Nagelung: zirkulatorische Schädigung des Knochens sowohl von seiten des Markraumes wie von außen mit Gefahr der Devitalisierung von Fragmenten.

Operative Variante III
Verriegelungsnagel

- Indiziert, wenn Küntscher-Nagel sich in einem oder beiden Hauptfragmenten nicht stabil verankern läßt: bei Frakturen in den Metaphysen und langstreckigen Splitter- und Trümmerfrakturen.
- Statische Verriegelung: Abb. 309a. Durch die Schlitze im Nagel werden unter Bildverstärkerkontrolle beiderseits der Fraktur Verriegelungsschrauben eingeführt. Es resultiert Schutz vor Rotationsfehlern und vor sekundärer Verkürzung.
- Dynamische Verriegelung: Abb. 309b und c. Der Nagel wird proximal oder distal der Fraktur nur in jenem Fragment verriegelt, in dem er sonst nicht rotationsstabil verankert werden kann.

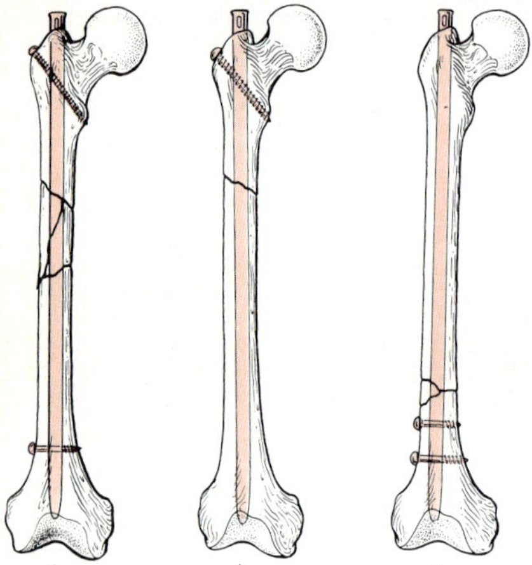

Abb. 309 a) statische Verriegelung des Nagels in beiden Hauptfragmenten, b), c) dynamische Verriegelung proximal bzw. distal

Nachbehandlung

- Marknagel ohne Verriegelung oder mit dynamischer Verriegelung: sofortige Mobilisierung des Patienten. Belastbarkeit ist aufgrund des Frakturtyps individuell zu beurteilen.
- Statische Verriegelung: Es besteht Übungsstabilität, jedoch keine primäre Belastbarkeit. Entfernung der Verriegelung in einem der Fragmente (Dynamisierung) nach 2 Monaten, Übergang auf progressive Belastung.
- Röntgenkontrollen bis zur Konsolidierung alle 4 Wochen.

Indikationen

- Torsions- und Drehkeilfraktur im mittleren und distalen Schaft.
- Polytrauma, vor allem bei offenen Frakturen 1. und 2. Grades, wo rasch ohne Extensionstisch gearbeitet und unter Sicht reponiert und stabilisiert werden muß.

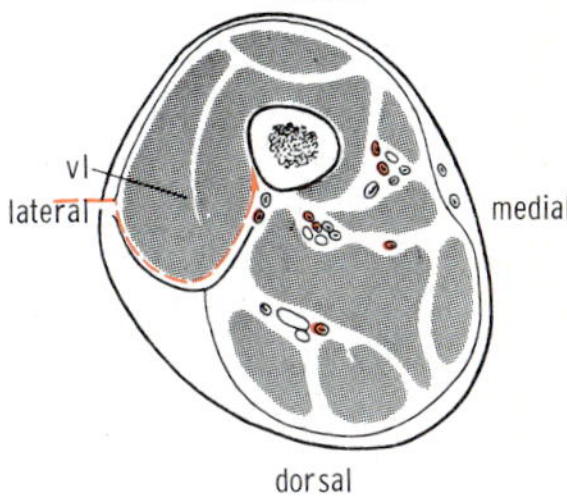

Abb. 310 Querschnitt mit Zugang. vl = Vastus lateralis

Prinzip

- Blutige Reposition und Stabilisierung mit breiter, gerader Platte und zusätzlichen Schrauben.
- Bei Defekt oder Devitalisation Spongiosaplastik.

Operative Verfahren

- Rückenlage mit etwas flektiertem Knie oder Seitenlage. Relaxierende Anästhesie. Bluttransfusion und Spongiosaentnahme vorbereiten. Elektrokoagulation.
- Alternative: Lagerung auf Extensionstisch. Gestattet präoperativen Längenausgleich (Abb. 305).
  1. Laterale Längsinzision mit Spalten der Fascia lata. Eingehen auf das Femur unter Ablösen des Vastus lateralis vom Septum intermusculare. Darstellung der Fragmente. Blutstillung (Abb. 310).
  2. Längenausgleich und Grobreposition entweder mit Femurdistraktor oder durch Zug im Extensionstisch. Querinzisionen des Septum intermusculare erleichtern die Reposition. Der Femurdistraktor wird an den Hauptfragmenten unter Beachtung deren Rotation (Orientierung an der Linea aspera = dorsolateral) angesetzt. Freihalten der Flächen für die Implantate (Abb. 311).

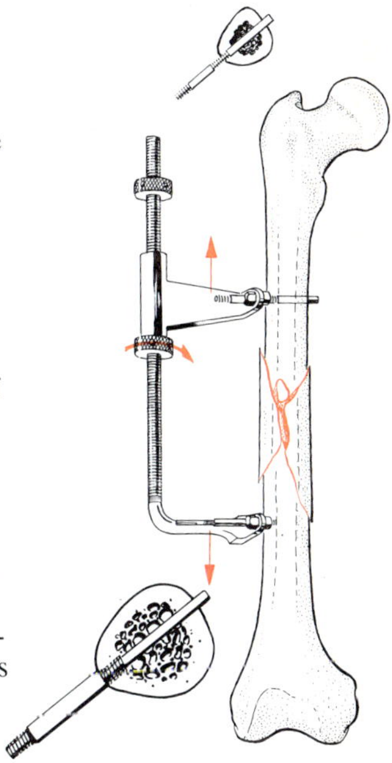

Abb. 311 Reposition mit Femurdistraktor

3. Feinadaptierung mit Repositionszangen oder provisorischen Cerclagen, die vor Anziehen der Plattenschrauben entfernt werden.
4. Plattenwahl: Breite Platte: 7 kortikale Gewinde pro Hauptfragment. Platte zubiegen und in Etappen festschrauben. Wenn möglich interfragmentäre Kompression, s. S. 341. Keilfragmente separat verschrauben (Abb. 312).
5. Falls ventral oder medial Defekte oder Devitalisation bestehen, Spongiosaplastik obligat (sekundärer Plattenbruch).
6. Dicke Redon-Drains in die Frakturgegend. Reposition des Vastus lateralis. Naht der Fascia lata (Dexon/ Vicryl 2). Subkutane Redon-Drainage, Hautnaht.
7. Lagerung auf Schiene in Knie-Hüft-Flexion 90° für 5–6 Tage (Abb. 313).

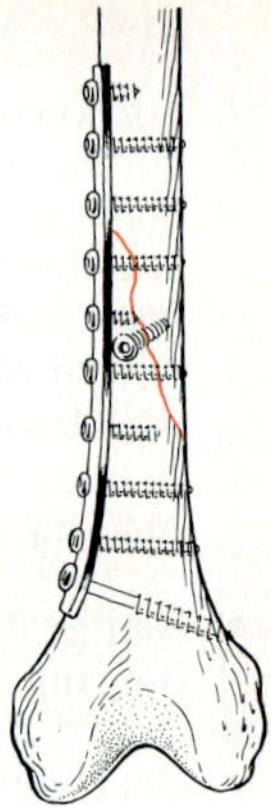

Abb. 312 Typische Femurplatte

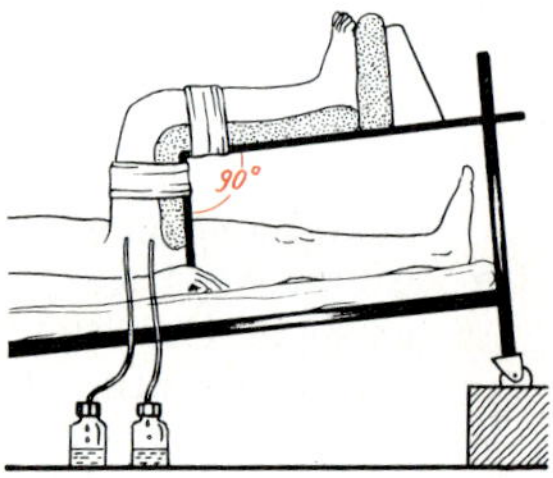

Abb. 313 Lagerung in Rechtwinkellage Knie-Hüfte

Nachbehandlung

- Passives Durchbewegen von Knie und Hüfte ab 3. Tag.
- Lagerungswechsel auf mittlere Flexion ab 5. Tag.
- Aufstehen mit Krücken und Teilbelastung ab etwa 5.–7. Tag.
- Zunehmend belasten ab 10.–12. Woche, Vollbelastung ab 12.–16. Woche.
- Metallentfernung nicht vor 2 Jahren.

Implantate

- Breite Spann-Gleitloch-Platte (10–18 Löcher) mit 4,5-mm-Kortikalisschrauben.

Indikation

- Artikuläre und extraartikuläre distale Femurfraktur.

Prinzip

- Rekonstruktion und Stabilisierung der Gelenkfragmente mittels Schrauben und Plattenklinge. Verbindung zwischen Kondylen und Diaphyse durch Plattenschaft.
- Spongiosaplastik bei Defekt und Devitalisation.

Operatives Verfahren

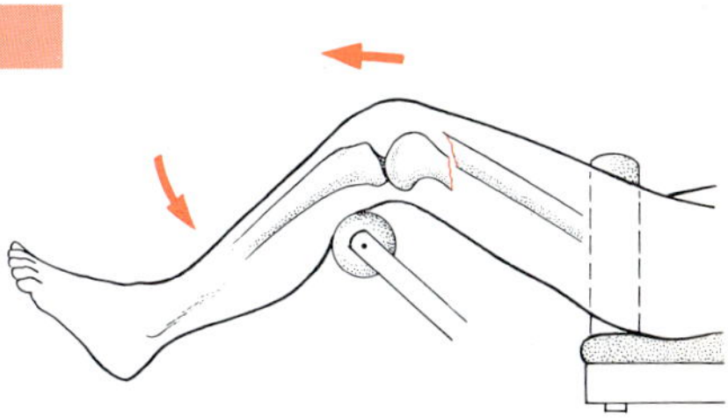

Abb. 314 Lagerung für Rekonstruktion der distalen Femurfraktur

- Technisch anspruchsvolle Osteosynthese.
- Narkose. Spongiosaentnahme am Becken vorbereiten.
- Lagerung: Rückenlage. Abstützung am Damm. Distaler Oberschenkel leicht angehoben. Knie von gepolsterter Rolle getragen, Unterschenkel überhängend (Abb. 314). Durch Druck auf den Unterschenkel wird ein Extensionseffekt ausgeübt.
- Alternative Lagerung: Extensionstisch für Längenausgleich oder Femurdistraktor. Grobreposition unter Bildverstärkerkontrolle (Abb. 305).

1. Lange laterale Hautinzision unter Umgehung der Patella. Spaltung von Tractus iliotibialis und Fascia lata.
2. Bei artikulärer Fraktur Gelenkeröffnung und Revision.
3. Reposition artikulärer Fragmente. Provisorische Fixation mit Kirschner-Drähten oder Zangen.
4. Wenn möglich Verschraubung der Gelenkfraktur (6,5-mm-Spongiosaschrauben mit Unterlagscheiben) unter Freilassung der Zone für die Plattenklinge.
5. Festlegen der Klingenlage: Einstecken von 2 Kirschner-Drähten als Führungshilfen am vorderen Rand der Kondylen und unter dem proximalen Rand der Patella. Sie geben die korrekte Richtung der Klingenlage an (= parallel zum Gelenk).
6. Aufbohren der Einschlagstelle der Plattenklinge. Vorsichtiges Einschlagen des Plattensitzinstrumentes (Cave: Dislokation der artikulären Fraktur durch Hammerschlag) unter Beachtung der Femurschaftachse (Abb. 315).

7. Partielles Einschlagen der Plattenklinge. Provisorische Reposition zwischen Metaphyse und Schaft zur Beurteilung der Plattenlage. Achsen- und Rotationsfehler können durch Biegen und Verwinden des Plattenschaftes nach Zurückschlagen der Klinge noch korrigiert werden.

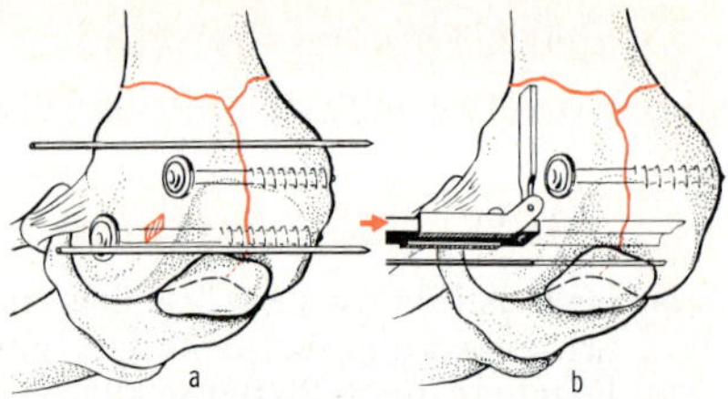

Abb. 315 Mit Schrauben versorgte artikuläre Fragmente. Klingenlage ermittelt durch zentral eingestreckte Kirschner-Drähte (a). Paralleles Einschlagen des Plattensitzinstrumentes (b)

8. Definitives Einschlagen der Klinge und Reposition. Feinreposition und axiale Kompression kann mit Plattenspanner erreicht werden. Festschrauben der Platte (Abb. 316b, c).
9. Ausfüllen kortikaler Defekte mit autologer Spongiosa.
10. Beurteilung von Stabilität und Implantatlage.
11. Begleitende Bandverletzungen am Kniegelenk können jetzt diagnostiziert und operativ versorgt werden.
12. Redon-Drainage für 36–48 Stunden.
13. Gelenkverschluß und Naht der Fascia lata mit Dexon/Vicryl 2. Hautnaht. Gepolsterter Verband.
14. Lagerung auf Schiene in Knieflexion 90°. Wenn Hautspannung, Flexion reduzieren.

Technische Varianten

- T-Platte: Bei monokondylärem einfachem Spaltbruch oder wenn die artikuläre Fraktur das Einschlagen einer Klinge verbietet (Abb. 316a).
- DCS (Dynamic Condylar Screw). Technisches Vorgehen analog der DHS am proximalen Femur (Abb. 316c).

Beachte besonders!

- Bei diesen Frakturen sind arterielle Verletzungen häufig, vorwiegend Intimaschäden mit protrahiertem Ischämiesyndrom (S. 31).
- Iatrogene Fehlstellungen vermeiden (Achsen, Rotation).
- Bei Defekt oder Devitalisation – vor allem medial – Spongiosaplastik obligat wegen der Gefahr des sekundären Implantatbruchs.

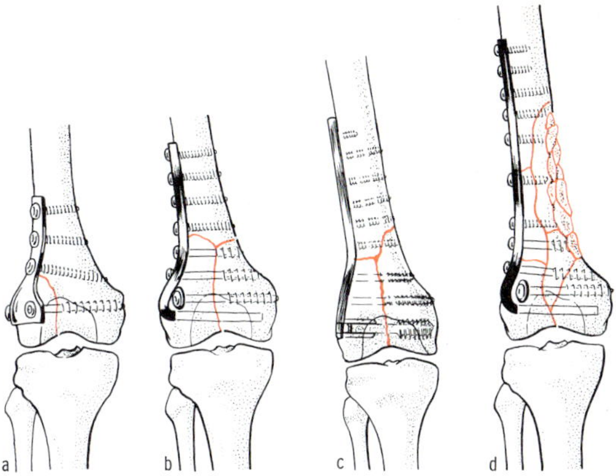

Abb. 316 Platten bei verschiedenen Frakturformen. a) Einfacher Spaltbruch: T-Platte. b) T-Fraktur: artikuläre Schrauben und Kondylenplatte. c) Gleiche Fraktur mit DCS versorgt. d) Mediale suprakondyläre Trümmerzone: lange Kondylenplatte mit Spongiosaplastik

Nachbehandlung

- Thromboemboliepropylaxe.
- Aktiv-passive Kniemobilisation sobald Wundheilung gesichert. Motorisch angetriebene Bewegungsschienen bewähren sich ausgezeichnet. Aufstehen mit Krücken und Quadrizepstraining nach gesicherter Wundheilung.
- Zunehmende Belastung zwischen 8. und 16. Woche.
- Metallentfernung bei Trümmerfrakturen nach 2 Jahren.

Implantate

- Kondylenplatten 95° mit 4,5-mm-Kortikalis- und 6,5-mm-Spongiosaschrauben.
- T-Platte mit den gleichen Schrauben.
- DCS (Dynamic Condylar Screw).
- Kondylenabstützplatte mit den gleichen Schrauben.
- 6,5-mm-Spongiosaschrauben mit Unterlagscheibe.

Quadrizepssehnennaht

Prinzip

- Ossäre Reinsertion der Sehne im oberen Rand der Patella.

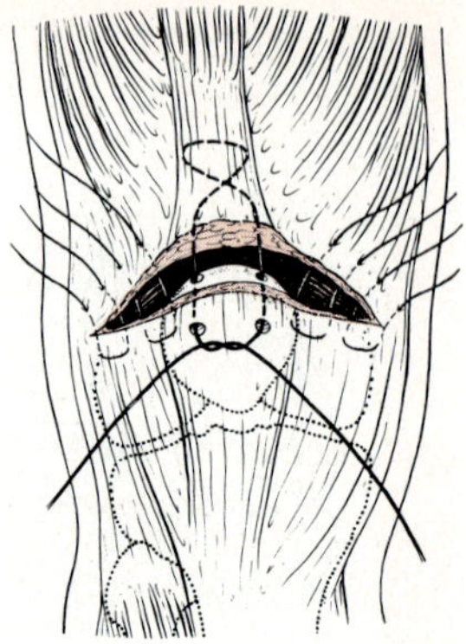

Abb. 317 Nahttechnik mit Bohrung der Patella und Durchflechtung einer starken zentralen Naht

Operatives Verfahren

- Narkose. Pneumatische Blutsperre kann hinderlich sein.
  1. Inzision parapatellar längs oder suprapatellar quer.
  2. Darstellung des Risses in der ganzen Ausdehnung. Ausspülen des Hämarthros.
  3. Zwei längsverlaufende Bohrlöcher in die Patella proximal (Patella mit Faßzange stabilisieren).
  4. Einflechten einer kräftigen Naht (Supramid oder Mersilen 3) in das Zentrum der Sehnenplatte des Rektus nach der Technik der Sehnennaht (S. 184). Verwendung der Reverdin-Nadel oder einer großen gebogenen Nadel. Durchziehen durch die Bohrlöcher. Der Knoten darf die Haut nicht vorwölben. Zur Durchflechtung eignet sich auch der Plantaris longus als freies Transplantat oder ein dünner Kutisstreifen.
  5. Kontrolle der Adaptierung und des Haltes bei passiver Knieflexion.
  6. Synovialnaht (Recessus superior) Dexon/Vicryl 0.
  7. Das zentrale und seitliche Rißgebiet wird zusätzlich mit U-Nähten oder Flaschenzugnähten (Dexon/Vicryl 2) versorgt.
  8. Redon-Drainage und Hautnaht.
  9. Gepolsterter Verband. Kräftige dorsale Gipsschiene in Streckstellung.

Nachbehandlung

- Quadrizepsübungen sofort beginnen.
- Thromboembolieprophylaxe. Bei Gefährdung Dextran präoperativ.
- Aufstehen ab 3.–5. Tag. Abrollen des Fußes gestattet.
- Kniegipshülle nach Wundheilung für 8 Wochen.
- Krückenfreies Gehen ab etwa 12. Woche.

Prinzip

- Osteosynthese mit 2 transligamentären, in verschiedenen Ebenen geführten Drahtschlingen, die den Muskelzug auffangen und die Fraktur bei Flexion flächenhaft komprimieren.

Operatives Verfahren

- Narkose, Blutsperre (bei schlechtem Allgemeinzustand Lokalanästhesie möglich).
  1. Parapatellare Längsinzision oder Querinzision. Bei offener Fraktur S-förmige Verlängerung der Wunde. Bei Schürfwunden und Kontusion Inzision zentral durch diese führen (Abb. 318).
  2. Darstellung der Fraktur und der seitlichen Kapsel- und Muskelrisse. Absaugen des Hämarthros. Spülen des Gelenkes und Revision.
  3. Reposition unter Sicht von vorn. Provisorische Fixation mit Zange.
  4. Kontrolle der Patellahinterfläche unter Sicht. Evtl. kleine seitliche Kapselinzision.
  5. Durchziehen des 1. Drahtes durch die Tiefe des Lig. patellae und der Quadrizepssehne hart am Knochen. Leitung durch dicke, gebogene Punktionsnadel oder Hohlnadel mit Griff, in die der Draht eingesteckt wird (Abb. 319). Führung ventral von der Patella. Um den Druck gleichmäßig zu verteilen, muß jeder Schenkel separat gespannt werden (2 Quirle).
  6. Zweiter Draht mehr ventral durchführen und anspannen.
  7. Prüfung der Zugfestigkeit bei passiver Knieflexion.
  8. Röntgenbild a.-p. (Drahtlage) und seitlich (Reposition).
  9. Naht der gerissenen Kapsel mit Dexon/Vicryl 2.
  10. Redon-Drainage und Hautnaht.
  11. Polsterverband, dorsale Gipsschiene in leichter Flexion.

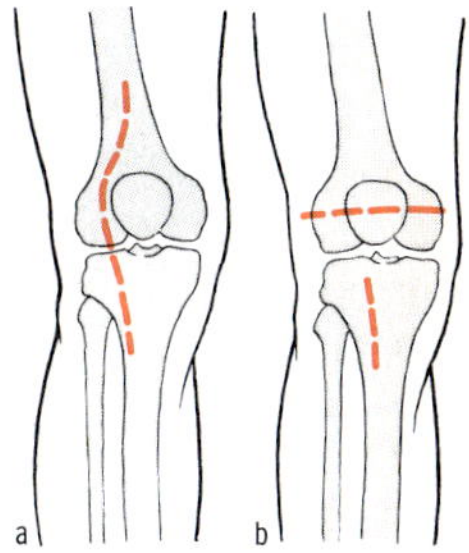

Abb. 318 Die Inzisionen bei geschlossener Patellafraktur (a, b). Bei Zugang durch Querinzision muß für den Entlastungsdraht auf die Tuberositas tibiae eine zusätzliche kleine paramediane Längsinzision angelegt werden (b)

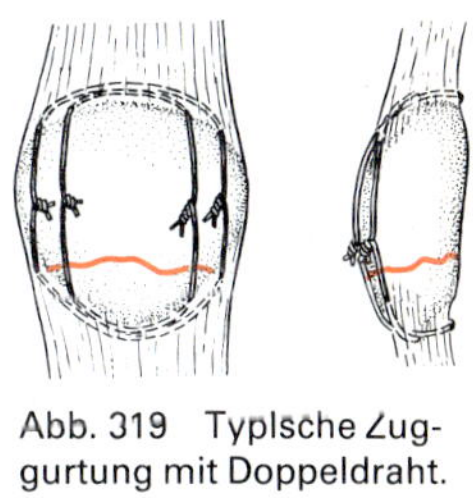

Abb. 319 Typische Zuggurtung mit Doppeldraht. Ein Draht wird ganz ventral über die Patella geleitet

Beachte besonders!

- Kleine Impressionen der Gelenkfläche und tiefe Trümmerzonen erschweren die exakte Reposition.
- Die Patella ist ungewöhnlich hart. Bohrdrähte in der Längsachse distrahieren (Kanal im größeren Fragment vorbohren).
- Implantate dürfen die Haut in Knieflexion nicht vorwölben.

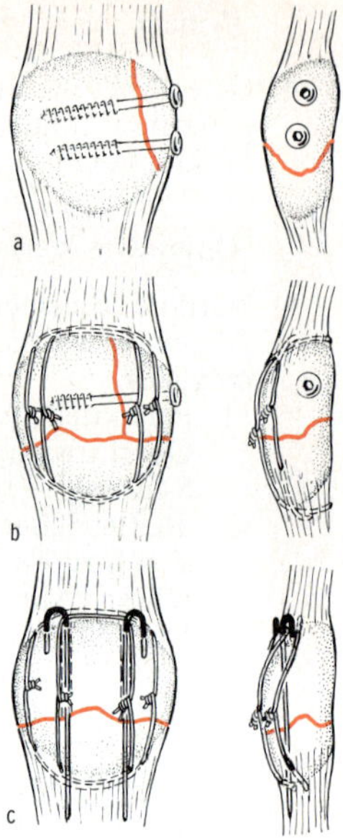

Abb. 320 Technische Varianten, s. Text

Nachbehandlung

- Thromboemboliephrophylaxe ab Operationstag.
- Quadrizepstraining sofort.
- Aufstehen nach gesicherter Wundheilung mit Krücken unter Teilbelastung.
- Funktionelle, gipsfreie Nachbehandlung bei einwandfreier Technik und zuverlässigem Patienten.
- Im Zweifelsfall Kniehülse für 6–8 Wochen.

Technische Varianten

- Zuggurtung mit Bohrdraht: verstärkt die Verankerung des vorderen Cerclagedrahtes. Aus der Bruchfläche werden 2 tangentiale parallele Bohrungen (2 mm) in das größere Fragment ausgeführt. Einstecken von Bohrdrähten 1,8 mm. Reposition und Fixation mit Zange. Retrograde Bohrung durch das kleinere Fragment. Die ventrale Cerclage umfährt die Bohrdrähte und wird gespannt. Einseitiges Umbiegen und Versenken der Kirschner-Drahtenden (Abb. 320).
- Kombination Zuggurtung und Verschraubung: bei Mehrfragmentbrüchen präliminare Verschraubung der längsgerichteten Fragmente, dann Zuggurtung (Abb. 320).
- Verschraubung bei Längsfraktur: Fixation mit 2 kleinen Spongiosaschrauben evtl. Unterlagsscheiben (Abb. 320).
- Kombination von Kirschner-Draht und Zuggurtung bei Mehrfragmentbruch: präliminäre Fixation kleiner Ausbrüche mit tangentialen Kirschner-Drähten. Einer der Cerclagedrähte umfährt diese und komprimiert konzentrisch. Übrige Technik wie Zuggurtung.

- Teilresektion bei distaler Polfraktur: Parallele Bohrungen (2 mm) durch das große Fragment. Adaptationsnaht des Lig. patellae an das proximale Hauptfragment nach allgemeiner Sehnentechnik (S. 184). Zusätzlich Entlastungsdraht für das Lig. patellae: proximale Verankerung in die Quadrizepssehne oder in ein transversales Bohrloch. Distal Bohrloch in der Tuberositas tibiae. Drahtkreuzung vor dem Lig. patellae (Abb. 321). Die Knieflexion muß bis 90° frei sein. Der Draht darf dabei das Lig. patellae nicht komprimieren. Die Drahtquirle dürfen die Haut nicht vorwölben (Nekrosegefahr). Seitliche Kapselnähte mit Dexon/Vicryl. In der Nachbehandlung wegen verminderter Zugfestigkeit Gipshülse für 6–8 Wochen.

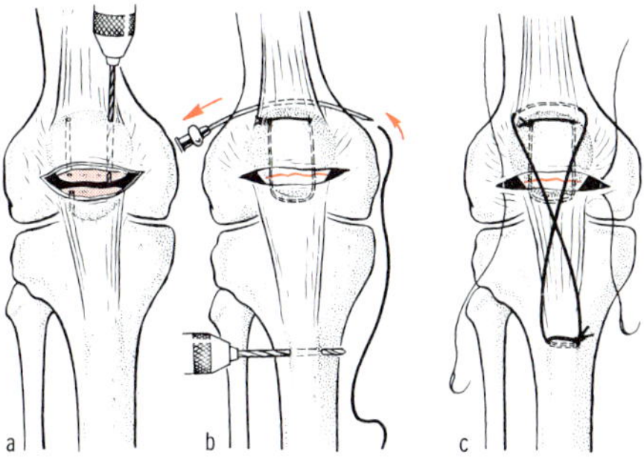

Abb. 321 Cerclage und Entlastungsdraht durch die Tuberositas tibiae bei distaler Polfraktur. Statt der Umfahrung des oberen Patellapols kann der Draht durch ein transversales Bohrloch im proximalen Fragment durchgeleitet werden

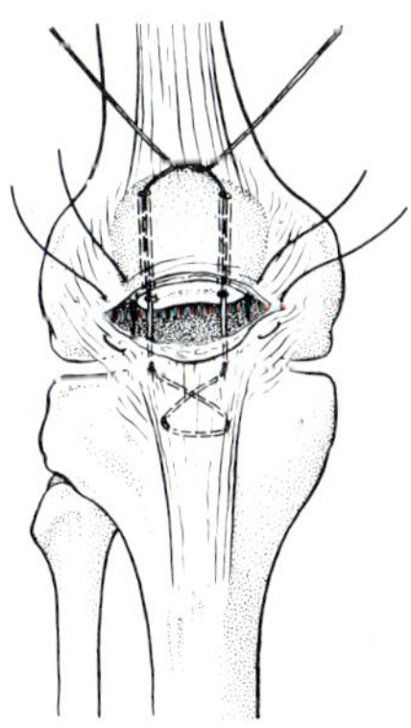

Abb. 322 Technik der partiellen Patellektomie

Seitenbandnaht

Indikation

- Frischer Seitenband- und Kapselriß.

Prinzip

- Versorgung aller zerrissenen Strukturen durch Naht nach Revision des Gelenks.

Operatives Verfahren

- Narkose, pneumatische Blutsperre, Knie in leichter Flexion auf Kniebänkchen (Abb. 323 und 324).
  1. Parapatellare laterale Längsinzision (Abb. 325).
  2. Parapatellare Eröffnung des Kniegelenkes (Abb. 326). Systematische Revision von innen (Meniskusrisse, Kapsellücken, Popliteussehne, Kreuzbänder). Austasten mit dem stumpfen Nervenhäkchen (Abb. 334). Erweiterung der Inzision oder Hilfsinzisionen entsprechend Befund. Eine intakte äußere Kapsel wird in Verlaufsrichtung des Seitenbandes längs gespalten. Medial kann bis zum Semimembranosuseck, lateral (evtl. nach Abmeißelung des „tubercule de Gerdy") bis auf den Popliteuseck vorgedrungen werden.
  3. Darstellung des Abrißgebietes. Begleitende Kapsel und Schleimhautrisse liegen tiefer und verlaufen oft horizontal.
     Durch Zug am abgerissenen Band wird dessen Anteil an der Stabilität geprüft.

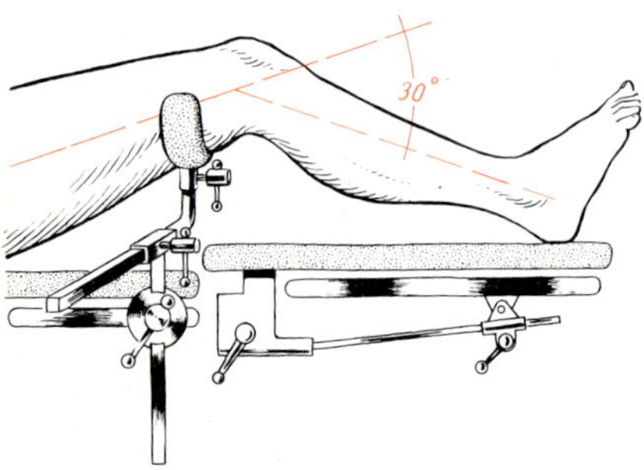

Abb. 323 und 324 Lagerung auf Kniebänkchen nach Trillat für parapatellare Inzision. Klaffen des medialen Gelenkspaltes in Knieflexion durch Abstützen des Unterschenkels am Rand des Operationstisches

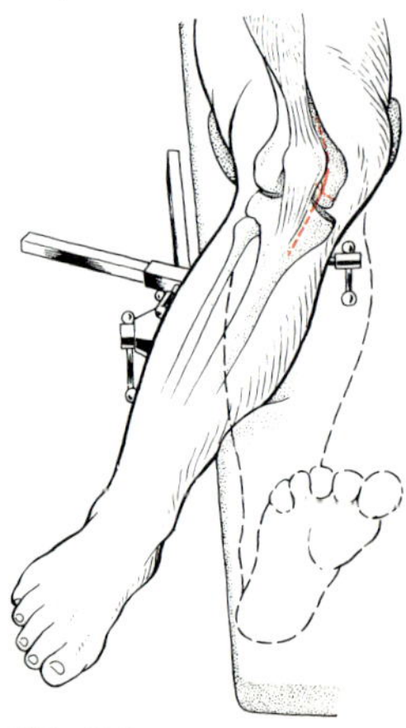

Abb. 324

4. Vorlegen von Einzelknopfnähten in die gerissene Kapsel. Teilweise abgelöste Menisken werden mitgefaßt und nicht entfernt. Bei periostalem Abriß Herstellen von Bohrkanälen, in welche die Naht durchgezogen wird (Abb. 327).
5. Intermediäre Bandrisse werden durch rahmenartige Spannähte und feine Einzelknopfnähte versorgt (Abb. 328).
6. Naht von Kreuzbandrissen.
7. Knoten aller vorgelegten Nähte und Verschluß der äußeren Gelenkkapsel.
8. Kontrolle von Stabilität und freier Flexion.
9. Saugdrainage und Hautnaht. Gepolsterter Kompressionsverband. Dorsale Gipsschiene in subtotaler Streckung. Hochlagerung.

Nachbehandlung

- Thromboembolieprophylaxe.
- Quadrizepstraining sofort.
- Aufstehen 4.–7. Tag mit Krücken ohne Fuß-Boden-Kontakt.
- Entlassung mit Kniehülsenverband (Gips, Kunststoff) in Flexion 10° für 6–8 Wochen. Evtl. frühzeitiger Wechsel auf artikulierten Kunststoffverband.
- Physiotherapie nach Gipsabnahme. Krückenfrei ab 10.–12. Woche.

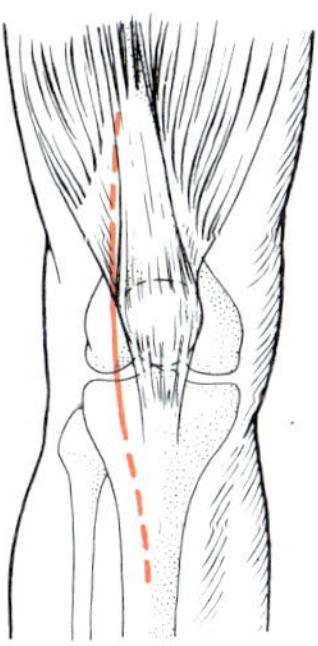

Abb. 325 Parapatellare lange, laterale Standardinzision für Haut und Faszie

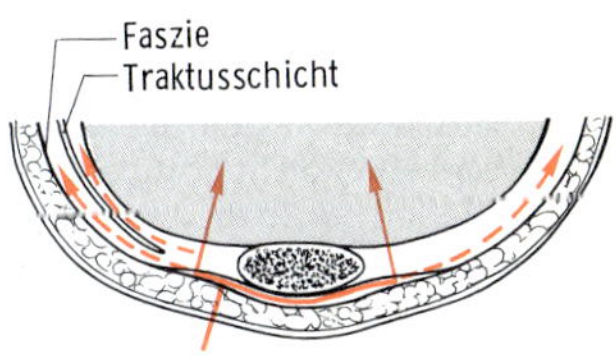

Abb. 326 Tiefer Zugang auf Schnitt: Ausgezogene Linien: Subfasziales Vorgehen für mediale oder laterale Arthrotomie. Gestrichelte Linien: Erweiterung bis Semimembranosus- oder Popliteuseck (vor oder hinter der Tractusiliotibialis-Schicht)

Technische Varianten

- Verschraubung von Bandansätzen und ossären Bandausrissen: Das gespannte Band wird an seinem Ansatz mit einer kleinen Schraube fixiert, die eine Unterlagsscheibe mit Spitzen (Kunststoff, Metall) anpreßt (Abb. 327).
- Intermediäre Bandrisse werden in analoger Technik ohne ossäre Verankerung versorgt.
- Laterale Band- und Kapselrisse: Naht aus zweiter lateraler Inzision über der von innen identifizierten Läsion.
- Abrißfraktur des Fibulaköpfchens: Zuggurtung mit Kirschner-Draht und Drahtschlinge (Abb. 329) oder Verschraubung. Verlauf des N. peronaeus beachten.

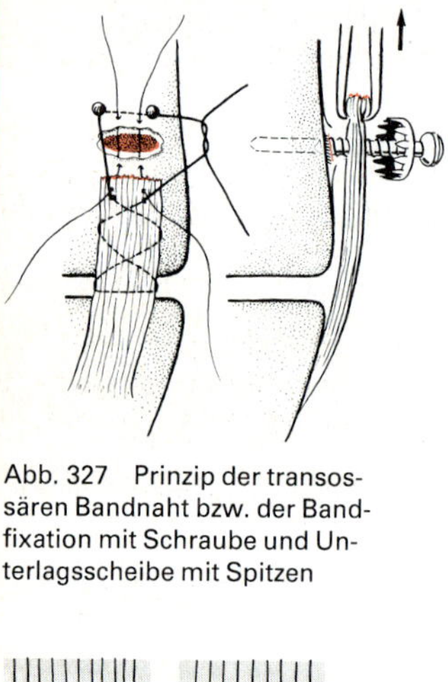

Abb. 327 Prinzip der transossären Bandnaht bzw. der Bandfixation mit Schraube und Unterlagsscheibe mit Spitzen

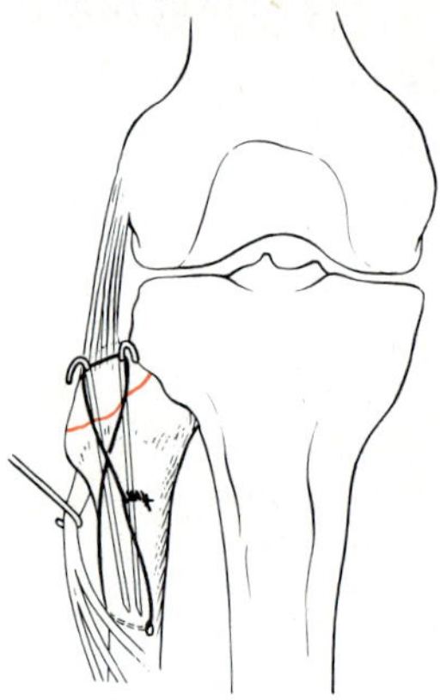

Abb. 329 Zuggurtung bei Abrißfraktur des Fibulaköpfchens. N. peronaeus angeschlungen

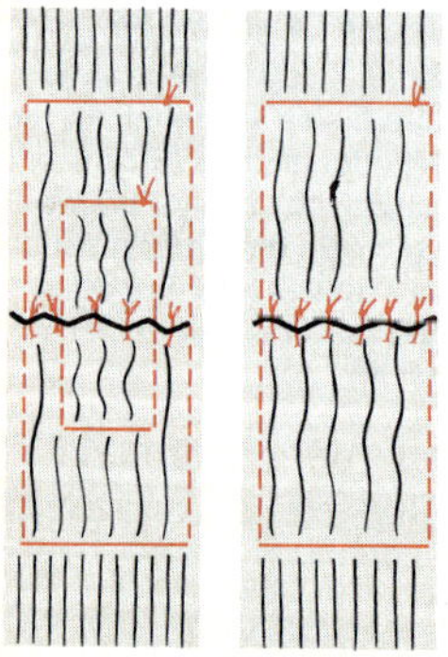

Abb. 328 Schema der Bandnaht: Adaptation durch feine Einzelknopfnähte. Zusätzlich rahmenartige Spannähte

Indikation

- Riß des vorderen oder hinteren Kreuzbandes (Abrißfraktur).

Prinzip

- Fassen des Bandes mit einer Durchflechtungsnaht, welche durch ossäre Kanäle nach außen durchgezogen wird und das Band an seinem Ansatz reinseriert.
- Bei zerfetzten Rissen oder zweifelhafter Vaskularität primäre Plastik oder plastische Verstärkung.

Operatives Verfahren

Femorale Reinsertion des vorderen Kreuzbandes

- Vorbereitung und Zugang wie Seitenbandnaht (S. 330).
- Vorlegen der Nähte für Seitenband und Kapselversorgung. Knie beugen. Subluxation der Patella nach lateral.

1. Identifikation der Abrißzone in der Tiefe der lateralen Fossa intercondylaris. Anfrischen der Kortikalis mit dem Raspatorium. Herstellen eines oder zweier Bohrlöcher aus der Abrißzone nach lateral proximal (Abb. 330).
2. Gegeninzision über dem Condylus lateralis. Spalten des Tractus iliotibialis über der Bohrerspitze.
3. Fassen des Bandstumpfes mit Durchflechtungsnaht.
4. Durchziehen der Fäden durch den oder die Bohrkanäle mit Hilfe einer Öse oder eingekerbten Sonde. Prüfung der korrekten Reinsertion und der Zugfestigkeit.
5. Späteres Knoten der gespannten Nähte über einem Drahtfragment oder durch einen zweiten Knochenkanal.

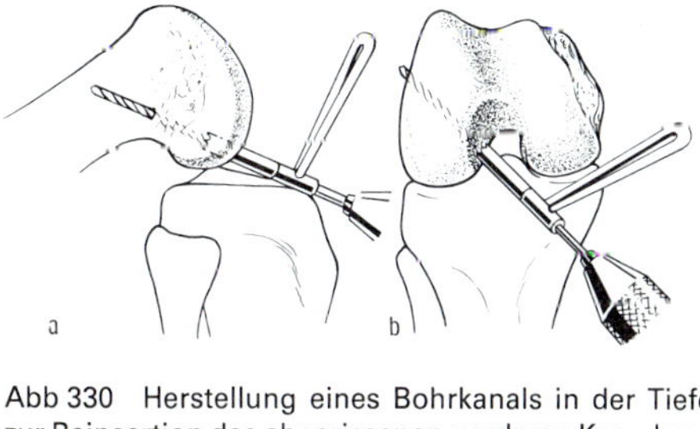

Abb 330 Herstellung eines Bohrkanals in der Tiefe der Fossa intercondylaris zur Reinsertion des abgerissenen vorderen Kreuzbandes

Andere Verfahren

- Tibialer Abriß des vorderen Kreuzbandes: umgekehrte Technik, Bohrkanäle von tibial-medial (Abb. 331).
- Intermediärer Kreuzbandriß: meist ausgefranst. Bandersatz oder plastische Verstärkung (z. B. distal gestielter Lappen aus Lig. patellae oder aus Fascia lata).
- Riß des hinteren Kreuzbandes (femoral oder tibial): Darstellung und Naht von ventral möglich bei ausgedehntem Riß der Kapsel und des vorderen Kreuzbandes. Transossäre Nahttechnik wie vorderes Kreuzband (Abb. 332).
- Isolierter bzw. ossärer Ausriß des hinteren Kreuzbandes: Bauchlage. Zugang unter Teildurchtrennung der medialen Gastroknemiussehne. Verschraubung (Abb. 332).
- Abrißfraktur der Eminentia intercondylaris: Verschraubung s. Tibiakopffraktur (S. 338).

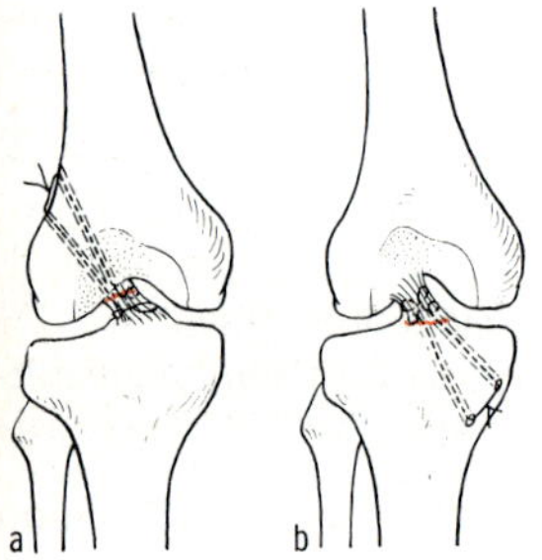

Abb. 331 Transossäre Naht des vorderen Kreuzbandes (a femoral und b tibial)

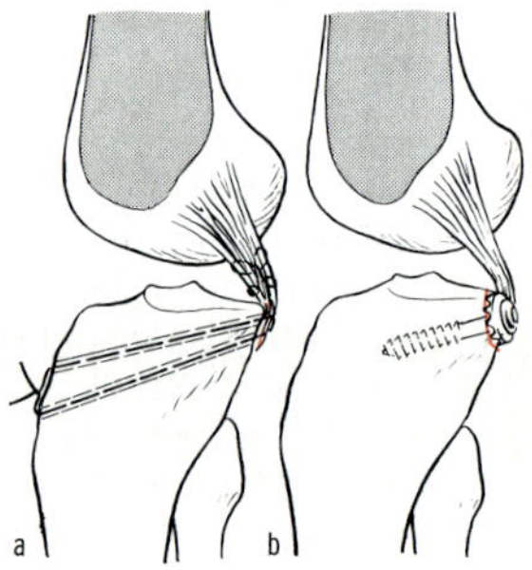

Abb. 332 Tibiale Naht des hinteren Kreuzbandes durch transossären Kanal (a). Verschraubung einer Abrißfraktur aus dorsalem Zugang (b)

Indikation

- Im Vordergrund steht heute der konservative Eingriff: Resektion des abgerissenen Abschnittes (Lappen, Korbhenkel) oder die Meniskusnaht. Meniskektomien werden nur bei zerfetzten irreparablen Menisken vorgenommen.
- Der Operation geht in der Regel eine diagnostische Arthroskopie voraus. Die Meniskektomie wird anschließend entweder arthroskopisch oder durch eine kleine Arthrotomie ausgeführt.

Operatives Verfahren

- Pneumatische Blutsperre. Knie in Hängelage über Rolle (Abb. 333).
- Zugang durch medialen Schrägschnitt (Abb. 334). Merkpunkt: Verbindungslinie oberer Rand Condylus femoris – Tuberositas tibiae. Spaltung der fibrösen Kapsel in Faserrichtung.
- Zugang nach Smillie (Abb. 333): Horizontale Inzision proximal des Gelenkspaltes. Kann nach dorsal verlängert werden. Gefährdung des R. infrapatellaris des N. saphenus. Quere Durchtrennung der fibrösen Kapsel.
- Technik der Meniskektomie: Hochheben des Vorderhorns mit Einzinkerhaken. Durchtrennung mit Skalpell (Abb. 335). Fassen des Vorderhorns mit Meniskuszange und Spannen nach ventral. Abtrennen der Zirkumferenz unter Sicht mit Skalpell (b). Abstanzen um die Kondylenecke herum bis zum Hinterhorn mit dem Meniskotom (c). Luxieren des gelösten Meniskus in die Fossa intercondylaris. Abstanzen mit dem von vorn interkondylär eingeführten Meniskotom unter vorsichtigem Druck nach hinten (d).

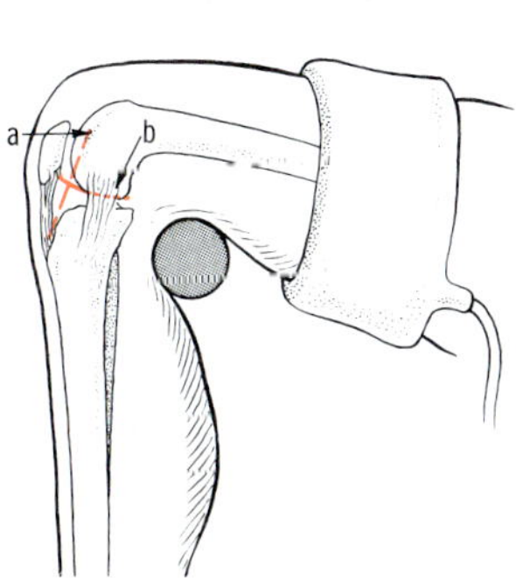

Abb. 333 Hängelage für medialen Schrägschnitt (a) und Inzision nach Smillie (b) parallel zum Gelenkspalt

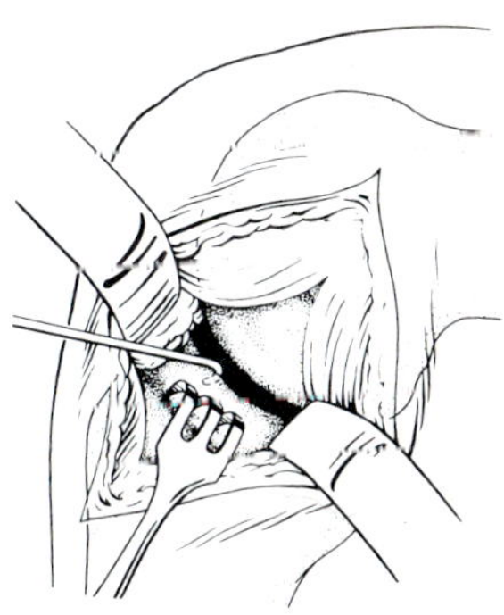

Abb. 334 Gelenkeröffnung aus medialem Schrägschnitt

Kontrolle der Vollständigkeit. Revision der Schnittflächen. Schichtweise Wundverschluß. Gepolsterter Verband von Zehen bis distaler Oberschenkel.

Operative Komplikationen

- Iatrogener Abriß des Hinterhorns: Längsinzision des Recessus posterior hinter dem Seitenband (evtl. separate Inzision). Weghalten der Pes-anserinus-Sehnen und des N. saphenus nach dorsal mit Langenbeck-Haken. Eröffnung des Gelenkes und Darstellung des Hinterhorns. Exzision unter Sicht.
- Iatrogene Durchtrennung des Seitenbandes: Bandnaht (S. 330). Dorsale Gipsschiene, später Kniehülse für 4–6 Wochen.

Nachbehandlung

- Medikamentöse Thromboembolieprophylaxe für 4–6 Wochen.
- Quadrizepstraining weiterführen.
- Aufstehen am 3.–5. Tag an Krücken. Teilbelastung für 2–3 Wochen. Flexion verbieten (Reizzustand mit Erguß).
- Hämarthros: bei Spannung punktieren, anschließend Bandage und verlängerte Immobilisation.

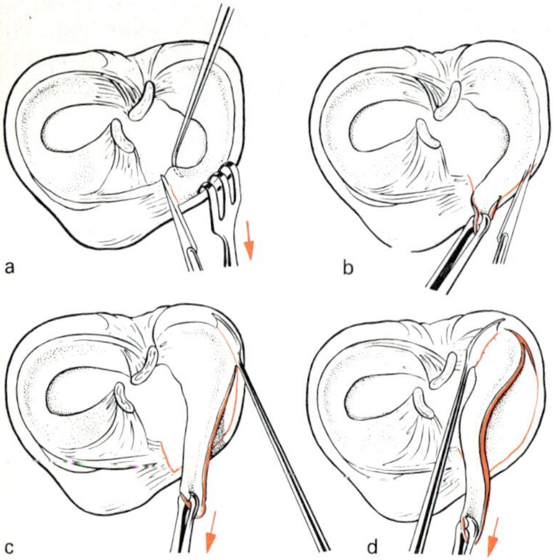

Abb. 335 Ablauf der Meniskektomie: a) Anheben des Vorderhornes und Durchtrennung mit Skalpell. b) Zug am Vorderhorn mit Faßzange. Ablösen an der Kapsel. c) Das Meniskotom umfährt die Kondylenecke. d) Abstanzen des Hinterhorns von vorn nach Luxation des Meniskus in die Fossa intercondylaris

Prinzip

- Rekonstruktion der Gelenkfläche, Spongiosaplastik bei Defekt. Stabilisierung mit Abstützplatte. Revision des Gelenks und gleichzeitige Naht begleitender Bandkapselrisse. Funktionelle Nachbehandlung anstreben.

Operative Verfahren

- Monokondyläre Fraktur: Bei Defekt Spongiosaentnahme als Voroperation (S. 365). Laterale Längsinzision (S. 331) oder proximal abgewinkelte Inzision auf der Seite der Fraktur. Gelenkrevision unter Abheben des Meniskus von der Unterlage (spätere Reinsertion). Nur zerfetzte Menisken werden entfernt. Darstellung der extraartikulären Fragmente. Anheben von Imprimaten aus separatem distalem Kortikalisfenster mit Hilfe des Stößels (Abb. 336). Provisorische Fixation mit Kirschner-Draht. Ausfüllen von Defekten mit kortikospongiösem Transplantat. Zubiegen und Aufschrauben einer passenden Abstützplatte (T oder L). Prüfung der Stabilität und der freien Kniebewegung. Versorgung zusätzlicher Bandkapselrisse (S. 330 ff). Schichtweise Gelenkverschluß, Hautnaht, Polsterverband, Hochlagerung.
- Bikondyläre Fraktur: Etappenweise Aufbau von Reposition und Stabilisierung, ausgehend von einem extraartikulären Kontaktfragment (Key-Fragment). Stabilisierung durch bilaterale Implantate.
- Abrißfraktur der Eminentia intercondylaris: Zugang wie Kniebänderriß (S. 338). Reposition durch Hakenzug. Provisorische Fixation mit Zange. Verschraubung von ventral medial (Spongiosaschrauben 4,0 mm) mit Hilfe des Zielgeräts. Kniehülse für 8–10 Wochen.

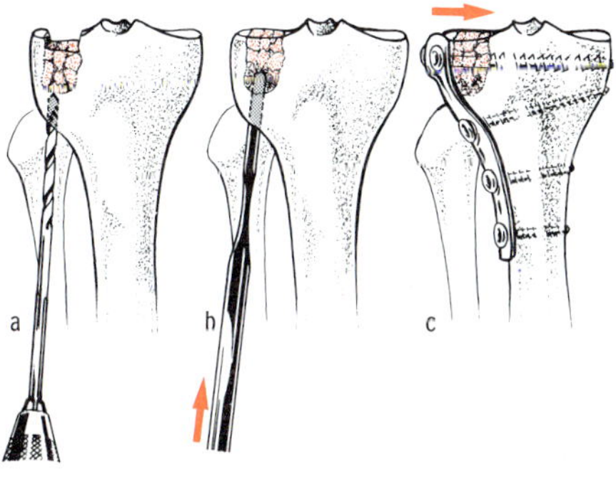

Abb. 336 Osteosynthese einer lateralen Impressionsfraktur: a) Bohrung eines kortikalen Fensters. b) Hochschieben des Imprimats mit dem Stößel. c) Kompression mit Platte nach Defektausfüllung

Nachbehandlung

- Thromboembolieprophylaxe.
- Quadrizepstraining sofort.
- Aufstehen mit Krücken 5.–8. Tag.
- Vorsichtige aktive Bewegungen. Flexion langsam steigern.
- Bei ungeschickten Patienten und gleichzeitigem Bandkapselriß Kniegipshülse. Vollbelastung nach Impressionsfraktur nach 12–14 Wochen. Anschließend Physiotherapie.
- Metallentfernung nach einem Jahr.

Implantate

- T- oder L-Platten.
- Spongiosaschrauben 6,5 oder 4,0 mm mit Unterlagsscheiben.

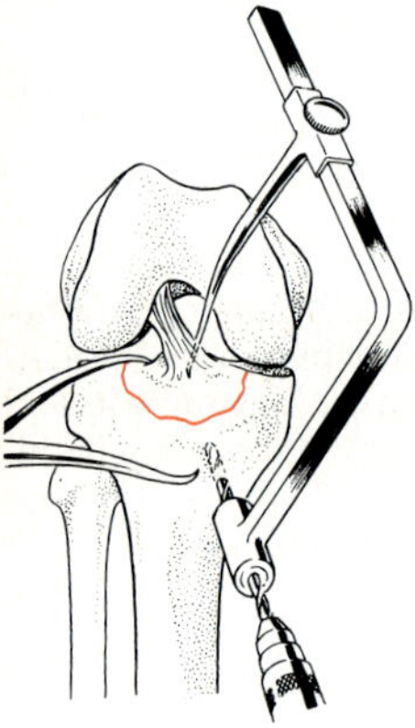

Abb. 337 Verschraubung eines Ausrisses der Eminentia intercondylaris mit Hilfe des Zielgerätes

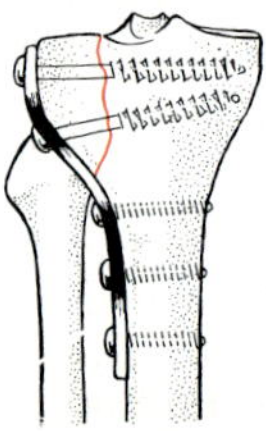

Abb. 338 Abstützplatte bei Spaltbruch

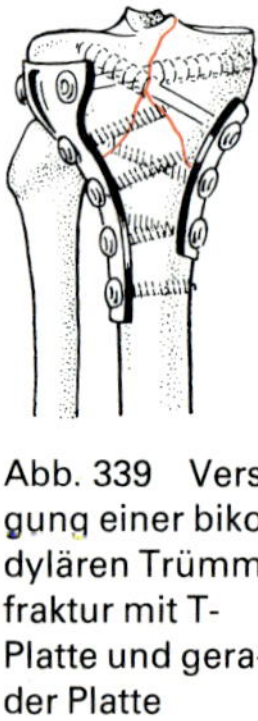

Abb. 339 Versorgung einer bikondylären Trümmerfraktur mit T-Platte und gerader Platte

Prinzip

- Nach gewebeschonender anatomischer Reposition Stabilisierung unter Anwendung von interfragmentärer Kompression mittels einer in der Regel medial angeschraubten Platte.

Operatives Verfahren

- Bein durch Unterlage in leichter Knieflexion angehoben. Pneumatische Blutsperre.
- Längsinzision 1 cm lateral von der vorderen Tibiakante, gegen den Innenknöchel auslaufend (Abb. 340).
- Fragmente unter Erhaltung des Periostes darstellen.
- Reposition durch Zug und Rotation am Fuß. Provisorische Fixation mit Zangen. Bei komplexen Frakturen gespannter Cerclagedraht als temporäre Repositionshilfe (Abb. 341).
- Anatomisch reponierbare Fragmente werden reinseriert, kortikale Defekte mit autologer Spongiosa ausgefüllt.
- Verschraubung von Keilfragmenten zu den Hauptfragmenten nach dem Zugschraubenprinzip (Abb. 343) mittels 4,5- oder 3,5-mm-Kortikalisschrauben.
- Plattenwahl: schmale Spann-Gleitloch-Platten 4,5 mm. Pro Hauptfragment sollen 5 kortikale Gewinde gefaßt werden (Abb. 342).
- Zubiegen und Verwinden der Platte. Die Plattenmitte bleibt um 1–2 mm von der Kortikalis abgehoben (Kompression der lateralen Kortikalis beim Festschrauben).
- Axiale Kompression: mittels Plattenspanner (Abb. 342) oder mit exzentrisch gebohrter Schraube (Spannweg 1 mm) (Abb. 342).
- Bei Schrägfraktur nach Möglichkeit zentrale Plattenzugschraube (Abb. 343b).
- Einsetzen der übrigen Plattenschrauben. Kontrolle von Stabilität, Reposition und Implantatlage (Bildverstärker, Röntgen). Spalten der anterolateralen Faszie zur Logenentlastung (S. 161). Saugdrainage, spannungsfreie Hautnaht.

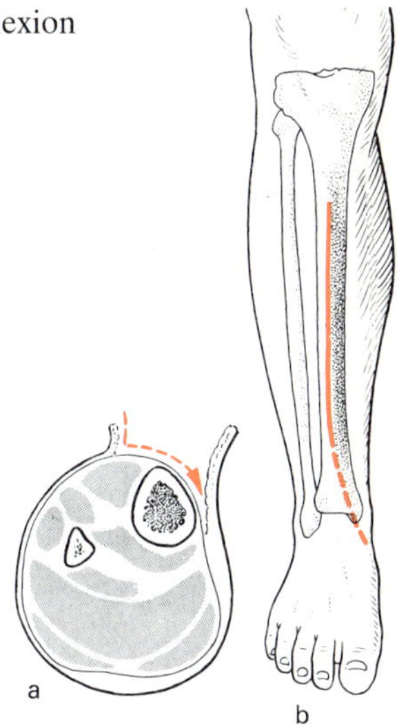

Abb. 340 Inzision für Plattenosteosynthese an mittlerer und distaler Tibia (Hautschnitt 1 cm lateral der vorderen Kante) in der Ansicht von vorne. Plattenanlagerung auf der medialen Tibiafläche durch Abheben des Haut-Subkutis-Lappens (Querschnitt)

Technische Varianten

- Langer Mehrfragmentbruch: Cave: zusätzliche Devitalisierung durch Repositionsmanöver, überflüssige Plattenlänge oder Schraubenzahl.
- Medialer Weichteilschaden: laterale oder dorsale Plattenlage nach breiter Eröffnung der Faszie, welche offen bleibt.
- Distale Fibulaosteosynthese: nur bei persistierender Instabilität im oberen Sprunggelenk (Syndesmosenriß). Kontrolle am Ende der Tibiaosteosynthese.

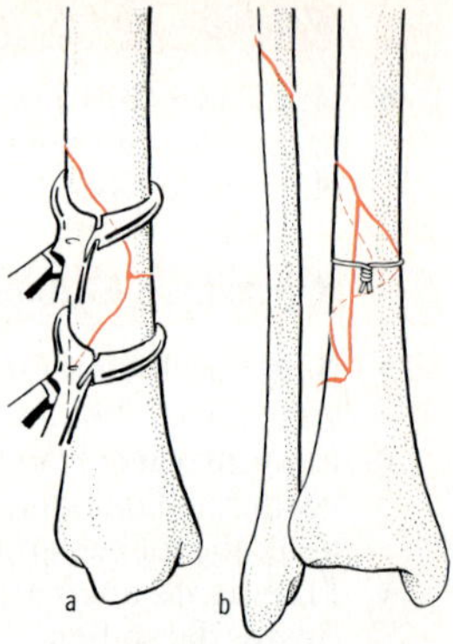

Abb. 341 Reposition und provisorische Fixation mit Zangen (a), evtl. zentrale Cerclage bei Drehkeil (b)

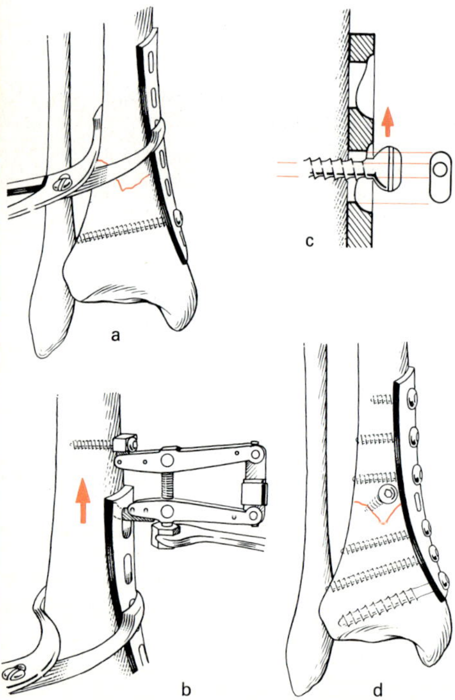

Abb. 342 Aufbau einer Plattenosteosynthese bei distaler Schrägfraktur mit Spann-Gleitloch-Platte: Nach Reposition Platte abbiegen, verwinden und distal festschrauben (a). Interfragmentäre Kompression mit Plattenspanner mit Gelenken (b) oder exzentrisch eingebohrter Schraube (c). Abgeschlossene Osteosynthese mit zusätzlicher interfragmentärer Zugschraube (d)

Nachbehandlung

- Hochlagerung auf Frakturschiene. Fuß rechtwinklig (Anstützleiste). Seitliche Kniepolsterung (Cave: Drucklähmung des N. peronaeus). Fußende des Bettes hochlagern.
- Thromboembolieprophylaxe, wenn spezielle Gefährdung.
- Mobilisierung sofort aktiv: Fuß, Knie, Hüfte.
- Aufstehen zwischen 1. und 5. Tag mit Bandage und Krücken. In der Regel Teilbelastung.
- Bei ängstlichen Patienten oder langer Heimreise Entlassung mit abnehmbarer Gipsschiene.

Frühkomplikationen

- Ödemschwellung: Hochlagerung, Immobilisierung, Diuretika.
- Hämatom: operative Ausräumung. Bakteriologie. Redon-Drainage. Gipsschiene. Antibiotika.
- Logensyndrom (S. 27, 161): notfallmäßige Faszienspaltung.
- Frühinfekt: meist infiziertes Hämatom, selten Osteitis.
- Tiefe Venenthrombose.

Implantate

- Schmale Spann-Gleitloch-Platte mit 4,5-mm-Kortikalisschrauben.
- Separatschrauben: 4,5-mm- und 3,5-mm-Kortikalisschrauben.

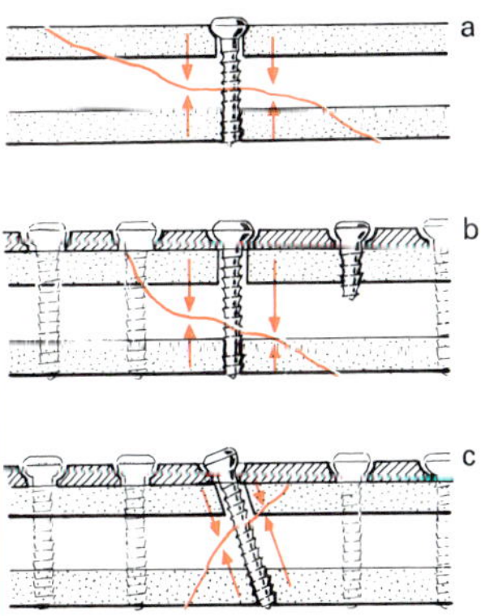

Abb. 343 Zugschraubenprinzip: breites Gleitloch in der nahen Kortikalis. Gewindeloch in der entfernten Kortikalis. Beim Eindrehen der Schraube wird die entfernte Kortikalis herangezogen (a). Gleiches Prinzip bei liegender Platte zur Verbesserung der Stabilität in den anderen Ebenen: bei langer Bruchlinie senkrechte Schraubenlage (b). Bei kurzer Bruchlinie schräge Lage durch Schraube im ovalen Loch der Platte zur Ergänzung der axialen Kompression

Marknagelung

Indikationen

- Frakturen im mittleren Schaftdrittel.
- Extremer Indikationsbereich: unteres Schaftdrittel.
- Kontusionierte Weichteile bei direktem Trauma.
- Kontraindikation: Frakturen im proximalen Schaftdrittel.

Prinzip

- Geschlossene Marknagelung: Die Fraktur wird nicht direkt eröffnet, sondern
- frakturferner Zugang von der Tuberositas tibiae aus.
- Bildverstärkerkontrolle, sorgfältige Strahlenhygiene.
- Repositionsmanöver auf dem Extensionstisch unsteril erproben.
- Ausnahmesituation: offene Marknagelung = direktes Freilegen und offene Repositon der Fraktur. Schädigt neben der Markraumzirkulation zugleich den Periostmantel.
- Offene Marknagelung daher nur als Ausweichverfahren bei Korrekturosteotomie oder Pseudarthrose, wenn zugleich eine Plattenentfernung vorgenommen und/oder Spongiosa angelagert werden muß, ferner bei Fehlen eines Extensionstisches oder Bildwandlers.

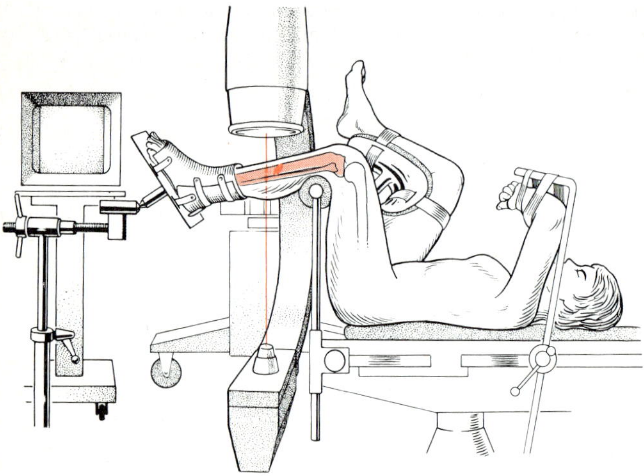

Abb. 344 Geschlossene Unterschenkelmarknagelung, Lagerung auf dem Extensionstisch. Gebrochene Extremität horizontal. Bildverstärker auf der Gegenseite, frei beweglich

Vorbereitung

- Lagerung entsprechend Abb. 344: frakturierter Unterschenkel im Extensionsgestell horizontal eingespannt. Gepolsterte Rolle in der Kniekehle. Zug am Unterschenkel in Spitzfußstellung vermindert das Durchhängen (Rekurvation) des Knochens.
- Nicht frakturiertes Bein mit flektierter Hüfte abduzieren.
- Bildverstärker auf der Gegenseite der Fraktur.
- Steriles Abdecken der Extremität und des Bildverstärkers. Operationsfeld ist die Haut über dem Lig. patellae und der Tuberositas tibiae.
- Der steril eingepackte Bildverstärker bleibt in allen Ebenen frei beweglich.
- Diese Präliminarien sind entscheidend für den raschen und unkomplizierten Verlauf der Operation. Der Operateur selbst muß das Anlegen der Extension, die Reposition und das Aufstellen des Bildverstärkers überwachen.

Operatives Verfahren

- Marknagelinstrumentarium.
- Hautschnitt in einem Zug vom Unterrand der Patella zur Tuberositas tibiae unter Längsspaltung des Lig. patellae. Lage der Schnittführung 1 cm medial vom unteren Patellapol.
- Perforation der Vorderkante des Tibiakopfs mit dem Pfriem (Abb. 345) in Längsrichtung auf das Diaphysenrohr zu.
- Bohrdorn (3 mm) an der Spitze leicht aufbiegen, mit Tonnenzange fassen und in den Tibiakopf einbringen.
- Vorschlagen des Bohrdorns mit kurzen Hammerschlägen und unter vorsichtigen Rotationsbewegungen (Abb. 346).

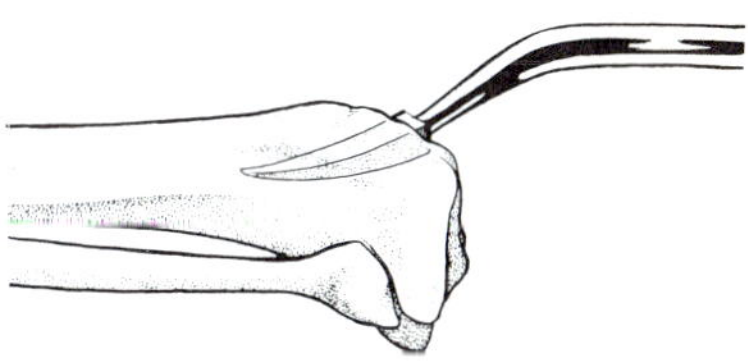

Abb. 345 Eingehen in den Tibiakopf mit Pfriem in Richtung auf die Markhöhle

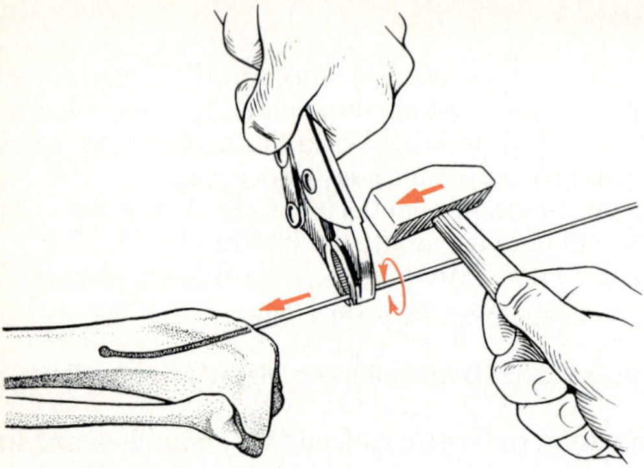

Abb. 346 Kurze Hammerschläge auf die Tonnenzange befördern den Bohrdorn durch den Markraum. Rotation der Tonnenzange ermöglicht die Zentrierung der Bohrdornspitze

- Passage des Bohrdorns durch die Fraktur mit gleichzeitiger manueller Reposition (Bildverstärkerkontrolle) und evtl. Rotation der Bohrdornspitze („Auffädeln").
- Bohrdorn völlig eingeschlagen: perforiert gerade die distale Epiphysenverdichtung (Abb. 347).
- Ausbohrung des Markraums mit flexibler Welle, beginnend mit dem frontal schneidenden 9-mm-Bohrkopf.
- Nach jedem Ausbohrvorgang Einsatz eines 0,5 mm dickeren Bohrkopfs. Ausspülen und Absaugen des Markraums.
- Bei kräftigem Kortikaliskontakt (mittleres Schaftdrittel) Bohrkopf nicht mehr bis zum unteren Anschlag führen, damit die Spongiosa der distalen Tibiametaphyse nicht unnötig weit aufgefräst wird.
- Nach Beendigung des Ausbohrens Ersatz des Bohrdorns über einem Teflonrohr durch den 4 mm dicken Führungsstab.
- Bestimmung der Nagellänge und des Nageldurchmessers mit Meßband und Lochschablone.
- Gewählten Marknagel, mit Einschlaginstrument versehen, auf den Führungsstab setzen und durch den Markraum hinunterschlagen.

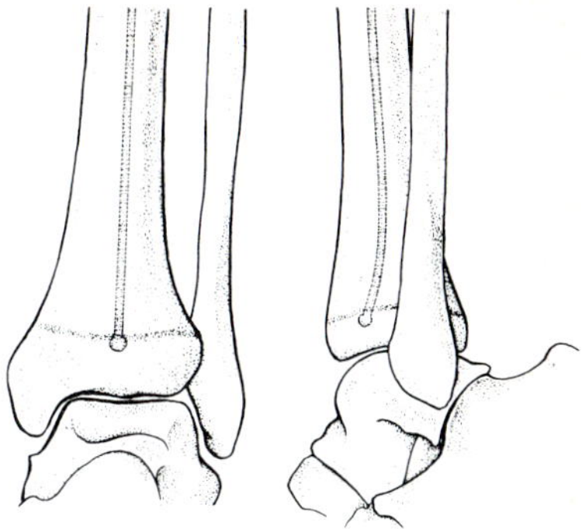

Abb. 347 Bohrdorn perforiert eben die Epiphysenlinie. A.-p. Bild: senkrecht auf Sprunggelenk ausgerichtet. Seitenbild: Bohrdornspitze vor dem Talusscheitel

- Bildverstärkerkontrolle in beiden Ebenen, wenn der Nagel die Fraktur passiert.
- Extraktion des Führungsstabes, sobald die Marknagelspitze einige Zentimeter ins distale Hauptfragment eingedrungen ist.
- Nagel vollständig eingeschlagen: oberes Ende bündig mit der Vorderkante des Tibiaplateaus, distales Nagelende 1 cm über dem Sprunggelenk, perforiert eben die Epiphysenverdichtung.
- Redon-Drain in Marknagel, Sekretflasche ohne Sog.
- Verschluß von Lig. patellae, Subkutis und Haut.
- Stabilität der Nagelung: Beurteilung ist für die Nachbehandlung entscheidend und im Operationsbericht festzuhalten.

Nachbehandlung

- Ideal: Belastungs- und Rotationsstabilität: Mobilisation unter progressiver Belastung nach Entfernung des Redon-Drains.
- Fraktur belastungsstabil, nicht rotationsstabil (tiefe Querfrakturen): Nachbehandlung mit zirkulärem Oberschenkelgehgips für 4–5 Wochen, progressive Belastung.
- Fraktur weder belastungs- noch rotationsstabil (häufig bei weitgestellter Indikation): Nachbehandlung mit Oberschenkelgips unter Entlastung für 4–6 Wochen.
- Antikoagulation mit einem Cumarinpräparat während jeder Gipsnachbehandlung.
- Röntgenkontrollen anfangs vierwöchentlich.
- Entfernung des Marknagels nach 12 Monaten.

Technische Variante
Offene Marknagelung

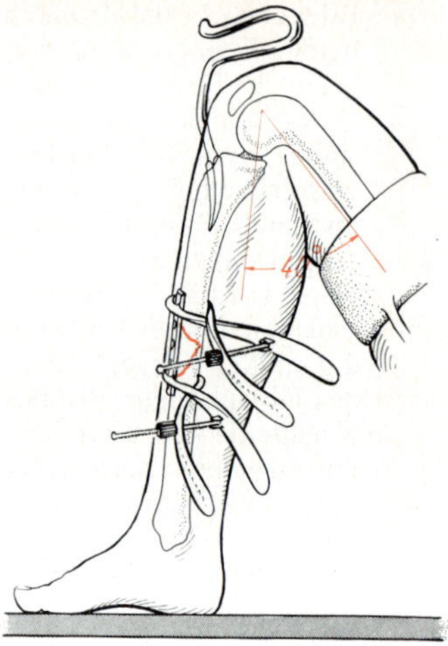

Abb. 348 Offene Marknagelung: Tibiafraktur mit Repositionsplatte und Zangen fixiert. Unterschenkel in maximaler Knieflexion auf Operationstisch (harte Unterlage) aufgestellt

- Lagerung wie Tibiaplatte (S. 339). Beim Abdecken mit sterilen Tüchern muß das nachträgliche Aufstellen des Beines berücksichtigt werden.
- Inzision und Zugang wie Tibiaplatte (S. 339) mit besonderer Schonung der Weichteile. Reposition unter Sicht.
- Fixation der Fraktur mit einer auf der vorderen Tibiakante aufgelegten Platte. Diese muß schienen, also rinnenförmig sein (z. B. 6-Loch-Halbrohrplatte). Evtl. zusätzliche kurze Platte auf der dorsomedialen Tibiakante, Festklemmen der Platte mit kräftigen Repositionszangen. In der Regel sind pro Hauptfragment je 2 Zangen erforderlich (Abb. 348).
- Aufstellen des Unterschenkels in maximaler Knieflexion. Fuß auf harter Unterlage.
- Ein Assistent beobachtet die Frakturgegend während des Aufbohrens und dem Einschlagen des Marknagels und meldet Unruhe oder Dislokation.
- Zugang, Aufbohren und Einschlagen des Marknagels wie geschlossene Marknagelung, s. oben.
- Entfernen der Zangen und Platten. Beurteilung der Stabilität. Bei Devitalisation oder Defekt autologe Spongiosaplastik (S. 365).
- Redon-Drain in Frakturgegend. Wundverschluß und Lagerung wie Tibiaplatte (S. 341).

Operative Taktik

- Osteosynthese der Fibula. Rekonstruktion der Tibiagelenkfläche. Autologe Spongiosaplastik. Abstützplatte der Tibia.
- Technisch anspruchsvolle Operation.

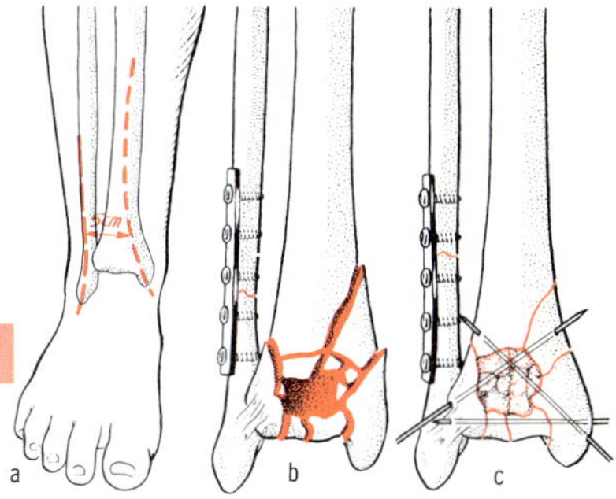

Abb. 349 Die drei ersten Phasen der Operation

Operatives Verfahren

- Vorbehandlung: Kalkaneusextension (S. 373). Hochlagerung bis Abschwellung.
- Voroperation: bei größerem Defekt und älterem Patienten Beckenspongiosa (S. 365). Meist intraoperativ Tibiakopfspongiosa.
- Vorbereitungen: wie Malleolarfraktur.

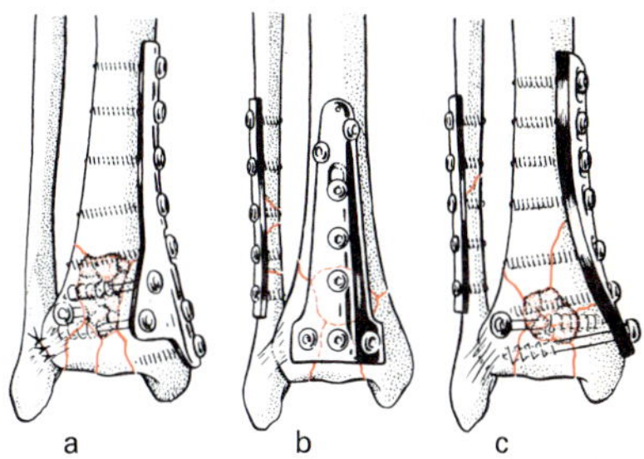

Abb. 350 Zur tibialen Stabilisierung geeignet: Kleeblattplatte, Löffelplatte ventral, gerade Platte

1. Osteosynthese der Fibula wie Malleolarfraktur Typ C (S. 353). Zusätzlich Reposition der lateralen Tibiafragmente und provisorische Fixation mit Kirschner-Draht.
2. Lange mediale Inzision. Hautbrücke zwischen den Inzisionen mindestens 5 cm breit (Abb. 349).
3. Eröffnung des Gelenks vor dem Malleolus und Freilegung der Fraktur.
4. Rekonstruktion der Tibiagelenkfläche unter Sicht von ventral. Provisorische Fixation mit feinen Kirschner-Drähten.
5. Anpassen und Zubiegen einer geeigneten Platte, welche etappenweise aufgeschraubt wird. Die Spongiosaplombe wird jetzt eingebracht und impaktiert. Verschraubung anterolateraler Tibiafragmente (Abb. 350).

6. Beurteilung von Stabilität und Implantatlage (Bildverstärker oder Röntgen).
7. Redon-Drainage, Gelenkkapselnaht (Dexon/Vicryl 1). Hautnaht, Polsterverband.
8. Dorsale Gipsschiene in Rechtwinkelstellung, Hochlagerung.

Beachte besonders!

- Die posttraumatische Schwellung ist unberechenbar. Bei Sofortoperation Gefahr von Hautnekrosen.
- Die Operation ist in der Regel technisch anspruchsvoll.
- Blutsperre nach 2 Stunden intermittierend öffnen.

Nachbehandlung

- Thromboembolieprophylaxe sofort.
- Aktive Bewegungsübungen im Sprunggelenk nach 3–4 Tagen.
- Aufstehen nach gesicherter Wundheilung mit Krücken.
- Entlassung mit abnehmbarer Gips-U-Schiene oder Zirkulärgips.
- Zunehmende Belastung bei Trümmerfraktur ab 14.–16. Woche.
- Metallentfernung lateral ab 8., medial ab 14. Monat.

Technische Varianten

- Bei Fraktur ohne Defekt Verschraubung oder mediale Platte.
- Offene Fraktur: Fibulaosteosynthese, Kalkaneusextension oder Fixateur externe (S. 367) (Dreieck: Kalkaneus-Talus-Tibia). Tibiale Reposition und Spongiosaplastik evtl. sekundär. Kein mediales Implantat.

Implantate

- Kleeblattplatte mit 3,5-mm-Kortikalis- und 4,0-mm-Spongiosaschrauben.
- Löffelplatte oder T-Platte mit 4,5-mm-Kortikalis- und 6,5-mm-Spongiosaschrauben.
- Schmale Spann-Gleitloch-Platte mit 4,5-mm-Kortikalis- und 6,5-mm-Spongiosaschrauben.

Prinzip

- Typische Sehnennaht, evtl. Verwendung der Sehne des Plantaris longus als Nahtmaterial. Feinadaptierung der zerfransten Stümpfe an dieses Gerüst.

Operatives Verfahren I
Criss-Cross-Naht

- Bauchlage (evtl. Anästhesieprobleme). Pneumatische Blutsperre.
- Gerade Hautinzision etwas tibial von der Mittellinie. Laterale Längsspaltung des Peritenons unter Schonung des N. suralis.
- Freilegung der ausgefransten Stümpfe. Versorgung nach der allgemeinen Technik der Sehnennaht (S. 184f, Abb. 136): zentrale Stütznaht mit kräftigem Material. Adaptierung der ausgefransten Fasern mit feiner fortlaufender Naht (Dexon-Vicryl 3–0 oder 4–0).
- Redon-Drain in die Wundtiefe. Naht des Peritenons mit fortlaufendem Dexon-Vicryl 4–0. Feinste Hautnaht über dem Rißgebiet. Spannung strikt vermeiden. Evtl. Spitzfuß verstärken.
- Gepolsterter Verband über Ferse und Wade. Dorsale Gipsschiene in 20° Plantarflexion. Lagerung mit flektiertem Knie.

Operatives Verfahren II
Plantarissehne

- Vorbereitung und Zugang wie Criss-Cross-Naht.
- Darstellung der Plantarissehne medial (fehlt bei ca. 25% der Patienten).
- Kleine Längsinzision am Tibiakopf medial-dorsal. Faszie spalten (Abb. 352). Eingehen mit dem Finger in die Tiefe am hinteren Rand der Tibia zwischen Gastroknemius und Popliteus. Bei distalem Zug am Plantaris ist die Sehne in der Tiefe tastbar. Sie wird bei flektiertem Knie hervorgezogen und unter Sicht durchtrennt.
- Durchziehen der Sehne nach distal, Anschlingen des Endes. Mehrfaches Durchflechten des Plantaris durch die Sehnenstümpfe mit einer Reverdin-Nadel in mittlerer Spitzfußstellung (Abb. 353).
- Feinadaptierung der Sehnenstümpfe und Abschluß der Operation wie Technik I.

Nachbehandlung

- Medikamentöse Thromboembolieprophylaxe, solange Gips.
- Aufstehen nach gesicherter Wundheilung mit Krücken, in Gipsschiene und Bandage. Kein Fuß-Boden-Kontakt.
- Nach Wundheilung Unterschenkelzirkulärgips in mittlerer Spitzfußstellung (20–30°) für 4–6 Wochen.
- Krückenfrei ab 6.–8. Woche, anschließend Gehtraining.

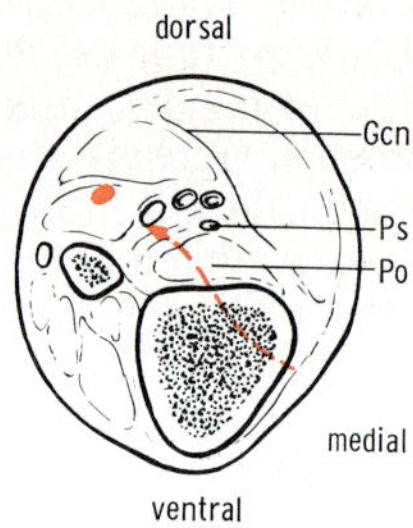

Abb. 351 Querschnitt am proximalen Unterschenkel. Die Plantarissehne (Ps) liegt unmittelbar vor dem Gefäßnervenbündel und zwischen Gastroknemius (Gcn) und Popliteus (Po)

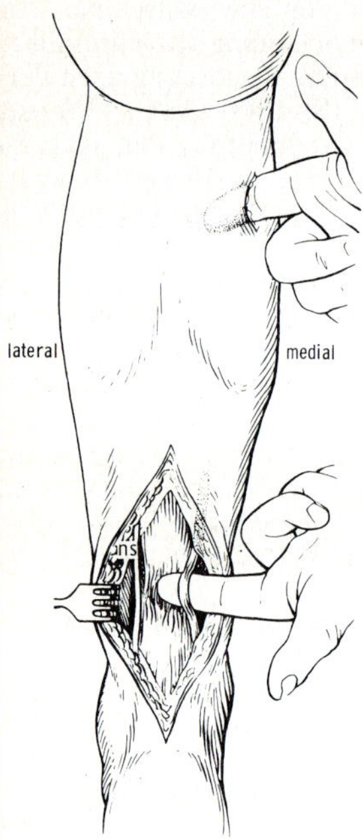

Abb. 352 Zugang auf das Rißgebiet mit N. suralis und Plantarissehne

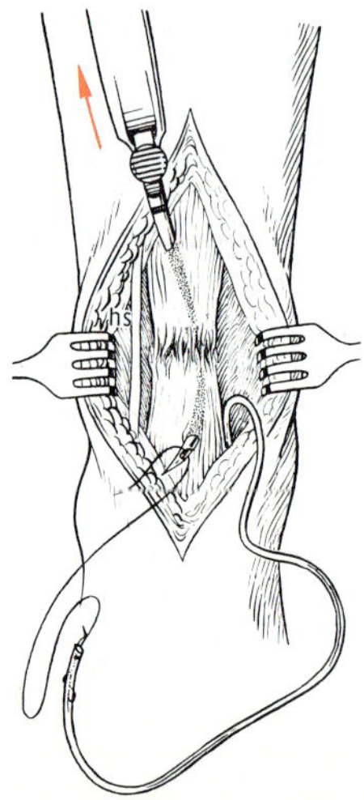

Abb. 353 Durchziehen des Plantaris mit der Reverdin-Nadel

Indikation

- Dislozierte Fraktur des Malleolus lateralis.

Prinzip

- Anatomische Reposition und Stabilisierung der Fibulafraktur. Bändernaht. Funktionelle Nachbehandlung.

Operative Verfahren

- Narkose, pneumatische Blutsperre. Unterschenkel hochgelagert, Knie in mittlerer Flexion.
  1. Hautschnitt leicht bogenförmig vor oder hinter dem Malleolus. Ventral Schonung des variabel verlaufenden N. cutaneus dorsalis intermedius (ncdi, Abb. 354).
  2. Inzision der Fascia transversa cruris. Weghalten der Extensoren (Abb. 355).
  3. Revision: Fragmente, vorderes Syndesmosenband, Membrana interossea, Talusrolle (Abscherungen), Ligamente an der Fibulaspitze.
  4. Reposition durch Zug und Rotation. Fixation mit Zangen.
  5. Osteosynthese beim Typ A: Drahtzuggurtung (Abb. 356, A).
  6. Osteosynthese bei Typ B und C: lateral oder dorsal angelegte Drittelrohrplatte (durch Biegung und Verwindung exakt adaptiert). Separate Zugschraube in zweiter Ebene. Verschraubung allein nur bei Torsionsfraktur (Abb. 356, B1).

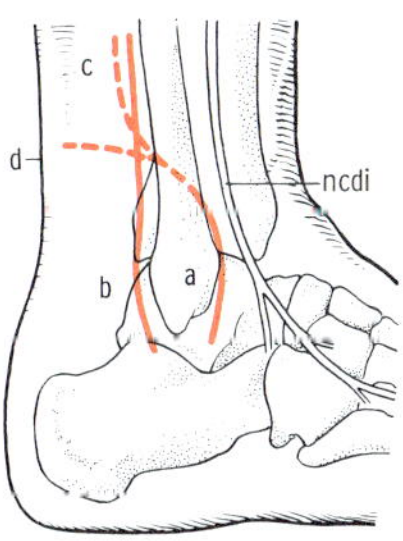

Abb. 354 Inzisionen und Verlängerungen: Standardinzisionen (a, b). Verlängerung bei Typ C (c). Verlängerung nach proximaldorsal für direkte Verschraubung des Volkmann-Dreiecks (d)

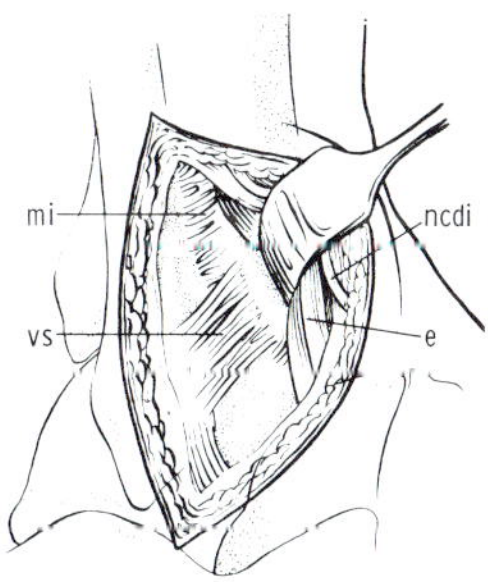

Abb. 355 Einsicht auf das vordere Syndesmosenband (vs) und die Membrana interossea (mi) nach Durchtrennung der Fascia cruris unter Weghalten der langen Extensoren (e) und des N. cutaneus dorsalis intermedius nach vorn (ncdi)

Osteosynthese des Malleolus lateralis

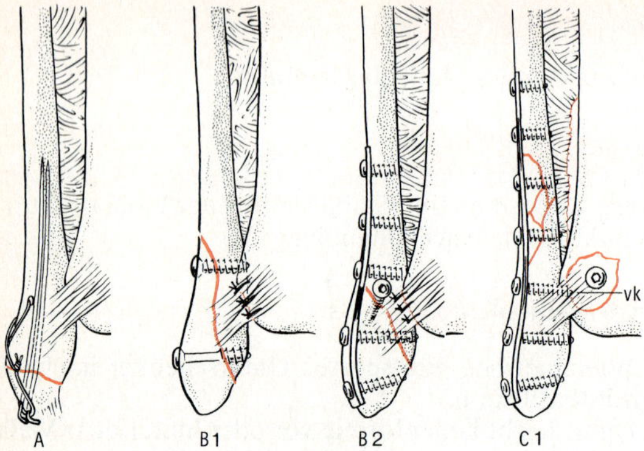

Abb. 356 Osteosynthesen am Malleolus lateralis: Zuggurtung mit 2 axialen Kirschner-Drähten und Drahtschlinge (A), reine Verschraubung, Kombination von Platte und Schraube (B1, B2), lange Platte (C1) und Verschraubung einer Abrißfraktur des vorderen Tibiakantendreiecks (vk)

7. Variante bei Osteoporose: Verspickung: fächerartiges, schräges Einbohren multipler Kirschner-Drähte mit Verankerung in der lateralen Tibia (Abb. 359). (Cave: Distraktion in der Syndesmose). Evtl. zusätzliche Drahtschlinge (Cave: Verkürzung der Fibula).
8. Feine Adaptationsnaht des vorderen Syndesmosenbandes, bei periostalem Ausriß. Verstärkung durch transossäre Einrahmung möglich (Abb. 357). Abrißfrakturen werden mit kleinen Schrauben oder Spickdraht fixiert (Abb. 356, C1 und 357).
9. Prüfung von Lage und Stabilität der Fibula in der Inzisur.
10. Tibiofibulare Verschraubung („Stellschraube"): nur wenn Schubladenbewegung trotz verstärkter Bändernaht persistiert (= selten). Technik s. Maisonneuve-Trauma S. 357.
11. Prüfung der freien passiven Dorsalflexion im oberen Sprunggelenk. Röntgenkontrolle (Reposition, Implantatlage).
12. Redon-Drainage. Feine Hautnaht. Gepolsterter Verband. Dorsale Gipsschiene (Cave: Spitzfuß, Peroneusdrucklähmung).

Nachbehandlung

- Hochlagerung auf Frakturschiene.
- Kontrollen: Sensibilität, Zehenbewegung, Zirkulation.
- Thromboembolieprophylaxe.
- Aktive Mobilisation von Knie, Hüfte und Sprunggelenk sofort.

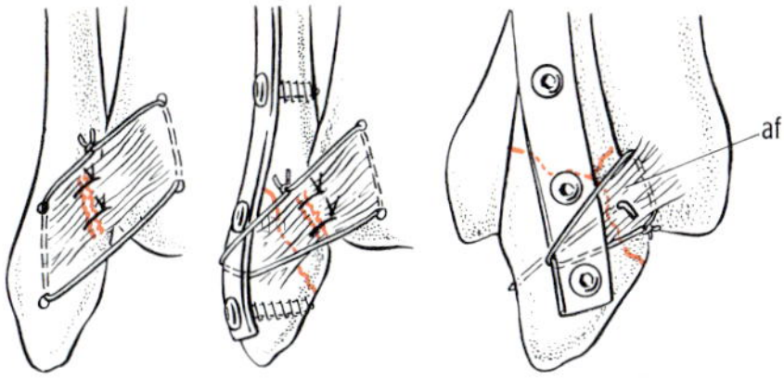

Abb. 357 Verstärkung der Bandnaht durch Einrahmung mit transossärer Stütznaht

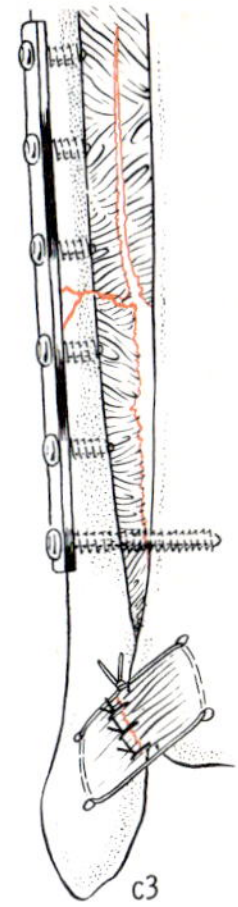

Abb. 358 Transfixation durch Stellschraube in Platte bei persistierender Instabilität

- Aufstehen 3.–7. Tag mit elastischer Bandage und Krücken, evtl. Teilbelastung (Cave: Überforderung alter und ungeschickter Patienten).
- Fixation bei Klinikentlassung: individuell, je nach Stabilität, Lokalbefund und Patient: abnehmbare Schiene, Zirkulärgips, Gehgips.

Frühkomplikationen

- Schwellung und Wundrötung: Hochlagerung, Immobilisation.
- Hämatom: operative Evakuation, Ruhigstellung, Antibiotika.
- Hautnekrosen: trocken heilen lassen.

Implantate

- Drittelrohrplatte (4–10 Löcher, vorwiegend 5–6 Löcher).
- 3,5-mm-Kortikalis- und 4,0-mm-Spongiosaschrauben.
- Kirschner-Drähte verschiedener Durchmesser und Cerclagedraht.

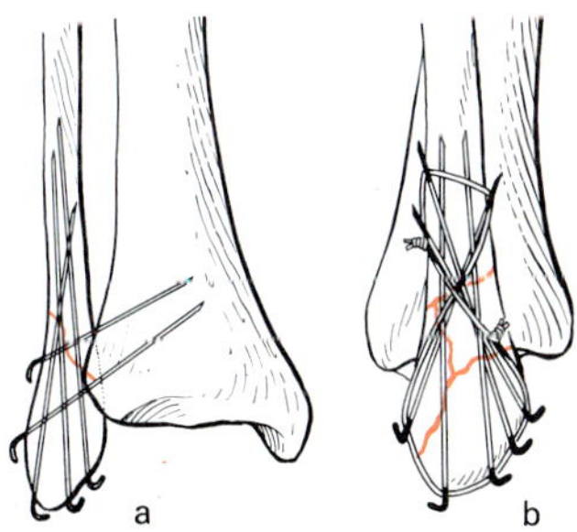

Abb. 359 Verspickung bei Osteoporose von vorn (a) und seitlich – mit zusätzlicher Drahtzuggurtung (b)

Osteosynthese des Malleolus medialis

Indikation

- Frakturen des Malleolus medialis und Abriß des Lig. deltoideum.

Operatives Verfahren

1. Gebogene Inzision vor oder hinter dem Malleolus. Kann nach proximal verlängert werden (Abb. 360a).
2. Abschieben oder Durchtrennen der V. saphena magna.
3. Darstellung und Reposition der Fraktur (Haken). Provisorische Fixation mit zwei Kirschner-Drähten.
4. Verschraubung mit zwei etwas versetzten, senkrecht zum Frakturspalt eingeführten Spongiosaschrauben 4,0 mm (Abb. 360b, c).
5. Gelenkkapselnaht mit Dexon/Vicryl 4–0.

- Übrige Technik wie Malleolus lateralis (S. 351 ff).

Technische Varianten

- Kleines Fragment: Einzelschraube oder Drahtzuggurtung.
- Multiple Fragmente: Stabilisierung mit Spickdrähten und Zuggurtung mit Drahtschlinge (Abb. 360d).
- Dorsale Schalenfraktur: Eröffnung der Sehnenscheide des N. tibialis posterior. Reposition und Verschraubung. Schraubenköpfe außerhalb des Sehnenkanals.
- Impression der anteromedialen Gelenkfläche: ventrale Gelenkeröffnung. Reposition der Impression mit Elevatorium. Bei größerem Defekt Spongiosa (Entnahme unmittelbar proximal).
- Abriß des Lig. deltoideum am tibialen Ansatz: Fassen der Pars tibiotalaris anterior mit zentraler Naht (Dexon/Vicryl 2). Bohrkanäle im Malleolus. Durchziehen der Nähte und Knoten unter Spannung. Adaptationsnaht der zentralen und dorsalen Bandpartien mit Dexon/Vicryl 3–0.

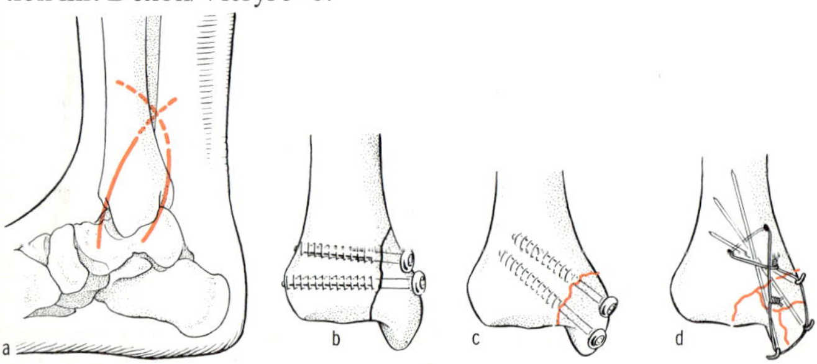

Abb. 360 Zugang bei Fraktur des Malleolus internus: mögliche Verlängerung der Inzisionen nach proximal (a) zur gleichzeitigen Darstellung und Versorgung eines Volkmann-Dreiecks (S. 355, Abb. 361). Osteosynthesetechnik bei vertikaler Adduktionsfraktur (b), Schrägfraktur (c) und multiplen Fragmenten (d)

Osteosynthese des Volkmann-Dreiecks

Indikation

- Jedes dislozierte Fragment, welches Anteil an der tragenden Tibiagelenkfläche hat.

Prinzip

- Reposition und Verschraubung unter Sicht. Bei großem Fragment indirekt von medial vorn, bei kleinem Fragment direkt von dorsolateral.
- Voraussetzung: Osteosynthese des Malleolus lateralis ist bereits ausgeführt.

Operatives Verfahren I
Indirekte Verschraubung

1. Bogenförmige Verlängerung der medialen Inzision nach proximal (Abb. 360a, S. 354). Umklappen des gewonnenen Lappens.
2. Inzision der Sehnenscheide des Tibialis posterior. Weghalten der Sehne (tp) mit Hohmann-Hebel (Hh) nach dorsal (Abb. 361).
3. Darstellung des Fragmentrandes an der hinteren Tibiafläche. Reposition durch Zug mit Haken und Dorsalflexion des Fußes. Provisorische Fixation mit Zange (Abb. 361).
4. Einbohren eines Kirschner-Drahtes von ventral in das Fragment (Abb. 362).
5. Seitliches Röntgenbild muß anatomische Reposition der Gelenklinie zeigen.
6. Parallele Bohrung zum Kirschner-Draht. Einführung einer Spongiosaschraube. Wenn möglich Ersatz des Kirschner-Drahtes durch eine zweite Schraube.

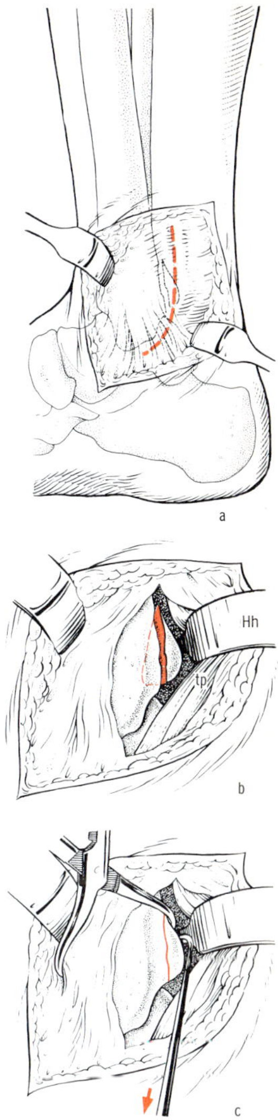

Abb. 361 Zugang zum hinteren Kantendreieck von medial durch den Sehnenkanal des M. tibialis posterior

Osteosynthese des Volkmann-Dreiecks

Operatives Verfahren II
Direkte Verschraubung

- Seitenlage oder Bauchlage.
  1. Bogenförmige Verlängerung der lateralen Inzision nach dorsal bis an die Achillessehne (Abb. 354). Variante: separate dorsale Längsinzision.
  2. Eingehen auf die dorsale Tibiafläche zwischen Peroneussehnen (ps) und Flexor hallucis longus (fl) (Abb. 363) (as = Achillessehne).
  3. Inzision des dicken Periostes zur Darstellung des proximalen Fragmentrandes.
  4. Reposition der Fragmentspitze unter Sicht. Provisorische Fixierung mit Kirschner-Draht.
  5. Seitliches Röntgenbild muß anatomische Reposition der Gelenklinie zeigen.
  6. Markierung des Gelenkspaltes durch ventral eingesteckte Injektionsnadel.
  7. Bohrung von dorsal distal nach ventral proximal (nicht ins Gelenk bohren!), Einführung und festes Anziehen einer Spongiosaschraube mit Unterlagsscheibe (wenn möglich zwei Schrauben zur Stabilisierung der Rotation einführen).

Nachbehandlung

- Wie Malleolus lateralis, S. 351.

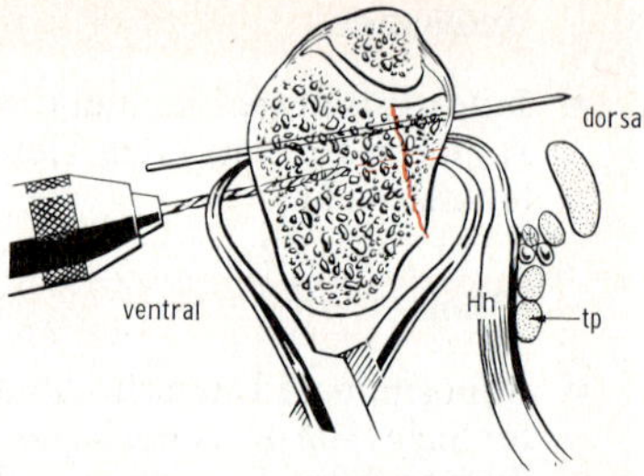

Abb. 362 Indirekte Verschraubung von ventral im Querschnitt

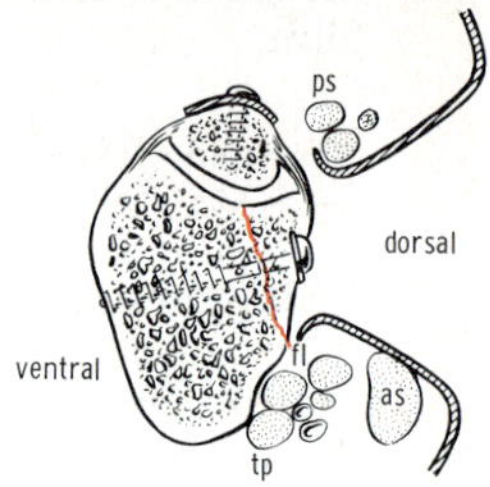

Abb. 363 Direkte Verschraubung von dorsal im Querschnitt

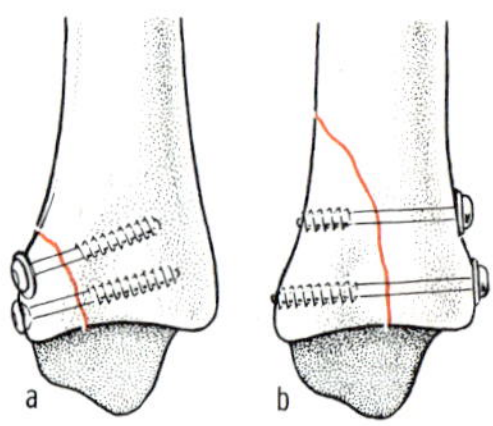

Abb. 364 Schraubenlage bei direkter (a) und indirekter Verschraubung in seitlicher Ansicht (b)

Versorgung bei Maisonneuve-Trauma

Prinzip

- Exakte Reposition der meist verkürzten Fibula in die Inzisur.
- Indirekte Stabilisierung durch suprasyndesmale, elastische tibiofibulare Verschraubung ohne Kompression.
- Naht des Bandapparates am oberen Sprunggelenk lateral und medial.

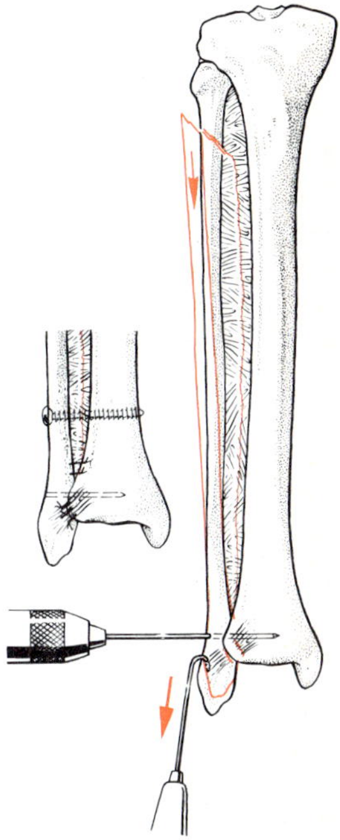

Abb. 365 Reposition der Maisonneuve-Fraktur durch Zug der distalen Fibula in die Inzisur und provisorische Fixation mit horizontalem Kirschner-Draht

Untersuchungen

- Röntgen ganzer Unterschenkel (proximale Fibulafraktur).
- Gezielte Röntgenbilder beider Sprunggelenke (Länge und Position des Malleolus lateralis).

Operatives Verfahren

- Vorbereitung und Zugang wie Osteosynthese des Malleolus lateralis (S. 351).
  1. Kleines Bohrloch im Malleolus. Einsetzen eines Einzinkerhakens.
  2. Reposition der Fibula in die Inzisur durch Zug und Drehung am Haken (exakte Länge, Zentrierung in der Inzisur und Rotation). Als Indikator dient die Adaptierbarkeit der gerissenen Fasern des vorderen Syndesmosenbandes.
  3. Provisorische Fixation zur Tibia mit transfixierendem horizontalem Kirschner-Draht (Abb. 365) oder Zange.
  4. Gezieltes a.-p. und seitliches Röntgenbild (Länge und Position des Malleolus lateralis), im Vergleich zur gesunden Seite.
  5. Adaptationsnaht des vorderen Syndesmosenbandes und der Gelenkkapsel mit transossärer Verstärkung (S. 353, Abb. 357).
  6. Stellschraube: 4–6 cm proximal der Gelenklinie wird ein horizontales Bohrloch (Durchmesser 2,5 mm) von dorsal schräg nach ventral durch die Fibula in die laterale Tibiakortikalis

Versorgung bei Maisonneuve-Trauma

gebohrt (Abb. 366). Schneiden der Gewinde in Fibula und lateraler Tibiakortikalis. Dieses Vorgehen verhindert eine tibiofibulare Kompressionswirkung durch die Schraube. Einsetzen einer 3,5-mm-Kortikalisschraube der Länge von 28–36 mm. Entfernung des Kirschner-Drahtes.

7. Naht des Lig. deltoideum bzw. Osteosynthese des Malleolus internus (S. 354).
8. Kontrolle der freien, passiven Dorsalflexion des Fußes. Die Fibula darf dabei feine Bewegungen in der Gabel zeigen.
9. Bei ungenügender Stabilität (selten) zweite Stellschraube 3 cm weiter proximal.
10. Abschluß der Operation wie Osteosynthese des Malleolus externus (S. 352).

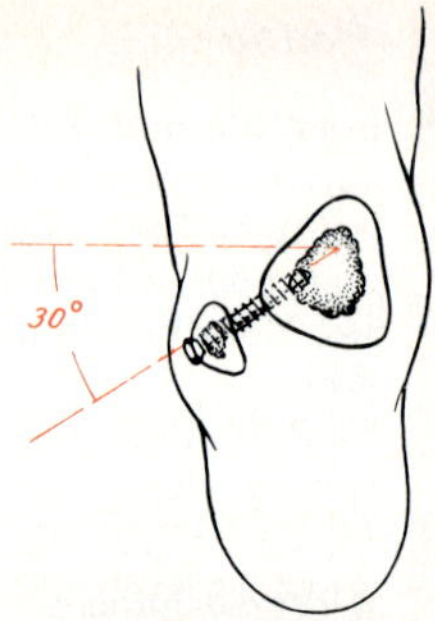

Abb. 366 Querschnitt auf Höhe der tibiofibularen Verschraubung (3–5 cm proximal der Gelenklinie). Schraubengewinde in Fibula und lateraler Tibiakortikalis verhindern Kompressionseffekt der Schraube

Nachbehandlung

- Wie Osteosynthese des Malleolus lateralis (S. 352).
- Wundheilung meist langsamer, Mobilisation etwas verzögert, Klinikaufenthalt verlängert.
- Vorbelastung nicht vor der 12. Woche.
- Metallentfernung: wie am Malleolus lateralis. Die vorzeitige Entfernung von Kortikalisschrauben 3,5 mm ist nicht notwendig, da es sich um ein elastisches Implantat handelt, welches die feinen Bewegungen in der Gabel nicht behindert. An der tibialen Kortikalis bildet sich in der Folge ein Osteolysehof, oder die Schrauben brechen während der Mobilisationsphase an der Tibia ab. Bei Verwendung von Kortikalisschrauben 4,5 mm mit dickerem Kern als die Stellschraube ist deren Entfernung nach ca. 8 Wochen unerläßlich.

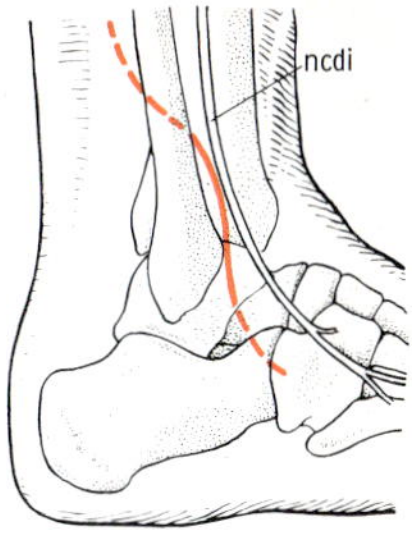

Abb. 367 Inzision zur lateralen Bändernaht. S-förmige Verlängerung für Bandplastik. N. cutaneus dorsalis intermedius = ncdi

Indikation

- Ausgedehnte Bänderzerreißung.

Prinzip

- Readaptierung der gerissenen Bänder an ihren Ansatz durch Naht, u. U. mit knöcherner Verankerung.

Operatives Verfahren

- Pneumatische Blutsperre. Hochgelagerter Unterschenkel, mittlere Knieflexion, Fuß nach tibial gekippt.
- Inzision am vorderen Rand des Malleolus lateralis (Abb. 367).
- Darstellung und Weghalten des N. cutaneus dorsalis intermedius.
- Darstellung des Bandapparates inkl. Syndesmose. Lig. talofibulare anterius setzt an der ventralen Fibulaspitze an, Lig. calcaneofibulare verläuft von der Spitze in die Tiefe. Einblick auf den kalkanearen Bandansatz durch Weghalten der Peronealsehnen.
- Vorlegen der tiefen Nähte für Lig. calcaneofibulare.
- Bei periostalem Ausriß des Lig. talofibulare Bohren von Verankerungskanälen in die Fibula (bzw. den Talushals). Durchziehen von U-Nähten.
- Knoten der vorgelegten Nähte unter Spannung. Fuß wird während des Nähens vom Assistenten in Pronation und Rechtwinkelstellung des oberen Sprunggelenks gehalten.
- Naht des Gelenkkapselrisses mit Dexon/Vicryl 3–0.
- Redon-Drainage und einfache Hautnaht. Gipsschiene oder gespaltener Zirkulärgips in leichter Pronation und Rechtwinkelstellung des Fußes.

Beachte besonders!

- Unterscheidung zwischen frischem Riß und Narben nach alter Verletzung meist erst in situ möglich. Alte Rißanteile werden durch einfache Naht nicht immer genügend fest und erfordern dann eine primäre plastische Verstärkung (Abb. 369).

Nachbehandlung

- Thromboemboliephrophylaxe.
- Hochlagerung, Kontrollen von peripherer Zirkulation, Sensibilität und Motorik. Aktive Gelenkmobilisation ab Schiene.
- Aufstehen 4.–6. Tag mit Krücken.
- Austritt mit Unterschenkelgips für 6 Wochen.
- Nach Gipsentfernung Mobilisierung und Physiotherapie.

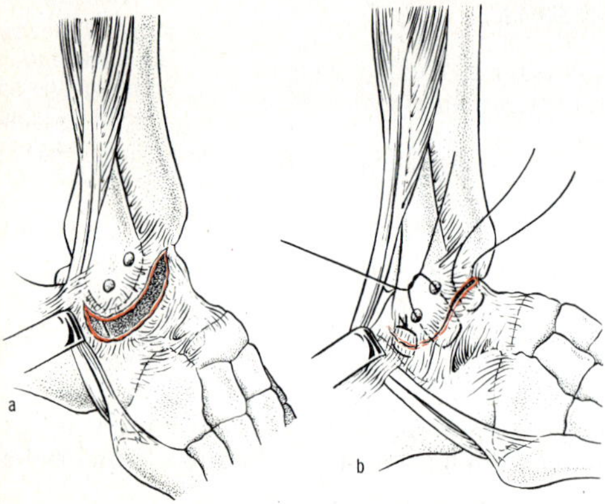

Abb. 368 Transossäre Naht des Lig. talofibulare anterius, Lig. calcaneofibulare und der Gelenkkapsel

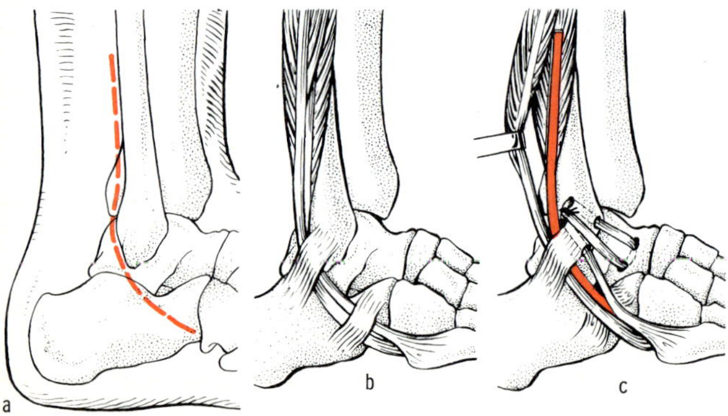

Abb. 369 Ligamentersatz durch halbierte Sehne des M. peronaeus brevis (nach *Lemberger-Kramer*). Dorsale Inzision bei Wahloperation

Talusfraktur – Verschraubung

Prinzip

- Anatomische Reposition und Verschraubung.
- Spongiosaplastik bei Defekt.

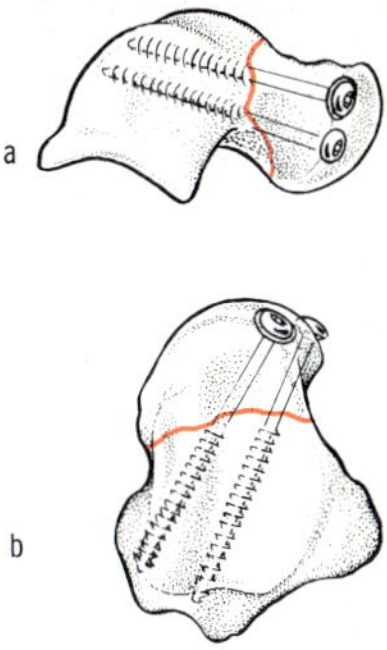

Abb. 370 Verschraubung der Talushalsfraktur in seitlicher Ansicht (a) und in Aufsicht (b)

Operatives Verfahren

- Zugang für Talushals wie Malleolus medialis (S. 354). Verlängerung nach distal. Evtl. Osteotomie des Malleolus medialis.
  1. Eröffnung des oberen Sprunggelenks und Darstellung des Talus bis zum Talonavikulargelenk.
  2. Reposition unter Sicht.
  3. Provisorische Stabilisierung mit Kirschner-Draht von medial vorn (evtl. aus Talonavikulargelenk) nach lateral hinten. Stellungskontrolle.
  4. Ersatz der Drähte durch 4,0-mm-Spongiosaschrauben. Bei Defekt Spongiosaplastik.
  5. Gelenkverschluß und frühe Nachbehandlung wie bei Malleolarfraktur (S. 352).

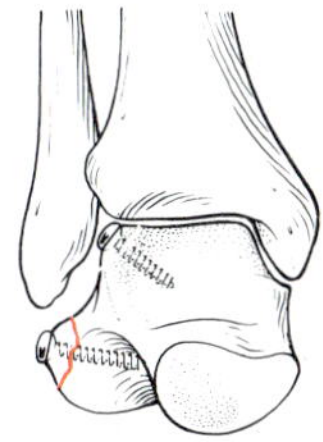

Abb. 371 Verschraubung peripherer Frakturen

Technische Varianten

- Korpusfraktur wird verschraubt aus dorsaler Inzision. Zugang unter Z-förmiger Durchtrennung der Achillessehne.
- Laterale Abrißfrakturen werden erreicht aus lateraler Inzision wie bei Malleolus lateralis (S. 351).
- Verschraubung von osteochondralen Taluskantenfrakturen (evtl. Fibula-Osteotomie).
- Bei Luxationsfraktur und Luxation kann die Osteotomie des Malleolus medialis als Zugang für die Reposition notwendig sein.

Nachbehandlung

- Frühe Nachbehandlung wie Malleolarfraktur (S. 352).
- Dauerentlastung im Gehapparat bei zentralen Frakturen während vielen Monaten wegen der Gefahr der Talusnekrose (S. 170).

Kalkaneusosteosynthese

Prinzip

- Verschraubung peripherer Frakturen (Abb. 372).
- Reposition und Plattenosteosynthese der thalamischen Impressionsfraktur.

Operatives Verfahren
Thalamische Fraktur

- Technisch anspruchsvolle Operation. Nekrose- und Infektgefahr.
- Seitenlage, pneumatische Blutsperre.
- Lange Inzision von der Apophyse des Metatarsale V unter dem Malleolus nach proximal abbiegend (Abb. 373).
- Direktes Eingehen auf die Fraktur unter Weghalten des N. saphenus und V. saphena parva nach proximal.
- Heraushebeln des imprimierten Gelenkanteils unter Zug am Tuber. Reposition der übrigen Fraktur (u. a. des Böhlerschen Winkels). Provisorische Fixation mit Kirschner-Drähten. Die Reposition kann durch rahmenartige Fixateur-externe-Montage erleichert werden.
- Definitive Stabilisierung mit flacher lateraler Platte (Drittelrohr, T, H), welche durch Verbiegen und Verwinden angepaßt wird. Sie liegt ventral distal, evtl. am Kuboid, am Tuber proximal (Abb. 373). Fächerartige Anordnung der Schrauben. Die zentralen Schrauben fassen das Sustentaculum tali und ziehen es heran. Kontrolle der Stabilität.
- Einschichtiger Wundverschluß über einer Saugdrainage mit feinster Hautnaht. Nicht komprimierender Polsterverband.

Nachbehandlung

- Hochlagerung, aktive Mobilisierung des Fußes nach 2–3 Tagen. Evtl. Teilbelastung. Vollbelastung nach 8–14 Wochen.

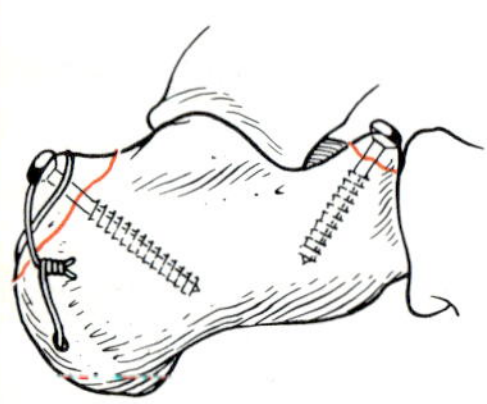

Abb. 372 Osteosynthese typischer Abrißfrakturen

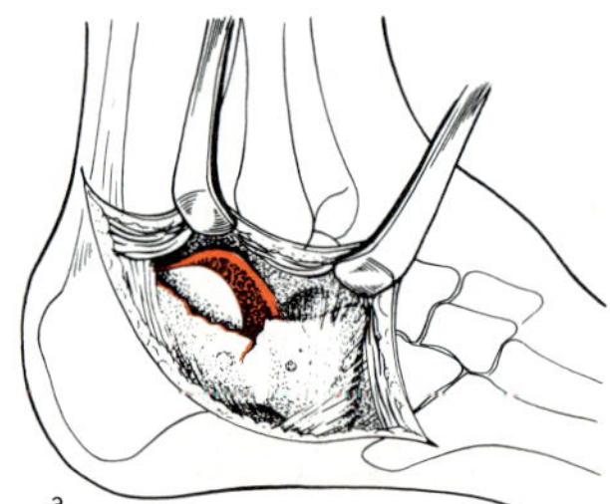

a

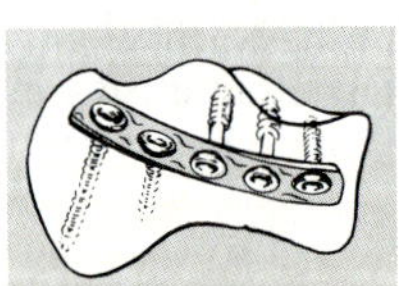

b

Abb. 373 Thalamische Impressionsfraktur: lateraler Zugang (a) und Plattenosteosynthese (b)

Indikation/Technik

- Abrißfrakturen (Verschraubung oder Drahtzuggurtung).
- Gelenkfrakturen (Verschraubung oder Kirschner-Draht).
- Dislozierte subkapitale und Schaftfrakturen Metatarsale II–IV (offene retrograde Markdrahtung) (Abb. 374).
- Dislozierte Schaftfrakturen Metatarsale I, Metatarsale V und Phalanx I Großzehe (Platten mit seitlicher Anlagerung).
- Luxationen (intertarsal oder tarsometatarsal): nach Reposition perkutane oder offene Drahtspickung.

Prinzip

- Anatomische Reposition und Stabilisierung biomechanisch wichtiger Frakturen.
- Funktionelle Nachbehandlung nach Möglichkeit.

Beispiele

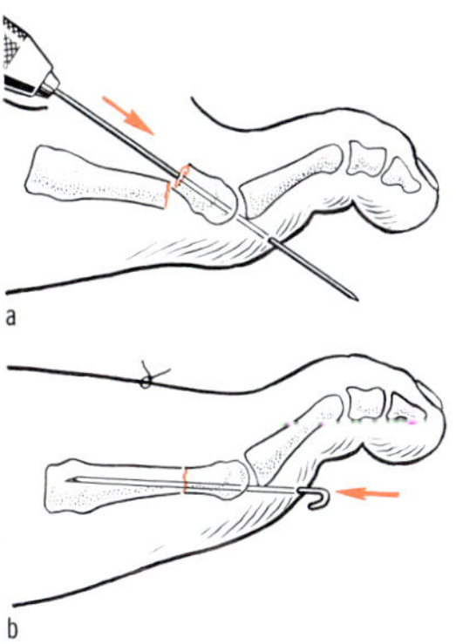

Abb. 374 Offene Markdrahtung bei Schaftfraktur Metatarsale II–IV: das distale Fragment wird unter Sicht axial durchgebohrt (a). Der Draht wird von plantar bis zur Fraktur vorgezogen. Nach Reposition wird er in die proximale Markhöhle zurückgestoßen. Ende abbiegen (b). Gepolsterter Verband. Gips

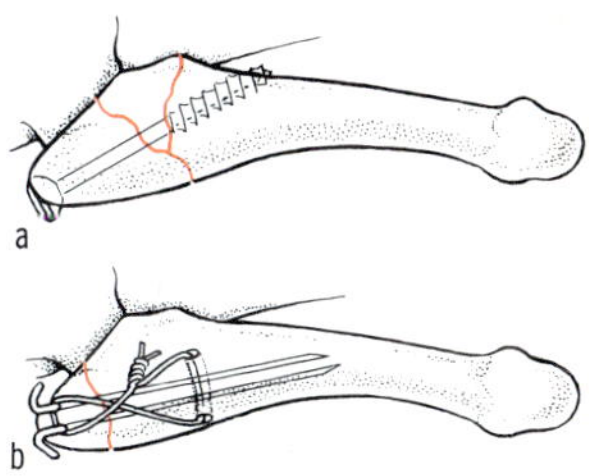

Abb. 375 Verschraubung (größere Fragmente, a) bzw. Zuggurtung (kleine Fragmente, b) bei dislozierter Abrißfraktur der Basis von Metatarsale V (Zugeffekt der hier ansetzenden Sehne des M. peronaeus brevis)

Vorfußosteosynthesen

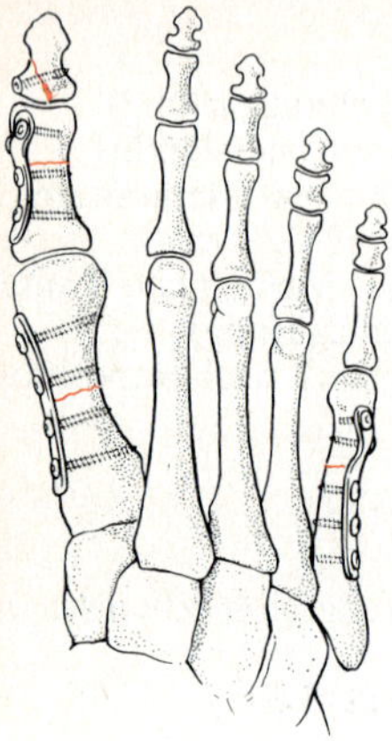

Abb. 376 Typische Osteosynthesen bei Schaftfrakturen von Metatarsale I, Metatarsale V und Großzehe

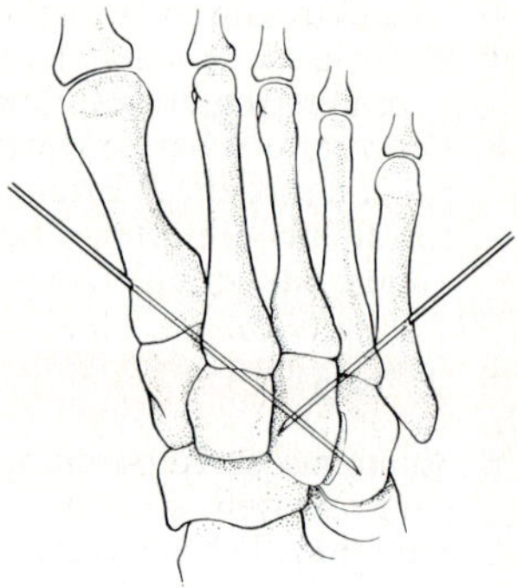

Abb. 377 Perkutane Stabilisierung einer reponierten Luxation im Tarsometatarsalgelenk

Nachbehandlung

- Bettruhe und Hochlagerung bis Abschwellung.
- Medikamentöse Thromboembolieprophylaxe.
- Aktive Mobilisierung nach Maßgabe der Stabilität.
- Aufstehen mit Krücken ab 5.–7. Tag.
- Bei Klinikentlassung je nach Fraktur, Patient und Stabilität: keine äußere Fixation (Bandage), abnehmbare Gipsschiene oder Zirkulärgips für einige Wochen.
- Vollbelastung (gipsfrei) je nach Fraktur zwischen 6. und 12. Woche.
- Metallentfernung: Kirschner-Drähte nach 4–6 Wochen, evtl. anschließend Gehgips. Platten und Schrauben werden nach 6–12 Monaten entfernt.

Implantate

- Kirschner-Drähte verschiedener Durchmesser.
- Verschiedene kleine Platten für Schrauben der Dimensionen 3,5, 2,7, 2,0 und 1,5 mm.

Indikationen

- Füllung spongiöser Defekte bei Impression und Osteitis.
- Ersatz kortikaler Defekte.
- Biologische Aktivierung bei verzögerter Konsolidierung und atrophischer Pseudarthrose.

Einteilung

- Reine Spongiosa.
- Kortikospongiöse Chips.
- Kortikospongiöser Span (betont mechanische Funktion).

Prinzip

- Entfernte Spenderzonen: separate Voroperation. Bei großem Volumenbedarf oder Infekt. Evtl. Umlagerung des Patienten. Zwischenlagerung der Spongiosa in feuchte Kompressen.
- Benachbarte oder lokale Spenderzone: Entnahme im Gebiet der gleichen Blutsperre proximal des Defektes.

Beckenschaufel ventral

- Kortikospongiöse Chips, biologisch optimal.
- Gefahr der Verletzung des N. cutaneus femoris lateralis.

1. Inzision dorsal der Spina iliaca anterior superior.
2. Ablösen der Muskelansätze. Abschieben des M. iliacus von der Beckenschaufel. Weghalten mit Hohmann-Hebel.
3. Kortikalis vom Kamm abmeißeln. Entnahme kortikospongiöser Chips gegen innen mit Hohlmeißel und scharfem Löffel (Abb. 378a).
4. Blutstillung mit Kompression und Hämostyptikum.
5. Dicker Redon-Drain (überwachen). Naht der Muskelansätze.

Beckenschaufel dorsal

- Vorwiegend reine Spongiosa in Blöcken.
- Gefahr der Verletzung des Iliosakralgelenks.

1. Bauchlage oder Seitenlage.
2. Inzision vor der Spina iliaca posterior, Abschieben der Muskelansätze.
3. Aufmeißeln eines dorsalen Kortikalisfensters.
4. Spongiosa mit Hohlmeißel oder scharfem Löffel entnehmen (Abb. 378b).
5. Blutstillung mit Kompression und Hämostyptikum.
6. Dicker Redon-Drain (überwachen). Naht der Muskelansätze.

Lokale Entnahmegebiete

- Tibiakopf: für Tibia distal und Fuß. Auf kleinem medialem Kortikalisfenster Entnahme mit dem scharfen Löffel (Abb. 378c).
- Distale Tibiametaphyse: für Defekte an Malleolen und Fuß (c).
- Epicondylus radialis (humeri): für Defekte am Radiusköpfchen.
- Distale Radiusepiphyse: für kleine Defekte am Handskelett.

Implantation

- Sattes Ausfüllen des Hohlraumes und Einpressen mit Stößel.
- Anlagerung bei Devitalisation und Dekortikation.
- Keine Spüldrainagen mit Spongiosaplastik kombinieren.

Komplikationen

- Massive Blutung im Redon-Drain: temporäres Abklemmen.
- Hämatom: Eröffnung oder Wärmebehandlung.

Nachbehandlung

- Fernentnahmen: Drainentfernung nach 48 Stunden. Hautnähte nach 10–12 Tagen.
- Benachbarte und lokale Entnahmegebiete: im Schatten des Hauptoperationsgebietes unbemerkt ausheilend.

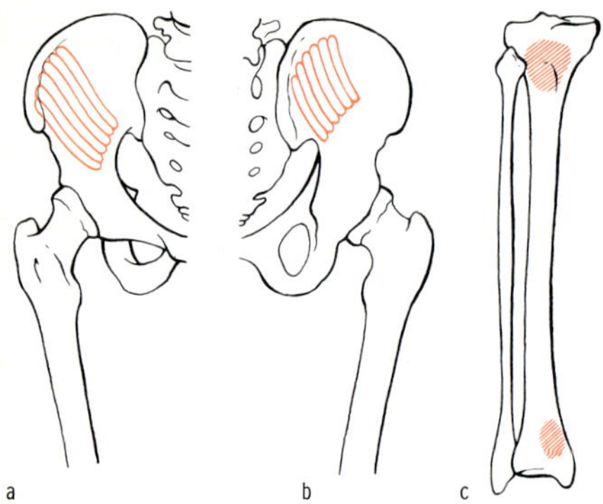

Abb. 378 Entnahmegebiete für autologe Spongiosa: Rechte Beckenhälfte a) ventral, b) dorsal, c) Entnahmezonen an der Tibia

Indikationen

- Frakturen mit schwerem Weichteilschaden (offen Grad 2 und 3, Décollement, Kontusionen, Zirkulationsstörungen usw.).
- Komplexe Trümmerfrakturen.
- Provisorische Fixation von Frakturen bei Polytrauma (rasche Herstellung der Pflegefähigkeit).
- Stabile Gelenküberbrückung (provisorische Fixation, Ergänzung von artikulären Montagen).
- Primäre Arthrodesen.
- Repositionshilfe bei Gelenkfrakturen.

Prinzip

- Stabilisierung der Fraktur durch äußere Träger (Stangen oder Rohre), welche frakturfern eingebohrte Steinmann-Nägel bzw. Schanz-Schrauben mittels Backen verbinden.
- Funktionen: Ruhigstellung, Kompression, Distraktion, Stellungskorrektur.
- Montageformen (Abb. 379): Klammerfixateur = 1–2 unilaterale Rohre und Schanz-Schrauben. Rahmenfixateur = bilaterale Rohre und Steinmann-Nägel. Räumlicher Fixateur = Verstärkung durch zusätzliches Rohr und Schanz-Schrauben. Dreieckanordnung = Schanz-Schrauben und Rohre. Gelenkfixateur, meist nach dem räumlichen Prinzip.
- Die Montageformen richten sich nach der Lokalisation:
  Tibia: ventraler Klammerfixateur, Dreieckfixateur, Rahmenfixateur: pro Fragment je 2 Schrauben oder Nägel.
  Femur: Klammerfixateur mit je 3 Schrauben und 2 Rohren.
  Humerus: Klammerfixateur mit je 2 Schrauben und 1 Rohr.
  Unterarmknochen: Klammerfixateur mit je 2 Schrauben und 1 Rohr. Beim kleinen Fixateur (Gewinde Kirschner-Drähte 2,5 mm): 2 Stangen.
  Knie: Rahmenfixateur mit je 2 Nägeln, Rohre mit Scharnierstück. Zusätzlich ventrales Rohr mit Schrauben.
  Sprunggelenk: Dreieckmontage Tibia-Talus-Kalkaneus.
  Ellenbogen: Dreieckmontage zwischen Humerus und Ulna.
  Handgelenk: Überbrückung Metakarpale II-Radiusdiaphyse. Gewinde-Kirschner-Drähte 2,5 mm, Stangen 4 mm (Abb. 195).
- Im Handel sind zahlreiche komplette Instrumentarien erhältlich. Aus praktischen Gründen beschränken wir uns auf das System der Fa. Synthes und die weitaus häufigste Anwendung (Tibia).
- Anstelle der Rohre werden in zunehmendem Maße die strahlendurchlässigen Kohlenfaserstangen verwendet.

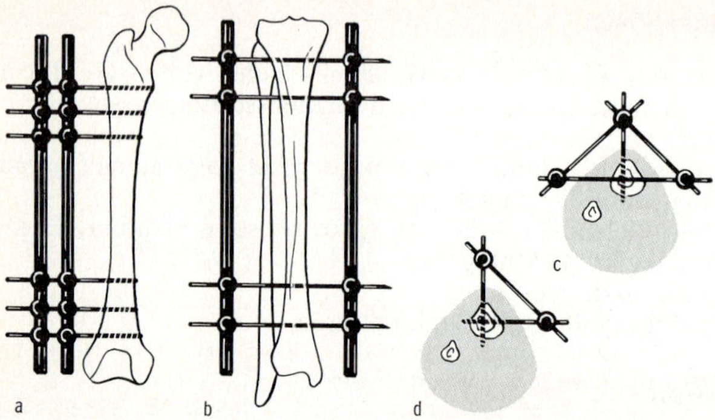

Abb. 379 Schemata typischer Montageformen: Klammerfixateur (a), Rahmenfixateur (b), räumlicher Fixateur (c), Dreieckfixateur für Tibia im Querschnitt (d)

Rahmenfixateur

- Vorbereitung wie Extension (S. 372).
  1. Steinmann-Nagel Nr. 1: Stichinzision am ventralen Fibularand, 3–4 cm proximal des oberen Sprunggelenks. Bohrbüchse 6/4,5 mm an Tibia heranführen. Vorbohrung 4,5 mm horizontal für Steinmann-Nagel 5 mm. Stichinzision an Austrittsstelle.
  2. Steinmann-Nagel Nr. 2: Parallel zum Nagel Nr. 1, etwa 4 cm distal des Kniegelenks nach der gleichen Technik von lateral einführen (Abb. 380).
  3. Beide Beine nebeneinander in Knieflexion lagern. Beurteilung der Rotation (Fußstellung) durch Sicht von proximal. Bei Rotationsfehler Nagel Nr. 2 neu einführen = Nagel Nr. 2a (Abb. 381).
  4. Einschieben von je 4 Universalbacken auf die Rohre. Provisorisches Fixieren der endständigen Backen mit Nagel Nr. 1 und 2a.
  5. Reposition der Fraktur unter Sicht oder Bildverstärker.
  6. Einführung Steinmann-Nagel Nr. 3 und 4 mit Hilfe des in die zentralen Universalbacken eingerasteten Zielgerätes: Stichinzision, Vorbohren 4,5 mm (Abb. 382).
  7. Festschrauben aller Backen nach Herstellung der gewünschten Kompression (Abb. 383). Schutzkappe an den scharfen Nagelspitzen anbringen.
- Kontrolle der Haut: bei Spannung Entlastungsinzision. Abdecken mit Fettgaze.

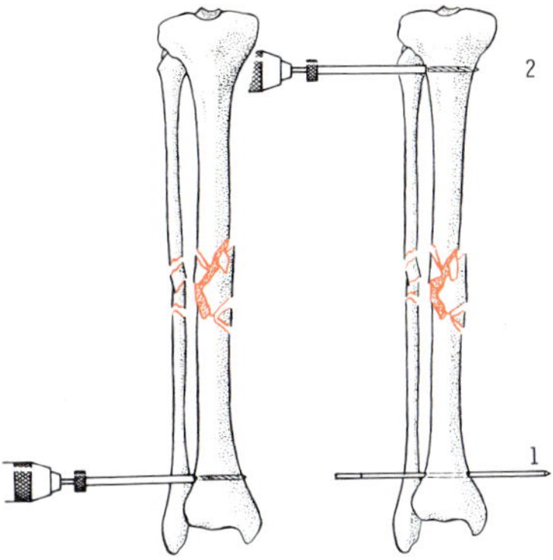

Abb. 380 Einführung Nagel Nr. 1 und 2

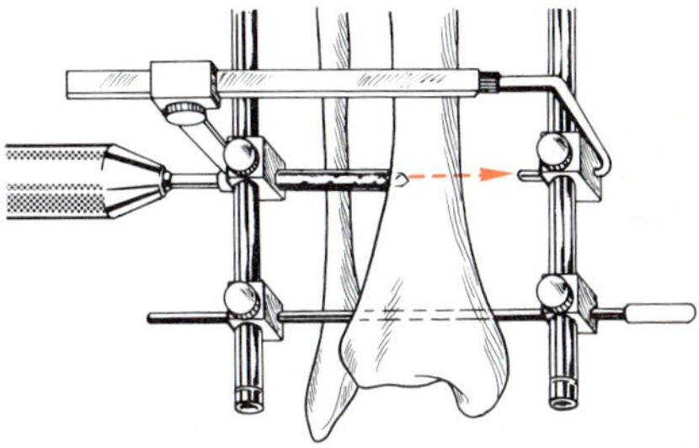

Abb. 382 Vorbohren für die Nägel Nr. 3 und 4 mit Hilfe des Zielgeräts, welches in die Universalbacken eingerastet ist

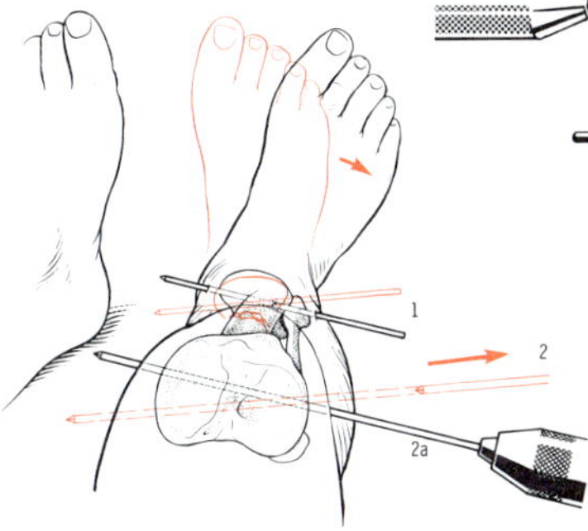

Abb. 381 Prüfung der Rotation durch Stellungsvergleich der Füße in Knieflexion. Nagel 2 a = korrigierte Rotation

Ventraler Fixateur

- Vorbereitung wie Extension (S. 372).

1. Einführung je einer Schraube pro Hauptfragment: Stichinzision der Haut. Einführung des Dreifachtrokars (Abb. 384) in der Sagittalachse bis zum Kortikaliskontakt. Trokarentfernung. Durchbohrung beider Kortikales mit Bohrer 3,5 mm. Entfernung der Bohrbüchse 3,5 mm und erweitern auf 4,5 mm in der

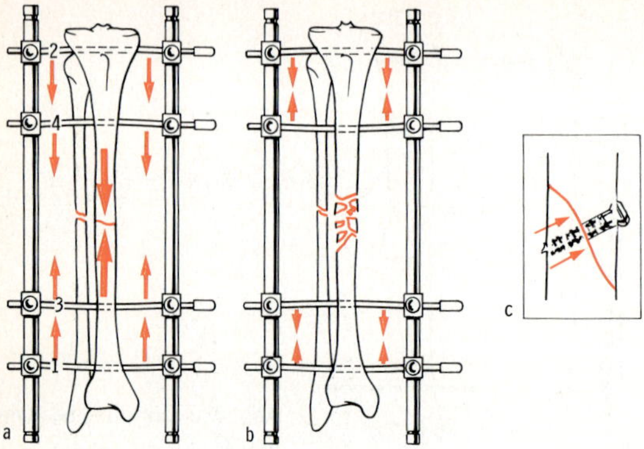

Abb. 383 Abgeschlossene Rahmenmontagen: a) Einfache Querfraktur. Konzentrische Spannung der 4 Steinmann-Nägel zur Erhöhung der Stabilität. b) Trümmerfraktur, zentrale Kompression kontraindiziert, Verspannung der distalen und proximalen Nägel gegeneinander. c) Bei Schrägfraktur Montage wie b) sofern eine interfragmentäre Kompression durch Zugschraube möglich ist

nahen Kortikalis. Schanz-Schraube 4,5 mm mit Handbohrfutter (nicht motorisch) durch die in situ belassene 6/4,5-mm-Bohrbüchse einführen. Entfernung von Handbohrfutter und Bohrbüchse.
2. Verbindung des mit 4 Universalbacken versehenen Rohrs mit den eingesetzten Schrauben.
3. Möglichst genaue Reposition der Fraktur.
4. Fixation der Backen 1 und 2 an Schrauben und Rohr.
5. Bohren für die zentralen Schrauben 3 und 4 durch die zentralen Backen (Zielhilfe) mittels der 5-mm-Dreifachbohrbüchse. Ablauf wie für Schrauben 1 und 2.
6. Durch Druck zwischen den etwas gelösten Backen läßt sich intra- oder interfragmentäre Kompression herstellen.

- Kontrolle der Haut. Bei Spannung Entlastungsinzision. Abdecken mit Fettgaze.

Nachbehandlung

- Kontrolle wie Extension (S. 376), speziell Nageleintrittsstellen in der Haut beachten.
- Nach Abheilung der Weichteile Mobilisation.
- Später evtl. Wechsel auf stabilere Osteosynthese oder Gips.

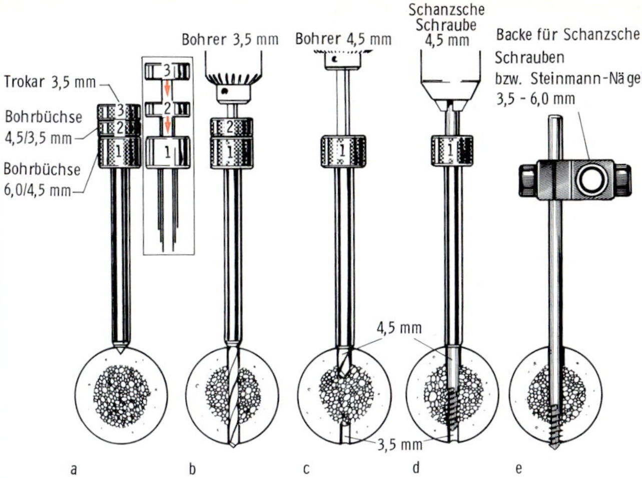

Abb. 384 Das schrittweise Vorgehen zum Einbringen einer Schanz-Schraube 4,5 mm mit kurzem Gewinde: a) Dreifachhülse mit Trokar auf Knochenkontakt. b) Trokar 3,5 mm entfernt, Durchbohrung beider Kortikales 3,5 mm. c) Bohrbüchse 4,5 mm/3,5 mm entfernt, Bohrer 4,5 mm erweitert ventrales Bohrloch zum Gleitloch. d) Eindrehen der Schanz-Schraube 4,5 mm durch Bohrbüchse 6/4,5 mm. e) Abgeschlossene Montage mit Backe für Rohr

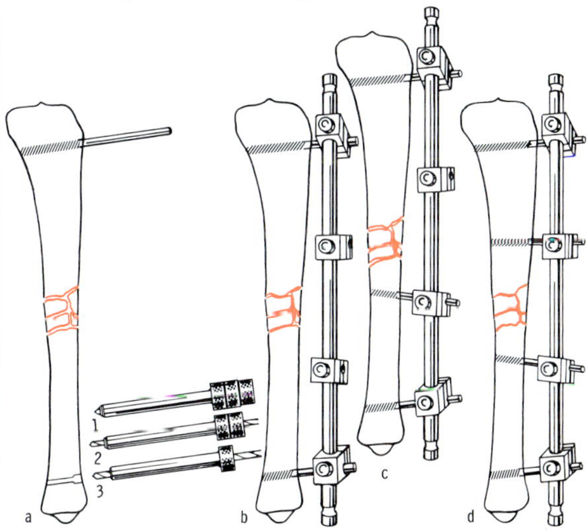

Abb. 385 Ventraler Fixateur: a) Erste Schraube proximal montiert. Zweite Schraube distal durch die Dreifachhülse eingeführt. b) Endständige Schrauben durch Backen mit Rohr verbunden. c) Schraube 3 und 4 unter Führung der Backe mit Dreifachhülse eingedreht. d) Abgeschlossene Montage mit einem Rohr

Indikationen

- Präoperativ, wenn Osteosynthese nicht sofort möglich.
- Als Dauerzug, bis Fraktur anfixiert ist. Anschließend Gips.
- Zur Aufhängung der Extremität (Doppelbügel) bei schwerem Weichteilschaden mit und ohne Fraktur.

Prinzip

- Transossär eingeführtes Zugsystem. Bewirkt: Neutralisation des Muskelzugs (Verkürzung), Einstellung der Achsen und Adaptierung der Fragmente (Repositionseffekt) unter geeigneter Lagerung (Schiene) sowie Retention und Immobilisation.
- Reposition muß oft vor der Extension ausgeführt werden.

Systeme

Die Durchbohrung des Knochens wird ausgeführt mit:

- Kirschner-Draht = KD. Durchmesser 1,8–2,0 mm.
  Wird in Bügel eingespannt. Zug am Bügel.
  Vorteil: wenig traumatisierend, Bügel kann bei Reposition als Griff dienen.
  Nachteil: motorisches Einbohren, Zielen schwieriger. Draht verschiebt sich leicht im Knochen, Infektion häufiger.
- Steinmann-Nagel = SN. Dicker Nagel mit scharfgeschliffener Spitze.
  Durchmesser 3,5–5,0 mm. Zug direkt am Nagel.
  Vorteil: Einführung mit Handgriff ohne Motor, Zielen und Treffen ist sicherer. Nagel rutscht selten. System ist einfach.
  Nachteil: dickerer Fremdkörper.

Lokalisationen

- Distale Femurmetaphyse: für Dauerextension am Femur.
- Tuberositas tibiae: als präoperative Extension bei Femurfraktur.
- Kalkaneus: für Frakturen am Unterschenkel.

Operationsgefahren

- Falsche Drahtlage (Nagel): schief, tangential, in den Weichteilen (Abb. 386).
- Gefäßnervenverletzung.

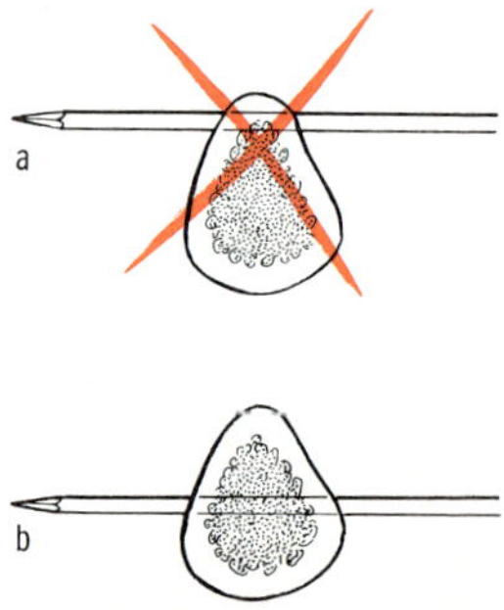

Abb. 386 Falsche (tangentiale) und korrekte Draht- bzw. Nagellage

Operatives Verfahren

- Bein auf passende Frakturschiene lagern (Knieflexion).
- Desinfektion des Operationsgebietes. Sterile Handschuhe.
- Anästhesie: für Reposition mit Extension Narkose. Für Extension beim Erwachsenen und größerem Kind Lokalanästhesie. Haut und Periost an Ein- und Austrittsstelle infiltrieren. Injektionsnadeln als Zielhilfe belassen.
- Hilfsperson fixiert die Extremität distal in geeigneter Stellung und beobachtet die Draht-(Nagel-)Lage in einer Ebene.
  1. Einstich auf der Seite der gefährdeten Weichteile. Stichinzision bei SN obligat.
  2. Einführung des KD/SN bis zum Kortikaliskontakt. Am Femur Eingehen auf der Kuppe der Konvexitat.
  3. Zielen auf gegenüber eingesteckte Injektionsnadel.
  4. KD durchbohren mit leichtem Druck, SN durch alternierende Rotationsbewegung der scharfen Nagelspitze. Der Widerstand der ersten und der zweiten Kortikalis muß deutlich spürbar sein = korrekte Drahtlage (Abb. 386).

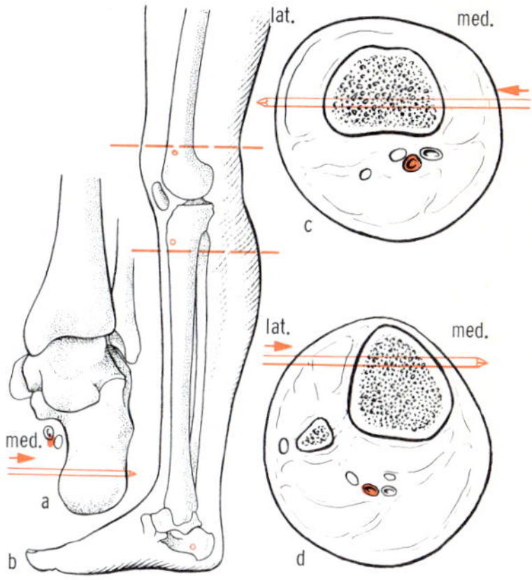

Abb. 387 Draht- bzw. Nagellage in Kalkaneus (a) Tuberositas tibiae und Femurmetaphyse (b) mit gefährdeten Weichteilen und Einstichrichtung (c, d)

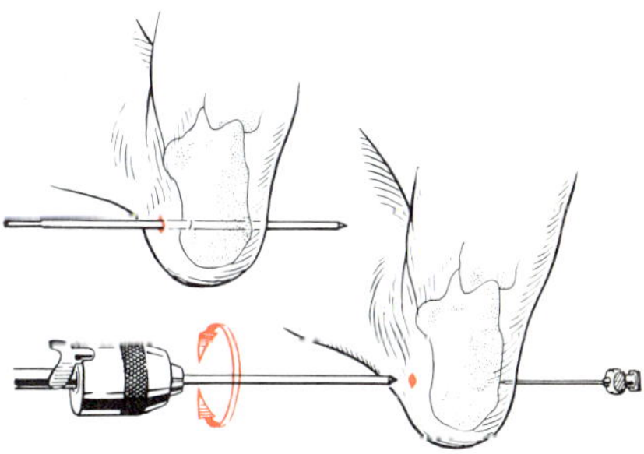

Abb. 388 Einführung des Steinmann-Nagels in Kalkaneus durch Stichinzision, Details s. Text

5. Durchstoßen der Haut auf Gegenseite. Bei SN Stichinzision, sobald Vorwölbung der Haut sichtbar (Abb. 389).
6. Desinfektion von Ein- und Austrittsstelle, Wundspray, steriles Abdecken (Reiter).
7. Spannvorrichtung montieren: Bei KD Bügel festschrauben und spannen (hoher Metallklang). Bei SN Rollen aufschrauben. Schützen der scharfen Nagelspitze (Kork, Plastikkappe). Anbringen der Spannschnur, welche über die Rolle der Schiene geführt wird. Anhängen des Gewichtes (Abb. 390).
8. Faustregeln der Gewichtswahl bei Erwachsenen: Unterschenkel 3–4 kg, Femur 8–10 kg. Nach 2–3 Tagen Reduktion des Gewichtes.

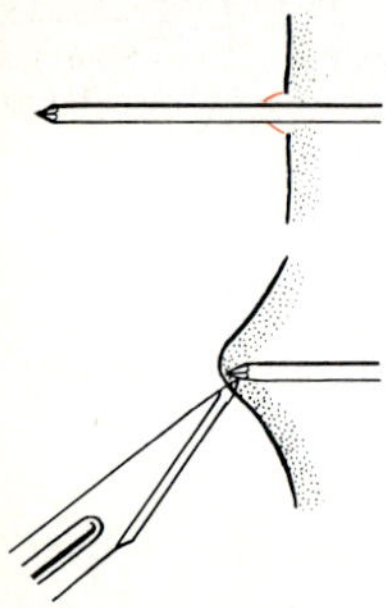

Abb. 389 Spalten der Haut an Austrittstelle des Nagels zur Entlastung

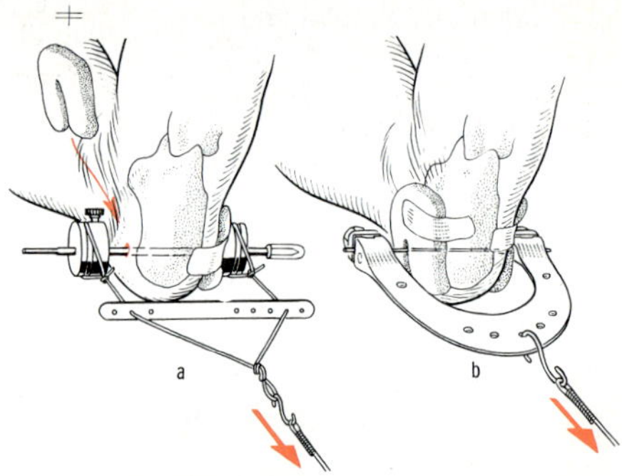

Abb. 390 Montiertes Zugsystem, KD in Bügel eingespannt (b) und SN über Rollen (a)

Lagerung

- Fuß: in Außenrotation 20–25°, Rechtwinkelstellung im oberen Sprunggelenk. Trikot an Mittelfuß ankleben und am Schienenbügel fixieren ohne Zehenkompression. Ferse frei (Abb. 392, S. 375).
- Knie: in Flexion (je nach Fraktur). Kniekehle leicht unterpolstert. Fibulaköpfchen druckfrei abgesichert (Abb. 393, 391).
- Oberschenkel: an Schiene anliegend. Seitliche Polster- oder Schaumstoffschienen fixieren das Bein und sichern die Achsen.
- Unter- und Oberschenkel werden außerhalb der Frakturstelle durch breite, zirkuläre Bandagen an die Schiene fixiert.
- Hochstellen des Fußendes des Bettes.

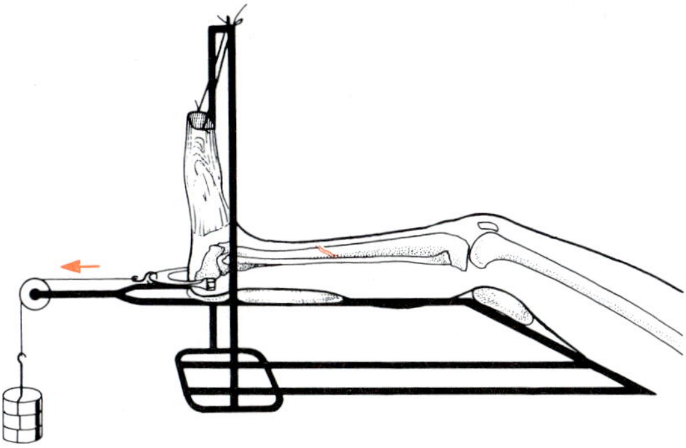

Abb. 391 Korrekte Lagerung auf Frakturschiene: Polsterung an Kniekehle und distalem Unterschenkel. Aufhängen des Vorfußes an Bügel in Rechtwinkelstellung des oberen Sprunggelenks

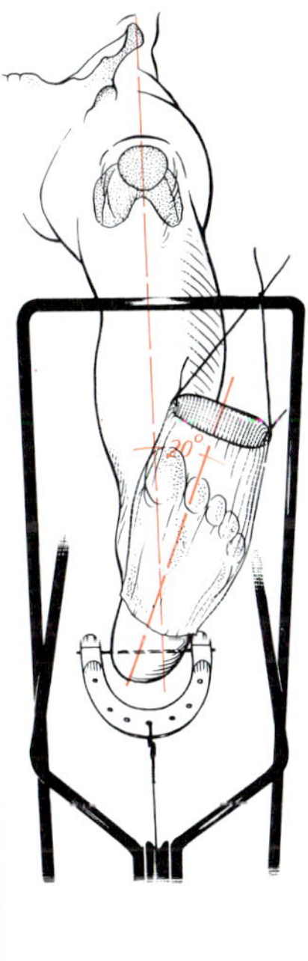

Abb. 392 Korrektes Extensionssystem, von plantar gesehen: Außenrotation des Fußes um ca. 20°, Achse Großzehe-Patella – Spina anterior superior, Aufhängen des Fußes ohne Zehenkompression

Kontrollen und Nachbehandlung

- Medikamentöse Thromboembolieprophylaxe. Vor Operation aufheben.
- Frakturstellung und Position der Extremität verändern sich anfänglich dauernd (nächtliche Unruhe, Pflegebedürfnisse). Patient muß bequem liegen. Klagen über Schmerzen immer überprüfen (Logensyndrom, Ischämie, lokale Druckstellen, Infekt).
- Tägliche klinische Kontrollen:
  - Lagerung von Bein und Frakturstellung: Rotation und Varusstellung von plantar, Kurvation von der Seite beobachten. Bandagen und Polster überprüfen.
  - Sensibilität, Motorik und Zirkulation von Zehen und Fuß. Druckstellen (Ferse, Fibulaköpfchen).
  - Haut an Frakturstelle (drohende Perforation, Blasen usw.) sowie an Nagel- und Drahtdurchtrittsstellen (Infekte).
  - Lage des Zugsystems, Gewichte.
- Röntgen: Röntgenstellungskontrolle anfangs zweimal pro Woche. Nach jeder Stellungsänderung oder Korrektur neue Aufnahmen.
- Korrektur der Frakturstellung durch: Änderung der Zugrichtung, der Knieflexion, der Polster, Anlegen von Pelotten und Bandagen.

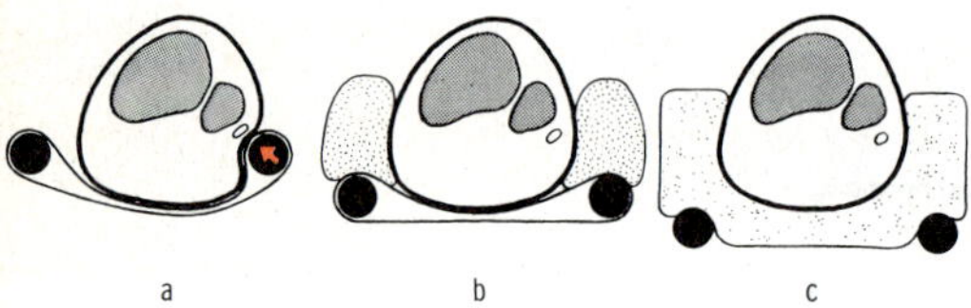

Abb. 393 Ungenügende (a) bzw. korrekte (b, c) Polsterung des proximalen Unterschenkels auf der Frakturschiene. Genügend sind breite seitliche Rollen, optimal ist die umfassende Schaumstoffschiene (Verhütung der Peroneusdrucklähmung)

Indikationen

- Große Fremdkörper (Marknagel, große Platten).
- Platten bei jüngeren Patienten.
- Störende Implantate (Volumen, Lage, Reizerscheinungen).

Operative Verfahren

- Subkutane Platten: Blutsperre. Markieren der Plattenlage auf der Haut mit Spezialfarbe unter Durchleuchtung (BV). Erübrigt sich bei gut durchtastbaren Implantaten. 2–4 cm lange Inzision an einem Plattenende. Entfernung der erreichbaren Schrauben. Die übrigen Schrauben werden durch Stichinzisionen aufgesucht und aus diesen evtl. paarweise entfernt. Abheben der Platte von der Unterlage mit Elevatorium. Einsetzen eines Hakens und Herausschlagen mit dem Hammer unter Weichteilschutz. Durchspülen des Plattenbettes und der Schrauben. Hautnaht. Kompressionsverband und Hochlagerung. Keine Drainage.
- Tiefe Plattenlage: Wiedereröffnung der alten Inzision (Exzision kosmetisch störender Narben). Darstellung der Implantate und Entfernung unter Kontrolle der Korrosion und des Plattenbettes. Redon-Drainage, Fasziennähte. Hautnaht, Kompressionsverband und Hochlagerung.
- Marknagel: Inzision in der alten proximalen Narbe. Weichteilspaltung. Der Gewindeanteil des Marknagelkopfes ist ausgefüllt von z. T. verkalktem Granulationsgewebe, welches mit dem scharfen Löffel ausgekratzt wird. Umgebende Knochenneubildungen werden ausgemeißelt. Einsetzen des passenden Gewindekonus, der ganz fest angezogen werden muß. Einschrauben von Einschlagstück und Führungsstange. Nach Beginn des Ausschlagens nochmaliges Festschrauben des inzwischen gelockerten Gewindekonus. Ausschlagen des Marknagels mit dem Schlaggewicht. Keine Redon-Drains in die Markhöhle. Weichteilverschluß und Kompressionsverband.
- Doppelplatten bzw. Implantate an verschiedenen Extremitäten in 2 Etappen (Abstände 4–6 Monate) entfernen.

Nachbehandlung

- Aufstehen ohne Krücken nach 24 Stunden. Hautnähte 10. Tag. Bei belasteten Schaftfrakturen Sportkarenz von 4 Monaten.

Sachverzeichnis

Q

R

S

T

Y

Z